儿科常见病
中西医结合治疗

ERKE CHANGJIANBING ZHONGXIYI JIEHE ZHILIAO

主编 王建龙 邓传超 刘 娜 刘靖靖

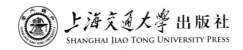

上海交通大学出版社
SHANGHAI JIAO TONG UNIVERSITY PRESS

内容提要

本书分为3篇。基础篇介绍了中西医结合医学、儿科疾病常见症状及儿科疾病常用治疗方法；西医篇和中医篇则对儿童常见病和多发病进行了全面的论述。为了更好地适应实际工作需要，本书对临床观察、诊断、鉴别诊断及防治措施等与临床息息相关的知识做了详细讲解。本书适合各级医疗机构的西医、中医、中西医结合专业的儿科医师参考阅读。

图书在版编目（CIP）数据

儿科常见病中西医结合治疗 / 王建龙等主编. --上
海 ：上海交通大学出版社，2021.12
ISBN 978-7-313-26320-9

Ⅰ．①儿… Ⅱ．①王… Ⅲ．①小儿疾病－常见病－中
西医结合－诊疗 Ⅳ．①R72

中国版本图书馆CIP数据核字（2021）第280567号

儿科常见病中西医结合治疗
ERKE CHANGJIANBING ZHONGXIYI JIEHE ZHILIAO

主　　编：王建龙　邓传超　刘　娜　刘靖靖
出版发行：上海交通大学出版社　　　　　　地　　址：上海市番禺路951号
邮政编码：200030　　　　　　　　　　　　电　　话：021-64071208
印　　制：广东虎彩云印刷有限公司
开　　本：787mm×1092mm　1/16　　　　　经　　销：全国新华书店
字　　数：505千字　　　　　　　　　　　　印　　张：20.25
版　　次：2023年1月第1版　　　　　　　　插　　页：2
书　　号：ISBN 978-7-313-26320-9　　　　　印　　次：2023年1月第1次印刷
定　　价：198.00元

编 委 会

◎ **主　编**

王建龙　邓传超　刘　娜　刘靖靖

◎ **副主编**

张海涛　黄德发　陈志国　贾振雷

◎ **编　委**（按姓氏笔画排序）

王义珍（山东省枣庄市立医院）

王建龙（山东省济宁市第一人民医院）

邓传超（山东省滕州市中医院）

刘　娜（山东省菏泽市定陶区人民医院）

刘靖靖（山东省中医药研究院附属医院）

张海涛（山东省泰安市妇幼保健院）

陈志国（河北省儿童医院）

孟灵芝（河北省儿童医院）

贾振雷（河北省儿童医院）

黄德发（山东省济宁市第一人民医院）

韩彦霞（山东省菏泽市定陶区人民医院）

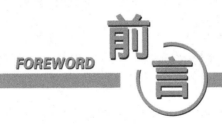

FOREWORD 前言

　　关爱儿童是全社会的广泛认同,关注儿童健康是爱心奉献和创造幸福的具体体现,更是社会的共同责任。据报道,全球仍然有10亿儿童缺乏生存和发展所必不可少的条件,仍然有儿童死于可以预防的疾病,如肺炎、麻疹和腹泻病等。然而,这些疾病与贫困及基层儿科体系不健全有着十分重要的关系。如何降低5岁以下儿童死亡率和婴儿死亡率,提高各级医院尤其是基层医疗机构的儿科医师诊疗水平是非常必要且重要的。

　　现代医学和生命科学的快速进步使越来越多的新理论和新技术广泛应用于儿科临床;卫生事业的改革和创新也使得儿科医师和社会的距离越来越近;患儿家属和社会对儿科医师的要求越来越高。随着生物-心理-社会医学模式的发展,儿科医师还需要有良好的人际沟通能力并承担儿童健康咨询的任务。此外,历经千百年传承的中医,也在迅猛发展。它卓越的临床疗效,为中华民族的繁荣与昌盛做出了巨大的贡献;各种中医特色治疗方法,不仅疗效确切,而且简便易行,越来越受到人们的认可。有鉴于此,我们精心编写了《儿科常见病中西医结合治疗》。

　　本书分为3篇,内容提炼了当今儿科领域中重大且有研究价值的疾病,汇集了儿科专业理论和编者们多年的临床实践经验。基础篇介绍了中西医结合医学、儿科疾病常见症状及儿科疾病常用治疗方法;西医篇和中医篇则对儿童常见病和多发病进行了全面的论述。为了更好地适应实际工作需要,本书在叙述方式上突破了其他同类书籍的格式,对发病机制、体检要点、必要的辅助检查进行了简单叙述,而对临床观察、诊断、鉴别诊断及防治措施等与临床息息相关的知识做了详细讲解。相较其他同类书籍,本书具有以下4个特点:①先进性,本书介绍的都是近年来有关儿科疾病诊治方法的新进展;②科学性,本书介绍的诊治方法都是经过临床实践验证确有疗效的方法;③实用性,本书未对诊治方法的有关理论问题进行赘述,而对临床具体应用方法做了详细介绍;④实践性,本书专门邀请对各个专业领域有丰富实践经验的专家编写。本书适合各级医疗机构的西医、中医、中西医结合专业的儿科医师参考阅读。

本书虽有特点,但难博众长,为了进一步提高本书的质量,诚恳地希望各位读者提出宝贵意见。

《儿科常见病中西医结合治疗》编委会
2021 年 6 月

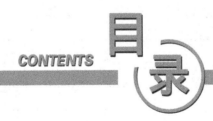

CONTENTS 目录

基础篇

第一章　中西医结合医学 …………………………………………………………（3）

　　第一节　中西医结合医学由来 …………………………………………………（3）

　　第二节　中西医结合医学基本概念 ……………………………………………（19）

　　第三节　中西医结合医学性质及任务 …………………………………………（23）

第二章　儿科疾病常见症状 ………………………………………………………（32）

　　第一节　发热 ……………………………………………………………………（32）

　　第二节　呕吐 ……………………………………………………………………（39）

　　第三节　发绀 ……………………………………………………………………（43）

　　第四节　呼吸困难 ………………………………………………………………（45）

第三章　儿科疾病常用治疗方法 …………………………………………………（50）

　　第一节　液体疗法 ………………………………………………………………（50）

　　第二节　退热疗法 ………………………………………………………………（54）

　　第三节　氧气疗法 ………………………………………………………………（57）

　　第四节　雾化吸入疗法 …………………………………………………………（59）

　　第五节　光照疗法 ………………………………………………………………（62）

西医篇

第四章　新生儿疾病 ………………………………………………………………（67）

　　第一节　新生儿缺氧缺血性脑病 ………………………………………………（67）

1

第二节　新生儿惊厥 ……………………………………………… (71)

第三节　新生儿化脓性脑膜炎 …………………………………… (74)

第四节　新生儿上呼吸道感染 …………………………………… (76)

第五节　新生儿肺炎 ……………………………………………… (77)

第六节　新生儿呼吸衰竭 ………………………………………… (79)

第七节　新生儿持续性肺动脉高压 ……………………………… (83)

第八节　新生儿腹泻病 …………………………………………… (86)

第九节　新生儿黄疸 ……………………………………………… (89)

第五章　儿童呼吸系统疾病 ………………………………………… (93)

第一节　先天性肺囊性病 ………………………………………… (93)

第二节　乳糜胸 …………………………………………………… (97)

第三节　急性脓胸 ………………………………………………… (99)

第四节　慢性脓胸 ………………………………………………… (101)

第五节　膈疝 ……………………………………………………… (102)

第六节　膈膨升 …………………………………………………… (110)

第七节　纵隔感染 ………………………………………………… (111)

第八节　纵隔肿瘤 ………………………………………………… (112)

第九节　鸡胸 ……………………………………………………… (116)

第十节　胸壁畸形 ………………………………………………… (117)

第十一节　气管、支气管创伤 …………………………………… (124)

第六章　儿童循环系统疾病 ………………………………………… (126)

第一节　先天性心脏病 …………………………………………… (126)

第二节　高血压 …………………………………………………… (131)

第三节　感染性休克 ……………………………………………… (139)

第四节　感染性心内膜炎 ………………………………………… (142)

第五节　病毒性心肌炎 …………………………………………… (146)

第六节　心包炎 …………………………………………………… (149)

第七节　心脏、大血管损伤 ……………………………………… (153)

第七章　儿童消化系统疾病 ………………………………………… (161)

第一节　先天性食管良性狭窄 …………………………………… (161)

第二节　食管瘢痕狭窄 …………………………………………… (163)

第三节　食管憩室 ………………………………………………… (171)

第四节　贲门失弛缓症 …………………………………………… (175)

第五节　胃食管反流病 …………………………………………… (177)

第六节　小儿门静脉高压症 ……………………………………… (180)

第七节　急性阑尾炎 ……………………………………………………………（182）

第八节　慢性阑尾炎 ……………………………………………………………（188）

第八章　儿童泌尿系统疾病 …………………………………………………（190）

第一节　急性肾小球肾炎 ………………………………………………………（190）

第二节　慢性肾小球肾炎 ………………………………………………………（195）

第三节　急进性肾小球肾炎 ……………………………………………………（197）

第四节　肾病综合征 ……………………………………………………………（198）

第五节　尿路感染 ………………………………………………………………（204）

第九章　儿童神经系统疾病 …………………………………………………（209）

第一节　先天性脑积水 …………………………………………………………（209）

第二节　脑性瘫痪 ………………………………………………………………（215）

第三节　脑脓肿 …………………………………………………………………（219）

第四节　癫痫 ……………………………………………………………………（228）

第十章　儿童血液系统疾病 …………………………………………………（234）

第一节　缺铁性贫血 ……………………………………………………………（234）

第二节　再生障碍性贫血 ………………………………………………………（237）

第三节　巨幼细胞贫血 …………………………………………………………（241）

第四节　溶血性贫血 ……………………………………………………………（243）

第十一章　儿童内分泌系统疾病 ……………………………………………（246）

第一节　生长激素缺乏症 ………………………………………………………（246）

第二节　糖尿病 …………………………………………………………………（248）

第三节　低血糖症 ………………………………………………………………（252）

第四节　先天性甲状腺功能减退症 ……………………………………………（256）

第五节　先天性肾上腺皮质增生症 ……………………………………………（258）

中医篇

第十二章　新生儿疾病 ………………………………………………………（267）

第一节　脐风 ……………………………………………………………………（267）

第二节　胎黄 ……………………………………………………………………（268）

第三节　脐部疾病 ………………………………………………………………（270）

第四节　尿布皮炎 ………………………………………………………………（271）

第十三章　脾胃系疾病 ………………………………………………………（273）

第一节　泄泻 ……………………………………………………………………（273）

第二节　口疮 ···（275）

第三节　乳蛾 ···（276）

第四节　厌食 ···（281）

第五节　积滞 ···（286）

第十四章　肾系疾病 ···（290）

第一节　尿血性水肿 ···（290）

第二节　尿浊性水肿 ···（294）

第三节　尿频 ···（298）

第十五章　感染性疾病 ··（302）

第一节　幼儿急疹 ··（302）

第二节　麻疹 ···（306）

第三节　风疹 ···（308）

第四节　水痘 ···（312）

第五节　痄腮 ···（313）

参考文献 ··（316）

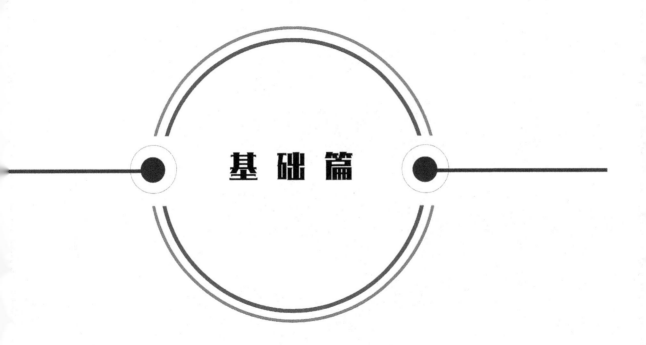

基础篇

第一章　中西医结合医学

第一节　中西医结合医学由来

一、科学

科学（science）一词起源于古汉语，原意为科举之学，南宋思想家陈亮在《送叔祖主筠州高要簿序》中提出：自科学之兴，世之为士者往往困於一日之程文，甚至於老死而或不遇。科有分类、条理、项目之意，学则为知识、学问。中国古代各类经典的经书都是科学规律探索的信息记录，《黄帝内经》就是中国上古时代的科学巨著。

science 源于拉丁文 *scio*，后演变为 scientin，最终演变为今天的 science，其本意是系统知识。日本启蒙思想家福泽瑜吉在翻译 science 时，引用了古汉语科学一词，即分类的知识和学问。1893 年，中国近代思想家、维新派领袖康有为率先引进并使用了科学二字。中国资产阶级启蒙思想家和教育家严复翻译《天演论》等著作时，也使用了科学二字。此后，科学二字便在中国广泛运用。

（一）科学的定义

科学是反映事实真相的学说，是对事实真相的客观反映。科学有别于真理，真理是一定前提条件下的正确的客观规律及其描述，而科学是一定条件下的合理的方法、实践及其描述；科学不一定是真理，但真理一定是科学。科学是把任何被研究的对象进行无限放大和无限缩小，并在此过程中找到接近完美的理论。科学是运用求真务实的态度和思维严谨的方法，运用范畴、定理、定律等思维形式，反映现实世界各种现象的本质和规律的知识体系，是社会意识形态之一，是人类智慧结晶的分门别类的学问。

1888 年，英国天文学家达尔文认为：科学就是整理事实，从中发现规律，做出结论。他指出了科学的内涵即事实与规律。科学要发现前人所未知的事实，并以此为依据，实事求是，而不是脱离现实的纯思维的空想。规律是指客观事物之间内在的本质的必然联系。因此，科学是建立在实践基础上，经过实践检验和严密逻辑论证的，关于客观世界各种事物的本质及运动规律的知识体系，是对一定条件下物质本质变化规律的研究和总结。科学的特点是可重复性、可证伪、自身没有矛盾。

（二）科学技术

科学技术是有关研究客观事物存在及其相关规律的学说，能为人类所用的知识。由于人们研究客观事物的不同,科学与科学技术是两个可以互相转化的概念。即科学可以是科学技术,科学技术也可以是科学。比如,汽车发动机理论相对汽车这个事物而言,这个理论就可称之为汽车发动机科学,而汽车理论就是诸如发动机科学、机械传动科学、电子科学等科学综合应用的汽车科学技术。发动机理论也是一门科学技术,是包含材料科学、燃料科学、力学等科学综合应用的科学技术。

（三）科学的内容

一是揭示宇宙万物的本质特性和规律,二是对万物的原有状态进行重组,使其成为有某种性能的、能满足人们某种实践需求的东西。

科学包括5个方面的内容:科学就是知识;科学不是一般零散的知识,而是理论化、系统化的知识体系;科学是人类和科学家群体、科学共同体对自然、社会、人类自身规律性的认识活动;在现代社会,科学还是一种建制;科学技术是第一生产力。

英国科学家贝尔纳把现代科学的主要特征概括为6个方面:一种建制,一种方法,一种积累的知识传统,一种维持或发展生产的主要因素,构成我们的各种信仰和对宇宙及人类的各种态度的力量之一,与社会有种相互关系。

科学是使主观认识与客观实际实现具体统一的实践活动,是通往预期目标的桥梁,是连接现实与理想的纽带。科学是使主观认识符合客观实际和创造符合主观认识的客观实际的实践活动。这是科学的内涵。

（四）科学方法

科学就是求真,要真正理解科学,仅弄清科学的定义是不够的。但也不是要掌握许多科学知识才能理解科学,迅速理解科学的捷径,只有掌握一些主要的科学方法。

1.逻辑思维

逻辑思维包括概念、判断、推理三部分。

思维能力主要包括判断能力、推理能力、分析能力、综合能力、想象能力、联想能力、创造能力等。

判断是思维的基本形式之一,是肯定或否定事物的存在,并指明事物是否具有某种属性的思维过程。判断能力,即将一事物的概念与其他事物的概念进行分辨、鉴别的能力。

推理是根据一个或几个已知的判断,推出一个新判断的思维形式。已知的判断叫作推理的前提,从已知的判断推出的新判断叫结论。达到推理的正确性必须具备两个条件,一是推理的前提是真实的,二是推理过程符合思维规律、规则,即是合乎逻辑的推理。若其中一条不具备,则推理的结论就不一定是真实可靠的。

2.分析综合

分析是把一件事物、一种现象分成较简单的组成部分,并找出这些部分的本质属性和彼此之间关系的过程。综合是把分析过的对象的各个部分、各个属性联合成一个统一整体的过程。科学史表明,科学家不只是知识的发展者,更重要的还是知识的综合者。临床工作中,一个具体的病证表现出一系列的症状,要做出正确的诊断首先要分析产生这些症状的原因,得出病因的结论,再分析每个症状产生的机制,只有经过深入的分析和综合,才能对这一病证的病因病机有全面深入的认识,才能做出正确的诊断。

3.归纳演绎

经典的科学方法有实验方法和理论方法两类,具体地说主要是归纳和演绎。归纳法是将特殊陈述上升为一般陈述(定律、定理、原理)的方法。经验科学来源于观察和实验,把大量原始记录归并为很少的定律定理,形成秩序井然的知识体系,这是经验科学形成的过程。如何归纳是有效的、可靠的,这是经验科学要研究的最重要问题。科学归纳推理比较真实可靠,因而在科学实验中得到广泛的应用。演绎法是将一般性理论认识(原则、原理和规律性知识)应用到个别或特殊事物上,从而引导出新的结论的方法,阐明研究结论及其普遍意义。通过归纳分析得出的某个具有一般性的研究结论,要靠演绎逻辑方法来证明其研究结论的普遍指导意义。

(五)科学分类

按研究对象的不同可分为自然科学、社会科学和思维科学,以及总结和贯穿于三个领域的哲学和数学。

按与实践的不同联系可分为理论科学、技术科学、应用科学等。

按人类对自然规律利用的直接程度,科学可分为自然科学和实验科学两类。

按是否适合用于人类的目标,科学又可分为广义科学、狭义科学两类。

目前,我国科技和教育部门通常将科学分为 12 个门类:文学、史学、哲学、教育学、法学、经济学、理学、工学、农学、医学、管理学和军事学。

二、医学科学

医学科学最初属于自然科学的一个分支。但是,随着人类历史、社会、科学和技术的不断发展,各学科之间相互交融,医学科学已超出了生命科学的范畴,而广泛涉及自然科学的生物学、物理学、化学、药学、环境科学、工程科学,以及社会科学中的哲学、社会学、语言学、人类学、心理学、宗教学等各个学科。

关于医学的起源,历代学者有不同的学说。代表性的观点:医源于神、医源于圣、医源于巫、医源于动物本能、医源于人类之爱、医食同源、医源于经验、医源于劳动等。虽各有所据,但各有所偏。因为,医学起源是一个漫长、曲折、复杂的历史过程,可以追溯到人类在原始思维支配下最初的生活和生产实践活动,不是单一因素作用的结果,而是在多种因素综合作用下逐渐形成的。

起源时期的医学是人类早期医疗知识的积累,一般称为原始医学。原始社会末期,随着生产力水平的提高,人类开始进入文明时代。古埃及、古巴比伦、古印度、古希腊及古代中国,被认为是人类文明的 5 个主要发源地,不仅创造了各自的文明,而且孕育了各自的医学,即古埃及医学、古巴比伦医学、古印度医学、古希腊医学、古罗马医学及古代中国医学。这一时期的医学,尽管研究对象是同一的,医学的基本性质和基本任务是相同的,但其社会和文化基础各有特色,使孕育中的医学从这时起就有各自的风格,并逐渐以古希腊医学为主发展为今天的西方医学,以古代中国医学为主形成了中医学。中医学是世界上唯一经历了数千年发展而延续至今的传统医学。

三、医学模式

医学包括认识和实践两个方面,所以,医学模式也就包括医学认知模型和医学行为模式。前者指一定历史时期人们对医学自身的认识,即医学认识论;后者指一定历史时期人们的医药实践活动的行为范式,即医学方法论。

医学模式又称医学观,是人们考虑和研究医学问题时所遵循的总的原则和总的出发点,是人类对健康与疾病总体认识的高度概括,即对医学本质、医学思想的高度概括。医学模式的核心是医学观,包括生命观、人体观、健康观、疾病观、诊断观、治疗观、预防观、医学教育观等。此外,医学模式还包括根据医学观建立的医疗卫生和医学教育体制。医学模式从哲学高度概括了在不同社会发展时期的医学思想观念及总体特征,指导着医学实践的思维和行为方式。

医学模式是在医学实践活动和医学科学发展过程中逐步形成的,属于自然辩证法领域。一方面,它是由各个时期医学发展水平、医学研究的主要方法和思维方式决定的;另一方面,它形成以后,又成为观察与处理医学问题的思想与方法,对各个时期的医疗实践、医学研究、医学教育和卫生保健事业具有强大的能动作用,成为其指导思想和工作方针的理论基础。随着社会的进步、医学科学和卫生事业的发展,医学模式将不断变化和发展。因此,医学模式对整个医学而言,具有重要的指导意义。

医学模式是医学研究和医学实践的指导思想。医学模式的演变反映了医学的本质特征和发展规律,从而给医学科学理论和实践领域带来重大的影响。医学科学研究和医疗实践活动都是在一定的医学观和认识论的指导下进行的。例如:人类健康是从单一的生物学角度去观察,还是从生物学、心理学与社会学全方位去认识;人类疾病的防治、健康保健是单纯从生物学角度来处理,还是从生物学、心理学和社会学多角度综合地研究。这种观念、认识和方法上的区别,主要起因于不同医学模式的影响,实质上是不同医学观的反映。

医学模式是随着医学科学的发展与人类健康需求的变化而不断演变的。一种医学模式能在相当长的时间内成为医学界的共同信念,成为医学家为实践这些信念共同遵循的科学研究纲领,这既不是从他们头脑中主观臆造出来的,也不是由他们随意选择的,而是受制于当时历史条件下生产力发展的水平、生产关系的性质,当时的政治环境、文化背景、科学技术发展水平及哲学思想等因素。每当社会发展到一个新阶段,医学模式也必随之发生相应的转变。这种转变的终极目标是运用医学模式思想的指导,最佳与最大可能地满足人类对健康的追求。因此,人类对健康的需求不断提高,也迫使医学模式不断发展、变化与完善。

(一)西方医学模式

随着社会经济的变化、科学技术的进步、医学科学的发展,人类对健康和疾病的认识不断发生变化,西方医学经历了漫长的历史发展过程,医学模式也随之发生了相应的改变。

1.神灵主义医学模式

神灵主义医学模式产生于原始社会。人类社会早期,人们对健康和疾病的认识还处于萌芽状态,由于生产力和科技水平低下,人们对客观世界的认识能力局限于直觉观察,尚未建立起科学的思维方法,因此,人们对健康和疾病的理解与认识只能是超自然的。这种医学模式认为,人的生命与健康是神灵所赐,疾病和灾祸是鬼神作怪与天谴神罚,死亡是天神召回灵魂。对疾病的治疗,虽然也采用一些自然界中的植物和矿物作为药物使用,但主要还是祈求神灵巫术;要想健康无病,就要求助和感动神灵。这是早期的疾病观和健康观,这一时期的医学模式具有医术和巫术混杂的特点。

2.自然哲学医学模式

自然哲学医学模式是伴随着古代哲学、自然科学和医学的发展而产生的。由于社会生产力的进步,科学技术水平的提高及医疗实践的发展,人们开始逐步摆脱原始宗教信仰的束缚,在探索自然本源的同时也开始探求生命的本源,对健康与疾病的认识也逐渐发生了改变,产生了具有朴素辩证法思想的整体医学观。古希腊、埃及、印度、中国建立的早期医学理论,都试图利用自然界的物质属性来解释人的生命属性,从而产生了粗浅的认识和理性概念。这一时期,医学理论吸收了自然哲学的理论和认识,初步建立和形成了古典医学理论体系,推动了后世医学的发展。

3.机械论医学模式

机械论医学模式形成于14～16世纪的文艺复兴运动之后。文艺复兴运动使自然科学研究冲破了宗教神学和经院哲学思想的桎梏,兴起了运用实验、归纳和数学方法研究自然,促进了医学的发展。英国自然科学家和哲学家培根和法国百科全书派学者笛卡儿等认为,新时代的哲学必须建立在科学观察和实验基础上,只有观察和实验才是真正的科学方法,主张对事物进行考察分析,重视逻辑推理,尤其倡导演绎法和数学法。在这种思想影响下,出现了机械医学观,把机体一切复杂运动归纳为物理化学变化,甚至连思维活动也认为是机械运动,为近代实验医学的兴起创造了条件。从18世纪意大利病理解剖学家莫尔加尼创立病理解剖学开始,到1838年德国植物学家施来登发现植物细胞,次年施旺发现动物细胞,直至19世纪中叶德国病理学家魏尔啸倡导细胞病理学,确认了疾病有形态学微细物质基础的理论,开辟了病理学的新阶段。

机械论医学模式影响下的医学研究思维方法是还原论和归纳法,认为一切知识可被还原为某种对所有现象都适用的原则。器官病理学认为,每种疾病都有与它相应的一定器官损害,细胞病理学认为每种疾病都有与它相适应的细胞损害。这种学术观点局限在从机械论的角度来解释生命活动是机械运动,保护健康就是保护"机器",疾病是"机器失灵",需要医师对其"修补",忽视了人类机体生命的生物复杂性及社会复杂性,从而产生对人体观察的片面性与机械性。

4.生物医学模式

生物医学模式是在近代生物医学基础上形成的生物医学观和相应的医疗卫生观。18世纪下半叶到19世纪初,科学技术进入了一个迅猛发展的阶段,尤其是生物科学的长足进步,使医学发展进入了一个新的历史时期。

1675年,荷兰生物学家列文虎克发明了显微镜,法国微生物学家和化学家巴斯德在细菌方面的开拓性研究,以及实验医学的产生和发展,为人体形态结构与功能及对各种生命现象进行研究提供了必要条件。19世纪以来,先后发现了诸如结核分枝杆菌、伤寒沙门菌等多种病原微生物,这些研究形成了疾病的细菌学病因理论。与此同时,生理学、解剖学、组织学、胚胎学、生物化学、细胞学、病理学、免疫学、遗传学等一大批生命学科相继形成,使生物科学体系逐步完善。越来越多地提示了各种疾病的病因、过程和机制,为解决临床医学和预防医学的一些重大难题打下了坚实的基础,推动医学进入了生物学时代,并形成了生物医学模式。

生物医学模式对健康与疾病的认识,是建立在疾病与病因的单因单果模式上的,即健康是宿主、环境和病原体三者之间的动态平衡,当环境变化,致病因子的致病能力增强,人体抵抗能力下降,使平衡受到破坏就可生病,符合传染病为主的疾病谱的著名"流行病学三角模式"。这种保持生态平衡的观念,也称为生态学模式。

生物医学模式适用于揭示传染病的流行规律,在这一模式的指引下,人类在疾病控制活动中,通过采取杀菌灭虫、预防接种和抗生素等措施,有效控制了急慢性传染病和寄生虫病的危害。在几十年的时间里,使急慢性传染病和寄生虫病发病率大幅度下降,平均期望寿命显著延长。由于克服了临床手术的疼痛、感染和失血三大难关,大大提高了手术的成功率。总之,生物医学模式对西方医学的发展起了巨大的推动作用,使其取得了辉煌成就,甚至带来了第一次卫生革命的胜利。

由于生物医学模式从纯生物学角度考虑和分析疾病与健康现象,因而存在明显不足,尤其是随着社会经济的发展和科学技术的进步,其局限性日益突出。主要表现在:只考虑病因中的生物学因素、环境中自然环境及宿主的生理和病理过程,而忽略了心理和社会因素的影响。即使以生物因素为主的传染性疾病,在流行与防治上也不单纯是生物因素的作用,同样要受到人的社会活动、人际交流和生活聚集等因素的影响,也受到心理和社会诸因素的制约。总之,由于受机械论思维方式的影响,生物医学模式把人与自然、社会环境和心理因素分离开来,把人体各部分孤立起来,不能辩证地对待内因与外因、局部与整体、运动与平衡的关系,使近代医学在科学实验和临床活动中遇到了很多困难。所以,医学的进一步发展强烈呼唤着更加完善的医学模式理论。

5.生物-心理-社会医学模式

生物-心理-社会医学模式产生于20世纪70年代。人类进入20世纪以来,尤其是自20世纪50年代开始,人们的生活条件和劳动方式发生了很大变化。由于环境污染、生态改变、人口剧增等原因,导致了疾病谱、死亡谱发生了重大改变。影响人类健康和生命的主要疾病已不再是传染病、寄生虫病和营养缺乏病等,与心理性、社会性因素相关的疾病显著增多。目前,死因居前三位的心血管疾病、脑血管疾病、恶性肿瘤,都与心理、吸烟、环境污染等心理-社会因素有关。至于公害病、交通事故、自杀、吸毒、酗酒、饮食过度、犯罪率升高等各种社会因素引起的疾病,则主要来自心理-社会因素。上述改变使人类逐步认识到,许多慢性病的发生和发展与自然环境、社会环境、行为和生活方式有密切关系。因此,1977年美国精神病学家恩格尔在《需要新的医学模式——对生物医学的挑战》中,率先提出了生物-心理-社会医学模式,批评传统医学模式把疾病过程看成是"人体是机器,疾病是机器故障的结果,医师的任务就是修理机器"的观点,主张医学应从生物、心理、社会的角度看待患者、看待疾病、看待医学,并指出:生物医学逐渐演变为生物-心理-社会医学是医学发展的必然。

德国哲学家恩格斯指出:为了理解疾病的决定因素,以及实现合理的治疗和卫生保健的目标,医学模式必须考虑到患者、患者生活的环境和生活因素,以真正消除疾病的破坏作用。为此,生物-心理-社会医学模式综合运用多学科的基本理论,揭示和解决医学和健康问题,包括行为医学、心身医学、医学心理学、医学伦理学、社会医学、流行病学、形态科学、机能科学、生物病原学、病理学、环境生态学等。因此,新医学模式的出现,既是医学本身发展的必然,也是现代科学技术发展的必然。

(二)中医学模式

中医学在其理论体系形成的同时即树立了天人相应、形神合一、因人制宜、治病求本等医学观念。尽管当时及后世并没有将其总结为某种医学模式,但这些观念一直潜移默化地指导着中医理论和实践的发展。目前尚无统一和公认的说法,其中天地人整体医学模式更符合中医学的特点和历史,具体有以下几个主要内涵。

1.整体观念

整体观念源于中国传统的天人相应整体论。整体论强调事物的完整性和统一性,认为事物和世界的本源是一个整体,各个部分由整体分化而来。中医学认为,人与任何事物都是由自然分化而来,其本源都是混沌未分的元气。因此,中医学强调人与自然、社会的整体性,形与神的整体性、人体自身的整体性,重视自然、社会、心理因素对人体的影响。中医学既关注个体生命过程的整体论,更关注人类生命过程的整体论,强调天人相应,提倡顺应自然,要求从生理、病理、诊法、辨证、养生、防治等各个方面,贯彻和体现这一思想。

2.以人为本

自古以来,中医学始终遵循以人为本的原则,把人看作为自然属性、社会属性和思维属性的统一体,将人的健康与疾病问题置于时间、空间、社会大环境中的核心来认识,即从人的生命、心神(心理和思维)、环境(自然、社会、精神环境)相统一的角度,认识和调理人的健康和疾病,强调认识病首先要认识人。这种医学模式在发展水平上虽然是朴素的,但在性质上比其他医学模式更加符合人的实际。

3.个体辨证

中医学模式将人置于自然和社会整体的核心,既注重人的群体共性,又注意区分个体差异。对待健康与疾病的问题,始终注意区别整体状态下的具体的人,形成了中医学辨证论治的个体化诊疗模式。第一是以"三因说"概括病因,不仅包括自然、社会、心理、生物诸多致病因素,还包括致病因素的不同特点和致病途径,以及对某些病理产物的致病特点进行概括。第二是对疾病的诊断不是寻求病灶或局部定位的特异性诊断,而是综合分析疾病对人体造成的失衡状态。第三是通过对个体的灵活辨证,确立了因人、因时、因地制宜的治疗观。中医学模式不是就病论病、就人论人的孤立、呆板的医学观,而是以联系、发展、变化的辨证观点指导医疗实践。

4.取法自然

受道法自然思想的影响,中医学对待医学问题的总体指导思想是取法自然。从养生防病角度讲主张顺应自然,从治疗疾病角度讲主张自然疗法。如中医治病方法主要以中药为主,也包括针灸、推拿、食疗、心理、体育等疗法,都是从自然角度着手解决人的问题。中药以天然植物、动物、矿物为主,以达到人与自然的平衡与协调。针灸、推拿、食疗等,属自然疗法的范畴。自然疗法对人体的作用是生态调理,综合调理。中医治病并非着眼于疾病本身,而是运用自然之理、自然之法,以恢复人体的平衡协调状态。

(三)中西医结合医学模式

随着中西医结合医学研究的不断深入,有必要建立中西医结合医学模式,用以指导中西医结合医学实践活动中的思维和行为方式,这不仅是发展中西结合医学的需要,而且对整个医学的发展具有十分重要的意义。

1.中西医学模式比较

总体来讲,中医学理论体系以中国古代哲学为基础,是中国古代医学知识与哲学相结合的产物,所以中医学模式具有"哲学-医学"特征。西医学的生物-心理-社会医学模式,以现代自然科学为基础,是医学与自然科学相结合的产物,具有"科学-医学"特征。两种医学体系的基本特征不同,而且形成两种医学的地域、经济、文化背景不尽一致,所以两种医学模式也存在各种差异(表 1-1)。

表 1-1　中西医学模式的比较

比较项目	中医学模式	西医学模式
基本特征	哲学-医学模式	科学-医学模式;生物-心理-社会医学模式
整体观	元整体:人由天地之气生(道-天-地-人)	合整体:人由部分构成(人-系统-器官-细胞-分子-基因)
人体观	有自然社会属性	生物客体
形神观	形神合一、注重心理与意识的统一	只注重心理
疾病观	强调患者功能的"失调"	强调患者疾病的"病灶"
治疗观	因人论治,强调个体化	据病而治,强调规范化
研究重点	侧重人体与自然的关系	侧重人体内部结构、层次的分析

2.中西医结合医学模式

中医学理论体系的医学观念及医学模式具有合理性、科学性和实用性,至今未发生根本改变,仍保持着整体性、宏观性、人本性等特点。西医学经历了机械论医学模式、生物医学模式、生物-社会-心理医学模式的发展阶段,正在走向整体(系统)医学时代。所以,中西两种医学模式正日趋接近,甚至有殊途同归之势。因此,将二者相互融合,取长补短,建立一种中西医结合新医学模式,不仅是必要的,也是可能的。近年来,有学者提出新医学的种种模式,但尚未形成一致意见,概括起来有以下几个问题。

(1)符合中西结合医学的发展需要:中西医结合医学模式应该能全面地反映人的各种基本特性、健康与疾病的基本规律,对中西医结合医学的发展起到指导作用。因此,在构建中西医结合医学模式的过程中,应坚持辩证唯物主义和历史唯物主义思想。

(2)以现有的中西医学模式为基础:新医学模式既不是中医学以"天人整体"为特征的模式,也不是西医学正在建立的生物-心理-社会医学模式,而应是综合中西医学两种医学模式的长处,互相补充、融合,形成更加完备的医学模式,指导两大医学体系的融合。

(3)贯彻以人为本的思想:医学的研究对象是人的健康与疾病,既要区别人的自然、社会、思维三种基本属性的基本内容和规律,及其在人的健康与疾病中的地位和作用,又要注意三种基本属性的相互关系,认识其在人的整体水平上的整体特性,以及在人的健康与疾病中的地位和作用。

(4)理论与实践相结合:医学是一门应用科学,运用相关科学的知识和方法来研究和解决人健康与疾病问题,是医学发展的正确道路。建立中西医结合医学模式,应该充分利用中西医结合的实践成果,还应充分利用相关学科的成果。

(5)从发展的观点看问题:现代社会中,多元化的生活方式、快速的工作节奏、过度精细的食物结构、复杂的人际交往、紧张的心理状态、日渐污染的生存空间等复杂的因素,使人体的生理病理变化更显多样化、复杂化、无序化,同时也使疾病谱发生着改变,疾病诊治的难度越来越大。这是在建立新的医学模式中必须认真考虑的问题。

四、医学发展规律

医学的产生与发展是人类追求健康及与疾病做斗争的必然结果。在医学发展过程中,历史与时代、哲学与科学、政治与经济、思想与文化、地理与环境等,都是影响其发展的重要因素。正是这些因素的不同影响,产生了中医与西医不同的发展轨迹及学术差别。

(一)西医学发展的基本规律

西医学源自古希腊医学,经过古罗马时期的兴盛和中世纪的衰落,直到16世纪文艺复兴之后才逐步建立起近代和现代医学体系,然后从欧洲走向世界,发展为今天的西医学体系。文艺复兴以来,影响西医学发展变化的主要原因有以下几个方面。

1.实验研究是医学发展的基础

西医学体系是建立在实验研究基础上的医学体系。自16世纪中叶以来,西医学借助近代及现代科学技术,使用分析为主的方法,在器官、组织、细胞、分子等不同层次上对人体的结构与功能,对疾病的病因与机制,对治疗的药物与手段,对预防的方法与途径等,进行了大量的实验研究,为推动西医学的进步和发展奠定了坚实基础。实验研究不仅使西医学对人体细节直至细胞和分子层次上的认识日益精确,而且在基础、临床和预防医学诸方面都取得了丰硕的成果,大大提高了医学水平和人类同疾病斗争的能力。

2.自然科学发展对医学的推动

西医学的发展与科学技术的进步密切相关。19世纪自然科学的三大发现对西医学的影响十分明显。能量守恒与转换定律为研究与人类机能有关的学科指明了道路;生物进化论第一次解决了人类的起源问题;细胞学说和光学显微镜技术对促进医学发展的意义更为突出。20世纪中叶,DNA双螺旋结构的发现标志着分子生物学的到来;20世纪70年代诞生的重组DNA技术,以及20世纪90年代发展的人类基因组工程,使医学发展进入分子医学时代,使现代医学分别从器官、组织、细胞、分子水平揭示人体正常结构和功能、异常结构与功能及致病机制和治疗原理。西医学诊断疾病也是从最初靠观察人的整体变化,到器官和组织、细胞器细微结构、分子生物学及分子遗传学和基因水平,对疾病进行诊断和治疗。

3.疾病谱变化对医学的要求

疾病谱的变化对医学发展具有十分重要的影响,当传染性疾病占据疾病谱和死因谱主要位置时,医学的主要任务和目的是探讨特异生物因素和有针对性的治疗方法。当传染性疾病得到有效控制后,全球疾病谱和死因谱发生了重大变化,影响健康的主要疾病由传染性疾病为主转为非传染性疾病为主。近年来,世界各国都出现了以恶性肿瘤、心脑血管病占据疾病谱和死因谱主要位置的趋势。由于上述疾病病因复杂,与人的性格、生活方式、生活条件、心理因素等均有一定关系,社会和心理因素的作用便明显地呈现在人们面前,使人们把视角由单纯考虑引起疾病的生物因素,向综合考虑生物、心理、社会因素转变。这种疾病谱的转变,不仅引发了现代医学模式的建立,而且还将引发第二次卫生革命的到来。

4.健康需求增强对医学的促进

医学的目的不仅是防治疾病,更重要的是保护和促进人类健康。一方面,随着生产力的发展和国民收入的提高,人们对健康的需求日益多样化,普遍希望提高健康水平和生活质量。另一方面,不良生活方式、生态和环境因素、社会问题引起的疾病日益突出,由于生活节奏加快、工作压力增大、人际关系紧张、心理负荷过重、环境污染等原因,心理障碍或变态、精神疾病及因环境污染造成的危害和疾病明显增多。要解决这些问题,靠以往的医学方式显然难以奏效,必须通过医学的改革与进步加以解决。

(二)中医学发展的基本规律

中医学之所以能发展到今天,成为当今世界医学的一个重要组成部分,并以旺盛的生命力屹立于科学之林,主要遵循了以下几个基本规律。

1.理论体系的不断完善

中医学经历了原始医学阶段后,至商周时期已经积累了大量的医药卫生知识,春秋战国时期建立了以《黄帝内经》为主要标志的独特的理论体系。中医学理论体系的建立使中医学在经验医学的基础上得到升华,为中医学的发展奠定了重要的理论基础。后世中医的发展过程,实际上是对这一理论体系不断丰富和发展的过程。

2.实践与理论相互促进

中医学是在理论和实践的交替过程中不断发展的。中医学源于实践,如果没有大量有效的实践,中医也不可能延续数千年。中医理论的不断完善,对实践的指导价值颇大。中医学的某些理论,用现在的科学知识也许不能完全解释清楚,甚至根本不能解释,但不能因此而否定中医学理论的意义。

3.以中国传统文化为根基

中医学的发展始终没有离开中国传统文化的根基。中医学理论体系构建过程中,由于充分吸收了先秦诸子天人相应及《周易》《老子》阴阳对立统一等学术思想及天文、历法、气象等知识,《黄帝内经》建立了以阴阳五行、藏象学说、精气理论为主的理论框架。魏晋"玄学"、宋明"理学"等,在很大限度上促进了中医学的发展。

(三)中西医结合医学发展的基本规律

中西医虽是两个不同的医学体系,但研究对象是同一的,这就决定了医学理论的统一性,这是科学发展的客观规律。但在实现中西医统一、创立中西医结合新医药学的过程中,应该遵循科学及医学发展的基本规律。

第一,正确认识中西医的差异是中西医结合的基础。尽管中西医的研究对象是同一的,但仍有众多差异,并各有短长。正是由于存在差异,中西医才有结合的可能和必要。因此,应从历史的角度,客观地认识和分析中西两种医学体系的发展历史,正确分析中西医的差异及造成差异的原因,分别总结各自的发展规律,然后寻求中西医结合的正确道路。

第二,充分认识社会、政治、经济、文化、背景、科学、技术等因素对医学发展的影响。随着现代科学技术革命的兴起,特别是人类生态学、环境科学、系统科学、心理学、人文社会学与辩证唯物主义哲学的发展,对于人的系统整体性、人与自然和社会环境的相互依存、相互作用、相互制约的内在联系认识进一步加深,医学与人文学科的渗透、交叉与融合更加紧密,中西医结合研究必须充分借鉴和利用这些科学成果。

第三,掌握和运用现代科学理论是中西医结合研究的必要条件。医学的发展与科学理论的进步密切相关,从16世纪以来,欧洲医学革命的每一项成就,几乎都与移植和运用新的科学理论有关。因此,中西医结合研究的突破,必须借鉴和运用现代科学理论,从中医与西医的"两结合",提高和发展到中医、西医与现代科学的"三结合"。

第四,创造适合中、西医各自发展的环境,以及相互汇通的氛围。应该尊重中西医各自的发展规律,并提供良好的生存和发展空间。中医学是数千年来医学经验的积累,近现代科学技术的发展不过是几百年的历史,用几百年的知识解释几千年的经验,探索拥有几十万年历史的人类的生命现象,显然应持慎重的态度。对中医学要继承和发展,继承是发展的前提,才能为中西医结合提供条件和依据。

五、西医学的产生与发展

(一)古代西方医学

公元前450年至公元4世纪,古希腊、古罗马医学对于后世西方医学及世界医学的发展影响深远,医史学界公认其为西方医学的重要渊源。

1.《荷马史诗》与神话医学

《荷马史诗》中在描述许多战争场面的同时,记载了许多战地医疗情况。诗中记载战伤共有141例,涉及解剖、镇痛、包扎、拔除箭头等医疗知识。从对战伤的处理可以看出,古希腊人已掌握了初步的解剖学知识,并且已有专职医师和护士。医师备受社会尊重,诗中把医师说成是比其他任何人都有价值的人。

古希腊神话传说中的太阳神阿波罗一家和医药有不解之缘。阿波罗的儿子阿斯克勒庇俄斯是希腊最受崇敬的医神,希腊许多地方都有他的神庙和神像,魁伟高大,手执长杖,杖上缠绕一蛇。由蛇和杖组成的徽记成为西方医学的标志流传至今。这一时期的古希腊医学还处于神灵医学阶段,医学知识和神灵崇拜混杂在一起。

2.希波克拉底及其医学

古希腊医师希波克拉底生于医师世家,其医学成就大多被收录于《希波克拉底文集》,其医学思想为后世西方医学的发展奠定了重要基础,所以,欧洲中世纪以来将他尊为西方医学的鼻祖和医学之父,是西方医学的奠基人。

希波克拉底认为,身体和环境的相互作用就是生命过程,有机体与外界环境相适应就是正常生理;在病理学上,根据古希腊哲学的水、火、土、风四元素学说提出了血液、黏液、黄疸、黑胆四体液学说,认为机体的健康取决于四体液的配合是否平衡;强调疾病发展有其自然过程,机体本身也有一种自然治愈力。

3.古罗马医学

古罗马帝国的兴盛,使古罗马医学吸收融合了不同民族的医学尤其是古希腊医学的成果,在许多方面有了长足发展,成为西方古代医学的重要组成部分。

古罗马医师和哲学家盖伦是继希波克拉底之后最有影响的医家,对医学最重要的贡献是解剖学。通过解剖猿猴、猪等动物,证明胃壁、肠壁、子宫壁等不是均匀同质的,而是分为几层;肌肉内有结缔组织、纤维和神经纤维分支;将人体骨骼分为长骨和扁骨,将骶骨以上的24块椎骨分为颈、胸、腰3段。盖伦还是实验生理学的奠基人,设计了一些有意义的实验,如通过结扎动物动脉两端后切开中间的动脉,证明动脉含血;通过结扎输尿管后膀胱内无尿,证明尿液由肾脏形成;通过切断不同部位的脊神经,首次证明脊髓的节段性功能。

当然,盖伦的解剖和生理学记述也有许多错误,认为垂体是个过滤器,脑通过垂体把脑中秽物通过筛骨输送到咽部而排出。将古希腊哲学家柏拉图的3种灵气误作为其生理学思想基础,提出了血液运动的"潮汐说",认为动静脉不互相沟通,血液在这两种脉管内像潮水一样做前后进退运动。这些错误,由于得到宗教的支持,以至流传了一千多年而得不到纠正,对后世医学造成了长期的负面影响。

(二)中世纪西方医学

中世纪(5~15世纪)的欧洲,在宗教势力统治下,希波克拉底和盖伦的著作被奉为绝对权威,医学研究的唯一目的就是解释和验证希波克拉底和盖伦的理论。因此,中世纪西方医学除在医学教育、隔离检疫等方面小有成就外,基本上处于停滞状态。

1.建立医学院校

11~12世纪初,有些学校开始脱离寺院的控制,逐步摆脱宗教的束缚。意大利南部萨勒诺医学院是当时著名的医学院校,开设多门课程,其中解剖学是主要课程,但主要解剖猪。学习内容主要是盖伦的理论,比较注重临床实践教学,培养了一大批名医,其中最著名的康斯坦丁,他晚年将全部精力用于将拉丁文翻译成阿拉伯文的医学著作,为文艺复兴时期欧洲医学的兴起奠定了基础。

2.流行病学成就

1347—1348年,黑死病(鼠疫)大流行,波及欧洲、亚洲、非洲,4 200多万人死亡。疫病大流行既暴露了当时医学的落后,也促进了医学家对瘟疫的防治研究,他们建立卫生法规,兴办医院和隔离场所。1374年疫病再次流行时,意大利威尼斯加强了检疫,有效控制了疫病流行。后来,亚得里亚海东岸的拉哥萨共和国首先颁布了对海员的管理制度,凡可疑的船只和旅客,必须在指定地点停留 30 天才可入境,后来隔离时间延长为 40 天,称为"四旬斋",这是当今通用的"海港检疫"一词的由来。

(三)文艺复兴后的西方医学

15 世纪后半叶的文艺复兴运动(16～17 世纪)为西方人类历史带来了一个伟大的变革时期。古希腊哲学家亚里士多德的科学著作、阿拉伯数字、阿拉伯医学、中国的火药、指南针和造纸术等相继输入西欧,不仅创造了资产阶级的古典文学和艺术,也孕育了近代自然科学,推动医学由经验医学转变为实验医学。

1.人体解剖学的发展

文艺复兴时期,科学文化的显著特征之一就是注重对人体的描述与研究。比利时解剖学家维萨里是最有代表性的近代人体解剖学的奠基者,他改革过去的解剖学教学形式,解剖课自己主刀,边讲课边解剖。1543 年,出版了第一部完整的人体解剖学教科书《人体之构造》,标志着实验医学的开始。该书冲破了神学观念,纠正了盖伦的许多错误,奠定了近代人体解剖学的基础。

2.生理学的确立

1543 年,西班牙医学家和神学家塞尔维特在《基督教的复兴》中叙述了肺循环;1594 年,英国医学家法布里修斯发现静脉中有瓣膜。1628 年,英国医学家哈维发表《心血运动论》,标志着血液循环理论建立,对动物心脏的结构和功能、血液的运动和分布进行了更加深入研究。在波兰天文学家哥白尼的行星绕日循环运动理论的启发下,哈维冲破盖伦传统观念的束缚,提出了以心脏为中心,血液通过动脉和静脉循环运动的理论。限于当时的技术条件,他用放大镜未能观察到毛细血管的存在,但已对此进行了预言,即沟通动、静脉血流的是一个"血管交织网"。直到哈维去世 4 年后,意大利解剖学家马尔比基利用荷兰生物学家列文虎克制造的显微镜,观察到动物组织中丰富的毛细血管,证实了这一假说。

(四)现代西方医学

18 世纪以来,显微镜的发明和应用,打开了微观医学的大门,意大利病理学家莫尔加尼病理解剖学的建立,改变了西方医学对疾病的认识,开始了以寻找病灶为目的的历史。

19 世纪自然科学的三大发现,以及数学、物理、化学、生物科学的发展,推动了实验医学的进一步发展。随着科学技术的进步,逐步建立和形成了以人体解剖学、组织学与胚胎学、人体生理学、生物化学、细胞生物学、免疫学、微生物学、寄生虫学、病理学、病理生理学、医学遗传学、药理学等为主的基础医学学科体系,标志着现代医学的形成,并有力推动了临床医学和预防医学的发展,使西方医学成为当今世界的主流医学。

19 世纪中叶,细胞学说的建立对促进基础医学的发展意义重大。从形态学的意义讲,它使许多旧领域的研究达到了新的水平——细胞水平,并分化出一些新的学科,如细胞生物学、细胞生理学、细胞病理学、病原微生物学等。这些学科的形成是现代医学的第一个里程碑。1953 年,美国生物学家沃森和英国物理学家克里克提出了脱氧核糖核酸双螺旋结构模型,标志着分子生物学的形成。以分子生物学为主要依托,生物技术的产生和发展,使医学深入到了分子水平。

20 世纪初,以物理学为开端的第三次技术革命,在技术上以电子计算机和原子能学的研究与应用为标志。医学科学在这场革命的带动下,从基础理论到临床实践都出现了新的变化。主要表现在医学观念的变化;医学模式的转变;医学各学科的分化与综合及由此带来的整体网络化趋势;医学研究的方式、方法的改进;医学科学的社会化趋势等。

六、中医学的产生与发展

中国是医药文化发祥最早的国家之一,中医学历经数千年,至今仍保持着与西方医学不同的理论体系和独特的诊疗方法。

（一）中医学理论体系的建立

1.理论体系的形成

中医学在经历了漫长的原始医学阶段之后,至战国时期理论体系已基本建立,经秦汉时代得到进一步完善。战国以前,社会的急剧变革促进了生产力水平的提高和科学技术的发展,天文、历算、冶炼、酿造、农学等多有创新。在思想方面,出现了"诸子蜂起,百家争鸣"的局面,形成了道、儒、墨、法、兵、阴阳等不同学派。这一时期,医药学知识的积累也相当丰富,对人体生理、解剖、疾病及症状的描述比较直观具体,植物、矿物、动物及酒等广泛作为药用,针灸、推拿、导引、外治等方法已用于临床。古代医学家在积极探讨人体自身奥秘及人与自然关系的同时,力图将医学经验上升为理论。在医学实践与解剖学成就的基础上,以中国古代哲学的阴阳、精气学说为说理方法,创立了藏象、经络、气血、六淫、七情等学说,阐明人体的生理和病理,指导疾病的诊断和治疗。经过医学家的努力,丰富的医药知识积累与中国古代哲学理论相结合,最终建立了以整体观念为指导,以精气、阴阳、五行学说为哲学基础,以脏腑、经络及精、气、血、津液为生理病理基础,以辨证论治为诊疗特点的独特的医学理论体系。

2.理论体系形成的标志

战国至秦汉时期,《黄帝内经》《黄帝八十一难经》《伤寒杂病论》《神农本草经》等传统医学四大经典著作的问世,标志着中医学理论体系的形成,构筑起中医学的理论框架,并卓有成效地运用于临床实践,形成了中医学理、法、方、药一贯的、独特的理论体系。

《黄帝内经》（简称《内经》）包括《素问》和《灵枢》两部分,共18卷,162篇,为医家、医学理论家联合创作,一般认为成书于春秋战国时期。主张不治已病,而治未病,主张养生、摄生、益寿、延年。对先秦至汉代医学经验加以总结,系统地将古代哲学思想（如精气、阴阳、五行等学说）与当时的医药学知识相结合,构建了以藏象经络为核心、人与自然相统一的中医学理论体系框架,初步形成了藏象、经络、病因、病机、诊断、辨证、治则、针灸、养生等中医学理论体系,奠定了中医学的发展基础。是中医学承前启后、继往开来的重要标志,迄今仍有效地指导着中医药学的理论发展和临床实践。

战国时期医学家扁鹊所著《黄帝八十一难经》（简称《难经》）,完善和补充了《内经》的理论体系,内容简明,辨析精微,以问答形式阐述了人体生理、病理、诊断、病证、治疗等理论,尤其在脉学、命门及三焦理论、针灸治疗等方面,对《内经》有所发展。该书与《内经》同为后世指导临床实践的重要理论著作。

东汉医学家张机所著《伤寒杂病论》,创立了辨证论治的理论体系,分为《伤寒论》和《金匮要略》两部分,前者以六经辨治伤寒,后者以脏腑论治杂病。主要贡献在于使中医学基础理论与临床实践紧密结合起来,为中医临床医学的发展奠定了基础。

《神农本草经》（简称《本草经》或《本经》）是秦汉时期众多医学家总结、搜集、整理当时药物学经验成果的专著,是对中国中草药的第一次系统总结。是我国现存最早的药物学专著,载药365种,根据功用及毒性大小分为上、中、下三品。不仅记载了每种药物的性能、主治,更重要的是提出了"四气五味"和"七情和合"等药性理论,将中医的治疗理论通过中药与临床实践进一步结合起来,为临床组方提供了重要的理论依据,被誉为中药学经典著作。

（二）中医学理论体系的发展

1.魏晋隋唐时期

魏晋医学家王熙所著《脉经》是我国现存第一部脉学专著,东汉医学家皇甫谧所著《针灸甲乙经》是我国现存最早的针灸学专著,对后世脉学及针灸学的发展有重要作用,为中医学发展奠定了基础。

隋代医学家巢元方,于610年奉诏主持编撰《诸病源候论》50卷,分67门、1720论,是中国第一部专论疾病病因和证候的医籍,对病源证候进行了全面探索。唐代医药学家孙思邈认为,人命至重,有贵千金,一方济之,德逾于此。故其两部著作《千金要方》和《千金翼方》均冠以"千金"二字。唐代医学家王焘学术精湛,无个人偏见,博采众家之长,所著《外台秘要》引用以前的医家医籍达60余部,可谓"上自神农,下及唐世,无不采摭"。此外,唐朝颁布的《新修本草》,卷帙浩大、内容丰富,医事制度、医学教育、临床各种分工设置及其发展日趋完善,形成了中医学发展的第二个高峰。

2.宋金元时期

北宋仁宗天圣元年（1023年）,医学家和针灸学家王惟一奉诏编修针灸书,总结历代针灸学家的经验,1026年编成《铜人腧穴针灸图经》,简称《铜人经》或《铜人》3卷。1029年设计并主持铸造针灸铜人两具,铜人的躯体、脏腑可合可分,体表刻有针灸穴位名。《铜人》中详述手足三阴三阳经脉和督、任二脉的循行路线和腧穴,并参考名家学说予以订正,绘制经脉腧穴图。还对《灵枢·经脉》原文做了注释。原刊本及石刻碑早失,现存的是经明代重刊的三卷本和经金代大定26年（1186年）改编的五卷本。后者曾补录了一篇"针灸避忌太一之图",并改名《新刊补注铜人腧穴针灸图经》。现存明刻本、清刻本,1949年后有影印本。

金元时期是北方少数民族与汉文化大融合的时期。金代医学家刘完素在研究《内经》病机学说和运气学说的基础上,提出百病多因于"火"的理论,治疗多用寒凉的药物,后世称之为"主火派"或"寒凉派"。金代医学家张从正认为,人之病多因邪气侵犯人体所致,故治疗当以祛邪为要,临床治病以汗、吐、下3法攻邪为主,后人称其为"攻邪派"。金代医学家李东垣强调脾胃之气对发病的决定性作用,善用温补脾胃之法疗疾,后人称之为"补土派"。元代医学家朱丹溪认为,相火妄动,煎灼真阴为致病之根由,治疗上倡导滋阴降火,后人称其为"滋阴派"。上述四位医家被习称"金元四大家"。

3.明清时期

明代医学家吴有性创立"戾气学说",对温病病因提出了创见性观点,著有《瘟疫论》。明代医药学家李时珍所著《本草纲目》及《普济方》等大型方书,标志着中医在本草学、方剂学方面取得了新的成就。此外,以薛己、张介宾等为代表的温补学派的形成,为中医藏象理论增添了新的内容,尤其是命门学说的产生,在中医学理论、临床各科及养生防病等方面,至今仍有重要指导意义。

清代前中期,温病学派的学术思想经过长期孕育形成了独具特色的体系,以温病四大家学术思想为代表。自叶桂著《温热论》创温病病机学说和卫气营血辨证论治思想后,薛雪深入论述了湿热病的病因、病机、病证、治法,弥补了叶氏学说的不足,所著《湿热条辨》成传世之作。吴塘创三焦分治辨证纲领,从深度和广度上进一步发展了叶氏学说,所著《温病条辨》《黄帝内经》《伤寒论》《神农本草经》并列为中医必读的"四大经典"。王士雄集前贤温病学说之大成,对暑、湿、火三气辨证尤有阐发,著有《王孟英医案》,把传染病、流行病的理论从认识到治疗推向了一个新的阶段。

清代中医学发展的另一个特点是医学知识进一步普及,各科医著层出不穷,医学普及读物遍及城乡。清代医学家王清任躬身于人体解剖,于 1830 年编著《医林改错》,改正了古医籍中在人体解剖方面的某些错误,并发展了瘀血理论,创立了活血化瘀诸方,对中医气血理论的发展做出了一定的贡献。1844 年,清代世医陈定泰在其《医谈传真》中,第一次在中医著作里系统引用西医解剖图 16 幅,并加以认真研究与中医脏腑进行对比,对中医脏腑学说和经络学说提出了异议,堪称近代中西汇通医家第一人。

清代晚期,除出现了中西汇通学派外,在其他方面没有明显进步。到"中华民国"时期,中医学遭遇了被禁止的厄运,近代医学家余岩从日本留学回国后,企图否定中医。1917 年,在所著的《灵素商兑》讲:中医无明确之实验,无巩固之证据……不问真相是非合不合也。甚至把中医的一切临床效果归纳为"幸中偶合"。直到中华人民共和国成立后,中医学才以新的姿态屹立于世界医学之林。

七、中西医结合医学的产生与发展

每门科学都有自己的基本概念,并由一系列概念构成相对独立的知识体系。每门科学都是运用概念或形成概念,作为科学研究和认识成果的概括和总结。学习、运用或研究一门科学,必须理解、明确其基本概念。随着学科建设的发展,国务院学位委员会把中西医结合设置为一级学科(《高等学校和科研机构授予博士和硕士学位的学科、专业目录》),把中西医结合医学设置为二级学科(国家标准《学科分类与代码》),引起学术界对中西医结合医学等概念的定义问题越加关注。

(一)概念

1.概念的定义

概念是反映思维对象(客观事物)本质属性或特有属性的思维形式。只有认识了事物的本质或特有属性,才能形成相应的概念。所以,概念是思维对象(客观事物)本质或特有属性的反映,既是科学思维和认识的总结,又是思维的基本单位。例如,中医学有阴阳、脏腑、藏象、经络、气血、正气、邪气和辨证论治等概念。西医学(现代医学)有病毒、细菌、细胞、组织、器官、系统等概念;中西医结合医学有病证结合、层次辨证、病证同治、证因同治、动静结合、筋骨并重和菌毒并治等概念。分别构成相对独立的知识体系,并反映着中医学、西医学和中西医结合医学不同的思维方式及科学研究的认识成果。

2.明确概念

逻辑学的第一步就是要明确概念。按形式逻辑要求,所谓明确概念,就是要明确概念的内涵和外延。内涵是概念所反映的客观事物(思维对象)的本质,即通常所说的概念的含义;外延是概念所反映的具体事物,即通常所说的概念的适用范围。一个概念,只有明确了其内涵和外延,即明确了概念所反映的事物的本质是什么,概念反映的具体事物是哪些或适用范围有多大,才算概念明确。

3.明确概念的逻辑学方法

逻辑学是运用定义、划分、限制和概括等方法使概念明确。

(1)定义:其定义是明确概念内涵的逻辑方法。

(2)划分:其划分是通过把概念所反映的具体事物逐一列出,或以客观事物的某一性质为划分根据,把所反映的事物分成若干类来明确概念外延的逻辑方法。

(3)限制:其限制是通过增加概念的内涵以缩小概念的外延来明确概念的逻辑方法。它是由外延较大的概念(逻辑学称属概念)推演到外延较小的概念(种概念)的方法,如传统医药,增加中国这一内涵,就推演到中国传统医药这一概念。前者外延大,包括世界各国各民族传统医药,后者则仅指中国各民族传统医药。概念的限制是使人们的认识具体化。

(4)概括:其概括是通过减少概念的内涵以扩大概念的外延来明确概念的逻辑方法。它是由外延较小的种概念推演到外延较大的属概念的方法。如前例中国传统医药,减少中国这一内涵,推演到传统医药这一概念,其外延就扩大了。在由特殊到一般,掌握事物的共同本质和规律时,常用概括的方法。

(二)结合医学的概念

我国率先开展中西医结合研究取得了显著成果,对全国及全世界产生了广泛深远的思想影响。在国内,示范性地引导出其他民族医药(如藏医药、蒙医药、维医药、傣医药、壮医药、朝鲜族医药、彝医药等)与现代医药相结合的临床应用研究,并出现了藏西医结合、蒙西医结合、维西医结合、傣西医结合医学等研究趋势,结合医学即成为对我国各民族医学与现代医学相结合创造新医学的现阶段的统称。

国际上,日本的汉方医药与现代医药相结合被称为东方医学、第三医学或结合医学等;印度的印度医与现代医学相结合被称为印度结合医学;韩国、美国、加拿大、澳大利亚、意大利、法国、德国、英国等,也相继把各自的传统医学与现代医学结合起来加以研究和应用,被称为综合医学或结合医学。

各国、各民族对传统医学与现代医学结合起来创造的新医学称谓不同,但其实质内容相同,可统称为结合医学。

(三)结合医学的定义

结合医学是指把世界各国、各民族的传统医学与现代医学综合统一起来而创造的一种新医学。狭义的结合医学是单指某一个国家或民族的传统医学与现代医学结合起来的新医学的简称,如中西医结合医学可简称结合医学;藏西医结合医学可简称结合医学;日本的汉方医学与现代医学结合而成的新医学,也可简称结合医学。广义的结合医学包括世界各国、各民族的结合医学。

因此,结合医学是综合运用传统医学与现代医学理论、知识和方法,以及在其综合运用中创造的新理论、新方法,研究人体结构与功能、系统与环境(自然与社会)关系等,探索并解决人类生命、健康和疾病防治问题的一门科学。

(四)结合医学的范畴

各国、各民族把传统医学与现代医学结合起来防治疾病,保护和增进人类健康,均属于结合医学的范畴。因此,结合医学概念更具有实用性、兼容性和扩延性。另外,任何一门科学,都是人类知识的长期积累和发展。我国中西医结合医学学科确立不久,结合医学研究在世界上还刚刚兴起,前者属于初创阶段,后者尚属于萌芽状态,要实现把全世界传统医学与现代医学融合为一体的新医药学,需长期的科学研究和知识积累。因此,结合医学与中西医结合医学,都是通向未来新医学的过渡性概念。

(邓传超)

第二节　中西医结合医学基本概念

　　科学是无国界的,概念是无民族性的。科学的特点是具有人类共享性,不受时空限制的传播性及没有排他性的开放性,也就是科学的普遍性特点。进入 21 世纪,信息交流渠道进一步畅通,科学技术的交流日益频繁,东西方医学的结合将更加广泛深入。

一、中西医结合的概念

　　1956 年,中华人民共和国主席毛泽东提出"把中医中药的知识和西医西药的知识结合起来,创造中国统一的新医学、新药学"。之后,我国医学界逐步出现了中西医结合这一概念。

　　1958 年 6 月 24 日,时任卫生部副部长徐运北在天津召开的家庭病床经验交流现场会议上,提出了中西医结合这一名词。

　　1958 年 9 月 25 日,《中央卫生部党组关于西医学习中医离职班情况、成绩和经验给中央的报告》中"使大家明确认识……为中西医学结合创造出我国社会主义的民族的新医学的重大意义……"提出了中西医学结合的概念。

　　1959 年 1 月 25 日,《人民日报》社论——认真贯彻党的中医政策提出,把已经证明有效的中医治疗办法和中西医结合的治疗办法加以认真地普及。从此,中西医结合这一概念得到中国医学界的普遍认同和应用。

二、中西医结合的内涵

　　既然中西医结合概念源于毛泽东"把中医中药的知识和西医西药的知识结合起来,创造中国统一的新医学、新药学"的讲话,中西医结合的原意,也就是它的含义或内涵。

　　(一)中西医药知识的结合

　　中西医药学知识是人类在研究生命活动及其规律和防治疾病、促进人类健康的实践中所获得的认识和经验的总和。因此,中西医药知识的结合是指两种医药学的认识和经验,包括理论、方法等知识的综合统一和融会贯通,不能仅仅理解为经验层次或常识层次的中药加西药。

　　(二)中西医药知识结合发展的规律

　　因为中西医药知识表述的不是既定的、直观的和外在的经验事实,而是源于经验又超越经验。因此,中西医药知识的结合是创造新医药学的前提;创造新医药学是中西医药知识结合的目的和发展的必然结果。只要通过科学研究,逐步把中西医药知识综合统一、融会贯通,必然会产生新医药学知识。所以,中西医药知识的结合与创造新医药学紧密联系,构成了一个辨证统一和辨证发展的完整命题,也就是中西医结合的全部内涵,反映了中西医结合的本质属性。

　　(三)把握了科学技术发展规律

　　人类不仅是知识的发明者,更重要的是知识的综合和应用者,并在综合应用已知的知识中创造新知识。日本科学界有句名言:综合就是创造。把中西医药知识结合起来,创造新医药学,就是在综合已知的中西医药知识中,创造新的医药知识。这不仅符合现代科学技术的综合化、融合化发展趋势和规律,而且体现了思维与存在的统一观。

三、中西医结合的外延

概念的外延是指具有概念所反映的本质属性的对象,即概念的适用范围或概念所反映的具体事物。中西医结合这一概念不仅内涵明确,而且能外延化,明确地反映具有中西医结合本质属性或特征的具体事物,有明确的适用范围。

(一)中西医结合学科

中西医结合学科是经过半个多世纪的研究,逐步形成且不断发展的、属于同一学科门类的中西医药学互相交叉、渗透和综合而形成的交叉学科或综合学科。中西医结合学科形成的标志性要素如下。

1.人才培养基地

迄今为止,我国绝大多数中医药大学和高等医学院校都建立了中西医结合学院或中西医结合系(专业),编写出版了中西医结合医学专业教材,形成了培养中西医结合人才的保障体系。

2.临床实践基地

从 1982 年始,各级政府相继批准创办了中西医结合医院等,或在综合医院创办了中西医结合科等医疗机构,并正式列入国务院批准的《医疗机构管理条例》,成为法定的一种医疗机构类型。

3.科研基地

目前,全国各省、市、自治区及高等医学院校,绝大多数均成立了中西医结合研究院(所、中心或室)等研究机构。中国中医研究院于 2005 年正式更名为中国中医科学院,是我国中医学领域最高层次的研究机构。

4.学术团体

1981 年,经卫生部和中国科协批准、民政部依法注册,中国中西医结合学会为一级学会,并下设若干专业委员会。各省、市、自治区也相继依法注册成立了中西医结合学会和有关专业委员会,形成了一支中西医结合科技队伍。

5.学术期刊

1981 年创办《中国中西医结合杂志》之后,陆续创办了《中西医结合学报》《中国中西医结合外科杂志》《中国中西医结合急救杂志》等 20 种学术期刊。1995 年创办 *Chinese Journal of Integrative Medicine*,2010 年被列为美国《科学引文索引(扩展库)》(SCI-E)来源期刊,大大促进了中医西医结合国际学术交流。

6.学术专著

20 世纪 50 年代以来,已陆续出版《中国中西医结合学科史》《中西医结合医学》《实用中西医结合内科学》《实用中西医结合外科学》《实用中西医结合妇产科学》《实用中西医结合儿科学》等专著,总计百余种。

7.执业医师

人事部、卫健委(原卫生部)、国家中医药管理局制定的有关执业医师、执业助理医师考试制度及技术职务考试制度等,均设置了中西医结合系列。中西医结合医疗人员与中医和西医人员,在医疗工作和职称晋升方面享有同等的义务和权力。

8.学术带头人

中国中西医结合学会及其学科专业委员会,各省、自治区、直辖市地方学会,均有各学科的学术带头人。中西医结合专家陈可冀、沈自尹、韩济生和陈凯先当选为中国科学院院士,吴咸中、李连达、石学敏和张伯礼等当选为中国工程院院士。

（二）中西医结合医学

1.中西医结合医学的定义

根据我国中西医结合医学研究状况,以及构成一门学科概念的三要素——科学理论、研究方法和研究对象或研究任务,中西医结合医学可定义为综合运用中西医药学理论与方法,以及在中西医药学互相交叉和综合运用中产生的新理论和新方法,研究人体结构与功能、系统与环境(自然与社会)关系等,探索并解决人类健康、疾病和生命问题的科学。

2.中西医结合医学的分支

中西医结合医学分为中西医结合预防医学、中西医结合基础医学、中西医结合临床医学、中西医结合康复医学、中西医结合护理学等。根据研究内容不同,可进一步划分更细的分支学科,如中西医结合临床医学可分为中西医结合内科学、中西医结合外科学、中西医结合妇产科学、中西医结合儿科学、中西医结合急诊医学、中西医结合眼科学、中西医结合耳鼻咽喉科学、中西医结合皮肤性病学、中西医结合精神病学等。中西医结合内科学又划分出中西医结合心血管病学、中西医结合消化病学、中西医结合神经病学等。这些均是中西医结合外延化的概念。

3.中西医结合医学的性质

中西医结合医学既是综合和统一中西医药学知识,创造新医药学在现阶段客观存在,并不断创新发展的一种医学形态或知识体系;又是中西医药学知识相互渗透、交融、综合而形成的具有创新性的综合体。它还是处于综合运用中西医药学理论和方法,以及通过科学研究创造的中西医结合理论和方法,防治疾病,促进人类健康的一门新兴医学。

（三）其他

中西医结合方针、中西医结合事业、中西医结合人才、中西医结合机构(包括医疗、教育、科研、学术、管理等)、中西医结合方法(包括诊断、治疗、科研、教学等)、中西医结合医学理论、中西医结合医学模式等,均是中西医结合外延化的概念。

四、中西医结合的定义

逻辑学定义是揭示概念内涵的逻辑方法,但是,对中西医结合进行科学定义,不仅要认识和把握其反映的对象的本质属性,而且要掌握普通逻辑定义的方法。

（一）定义原则

1.逻辑学定义

按照定义是揭示概念内涵的逻辑方法,中西医结合的定义应是把中医药知识和西医药知识结合起来,创造中国统一的新医学、新药学。

2.语词定义

说明或规定语词的意义、用法的定义。即对已有确定含义的语词做出说明或解释;对新语词规定确定的意义,或对旧语词规定新含义。

3.定义组成

被定义项,需要用定义明确的概念;定义项,用来揭示或表述被定义概念内涵的概念;定义联项,联结被定义项和定义项的概念,常用是、即等表述。

4.逻辑规则

防止出现定义过宽（定义项外延大于被定义项）或定义过窄（定义项外延小于被定义项）、同语反复（定义项概念直接包含了被定义项概念）及循环定义（定义项概念间接包含被定义项概念）等逻辑错误。

所以，中西医结合的科学定义不能望文生义，不但要具有较丰富的实践经验及专业知识，对中西医结合反映的具体事物有所了解，而且要有一定的逻辑学知识，否则，就不能正确揭示其反映对象的本质属性。

（二）中西医结合的定义

实践证明，通过中西医结合研究，不仅可以产生医学新概念、新理论、新方法，而且在我国已产生了中西医结合医学、中西医结合药理学等新学科。这标志着已形成了综合统一的中西医药学知识，在现阶段有明确内容和相对独立的中西医结合知识体系。

任何一个概念，没有定义就没有客观性，从而也无法进行客观地讨论。给中西医结合下定义的目的，一是为了明确概念，二是为了供人讨论。只有通过讨论才能有助于对中西医结合的认识，并使其定义更准确、恰当。况且，概念的定义并非一成不变，是随着客观事物的不断变化及人们对客观事物认识的不断深化而不断演变更新。但是，概念的内涵、外延和定义在一定历史时期或一定条件下又是相对确定的。

五、中西医结合的层次概念

认识是人脑对客观世界（事物）的反映；概念是人脑思维的形式，是人在社会实践基础上，对客观世界认识的概括和总结。所以，思维和概念与认识活动密切相关。

人对客观世界的认识，是以一定的认识形式和思维方式（常识的、科学的、哲学的），从不同层次获得认识内容，从而形成不同层次的认识。如运用系统科学方法（系统论）、综合与分析方法、分子生物学方法、理论思维方法等，从不同层次研究人体生命现象的本质，从而形成了中医学的藏象学说，西医学的细胞病理学、分子生物学、人体系统等不同层次的认识和知识。不同认识层次（常识、科学、哲学）形成不同层次的概念，每个层次的相互关联的概念联系于一个概念网络，形成相应层次的概念框架。

（一）常识性质的概念

在常识性质的概念框架中，人们自发地对中西医结合的认识来源于经验，依附于经验表象。所以，有人认为中西医结合是用中西医两种方法治病，有人认为中西医结合是中药加西药等。这些认识是对中西医结合的经验性、常识性理解，是片面的、现象的、直观的和外部联系的非本质性认识，是仅以经验或体验为内容形成的一种观念。从逻辑学角度讲，还混淆了中西医结合与中西医结合治疗方法两个不同的概念。

（二）科学性质的概念

在科学性质的概念框架中，中西医结合就是综合统一中西医药学知识，创造新医药学。这是根据对中西医结合本质的理性认识及对中西医药学内在联系的本质性认识而形成的科学概念及其内涵。

（三）哲学性质的概念

在哲学性质的概念框架中，中西医结合是指中西医药学两种既相互区别又相互联系、结构类似的知识系统的辩证统一，反映的是在哲学层次对中西医结合思想的客观性和普遍必然性的理性认识。

中西医结合一词,在不同层次的概念框架中具有不同的性质和指向。常识的、科学的、哲学的 3 个不同层次的中西医结合概念,决定于人们对中西医结合不同层次的理解和认识。中西医结合研究层次(如经验层次、科学层次),决定着对中西医结合的认识层次,认识层次决定着对中西医结合概念的理解和认识。在科学实践中,不能误以常识层次的中西医结合为科学层次或哲学层次的中西医结合概念。

(邓传超)

第三节 中西医结合医学性质及任务

中西医结合医学导论是随着中西医结合医学研究发展及学科建设发展而产生的一门新的学科。由于整个中西医结合医学的学科建设(包括中西医结合基础学科和中西医结合临床学科等)尚处于起步和探索阶段,中西医结合医学导论所研究和探讨的问题,多为探索性、发展性问题,涉及方针政策性问题,属于认识性问题。

一、学科性质

中西医结合医学导论是综合运用唯物辩证法、历史唯物论和逻辑学等理论方法,研究、探索和揭示中西医药学相互关系、相互作用、相互渗透和融合发展的规律,促进中西医药学综合统一,创造新医药学思路和方法的一门学科,是概述中西医结合医学一般原理和研究方法的科学。

(一)综合性

中西医结合医学导论是研究中西医结合及中西医结合医学发展规律的学科,是在研究生命、健康和疾病等一般规律,医学科学(包括传统医学和现代医学)发展一般规律,医疗卫生事业发展一般规律,乃至人类科学技术发展一般规律的一致性基础上,研究和揭示中西医结合的一般规律和中西医结合医学发展的一般规律的学科。

中西医结合各专业学科以其特定的生命和疾病现象及范畴作为自己的研究对象。例如,中西医结合生理学是综合运用中西医学理论与方法,以及在中西医学互相交叉渗透运用中产生的新理论与新方法,研究人体生命活动规律的科学等。直接目的主要是研究、探索和阐明疾病的病因、发生、发展的机制与过程,寻找中西医结合防治疾病的有效手段和方法,从而保护和增进人类健康。

中西医结合医学导论具有明显的综合性,在时代水平上对中西医结合各门具体专业学科的理论层面、实践层面和方法层面形成横向性综合研究,从而综合探讨整体中西医结合医学的理解和认识。这是对中西医结合医学发展进行综合性研究的目的之一。

(二)导向性

中西医结合医学导论是一门具有向导性或引导性功能的学科,是在研究各门具体专业学科共性问题、总结和概括各门具体专业学科研究成果基础上,以各门具体专业学科研究成果为中介,从认识各门具体专业学科中西医结合特色的、个别的规律中,揭示不同学科中西医结合的共同本质和共同规律,构成中西医结合医学导论的具有普适性的中西医结合医学理论知识。中结合医学理论、知识来自各门具体中西医结合专业学科，又对各门具体专业学科或整个中西医结合医学发展具有指导或导向作用。但是，不是简单地把各门具体的中西医结合专业学科的研究成果汇集起来，成为包罗万象的中西医结合医学知识或成果汇编，也不能成为一般的研究中西医学的医学总论，而强调对各门具体中西医结合专业学科的研究成果及一些特殊的、个别的规律性认识的理性思维和理论综合，从而总结、概括、升华出中西医结合及中西医结合医学发展的一般规律即普遍规律，特别是中西医结合思维反映中西医结合的规律。

（三）衔接性

中西医结合医学导论是一门联系哲学与中西医结合医学的桥梁学科。人类科学技术发展史证明，科学技术研究上的创造与发明，与哲学指导思想上的正确性密切相关。因此，中西医结合医学导论应坚持以马克思主义哲学观点认识和研究中医药学、现代医药学及中西医结合医学，以马克思主义哲学及辩证唯物论和历史唯物论，从理论高度阐明和揭示中西医结合医学本质特点、发展规律、研究方法、发展方向、思路方法、理论创新、技术创新和知识创新等基本原理。

中西医结合医学研究离不开马克思主义哲学及辩证法。例如，对我国制定的中西医并重方针的理解，除了对待中医西医要在政治上一视同仁，把中西医摆在同等重要地位，思想认识上中西医并重，学术上中西医平等，事业发展上中西医并重及中西医共同享受社会卫生总资源，共同承担社会医疗保健任务和服务外，在中西医结合研究中，我们既要强调"中西医并重"，还要讲"中西医并重"的辩证法。因为，中医药学和现代医学是中西医结合医学的两块基石，或称之为两个基本要素，缺一不可。对任何事物及其认识都必须讲辩证法，对中西医药学一定要运用辩证唯物主义和历史唯物主义的认识论辩证地认识，以实事求是的态度对待。人们通常所讲的中西医各有所长、各有所短，要互相取长补短，各有优势，要努力发挥各自的优势等就是一种辩证认识。而所谓优势与劣势、长处与短处、先进与落后等，均需通过医学实践予以检验和分辨。这才是在中西医结合医学研究及中西医结合临床实践中对"中西医并重"的一种符合马克思主义基本理论的辩证认识和辩证运用，也是中西医结合医学研究的基本经验和原则。

二、研究对象和任务

中西医结合医学导论是一门具有自己的研究对象、研究方法、研究任务和研究目的的学科。中西医结合医学导论从总体上研究和提示中西医结合医学的本质特点，中西医结合医学发展规律、发展方向和一般研究方法等问题，探索中西医结合普遍规律，是关于中西医结合普遍性和必然性的知识。

（一）研究对象

中西医结合医学导论以整个中西医结合医学体系为研究对象。也就是说，中西医结合医学导论要把中西医结合医学体系作为认识对象。

广义的中西医结合医学包括中西医结合基础医学、临床医学、预防医学、康复医学、保健医学，以及由其划分出来的各分支学科，如中西医结合内科学、中西医结合外科学、中西医结合儿科学、中西医结合妇产科学，乃至中西医结合消化病学、中西医结合呼吸病学、中西医结合心血管病学、中西医结合血液病学、中西医结合风湿与免疫病学等，它们共同构成中西医结合医学体系。

中西医结合医学导论的研究对象以广义的中西医结合医学体系为主，同时密切联系整个中西医结合医学事业（科研、医疗、预防、教育等），处理好中西医结合医学与中医药学、西医药学、其他边缘学科和相关学科的关系，以及同社会进步、经济发展等方面的关系。所以，中西医结合医学导论,一方面要考察研究整个中西医结合医学体系的内部及其与外部的联系,如中西医结合基础医学与临床医学等各门具体学科的关系,中西医结合医学与中医药学及现代医学的关系;另一方面要把中西医结合医学置于广阔的社会背景、文化背景、科学背景、医学背景中,研究探讨其相互关系。从而,运用理论思维方法,如归纳与演绎、分析与综合方法,特别是比较分析和辩证分析方法等,研究探索中西医结合医学的发展规律、研究思路与方法、研究方向与发展方向。

（二）研究任务

中西医结合医学导论是从总体上综合研究和认识中西医结合医学的本质、特点、功能和发展规律的科学,尤其研究、认识和揭示中西医结合医学总体发展规律,是中西医结合医学导论的重要研究任务之一。为此,要通过对中西医结合医学体系及其各门具体的分支学科的学科理论、方法、发展规律等进行分析与综合研究,从总体上综合研究和揭示更深层次的中西医结合医学的本质属性、特点、功能和发展规律,从而,对中西医结合医学各门具体专业学科的科学研究、医疗实践、学科发展及科学管理等发挥能动的指导或导向作用。

中西医结合医学导论通过对中西医结合各门具体专业学科研究现状、动态、进展、思路与方法及典型案例等研究,从总体上综合研究、探讨中西医结合医学的研究思路与方法学,从而总结、概括和引导出中西医结合医学研究的最基本的富有创造性的思路与方法,以及适应中西医结合事业发展规律、原理、原则的管理方法等。因此,中西医结合医学研究思路与方法学,以概念的逻辑体系规范人们开展中西医结合研究的思路与行为,即中西医结合思想内容和思维方式、研究内容和研究方式、行为内容和行为方式,以及管理思想、内容、方式等。这也是中西医结合医学导论的研究任务之一。

但是,中西医结合医学导论关于中西医结合医学研究思路与方法学的研究结果,只能给人们提供思维方式,拓展思路,具有启发、提示和借鉴作用。中西医结合医学研究主要属于开创性、探索性科学研究,不仅没有固有的研究方法和固定的研究方式,而且,人类科学技术发展史或医学史表明:固定思路,没有出路,它是科学创造的绊脚石。因此,本着解放思想、实事求是、追求真理和坚持真理的科学态度和科学精神,以及知识的无限性特征,中西医结合医学导论力图导向无限制地发挥研究人员的思想智慧,激发研究者无限制的科学思维方式,采用无限制的科学研究方法,无限制地开展中西医结合研究。这样才能不断涌现出无限制的中西医结合医学科学家,真正做到继承与发展相结合,继承与创新相结合,在继承中发展,在发展中结合,在结合中创新。

（三）科学意义

中西医结合医学导论是一门新兴的学科。它不仅仅是中西医结合医学专业学生学习中西医结合医学专业的入门课,也是连接中西医药学、沟通中西医药学的桥梁课。

中西医结合医学导论始终贯穿以辩证唯物主义和历史唯物主义思想为指导讨论各种问题。学习和研究中西医结合医学导论,将启迪人们树立辩证唯物主义和历史唯物主义认识论,自觉地运用马克思主义哲学指导中西医结合研究。

学习和研究中西医结合医学导论,会让人们明白什么叫中西医结合、为什么要中西医结合、怎样中西医结合等基本知识。会帮助人们提高对中西医结合必然性、必要性、规律性、普遍性、优越性、正确性和创造性等认识,充分认识中西医结合乃至人类各民族传统医学与现代医学相结合的研究,对发展人类医学及防治疾病、促进人类健康等事业的意义,以及中西医结合医学发展的前景,鼓舞中西结合科技工作者树立事业心和为创造新医药学而努力的科学精神。

中西医结合医学导论重要的内容之一是开展中西医结合研究的思路与方法学研究。学习和研究中西医结合医学导论,将为人们提供一些前人研究中西医结合的思路与方法或经验,以借鉴并发挥和拓展思路的作用。

三、研究方法

科学是用一定的方法生产新知识的过程;科学研究方法就是科学知识的生产和创造过程,这个过程则是达到生产新知识而采取的程序、途径、准则、工具和手段等。建立相应的研究方法是成为一门科学或科学活动的重要特征之一。

（一）哲学方法

辩证唯物主义和历史唯物主义认识论及辩证法,是总结人类认识自然、社会、思维的科学成果,并被历史实践证明了的能正确反映自然、社会和思维发展普遍规律的理论。从方法论上讲,哲学方法是普遍适用的最高层次的方法。马克思主义哲学作为世界观和方法论,是全人类认识世界和改造世界的有力工具,因此,马克思主义哲学是指导中西医结合医学导论研究方法的哲学理论基础。

1.反思方法

运用马克思主义哲学的批判性反思方法,对已形成的中西医结合认识(包括认识活动)进行再认识,对已形成的中西医结合思想进行再深入。运用辩证唯物主义和历史唯物主义的认识论,本着对现存事物的肯定理解中,同时包含否定理解,即对现存事物的必然灭亡的理解;辩证法对每一种既成的形式都是在不断的运动中,因而也是从它的暂时性方面去理解;辩证法不崇拜任何东西,它不仅是一种哲学精神,而且是科学精神的表现之一。批判是指非常理性和清晰的认识,以辩证法的根本精神,对整个中西医结合研究工作进行批判性反思,才能发现问题、提出问题、分析问题、解决问题,从而引导和促进中西医结合医学研究的不断发展。

2.辩证分析法

运用辩证法分析研究对象或客观事物,分析和认识中西医结合研究对象。唯物辩证法的根本规律就是对立统一规律,它揭示出客观事物都包含着自身固有的矛盾两方面,都是一分为二的;而矛盾的双方既相互对立,在一定条件下,矛盾双方也可相互转化,又是共同处于一个统一体中,即对立统一。它是自然、社会、思维发展变化普遍存在的根本规律。

《素问·阴阳应象大论》曰:"阴阳者,天地之道也,万物之纲纪,变化之父母,生杀之本始,神明之府也,治病必求于本。"这充分体现了中医学辩证法的对立统一观。在中西医结合研究中,普遍存在着个别与一般、现象与本质、内容与形式、局部与整体、结构与功能、内因与外因、个性与共性、精神与物质、动态与静态、定量与定性、原因与结果、控制与反馈、必然性与偶然性、阴与阳、气与血、正与邪,以及肯定与否定、正确与错误、先进与落后、主流与支流、思维与存在等对立统一的辩证关系认识问题。要正确认识和阐述这些对立统一的关系,需要应用辩证分析方法,才能得出正确的结果。

（二）理论分析方法

理论分析方法是中西医结合医学导论最基本的研究方法。理论分析是借助概念、判断、推理等逻辑思维形式,对客观事物的本质、内在联系和运动规律进行系统的分析和判断,目的是揭示或阐明客观事物的本质属性、内在联系、运动规律。概念是反映思维对象及其本质属性的思维形态,是构成思维的最小单位。离开概念就不能形成判断,更不能进行推理。通过理论分析,运用概念和概念系统形成系统的、具有严密科学性和逻辑性的普遍意义的理论认识。

理论分析要注意两点:一要坚持正确的理论指导。对任何事物的分析,总要以一定的理论观点为指导,即观察和分析总是渗透着理论,实验总是以一种思想作为出发点。具体研究工作中,由于研究者所持有的理论观点不同,往往得出的理论分析结论也不同,甚至完全相反。因此,坚持以辩证唯物论和历史唯物论为指导,才能从研究资料中获得科学的、正确的认识。二要把各门具体专业学科的研究资料作为唯一的事实根据和出发点,同时要从其全部事实出发,在准确地把握其全部事实基础上,进行理论分析,以保证分析结果与全部事实相一致,以及分析所得结论的全面性、正确性。

1.逻辑学方法

逻辑学是研究人类思维形式及其规律的科学。按照辩证唯物主义认识论,理论就是理性认识,是人脑的功能,是人脑运用概念做出判断、推理的过程,是对客观事物的概括和间接反映。逻辑学作为思维、判断、推理、论证表述的工具,与各门学科有密切联系,特别是与理论分析关系更为紧密。社会科学和自然科学都要遵循逻辑规则,运用概念、判断、推理,以形成严密科学性和逻辑性的理论体系。

(1)概念:中西医结合研究,首先遇到的就是概念问题。中医药学的阴阳、五行、脏腑、藏象、经络、气血、津液和正邪等概念,以及由这些基本概念连接系统构成了自己的理论体系;西医药学的分子、细胞、组织、器官、系统、神经、内分泌和免疫等概念,以及由这些基本概念联结系统构成了自己的理论体系。进行理论分析必须首先明确概念。明确概念就是确定概念的内涵和外延,要给概念下定义。定义就是用简短语句把概念所反映的思维对象的本质属性高度概括地揭示出来,是揭示概念内涵的逻辑方法。

藏象中的藏是指藏于体内的内脏,象是指表现于外的生理、病理现象。藏象是指藏于体内的内脏的生理功能或病理变化,内外相应地在外表的表现形象或征象。藏象学说是以五脏为核心,综合中医学的天人合一、内外相应整体观、阴阳五行学说、脏腑学说、经络学说,以及精、气、神、血、津、液等概念而形成的通过对人体生理、病理现象的观察,研究人体各脏腑的生理功能、病理变化及其相互关系的系统理论。中医藏象学说中的心、肺、脾、肝、肾五脏名称,虽然也是以人体解剖学为基础的命名,与现代人体解剖学的脏器名称相同,但其生理和病理含义却不完全相同。中医藏象学说中,一个脏的生理功能可能包含着现代解剖生理学中几个脏器的生理功能;现代解剖生理学中,一个脏器的生理功能亦可能分散在中医藏象学说的几个脏腑的生理功能之中。这是因为中医藏象学说中的五脏,不单纯是一个解剖学概念,更重要的是概括了人体某一系统的生理和病理学概念。

(2)推理:运用概念对某种事物做出判断后,需要进行推理,以扩大和加深已有的认识,获得新的知识。在普通逻辑学中,从一种或几种已知的知识或判断推导出一种新的知识或判断的思维形式,叫作推理。其中已知的知识或判断叫作推理前提;从已知的知识或判断推导出来的新知识或新判断叫作结论。推理过程需要按一定的逻辑规则,从前提到结论构成逻辑推理,即通常所说的符合逻辑推理;否则,不能算推理。一种正确的推理必然具备两个条件:一是推理的前提是真实的;二是推理过程是符合推理规律和规则的,即推理形式是正确的。如果两个条件中有一条不具备,结论就不一定是真实可靠的。

推理一般分为直接推理(根据一个已知判断,推出一个新的判断)和间接推理(根据两个以上已知判断,推出一个新的判断)。间接推理又分为演绎推理、归纳推理、类比推理等。对推理的要求,一是推理的正确性,二是推理的逻辑性,即推理形式要合乎逻辑。归纳法和演绎法是理论分析常用的两种逻辑推理方法。

(3)归纳：从个别的或特殊的知识推导出一般性知识，或从大量的个别的事实概括形成一般性理论认识的方法。归纳推理是从特殊到一般的推理，能给人们提供新知识。中西医结合医学应用病证结合诊断方法，提高了诊断水平，减少了误诊和漏诊，有利于指导中西医结合治疗。由此推理出整个中西医结合医学采用病证结合诊断法，可以提高诊断水平，减少误诊和漏诊，并有利于指导中西医结合方法治疗一般性知识和结论。

(4)演绎：从一般性的知识，或一般性理论认识(原则、原理和规律性的知识)，应用到个别的或特殊的事物上，从而引导出新的结论的方法，即演绎推理是从一般到特殊的推理。主要用于阐明研究结论及其普遍意义。通过归纳分析得出的某个具有一般性的研究结论，要靠演绎逻辑方法来证明其研究结论的普遍指导意义。

2.分析与综合方法

分析与综合是人类认识客观世界的两种相互联系、辨证统一的思维方法或认识方法。分析与综合的哲学基础是客观世界的复杂性、系统性、普遍联系性，即客观世界是一个由相互联系的各个部分、方面、因素、单元、层次组成的不断运动变化的系统。

(1)分析：将研究对象分解为各个部分、方面、因素、单元和层次等，对这些部分、方面、因素、单元和层次的个别属性分别加以考察和研究的方法。分析就是把事物分解为各个部分加以考察研究的方法，通过分析把握它们的特殊本质及其在整体系统的地位与作用、结构与功能等。西医学自 16 世纪欧洲文艺复兴时期以来，主要运用分析法研究人体、健康和疾病等，形成了对器官、组织、细胞、亚细胞、分子、亚分子和电子等不同层次的认识，不断促进人类对生命活动、健康、疾病本质的认识和现代医学的发展。中医学也同样用分析方法，如藏象学说以五脏为核心，是对脏腑、经络、五官及取类比象的五色、五音、五味、五气等系统结构和系统功能进行分析做出的判断；辨证，也是对运用望、闻、问、切等收集到的疾病现象和信息，以中医理论为指导，进行分析、判断、推理的一系列思维活动。

(2)综合：将通过分析所获得的关于研究对象(事物或系统)的各个部分、方面、因素、单元和层次的认识联结起来，作为一个统一的整体或系统的认识方法。综合就是把研究对象的各个部分连接成整体或系统加以考察的方法。运用综合方法才能把握研究对象的整体性和系统性，认识研究对象的内在联系和变化规律，揭示研究对象的本质。但是，综合并不是将各个部分、方面、因素、单元或层次的认识简单地相加或形式的堆砌；整体或系统的本质属性，不等于分析性研究所获得的各个部分、方面、因素、单元或各层次性质的简单总和。运用综合方法形成的综合性认识，具有辨证性、全面性、联系性和系统性特点，属于更高层次的认识。

(3)分析与综合的辨证关系。①分析是综合的基础：任何综合都是以分析为基础，只有对研究对象进行科学分析之后，才能进行综合，没有分析就无法进行综合；同时，没有正确的分析就没有正确的综合，没有辨证的分析就没有辨证的综合，没有高水平的分析就没有高水平的综合，在高度分析基础上才能实现高度综合。科学虽然已进入综合时代，但分析方法仍然是人类认识事物的基本方法之一。中西医结合医学是一门综合性很强的新医学，就目前来讲，从方法学上，综合运用中西医药学方法；从理论上，综合运用中西医药学理论。其研究与发展也必然建立在对中、西医药学理论认识的分析基础上的综合研究与发展。②分析与综合的辨证统一：在科学研究或理论分析中，分析与综合是互相联系、互相补充、相互依存、相辅相成的。缺少分析的综合，只能得到关于研究对象的表面的、表象的、笼统的认识；没有综合的分析，仅能得到关于研究对象的局部的、片面的、孤立的零散认识。只有在认识过程中把分析与综合辨证统一起来,相互配合应用,特别是在做好深入具体的辨证分析、定性与定量分析基础上,全面系统地综合,才可能认识研究对象的本质、内在联系及规律性,综合概括出对研究对象的整体认识。

(三)历史研究方法

历史是泛指一切事物的发展过程,包括自然界、人类社会及人类认识的发展过程。历史研究方法是以辩证唯物论和历史唯物论为指导,依据过去事实或事件的记载,研究某一事物或认识的发展过程的方法。

中西医结合医学是历史的产物,必然有其历史渊源。中西医结合医学导论不同于医学史或中西医结合医学史,它是运用历史研究方法,把中西医结合医学的产生作为一种历史现象去认识,以过去的事实记载为依据,研究其过去、现在和未来,从中发现、概括和提示中西医结合医学发展的历史渊源和规律性,从而解释其现在并预示其未来。

运用历史研究方法从中西医汇通到中西医结合,与社会制度、社会经济、生产力水平、科学技术水平,乃至与政治制度、文化发展等相互作用的规律,探讨中西医结合医学发展的影响因素。研究医学史不同时期有代表性的中西医汇通和中西医结合著名人物,特别是他们的学术思想、观点、思路、方法和成就,教人们学习前人、继承前人、超越前人。

理论分析也需运用历史的方法。回顾历史和展望未来是理论分析全面性的原则之一,它要求进行理论分析时,对分析的问题不仅应该有历史的了解,从历史的角度,根据不同阶段的中西医结合研究的比较,分析问题,提出问题,而且要用发展的观点看问题,力求通过历史的发展,预见未来。

(四)文献研究方法

文献是指具有历史价值的记录,有知识信息的一切载体的统称,即用文字、图像、符号、声频和视频等手段记录人类知识信息的各种载体(如甲骨、纸张、帛、书籍、杂志、学报、胶片、磁带、光盘、录像等记载知识信息的物质形态)。科技文献是记录、保存、交流和传播科技知识信息的载体的总称。医学文献属于科技文献的范畴。

1.文献研究方法

文献研究包括文献的收集、整理、分析、鉴别、比较、注释、综合和应用等,要以辩证唯物主义和历史唯物主义思想为指导,运用前述的哲学方法、逻辑方法、理论分析方法及历史的方法进行综合性文献研究,特别是要充分运用各种文献收集方法,全面系统地广泛收集文献,运用分析方法对文献进行深入系统地分析,运用文献学方法对文献进行鉴别,运用综合方法保障文献整理具有逻辑性和系统性,用哲学的批判反思方法,对已有的概念、原理、原则、理论等进行再认识,提出问题等。这样才能获得对中西医结合或中西医结合医学发展的过去、现在和未来的把握,并形成理论认识,从而发挥文献研究成果在理论上的实用性(对中西医结合研究和发展发挥指导作用、引导作用)、思想上的启发性、方法上的借鉴性等,引导中西医结合医学研究的创新与发展。

2.文献研究的范围

渊博的文献信息研究及其成果,不仅对中西医结合医学导论的学科理论建设十分重要,也是中西医结合医学导论理论构建的基石,对中西医结合医学研究和中西医结合科技工作者也是必要的。

中医药文献,包括古代的和现代的、中国的和外国的中医药文献。现代医药文献,包括临床医学、基础医学、预防医学、康复医学、保健医学、老年医学、医学心理学、社会医学等。生命科学文献,如生物学、细胞生物学、分子生物学等。其他自然科学、技术科学文献,如化学、物理学、工程技术学等。人文科学文献,如社会学、伦理学等。

（五）比较研究方法

比较是确定事物之间相同点或相互关系的方法，也称比较法，是根据一定的标准规范把彼此之间有某种联系的事物加以对照比较，从而确定其相同点与不同点或相关性。

1.比较研究方法的应用

（1）对事物进行比较研究的意义：客观世界是普遍联系的，同类事物或现象有其共同的属性；客观世界又是千差万别的，世界上找不出完全相同的两个东西。有比较才能有鉴别，只有对各个事物的内部矛盾的各方面进行比较分析后，才能把握事物间的内在联系，认识事物的本质。所以，自然科学和社会科学等领域普遍应用比较研究方法，并形成了比较文学、比较哲学、比较法学、比较社会学、比较经济学、比较教育学、比较伦理学、比较心理学、比较解剖学、比较胚胎学和比较医学等学科。比较医学就是两种或两种以上医学形态、要素、理论和方法学等进行对比，探索其相互作用和相互关系的学科。

（2）比较研究方法的应用原则：①可比性：强调对同类事物或现象间做比较，就是要强调有可比性。例如，中西医学同属于生命科学的医学门类，所以，它们之间具有可比性。②共同点或相同点比较：一要找出事物或研究对象的共同性或相同性，即同类事物的同类性。例如，中西医学都是研究人体生命活动现象及生、长、壮、老、已生命过程和规律，以及防治疾病、促进人类健康的科学，这是比较研究的前提。二要找出事物或研究对象表现出的共同特点或特征，即一致性。如中医临床收集诊断材料的方法有望、闻、问、切，西医则有望、触、叩、听，都表现出一致性。③不同点比较：通过比较分析，找出事物或研究对象表现出的不同特点或特征。如中医诊断疾病重点突出辨证诊断，治疗疾病的特点是辨证论治，整体调节；西医诊断疾病重点强调病因、病理诊断，治疗疾病的特点是针对病因、病理治疗和对症治疗等。④标准化：比较研究方法要根据一定的标准，按同一标准进行比较分析，以保证比较研究结果的客观性。如诊断标准、疗效标准等，而且要按循证医学要求，运用统计方法处理，进行比较分析，以保证比较研究结果的准确和可靠性。

2.中西医比较研究

（1）中西医比较研究的目的：概括地讲是审长短（长处与短处），以取长补短；识优劣（优势与劣势），以发挥中西医药学之优势；辨精华（取其精华，弃其糟粕），以推陈出新；知异同（求同存异）；探关系（探索中西医相互关系、相互作用）；对号入座（经过科学研究、比较研究，能对号入座者便结合统一）。

（2）中西医比较研究的内容：包括中西医发展史比较研究；中西医认识论、人体观、生命观、医学观、疾病观等比较研究；中西医方法论比较研究；中西医药学理论、理论体系及其演变比较研究；中西医临床医学方法比较研究；中西医预防、保健、康复、护理等理论与方法比较研究；中西医医学模式及其演变比较研究；中西医学科划分比较研究；中西医药学术语、概念比较研究；中西医病名对照比较研究；在科学研究、比较研究基础上的对号入座（结合统一）研究等。

（六）系统科学研究方法

1937年，美籍奥地利生物学家贝塔朗菲首次提出了一般系统论概念，发表了《关于一般系统论》著作；1948年，美国数学家维纳首创控制论，美国应用数学家香农首创信息论；1969年，比利时科学家普利高津首创耗散结构论；1972年，德国物理学家哈肯首创协同论，法国数学家托姆首创突变论。这些科学理论的创立和综合发展，产生了系统科学，成为20世纪人类科学发展的重大成就，打破了自然科学与社会科学、工程技术与生物科学之间的界限，改变了人类的思维方式、认识方法和科学方法论。

1.系统科学

从系统的角度考察和认识整个客观世界的科学,运用系统观或系统理论与方法认识世界和改造世界的科学。以系统为研究对象,着重考察各类系统的关系和属性,揭示各类系统活动的种类和特征,探讨有关系统 的各种理论与方法,从而形成关于系统的基础理论和应用开发的科学。

2.系统理论

系统理论是系统论、控制论、信息论、耗散结构论、协同论、突变论乃至组织论等的综合运用。系统理论的特征是着眼于客观世界一切事物或现象的整体性、联系性、系统性、综合性、有序性和动态性,是辩证唯物主义关于客观世界普遍联系和运动变化认识论的具体体现。世界上一切事物、现象或过程,都是具有整体性的系统,又是互为系统。这是系统方法整体性原则的来源和根据。

3.系统方法

系统方法是研究和处理有关系统的整体联系的一般科学方法,现代电子计算机的应用,成为系统研究和开发的必要工具,对复杂系统的大量研究数据的定量分析得以实现,促进了系统科学的发展,也是现代系统方法的重要标志之一。

4.系统思想

系统思想是把事物和研究对象看作整体联系的系统,着重从整体与部分、部分与部分、系统与系统之间的相互联系、相互作用中,辩证地认识事物或对象的思想方法。古代中国和古希腊时期,就已存在系统思想,即所谓整体观和系统观。但只有随着人类社会的发展,科学技术的发展,认识的发展,特别是有了为系统思想发展提供量化方法和计算工具,才使古代的系统思想从一种哲学思想或自然哲学思想范畴,发展为一种科学思想方法——系统方法。为了与古代朴素的系统思想相应的系统方法相区别,把它称为现代系统方法。现代系统方法或系统方法论,不仅大大改变了人类思维方式,更大大丰富了科学研究方法,在自然科学、社会科学、工程技术科学等领域已普遍应用,促进了现代科学技术的迅猛发展。

中医药学本来就具有整体观、系统观思想,并形成了系统的藏象学说等医学理论。人们已充分认识到中医药学理论反映了人与健康和疾病的系统规律。其系统的思维方式及系统的理论体系,与现代系统科学的认识更具有一致性,现代系统科学不仅能帮助人们认识和理解中医药理论的科学性,而且能有效地研究中医药学理论,促进其发展。

中医药学本来就具有整体观、系统观思想,并形成了系统的藏象学说等医学理论。人们已充分认识到中医药学理论反映了人与健康和疾病的系统规律。其系统的思维方式及系统的理论体系,与现代系统科学的认识更具有一致性,现代系统科学不仅能帮助人们认识和理解中医药理论的科学性,而且能有效地研究中医药学理论,促进其发展。

古希腊时期,西医学也具有朴素的整体观和系统思想。但是,它过早地、长期地走上了以分析研究为主的道路。虽然它对人体生命现象的研究,从个体→器官→组织→细胞→亚细胞→分子→亚分子→电子不断深入,取得了分析研究的巨大成就,推动着现代医学的发展,但是也应认识到它对整体系统及其联系和相互作用等研究的不足,成为现代医学最大的缺陷。1977 年,美国医学家恩格尔提出,现代医学也要向生物-心理-社会医学模式发展。可见,中西医学都在朝着系统医学或整体医学的方向发展。

（刘靖靖）

第二章　儿科疾病常见症状

第一节　发　热

发热即指体温异常升高。正常体温小儿的肛温波动于 36.9～37.5 ℃,舌下温度比肛温低 0.3～0.5 ℃,腋下温度为 36～37 ℃,个体的正常体温略有差异,一天内波动<1 ℃。发热指肛温 >37.8 ℃,腋下温度>37.4 ℃,当肛温、腋下、舌下温度不一致时以肛温为准。因腋下、舌下温度 影响因素较多,而肛温能真实反映体内温度。根据体温高低,将发热分为(均以腋下温度为标 准):低热≤38 ℃,中度发热 38.1～39 ℃,高热 39.1～41 ℃,超高热>41 ℃。发热持续 1 周左右 为急性发热,发热病程>2 周为长期发热。本节重点讨论急性发热。

发热是小儿最常见的临床症状之一,可由多种疾病引起。小儿急性发热的病因主要为感染 性疾病,常见病毒感染和细菌感染。大多数小儿急性发热,为自限性病毒感染引起,预后良好,但 部分为严重感染,可导致死亡。

一、病因

(一)感染性疾病

病毒、细菌、支原体、立克次体、螺旋体、真菌、原虫等病原引起的全身或局灶性感染,如败血 症、颅内感染、泌尿系统感染、肺炎、胃肠炎等。感染性疾病仍是发展中国家儿童时期患病率高、 死亡率高的主要原因。

(二)非感染性疾病

(1)变态反应及风湿性疾病:血清病、输液反应、风湿热、系统性红斑狼疮、川崎病、类风湿关 节炎等。

(2)环境温度过高或散热障碍:高温天气、衣着过厚或烈日下户外运动过度所致中暑、暑热 症、先天性外胚层发育不良、家族性无汗无痛症、鱼鳞病等。

(3)急性中毒:阿托品、阿司匹林、苯丙胺、咖啡因等。

(4)代谢性疾病:甲状腺功能亢进症(甲亢)。

(5)其他:颅脑外伤后体温调节异常、慢性间脑综合征、感染后低热综合征等。

二、发病机制及病理生理

正常人在体温调节中枢调控下,机体产热、散热呈动态平衡,以保持体温在相对恒定的范围内。在炎症感染过程中,外源性致热源刺激机体单核巨噬细胞产生和释放内源性致热源(EP)包括白细胞介素(IL-1、IL-6)、肿瘤坏死因子(TNF-2)干扰素(IFN)及成纤维生长因子等。EP 刺激,丘脑前区产生前列腺素 E(PGE),后者作用于下丘脑的体温感受器,调高体温调定点,使机体产热增加,散热减少而发热。发热是机体的防御性反应,体温升高在一定范围内对机体有利,发热在一定范围可促进 T 细胞生成,增加 B 细胞产生特异抗体,增强巨噬细胞功能;发热还可直接抑制病原菌,减少其对机体损害。而另一方面发热增加了机体的消耗,体温每升高 1 ℃,基础代谢率增加 13%,心脏负荷增加;发热可致颅内压增高,体温每升高 1 ℃,颅内血流量增加 8%,发热时消化功能减退,出现食欲缺乏、腹胀、便秘,高热时可致烦躁、头痛、惊厥、重者昏迷、呕吐、脑水肿。超高热可使细胞膜受损、胞质内线粒体溶解、变性,加上细菌内毒素作用引起横纹肌溶解、肝肾损害、凝血障碍、循环系统衰竭等。

三、诊断

发热是多种疾病的表现,诊断主要依靠病史的采集和详细全面的体格检查及对某疾病的高度认知性。

(一)病史

重视流行病学资料:注意年龄、流行季节、传染病接触史、预防接种史、感染史。小儿感染热性疾病中,大多数为病毒感染(占 60%),而病毒感染常呈自限性过程,患儿一般情况良好,病毒性肠炎、脑膜炎则病情严重,细菌感染大多严重,为小儿危重症的主要原因。

1.发病年龄

不同年龄感染性疾病的发生率不同,年龄越小,发生严重的细菌感染的危险性越大,新生儿、婴儿感染性疾病中以细菌感染发生率高,且感染后易全身扩散,新生儿急性发热 12%～32% 由严重感染所致,血培养有助病原诊断。2 岁以内婴幼儿发热性疾病中严重的细菌感染发生率为 3%～5%,主要为肺炎链球菌(占 60%～70%),流感嗜血杆菌(2%～11%)。其他如金黄色葡萄球菌、沙门菌等,另外泌尿系统感染也常见。

2.传染病史

对发热患儿应询问周围有无传染病发病及与感染源接触史,有助传染病诊断,如:粟粒性结核患儿有开放性肺结核患儿密切接触史。冬春季节,伴皮疹,警惕麻疹、流行性脑脊髓膜炎(流脑),近年来发生的各种新病毒感染如严重急性呼吸综合征(SARS)、禽流感、肠道病毒 EV71 型感染(手足口病)、甲型流感 H1N1 感染,均有强传染性,且部分患儿可发生严重后果,流行疫区生活史、传染源及其接触史很重要,须高度警惕。

(二)机体免疫状态

机体免疫状态低下,如营养不良、患慢性消耗性疾病、免疫缺陷病、长期服用免疫抑制剂、化学药物治疗(化疗)后骨髓抑制。移植后患儿易发生细菌感染,发生严重感染和机会性条件致病菌感染(如真菌感染、卡氏肺孢子菌感染等)的危险风险大。

(三)病原体毒力

细菌感染性疾病中,军团菌性肺炎、耐药金黄色葡萄球菌、广谱 β-内酰胺酶革兰氏阴性耐药菌感染往往病情较重;而变异的新型病毒如冠状病毒(引起 SARS)、禽流感病毒、肠病毒 EV71型(肠炎、手足口病)、汉坦病毒(引起流行性出血热)可致多器官功能损害,病情凶险。

（四）发热时机体的状况

发热的高低与病情轻重不一定相关，如高热惊厥，患儿常一般情况良好，预后好；但脓毒症时，即使体温不很高，但一般情况差，中毒症状重，预后严重。有经验的临床医师常用中毒症状或中毒面容来形容病情危重，指一般状况差、面色苍白或青灰、反应迟钝、精神萎靡，以上现象提示病情笃重，且严重细菌感染可能性大。对所有发热患儿应测量和记录体温、心率、呼吸频率、毛细血管充盈时间，还要注意观察皮肤和肢端颜色、行为反应状况及有无脱水表现。英国学者Martin Richardson、Monica Lakhanpaul 等提出了对 5 岁以下发热患儿的评估指南（表 2-1）。

表 2-1　5 岁以下发热儿童危险评估

评估项目	低危	中危	高危
颜色	皮肤、口唇、舌颜色正常	皮肤、口唇、舌颜色苍白	皮肤、口唇、舌颜色苍白，有斑点，呈青色或蓝色
活动	对刺激反应正常，满足或有笑容，保持清醒或清醒迅速，正常哭闹或不哭闹	对刺激反应迟缓，仅在延长刺激下保持清醒，不笑	对刺激无应答，明显病态，不能倍唤醒或不能保持清醒，衰弱，尖叫或持续哭闹
呼吸	正常	鼻翼翕动，呼吸急促；呼吸频率>50 次/分钟（6～12 个月龄），呼吸频率>40 次/分钟（>12 个月龄），血氧饱和度<95%，肺部听诊湿啰音	呼吸急促：任何年龄>60 次/分钟，中重度的胸部凹陷
含水量	皮肤、眼睑无水肿，黏膜湿润	黏膜干燥，皮肤弹性降低，难喂养，毛细血管再灌注时间>3 秒，尿量减少	皮肤弹性差
其他	无中危、高危表现	持续发热>5 天，肢体或关节肿胀，新生肿块直径>2 cm	体温：0～3 个月龄>38 ℃，3～6 个月龄>39 ℃，出血性皮疹，囟门膨隆、颈强直，癫痫持续状态，有神经系统定位体征，局灶性癫痫发作，呕吐胆汁

将以上评估结果比作交通信号灯，则低危是绿灯，中危是黄灯，而高危是红灯。临床可依此对患儿做出相应检查和处理

（五）发热的热型

根据发热特点分为以下几种。

1.稽留热

体温恒定在 39～40 ℃以上达数天或数周，24 小时内体温波动范围不超过 1 ℃。常见于大叶性肺炎、斑疹伤寒、伤寒高热期。

2.弛张热

体温常在 39 ℃以上，波动幅度大，24 小时体温波动超过 2 ℃，且都在发热水平。常见于败血症、风湿热、重症肺结核及化脓性炎症等。

3.间歇热

体温骤升达高峰后持续数小时又迅速降至正常水平，无热期可持续一天至数天，发热期与无热期反复交替出现，见于急性肾盂肾炎、细菌性痢疾等。

4.波状热

体温逐渐上升达 39 ℃以上，数天后又逐渐下降至正常水平，持续数天后又逐渐升高，如此反

复多次,常见于布鲁菌病。

5.回归热

体温急骤上升至39 ℃或更高,持续数天后又骤然下降至正常水平,高热期与无热期各持续若干天后,规律性交替一次,见于回归热、霍奇金病、鼠咬热等。

6.不规则热

体温曲线无一定规律,见于结核、风湿热、渗出性胸膜炎等。

因不同的发热性疾病常具有相应的热型,病程中热型特点有助于临床诊断,但由于抗生素广泛或早期应用、退热剂及糖皮质激素的应用的影响,热型可变得不典型或不规则,应注意不能过分强调热型的诊断意义。

(六)症状体征

不同的症状、体征常提示疾病的定位,小儿急性发热中,急性上呼吸道感染是最常见的疾病,占儿科急诊首位,而绝大多数为病毒性感染,表现发热、流涕、咳嗽、咽部充血、精神好,外周血白细胞总数和中性粒细胞及C反应蛋白(CRP)均不增高。咳嗽、肺部啰音提示肺炎;呕吐、腹泻提示胃肠炎。发热伴面色苍白,要注意有无出血、贫血;发热时前胸、腋下出血点、瘀斑,要警惕流脑或DIC;黏膜、甲床瘀点伴心脏杂音或有心脏病史者杂音发生变化时,要警惕心内膜炎。有骨关节疼痛者注意化脓性关节炎、化脓性骨髓炎、风湿热、Still病、白血病、肿瘤。淋巴结肿大要考虑淋巴结炎、川崎病、Still病、传染性单核细胞增多症、白血病、淋巴瘤等。发热伴抽搐要考虑热性惊厥、中毒性痢疾、颅内感染等。值得注意的是在采集病史和体格检查后,约20%的发热儿童没有明显感染定位灶,而其中少数为隐匿感染,包括隐匿性菌血症、隐匿性肺炎、隐匿性泌尿系统感染和极少数为早期细菌性脑膜炎。

四、与危重症相关的情况

(一)发热伴有呼吸障碍

肺炎是儿童多发病常见病,也是发展中国家5岁以下儿童死亡主要原因之一,占该年龄小儿死亡总人数的19%。肺炎的主要病原菌为细菌、病毒、肺炎支原体、肺炎衣原体等,重症感染多为细菌性感染,主要为肺炎链球菌、流感嗜血杆菌,也有金黄色葡萄球菌及革兰氏阴性菌等。临床最早表现为呼吸障碍(包括呼吸急促和呼吸困难),呼吸急促指新生儿>60次/分,1岁以内者>50次/分,1岁以上者>40次/分;呼吸困难指呼吸费力、呼吸辅助肌也参与呼吸活动,并有呼吸频率、深度与节律改变,表现为鼻翼翕动、三凹征、点头呼吸、呼吸伴呻吟、喘息、呼气延长等。当发热出现发绀、肺部体征、呼吸障碍时,或2岁以下患儿虽无肺部体征只要血氧饱和度<95%,均提示有肺部病变,胸片可了解肺部病变,血气分析有助于呼吸功能的判断。

(二)发热伴循环障碍

皮肤苍白、湿冷、花纹、毛细血管充盈时间延长、脉搏细弱、尿量减少、血压下降均提示循环功能障碍,要警惕心功能不全、休克存在,伴腹泻者多为低血容量休克,伴细菌感染者则为感染性休克。

(三)严重脓毒症

脓毒症是感染引起的全身炎症反应综合征(SIRS),当脓毒症合并休克或急性呼吸窘迫综合征(ARDS),或不少于两个以上其他脏器功能障碍即为严重脓毒症。严重脓毒症病原以细菌为主,其中葡萄球菌最多,其次为肺炎链球菌和铜绿假单胞菌,而致死率最高的是肺炎链球菌。临床以菌血症、呼吸道感染多见,其次为泌尿系统感染、腹腔感染、创伤、皮肤感染。所有感染中致死率最高的是心内膜炎和中枢神经系统感染。凡有中性粒细胞减少、血小板减少,应用免疫抑制剂、化疗药物、动静脉置管等感染高危因素的患儿,一旦发热应警惕脓毒血症,血液肿瘤患儿发生脓毒血症时死亡率>60%。

(四)严重中枢神经系统感染

常有发热、抽搐、昏迷,最常见的中枢神经系统感染为化脓性脑膜炎、病毒性脑膜炎、结核性脑膜炎,均表现为前囟饱满、颈项强直、意识障碍、抽搐或癫痫持续状态。①化脓性脑膜炎:新生儿以金黄色葡萄球菌为主要致病菌,3个月以下婴儿以大肠埃希菌为主要致病菌,婴幼儿以肺炎链球菌、流感嗜血杆菌、脑膜炎奈瑟菌为主;年长儿主要为脑膜炎双球菌和肺炎链球菌感染。②病毒性脑膜炎:以柯萨奇病毒和埃可病毒感染最常见,夏秋季多见,乙型脑炎夏季多见。③腮腺炎病毒脑膜炎:冬春季多见,而单纯疱疹脑膜炎无明显季节性。④结核性脑膜炎:多发生于3岁以下未接种卡介苗婴幼儿,在结核感染后1年内发生。另外中毒型痢疾脑型急性起病、高热、剧烈头痛、反复呕吐、呼吸不规则等。嗜睡、谵妄、抽搐、昏迷,抽搐易发生呼吸衰竭。

(五)感染性心肌炎

感染性心肌炎是感染性疾病引起的心肌局限或弥漫性炎性病变,为全身疾病的一部分,心肌炎最常见的病因是腺病毒,柯萨奇病毒A和柯萨奇病毒B、埃可病毒和巨细胞病毒、人类免疫缺陷病毒(HIV)也可引起心肌炎,典型心肌炎表现有呼吸道感染症状,发热、咽痛、腹泻、皮疹、心前区不适,严重的腹痛、肌痛。重症者或新生儿病情凶险者可在数小时至2天内暴发心力衰竭、心源性休克,表现为烦躁不安、呼吸困难、面色苍白、末梢青紫、皮肤湿冷、多汗、脉细数、血压下降、心音低钝、心动过速、奔马律、心律失常等,可致死亡。

(六)泌尿系统感染

泌尿系统是小儿常见的感染部位,尤其7岁以下儿童多见,严重的泌尿系统感染可引起严重脓毒症而危及生命,泌尿系统感染大多数由单一细菌感染,混合感染少见,病原菌主要是大肠埃希菌占60%~80%,其次为变形杆菌、克雷伯杆菌、铜绿假单胞菌,也有革兰氏阳性球菌(如肠球菌、葡萄球菌等),新生儿B族链球菌占一定比例,免疫功能低下者,可发生真菌感染。此外,沙眼衣原体、腺病毒也可引起感染。年长儿常有典型尿路刺激症状;小年龄儿常缺乏典型泌尿系统症状,只表现发热、呕吐、黄疸、嗜睡或易激惹;多数小儿尤其2岁以下婴幼儿,发热是唯一症状,而尿常规检查有菌尿改变。泌尿系统感染所致的发热未能及时治疗,可致严重脓毒症。有学者报道在有发热的泌尿系统感染婴幼儿中,经^{99}Tc二巯丁二酸肾扫描证实60%~65%为肾盂肾炎。泌尿系统感染小儿原发性膀胱输尿管反流率达30%~40%,值得临床注意,凡泌尿系统感染者应在专科医师指导下,进一步影像学检查:超声检查、静脉肾盂造影(IVP)、排泄性肾盂造影(VCUG)和放射性核素显影等。

(七)人禽流感病毒感染

在我国发病甲型禽流感病毒(H5N1亚型)感染是鸟类的流行病,可引起人类致病,其病死率高。由鸟禽直接传播给人是人感染H5N1的主要形式,世界卫生组织(WHO)指出12岁以下儿童最易禽流感感染。人禽流感,其潜伏期一般2~5天,最长达15天,感染后病毒在呼吸道主要是下呼吸道复制,可播散至血液、脑脊液。临床特点:急性起病,早期表现为其他流感症状,常见结膜炎和持续高热,热程1~7天,可有呼吸道症状和消化道症状。50%患儿有肺实变体征,典型者常迅速发展为呼吸窘迫综合征(ARDS)为特征的重症肺炎,值得注意的是儿童感染后,常肺部体征不明显,甚至疾病进入典型重症肺炎阶段,临床也会仅表现为上呼吸道感染症状而缺乏肺炎体征。少数患儿病情迅速发展,呈进行性肺炎、ARDS、肺出血、胸腔积液、心力衰竭、肾功能衰竭等多脏器功能衰竭,死亡率达 30%~70%。有以下情况者预后不佳,白细胞减少,淋巴细胞减少,血小板轻度减少和转氨酶、肌酸、磷酸激酶升高,低蛋白血症和弥散性血管内凝血(DIC)。

(八)手足口病

由柯萨奇 A16(也可由 A5、A10 等型)及肠道埃可病毒 71 型(EV71)引起流行,近年来在亚太地区及我国流行的手足口病部分由 EV71 感染所致,病情凶险,除手足口病变外易引起严重并发症,以脑损害多见,可引起脑膜炎、脑干脑炎、脑脊髓炎,引起神经源性肺水肿表现为急性呼吸困难、发绀、进行性低氧血症、X 线胸片示双肺弥漫渗出改变,引起神经源性心脏损害、出现心律失常、心脏受损功能减退、循环衰竭、死亡率高。临床表现:①可有手足口病的表现,急性起病,手足掌、膝关节、臀部有斑丘疹或疱疹,口腔黏膜疱疹,同时伴肌阵挛、脑炎、心力衰竭、肺水肿;②生活于手足口病疫区,无手足口病表现,即皮肤、手足掌及口腔未见疱疹、皮疹,但发热伴肌阵挛或并发脑炎、急性弛缓性麻痹、心力衰竭、肺水肿,应及早诊断早治疗。对手足口病伴发热患儿应密切观察病情变化,若出现惊跳、肌阵挛或肌麻痹、呼吸改变,可能迅速病情恶化危及生命,应及时送医院抢救。

五、实验室指标

(1)依患儿危重程度选择有关实验室检查。

低危:①常规查尿常规以排除尿路感染;②不必常规做血液化验或 X 线胸片。

中危:①尿常规;②血常规、CRP;③血培养;④X 线胸片[T>39 ℃和(或)白细胞计数>20×10^9/L 时];⑤脑脊液检查(<1 岁)。

高危:①血常规;②尿常规;③血培养;④胸片;⑤脑脊液;⑥血电解质;⑦血气分析。

(2)外周血白细胞总数、中性粒细胞比例和绝对值升高,若同时测血清 C-反应蛋白(CRP)升高,多提示细菌感染,当白细胞计数>20×10^9/L,提示严重细菌感染。

(3)CRP 在正常人血中微量,当细菌感染引发炎症或组织损伤后 2 小时即升高,24~48 小时达高峰,临床上常作为区别细菌感染和病毒感染的指标。CRP>20 mg/L 提示细菌感染。CRP 升高幅度与细菌感染程度正相关,临床上 CRP 100 mg/L 提示脓毒症严重感染。CRP<5 mg/L 不考虑细菌感染。在血液病、肿瘤、自身免疫性疾病时也可增高。

(4)血降钙素原(PCT):PCT 被公认为鉴别细菌感染和病毒感染的可靠指标,其敏感性和特异性均较 CRP 高,健康人血清水平极低,当细菌感染时,PCT 即升高,升高程度与细菌感染严重程度呈正相关,而病毒感染时 PCT 不升高或仅轻度升高。PCT>0.5 mg/L 提示细菌感染,局部或慢性感染只有轻度升高,全身性细菌感染才大幅度升高,PCT 也是细菌感染早期诊断指标和评价细菌感染严重程度的指标。

(5)尿常规:发热但无局灶性感染的 2 岁以下小儿,应常规进行尿常规检查,尿沉渣每高倍视野白细胞>5/HP 提示细菌感染。

(6)脑脊液检查:发热但无局灶性感染的小婴儿,常规脑脊液检查,脑脊液白细胞数增加提示细菌感染。

发热婴儿低危标准:临床标准,既往体健,无并发症,无中毒症状,经检查无局灶感染。实验室标准:白细胞计数(5~15)×10^9/L,杆状核<1.5×10^9 或中性杆状核/中性粒细胞<0.2,尿沉渣革兰氏染色阴性,或尿白细胞计数<5/HPF,腹泻患儿大便白细胞计数<5/HPF,脑脊液白细

胞计数<8/mm³,革兰氏染色阴性。

严重细菌感染筛查标准:①外周血白细胞总数>15×10⁹/L;②尿沉渣白细胞>10/HP;③脑脊液白细胞>8×10⁶/L,革兰氏染色阳性;④X线胸片有浸润。

六、发热的处理

发热如不及时治疗,极易引起高热惊厥,将给小儿身体带来一定损害,一般当体温(腋温)>38.5 ℃时予退热剂治疗,WHO建议当小儿腋温>38 ℃应采用安全有效的解热药治疗。

(一)物理降温

物理降温包括降低环境温度、温水浴、冷盐水灌肠、冰枕、冰帽和冰毯等。新生儿及小婴儿退热主要采取物理降温,如解开衣服、置于22~24 ℃室内或温水浴降温等。物理降温时按热以冷降,冷以温降的原则,即高热伴四肢热、无寒战者予冷水浴、冰敷等降温,而发热伴四肢冰冷、畏寒、寒战者予30~35 ℃温水或温的30%~50%乙醇擦浴,至皮肤发红转温。

(二)药物降温

物理降温无效时,可用药物降温,儿童解热药应选用疗效明确、可靠安全、不良反应少的药物,常用对乙酰氨基酚、布洛芬、阿司匹林等。

1.对乙酰氨基酚

对乙酰氨基酚又名扑热息痛,为非那昔丁的代谢产物。是WHO推荐作为儿童急性呼吸道感染所致发热的首选药。剂量每次10~15 mg/kg,4~6小时可重复使用,每日不超过5次,疗程不超过5天,<3岁1次最大量<250 mg。服药30~60 min血浓度达高峰,不良反应少,但肝肾功能不全或大量使用者可出现血小板减少、黄疸、氮质血症。

2.布洛芬

布洛芬是环氧化酶抑制剂,是美国食品药品监督管理局(FDA)唯一推荐用于临床的非甾体抗炎药。推荐剂量为每次5~10 mg/kg。每6~8小时1次,每日不超过4次。该药口服吸收完全,服药后1~2小时血浓度达高峰,半衰期1~2小时,心功能不全者慎用,有尿潴留、水肿、肾功能不全者可发生急性肾衰竭。

3.阿司匹林

阿司匹林是应用最广泛的解热镇痛抗炎药,因不良反应比对乙酰氨基酚大得多,故WHO不推荐3岁以下婴幼儿呼吸道感染时应用,目前不作为常规解热药用,主要限用于风湿热、川崎病等。剂量每次5~10 mg/kg,发热时服1次,每日3~4次。不良反应:用量大时可引起消化道出血,某些情况下可引起瑞氏综合征(如患流感、水痘时)、过敏者哮喘、皮疹。

4.阿司匹林赖氨酸盐

阿司匹林赖氨酸盐为阿司匹林和赖氨酸复方制剂,用于肌内、静脉注射。特点:比阿司匹林起效快、作用强,剂量每次10~25 mg/kg,不良反应少。

5.萘普生

解热镇痛抗炎药,解热作用为阿司匹林的22倍。剂量每次5~10 mg/kg,每日2次。口服2~4小时血浓度达高峰,半衰期13~14小时,适用于贫血、胃肠疾病或其他原因不能耐受阿司匹林、布洛芬的患儿。

6.糖皮质激素

糖皮质激素通过非特异性抗炎、抗毒作用,抑制白细胞致热源生成及释放,并降低下丘脑体温调节中枢对致热源的敏感性而起退热作用,并减轻临床不适症状。但因为:①激素可抑制免疫系统,降低机体抵抗力,诱发和加重感染,如结核、水痘、带状疱疹等;②在病因未明前使用激素可掩盖病情,延误诊断治疗,如急性白血病患儿骨髓细胞学检查前使用激素,可使骨髓细胞形态不典型而造成误诊;③激素退热易产生依赖性。故除对超高热、脓毒症、脑膜炎、无菌性脑炎或自身免疫性疾病可使用糖皮质激素外,对病毒感染应慎用,严重过敏反应和全身真菌感染禁用。必须指出的是,糖皮质激素不应作为普通退热药使用,因对机体是有害的。

7.冬眠疗法

超高热、脓毒症、严重中枢神经系统感染伴有脑水肿时,可用冬眠合剂,氯丙嗪＋异丙嗪首次按 0.5～1.0 mg/kg,首次静脉滴入半小时后,脉率、呼吸均平稳,可用等量肌内注射 1 次,待患儿沉睡后,加冰袋降温,对躁动的患儿可加镇静剂,注意补足液体,维持血压稳定。一般 2～4 小时体温下降至 35～36 ℃(肛温),一般每 2～4 小时重复给冬眠合剂 1 次。

注意:退热剂不能预防热性惊厥,不应以预防惊厥为目的使用退热剂。通常不宜几种退热剂联合使用或交替使用,只在首次用退热剂无反应时,考虑交替用二种退热剂。没有感染指征或单纯病毒感染不应常规使用抗菌药物。急性重症感染或脓毒症时,宜早期选用强力有效抗菌药物,尽早静脉输注给药,使用强力有效抗菌药物后才能使用激素,且在停用抗菌药前先停激素。

(张海涛)

第二节　呕　　吐

呕吐是致吐因素通过呕吐中枢引起食管、胃、肠逆蠕动,并伴腹肌强力痉挛性收缩,迫使胃内容物从口腔、鼻腔排出。呕吐是儿科最常见的症状之一,消化系统和全身其他系统的疾病均可引起呕吐。其表现轻重不一。剧烈呕吐可致全身水、电解质紊乱及酸碱平衡失调,甚至危及生命;长期慢性呕吐可导致营养不良和生长发育障碍。

一、诊断与鉴别诊断

呕吐病因错综复杂,根据病因分类见表 2-2。

表 2-2　呕吐分类

类型	疾病
感染	①消化道为急性胃肠炎,消化性溃疡,病毒性肝炎,胰腺炎,胆囊炎,阑尾炎,肠道寄生虫病;②呼吸道为发热,扁桃腺炎,中耳炎,肺炎;③中枢神经系统为颅内感染(脑炎、脑膜炎、脑脓肿);④尿路感染,急性肾炎或肾盂肾炎,尿毒症;⑤败血症
消化道梗阻	肠梗阻,肠套叠,中毒性肠麻痹,先天性消化道畸形(食管闭锁、肥厚性幽门狭窄、肠闭锁、肠旋转不良、巨结肠、肛门直肠闭锁)
中枢神经病变	颅内占位性病变,颅脑损伤,颅内出血,呕吐型癫痫,周期性呕吐
代谢性疾病	糖尿病,酮症酸中毒,肾小管性酸中毒,低钠血症,肾上腺危象
中毒及其他	药物、农药、有机溶剂、金属中毒,误吞异物,晕车(船)

(一)诊断程序

1.首先要了解呕吐的时间、性质、内容物及伴有的症状

(1)时间:呕吐的时间随疾病不同而异。出生后即出现呕吐多为消化道畸形,幽门肥厚性狭窄的患儿常在出生后2周发生呕吐。进食后立即出现呕吐多提示食管和贲门部位病变。突然发生的呕吐且与进食相关者,考虑急性胃(肠)炎或食物中毒。

(2)性质:呕吐可分为3种类型。即溢乳、普通呕吐、喷射性呕吐。溢乳是奶汁从口角溢出,多发生在小婴儿;普通呕吐是呕吐最常见的表现;喷射性呕吐是大量的胃内容物突然从口腔、鼻孔喷涌而出。常由颅内高压、中枢神经系统感染、幽门梗阻等引起。

(3)内容物:酸性呕吐物混有食物或食物残渣,常见于急性胃炎、溃疡病;呕吐物含有隔日宿食见于幽门梗阻;呕吐物为咖啡色内容物时,考虑为上消化道出血、肝硬化食管胃底静脉曲张破裂出血;呕吐物伴胆汁提示胆汁反流性胃炎;呕吐严重者可见于高位小肠梗阻及胆管蛔虫症;呕吐物有粪汁或粪臭,见于低位肠梗阻。

(4)伴随的症状:呕吐伴腹泻提示急性胃肠炎;呕吐伴便血多为消化道出血;呕吐伴腹胀,无大便,可能消化道梗阻;呕吐伴婴儿阵发性哭吵可见于肠套叠、嵌顿疝;呕吐伴腹痛要排除胆囊炎、胰腺炎、腹膜炎;呕吐伴有发热要考虑感染性疾病;呕吐伴有头痛、嗜睡、惊厥多为中枢神经系统感染。

2.体格检查

全身状态的检查不可忽视,如体温、脉搏、呼吸、血压、神志、精神状态等常可反映病情的轻重。重点检查腹部体征,是否有肠型、压痛、包块、肠鸣音等。如腹胀,甚至皮肤发亮并伴有静脉怒张,有肠型,说明有肠梗阻可能;右上腹触及包块,可能为幽门肥厚性狭窄;疑有中枢病变,应仔细检查脑膜刺激征及病理反射。

3.辅助检查

(1)常规检查:①血、尿、大便常规检查,常可初步明确呕吐原因。②血电解质检查,常可了解呕吐的程度及电解质紊乱情况。

(2)特殊检查:①腰椎穿刺,疑有颅内感染的患者应进行脑脊液检查。②肝功能,可帮助了解肝胆疾病的情况。③腹部B超,可了解腹部脏器及包块性疾病。④腹部X线与钡餐、电子胃镜检查,有助于诊断消化道的畸形、梗阻,食管、胃部炎症和溃疡性疾病。⑤头颅CT和磁共振成像(MRI),可确诊有无颅内出血、占位性病变。

(二)诊断思维

1.不同年龄阶段引起的呕吐

不同年龄阶段引起呕吐的疾病见表2-3。

表2-3 不同年龄阶段引起呕吐的疾病

年龄阶段	内科疾病	外科疾病
新生儿期	新生儿感染、颅脑损伤、羊水吞入	消化道畸形、幽门肥厚性狭窄
婴幼儿期	喂养不当、胃食管反流、消化道感染、中枢感染、中毒性疾病	消化道畸形、胃食管异物、急腹症(肠梗阻、胆管蛔虫症、肠套叠)
儿童期	消化道炎症、溃疡、中枢感染、周期性呕吐	急腹症(阑尾炎、腹膜炎、嵌顿疝、胆管蛔虫症)、颅内病变(肿瘤、出血)

2.感染性与非感染性呕吐的鉴别

见图 2-1。

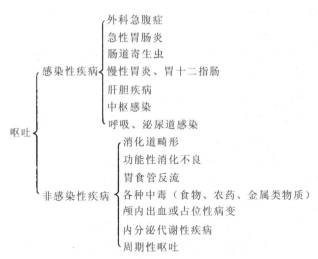

图 2-1　感染性与非感染性呕吐的鉴别

3.鉴别诊断

呕吐需与以下疾病相鉴别。

(1)消化道畸形:包括食管闭锁、食管气管漏、膈疝,往往出生后不久即出现呕吐;幽门肥厚性狭窄常在出生后 2 周左右出现呕吐,同时可见胃蠕动波,在右上腹可扪及枣核样肿块;肠旋转不良、消化道重复畸形除呕吐外,常伴腹胀;先天性巨结肠及肛门闭锁行肛指检查时可发现,如有较多的粪便和气体随手指拔出而喷出,可能为巨结肠。消化道的畸形,常常出现腹部梗阻性的症状,要注意腹胀的情况、呕吐物的性质。如含胆汁和粪汁要考虑下消化道梗阻。可进行 X 线腹部平片或钡剂灌肠检查,对确诊食管闭锁、肠旋转不良、消化道重复畸形、先天性巨结肠及肛门闭锁有重要意义;B 超检查有助于先天性幽门肥厚性狭窄的诊断。

(2)急腹症:包括阑尾炎、腹膜炎、肠套叠、嵌顿疝、胆管蛔虫症、肠梗阻等疾病,起病急,往往伴有呕吐,但腹痛症状突出,腹部检查压痛、肌紧张、反跳痛等明显,肠套叠、嵌顿疝在腹部或腹股沟处可扪及块物。除肠套叠、嵌顿疝外,血常规检查示白细胞计数和中性粒细胞均增高。腹部 X 线检查有助于腹膜炎、胆管蛔虫症、肠梗阻的诊断;B 超检查和空气灌肠可确诊肠套叠。

(3)感染性疾病:可分普通感染和颅内感染。①普通感染:如急慢性咽喉炎、中耳炎、急性肺炎、泌尿系统感染、败血症等感染在发病的急性期都可以有呕吐表现,但同时应伴有鼻塞、流涕、打喷嚏、咽痛、咳嗽、耳痛等呼吸道症状,以及尿频、尿急、尿痛、血尿等泌尿系统症状。血、尿常规和 X 线胸片检查可助诊断。②颅内感染:发热、头痛、嗜睡、呕吐、惊厥,且呕吐呈喷射状,提示中枢神经系统感染,应进行神经系统和脑脊液的检查,尽早做出脑炎、脑膜炎、脑脓肿等中枢感染性疾病的诊断。

(4)消化系统疾病:可有以下几种。①急性胃肠炎:是由肠道病毒和细菌引起的胃肠道的急性病变,主要表现为发热、恶心、呕吐、腹泻,但临床上常起病急,呕吐在先,在腹泻出现前容易误诊。临床诊断依赖病史、临床表现和大便的形状、肠道病原学的检测。②胃食管反流:典型的症状是反酸、反胃、打嗝、胃灼热,但儿童表现常不典型。新生儿常表现为频繁溢乳,婴幼儿常见反复呕吐,年长儿可有腹痛、胸痛、胸闷、反胃等。部分患者可有吸入综合征,引起口腔溃疡、咽喉炎、哮喘;婴幼儿重者可突然窒息死亡。24 小时食管 pH 监测、食管胆汁反流检测和核素胃食管反流检查可以帮助诊断。③功能性消化不良:其表现是近 1 年内至少 12 周持续或反复出现上腹不适或疼痛,伴有餐后饱胀、腹部胀气、嗳气、恶心,呕吐等,且通过 X 线钡餐和胃镜检查没有发现食管、胃、肠等器质性疾病可解释的症状。④胃、十二指肠疾病:急性胃炎或慢性胃炎急性发作可表现为腹痛,以上腹痛或脐周痛为主,可伴餐后呕吐、恶心、嗳气、腹胀,寒冷及刺激性食物可加重,伴胃黏膜糜烂者可有呕血和黑便。消化性溃疡主要是指胃和十二指肠的溃疡,可发生在任何年龄,但学龄儿童明显增加。婴幼儿的主要症状是呕吐、食欲不振;学龄期儿童可有腹痛、腹胀、反酸、嗳气等表现,严重者可有呕血、黑便等症状。胃镜检查是急慢性胃炎和胃十二指肠溃疡的可靠方法,可直接观察到炎症的轻重、溃疡的变化。上消化道的钡餐造影也能帮助我们了解病变的情况。血常规、大便隐血试验和幽门螺杆菌检查能协助诊断。⑤周期性呕吐:表现为突然发生的反复、刻板的恶心、呕吐,呕吐症状很严重,可持续数小时和几天。呕吐的特点是在晚上和清早发生,50%的呕吐可呈喷射性,含有胆汁、黏液和血液,可伴有腹痛、头痛、心动过速等。呕吐发作严重者伴有脱水和电解质紊乱,大多的患者需要静脉补液。需做详细检查,排除器质性的疾病,方可诊断。

(5)各种中毒(药物、农药、金属类物质):其特点为病情呈急进性加剧;临床症状可累及全身各系统。误服或吸入是造成各种中毒的首要条件,应尽快了解误服的病史,或可以从患儿的气味辨别,或对血、尿、呕吐物和胃液进行快速检验,以利于及早诊治。

(6)内分泌代谢性疾病:尤其是糖尿病酮症酸中毒,其表现恶心、呕吐、嗜睡,甚至昏迷。有时由于脱水、腹痛、白细胞增高而误诊为急腹症。临床上血糖增高和尿酮体阳性、血气检查示酸中毒及原有的糖尿病病史有助于诊断。

(7)颅内占位性病变:起病急骤,表现剧烈头痛、头晕、恶心、呕吐等,需做头颅 CT 和 MRI 明确诊断。

二、处理措施

(一)确立是否需要外科处理

决不能因对症治疗而延误诊断。

(二)一般治疗

对呕吐严重者应暂时禁食,防止呕吐物吸入到肺,引起窒息或吸入性肺炎;对有脱水和电解质紊乱的应积极纠正。

(三)对症治疗

根据不同病因,临床症状选用不同药物。

1.周围性镇吐药

(1)阿托品、颠茄可解除平滑肌的痉挛,抑制反应性的呕吐。

(2)吗丁啉为外周多巴胺受体拮抗剂,可增加食管下部括约肌的张力,增加胃蠕动,促进胃排空,防止胃食管反流,抑制恶心、呕吐。

(3)莫沙必利。

2.中枢性镇吐药

(1)氯丙嗪为多巴胺受体阻滞剂,可抑制呕吐中枢,有强大的止吐作用;但肝功能衰竭和心血管疾病者禁用。

(2)甲氧氯普胺(胃复安)对中枢及周围性的呕吐都有抑制作用,不良反应为直立性低血压,消化性溃疡患者不宜应用。

(3)舒必利。除有抗精神病作用外,可用作中枢性止吐药,常用于周期性呕吐。

(4)维生素 B_6 及谷维素可调节自主神经,有轻度制吐作用,对使用红霉素和抗肿瘤药物引起的呕吐有效。

(四)病因治疗

根据不同的病因做出相应的治疗。

(邓传超)

第三节　发　　绀

发绀是指血液中还原血红蛋白增多使皮肤和黏膜呈青紫色改变的一种表现,也称为发绀。这种改变常发生在皮肤较薄、色素较少和毛细血管较丰富的部位,如口唇、指(趾)、甲床等。

一、发病机制

发绀是由于血液中还原血红蛋白的绝对量增加所致。当毛细血管内的还原血红蛋白超过 50 g/L 时皮肤和黏膜可出现发绀。但临床上发绀并不总是表示缺氧,缺氧也不一定都有发绀。若患儿血红蛋白>180 g/L 时,即使在机体的氧含量正常不至于缺氧的情况下,如果存在有 50 g/L 以上的还原血红蛋白亦可出现发绀。而严重贫血(Hb<60 g/L)时,即使所有的 Hb 都氧合了,但是 Hb 总量仍不足以为正常代谢运输足够的氧,即使不发绀也会缺氧。临床上,在血红蛋白浓度正常的患儿如 SaO_2<85%(相当于 22.5 g/L 的血红蛋白未饱和)时,发绀却已经很明显。近年来也有临床观察资料显示:在轻度发绀的患儿中,有 60%的患儿 SaO_2>85%。故而,在临床上所见发绀并不能完全确切反映动脉血氧下降的情况。

二、病因与分类

根据引起发绀的原因可将其做如下分类。

(一)血液中还原血红蛋白增加(真性发绀)

1.中心性发绀

此类发绀的特点表现为全身性,除四肢及颜面外也可累及躯干和黏膜的皮肤。受累部位的皮肤是温暖的。发绀的原因多由心、肺疾病引起呼吸功能衰竭,通气与换气功能障碍,肺氧合作用不足,导致 SaO_2 降低所致。一般可分为以下几种。

(1)肺性发绀:即由于呼吸功能不全、肺氧合作用不足所致。常见于各种严重的呼吸系统疾病。常见病因有以下几种。①呼吸道梗阻:如新生儿后鼻孔闭锁、胎粪吸入、先天性喉、气管畸形、急性喉炎、惊厥性喉痉挛、气道异物、血管环或肿物压迫气管、溺水及变态反应时支气管痉挛等;②肺部及胸腔疾病:以重症肺炎最常见,其他疾病如新生儿呼吸窘迫综合征、支气管肺发育不良、毛细支气管炎、肺水肿、肺气肿、肺不张、胸腔较大量积液、气胸及膈疝等;③神经、肌肉疾病:

中枢性呼吸抑制可引起呼吸暂停而致发绀,如早产儿中枢发育不成熟、新生儿围生期缺氧、低血糖、重症脑炎、脑膜炎、肺水肿、颅内压增高及镇静剂(如苯巴比妥)过量等。呼吸肌麻痹时也可致发绀,如感染性多发性神经根炎、重症肌无力及有机磷中毒等。

(2)心性发绀:由于异常通道分流,使部分静脉血未通过肺进行氧合作用而入体循环动脉,如分流量超过心排血量的1/3,即可出现发绀。常见于右向左分流的发绀型先天性心脏病,如法洛四联症、大动脉转位、肺动脉狭窄、左心发育不良综合征、单心房、单心室、动脉总干、完全性肺静脉连接异常、持续胎儿循环及动静脉瘘等。只有下肢发绀时,应考虑主动脉缩窄位于动脉导管前。此类疾病吸入100%氧后发绀不能缓解。心脏阳性体征、X线检查及彩色多普勒超声心动图检查有助于诊断。

(3)大气氧分压低:如高原病、密闭缺氧等。

2.周围性发绀

此类发绀常由于周围循环血流障碍所致。其特点表现为发绀多为肢体的末端与下垂部位。这些部位的皮肤发冷,但若给予按摩或加温,发绀可减退。此特点可作为与中心性发绀的鉴别点。此型发绀可分为以下几种。

(1)淤血性周围性发绀:常见于引起体循环淤血、周围血流缓慢的疾病,如右心衰竭、渗出性心包炎、缩窄性心包炎、心脏压塞、血栓性静脉炎、上腔静脉阻塞综合征、下腔静脉曲张等。

(2)缺血性周围性发绀:常见于引起心排血量减少的疾病和局部血流障碍性疾病,如严重休克、暴露于寒冷中和血栓闭塞性脉管炎、雷诺病(Raynaud 病)、肢端发绀症、冷球蛋白血症等。

(3)混合性发绀:中心性发绀与周围性发绀同时存在。可见于心力衰竭等。

(二)血液中存在异常血红蛋白衍生物(变性血红蛋白血症)

血红蛋白分子由珠蛋白及血红素组成,血红素包括原卟啉及铁元素,正常铁元素是二价铁(Fe^{2+}),具有携氧功能;变性血红蛋白血症时,三价铁(Fe^{3+})的还原血红蛋白增多,失去携氧能力,称为高铁血红蛋白血症。

1.高铁血红蛋白血症

由于各种化学物质或药物中毒引起血红蛋白分子中二价铁被三价铁所取代,失去结合氧的能力。当血中高铁血红蛋白量达到30 g/L时可出现发绀。常见于苯胺、硝基苯、伯氨喹、亚硝酸盐、磺胺类、非那西丁及苯胺染料等中毒所致发绀,其特点是突然出现发绀,抽出的静脉血呈深棕色,虽给予氧疗但发绀不能改善,只有给予静脉注射亚甲蓝或大量维生素 C,发绀方可消退,用分光镜检查可证实血中高铁血红蛋白血症。由于大量进食含亚硝酸盐的变质蔬菜而引起的中毒性高铁蛋白血症,也可出现发绀,称"肠源性青紫症"。

2.先天性高铁血红蛋白血症

自幼即有发绀,而无心、肺疾病及引起异常血红蛋白的其他原因,有家族史,身体一般状况较好。①遗传性 NADH 细胞色素 b5 与还原酶缺乏症:此酶在正常时能将高铁血红蛋白转变为正常血红蛋白,该酶先天缺乏时血中高铁血红蛋白增多,可高达50%,属常染色体隐性遗传疾病,发绀可于出生后即发生,也可迟至青少年时才出现。②血红蛋白 M 病:常染色体显性遗传疾病。属异常血红蛋白病,由构成血红蛋白的珠蛋白结构异常所致,这种异常 HbM 不能将高铁血红蛋白还原为正常血红蛋白而引起发绀。

3.硫化血红蛋白血症

此症为后天获得性。服用某些含硫药物或化学品后,使血液中硫化血红蛋白达到 5 g/L

(0.5 g/dL)即可发生发绀。凡引起高铁血红蛋白血症的药物或化学成分几乎都能引起本病。但一般认为本病患儿须同时有便秘或服用含硫药物在肠内形成大量硫化氢为先决条件。发绀的特点是持续时间长,可达数月以上,血液呈蓝褐色,分光镜检查可证明有硫化血红蛋白的存在。与高铁血红蛋白血症不同,硫化血红蛋白呈蓝褐色。高铁血红蛋白血症用维生素 C 及亚甲蓝治疗有效,而硫化血红蛋白无效。

三、伴随症状

（一）发绀伴呼吸困难

常见于重症心、肺疾病及急性呼吸道梗阻、大量气胸等,而高铁血红蛋白血症虽有明显发绀,但一般无呼吸困难。

（二）发绀伴杵状指（趾）

提示病程较长,主要见于发绀型先天性心脏病及某些慢性肺部疾病。

（三）发绀伴意识障碍或衰竭

主要见于某些药物或化学药物中毒、休克、急性肺部感染或急性心功能衰竭等。

（陈志国）

第四节 呼 吸 困 难

呼吸困难指患者主观上感觉到缺氧和呼吸费力,客观上表现为辅助呼吸肌参与呼吸运动,出现呼吸增快,或呼吸节律、深度及呼气/吸气相之比发生改变。

一、发生机制

正常呼吸维持是一个复杂的生理过程,包括呼吸中枢的控制,神经、化学感受器的反射调节,胸廓的正常结构及运动,呼吸道畅通及足够通气,血液循环正常,使吸入肺泡的氧气能与血液中的二氧化碳进行有效的交换等。在病理因素作用下,以上任何一环节发生障碍,均可引起机体缺氧和(或)二氧化碳潴留而致呼吸困难。机体通过辅助呼吸肌参与呼吸运动及呼吸频率、深度等的改变进行代偿,有时仍可维持血气正常;当代偿不全时,即可导致血 PaO_2 降低和(或)$PaCO_2$ 升高,严重者出现低氧血症（Ⅰ型呼吸衰竭）和(或)高碳酸血症（Ⅱ型呼吸衰竭）。

二、病因及分类

临床上根据病因和发生部位不同,可将其归纳为肺源性、心源性、中毒性、神经精神性和血源性呼吸困难。

（一）肺源性呼吸困难

呼吸系统疾病时,通气、换气功能障碍导致机体缺氧和(或)二氧化碳潴留所致。临床上又可细分为三种类型。

1.吸气性呼吸困难

炎症、水肿、痉挛、异物或肿瘤等因素使上呼吸道（喉部、气管、支气管等）狭窄和阻塞所致。

表现为吸气显著费力,吸气相延长,严重者由于呼吸肌极度用力,胸腔负压增加而出现三凹征。喉部炎性水肿导致狭窄时,可伴有犬吠样咳嗽;喉软骨发育不全梗阻时,可出现高调吸气性喉鸣;鼻腔或咽部梗阻时则可出现张口呼吸及鼾声。此外,较小婴儿常不会张口呼吸,也可引起吸气性呼吸困难。

2.呼气性呼吸困难

主要由于肺泡弹性减弱和(或)细小支气管等下呼吸道炎症、水肿和痉挛所致。常见于喘息型支气管炎、支气管哮喘和弥漫性毛细支气管炎等疾病。表现为呼气费力和缓慢,呼吸时间延长,可伴有呼吸音降低和呼气哮鸣音。

3.混合性呼吸困难

主要由于肺或胸腔病变使肺泡面积减少,换气功能障碍所致的混合性呼吸困难见于重症肺炎、重症肺结核、严重肺不张、弥漫性肺间质性疾病、大量胸腔积液、气胸和广泛性胸膜增厚等疾病,表现为吸气和呼气均费力,呼吸频率增快,深度变浅,可伴有异常呼吸音和湿啰音。

(二)心源性呼吸困难

主要见于各种严重心血管疾病,如先天性心脏病、心肌炎和心力衰竭等引起,表现为混合性呼吸困难。

左心衰竭所致的呼吸困难较为严重,其发生原因和机制:①肺淤血,气体弥散能力下降。②肺泡弹性减退,肺活量减少。③肺泡张力增高及肺循环压力增高,对呼吸中枢具有反射性刺激作用。

急性左心衰竭患儿可出现夜间阵发性呼吸困难和心源性哮喘,其发生原因和机制:①睡眠时迷走神经兴奋性增高,冠状动脉收缩,心肌供血减少,心功能下降;②小支气管收缩,肺通气量减少;③卧位时肺活量减少,下半身静脉回心血量增加,使肺淤血加重;④睡眠时呼吸中枢敏感性降低,对肺淤血引起的轻度缺氧反应迟钝,只有当淤血加重,缺氧明显时刺激呼吸中枢引起应答反应。

右心衰竭所致的呼吸困难相对较轻,主要体循环淤血所致,其发生机制:①右心房和上腔静脉压升高,刺激压力感受器反射性地兴奋呼吸中枢;②血氧含量降低,无氧酵解增强,酸性代谢产物(乳酸、丙酮酸等)增加,刺激呼吸中枢;③腹水、淤血性肝大,使呼吸运动受限。儿科临床上主要见于某些先天性心脏病和重症肺炎合并右心衰竭患儿。

此外,各种原因所致的急性或慢性心包积液也可引起呼吸困难,主要机制是大量心包渗出液填塞心包或心包纤维性增厚、钙化并发生缩窄,使心脏舒张受限,体循环淤血所致。

(三)中毒性呼吸困难

由代谢性酸中毒、某些中枢性抑制药(巴比妥类和吗啡类等)、某些化学毒物(一氧化碳、亚硝酸盐、苯胺类等)引起。水杨酸盐和氨茶碱中毒也可兴奋呼吸中枢引起呼吸深快。各种原因(重症感染并休克、心肺复苏后、慢性肾炎并尿毒症、糖尿病酮症酸中毒、有机酸血症等)所致代谢性酸中毒时,酸性代谢产物堆积,动脉血 H^+ 浓度增高,刺激颈动脉窦和主动脉体化学感受器,或脑脊液中 H^+ 浓度增高,直接刺激呼吸中枢,使肺通气量增大,出现呼吸困难(深大呼吸)。巴比妥类、吗啡类等中枢性抑制药中毒时,可抑制呼吸中枢引起的呼吸困难。一氧化碳、亚硝酸盐和苯胺类等可与血红蛋白结合,分别形成碳氧血红蛋白和高铁血红蛋白,使之失去携氧能力,导致组织细胞缺氧,出现呼吸困难。氰化物等化学毒物氰化物可抑制细胞色素氧化酶的活性,影响细胞呼吸作用(细胞内窒息),导致组织缺氧,出现呼吸困难。

（四）神经精神性呼吸困难

神经性呼吸困难主要由于各种原因所致颅内压增高和（或）供血减少刺激/损害呼吸中枢所致，如脑炎、脑膜炎、中毒性脑病、颅内出血、缺氧缺血性脑病等均可引起呼吸中枢过度兴奋，最终导致脑水肿、颅内压增高及脑疝引起呼吸困难，严重者出现呼吸衰竭；急性感染性多发性神经根炎、脊髓灰质炎、急性脊髓炎、重症肌无力危象、严重低钾血症、有机磷中毒、肉毒中毒所致末梢神经和（或）呼吸肌麻痹而引起的呼吸困难，也属神经性呼吸困难范畴（严格地说，应该是神经肌肉性呼吸困难）。精神性呼吸困难主要由于过度通气诱发呼吸性碱中毒（如过度换气综合征）所致。

（五）血源性呼吸困难

严重贫血患者，红细胞数量减少，血氧含量下降，不能满足机体组织对氧的需求，刺激呼吸中枢，代偿性引起呼吸困难；若存在贫血性心功能不全时，呼吸困难更加明显。大出血或休克时，由于缺氧和血压下降，刺激呼吸中枢，呼吸加快。

三、诊断与鉴别诊断

正常小儿呼吸频率：新生儿为 40 次/分，婴幼儿为 30 次/分，儿童为 20 次/分左右。发现患儿存在呼吸困难时，应正确判断呼吸困难的程度，并积极寻找呼吸困难的原因，并对其进行正确分类。

（一）呼吸困难的程度

临床上，将呼吸困难程度分为轻、中、重 3 度。①轻度：患儿仅表现为呼吸增快或节律略有不整，哭闹或活动后可出现轻度青紫，睡眠不受影响；②中度：患儿烦躁不安，呼吸急促，可有节律不整，鼻翼翕动，点头呼吸，明显三凹征（吸气时胸骨上窝、锁骨上窝和肋间隙凹陷），活动受限，影响睡眠，安静时口周青紫，吸氧后有所缓解；③重度：上述呼吸困难症状明显加重，患儿极度烦躁或处于抑制状态，可出现张口呼吸、端坐呼吸、呻吟喘息，且有呼吸深度和节律改变（呼吸浅表或深浅不一、呼吸暂停等），口周及四肢末梢青紫严重，吸氧不能使青紫缓解。明确呼吸困难的严重程度，对临床治疗具有重要指导意义。

（二）呼吸困难的病因

临床上，明确呼吸困难的病因并正确分类（肺源性、心源性、中毒性、神经精神性和血源性呼吸困难）在疾病诊断、鉴别诊断和治疗方面具有极其重要的意义。

1.肺源性呼吸困难

主要由上呼吸道疾病、下呼吸道疾病、胸腔及胸廓疾病等引起。

（1）上呼吸道疾病：鼻后孔闭锁、鼻炎、鼻甲肥厚、Pierre-Robin 综合征（小下颌和舌后坠）、巨舌症、先天性喉喘鸣（喉软骨软化病）、喉蹼、喉囊肿、扁桃体炎（极度肥大）、咽后壁脓肿、会咽炎、急性喉-气管炎、声门下狭窄、气管软化、气管异物气管外部受压（颈部、纵隔肿瘤或血管畸形）等。

（2）下呼吸道疾病：各种肺炎、湿肺、肺透明膜病、胎粪吸入综合征、支气管肺发育不良、支气管扩张、肺水肿、肺出血、肺不张、肺大疱、肺囊肿、隔离肺、肺脓肿、肺栓塞、急性呼吸困难综合征、膈疝、朗格罕组织细胞增生症、特发性肺含铁血黄素沉着症、肺泡蛋白沉积症和肺部肿瘤等。

（3）胸腔及胸廓疾病：各种病因所致胸腔积液、气胸、液气胸、纵隔积气、胸廓畸形，或腹压增高（腹水、腹胀或腹部肿物）使膈肌运动受限等。

不同年龄小儿，其引起不同类型肺源性呼吸困难的病因有所不同。不同年龄患儿肺源性呼吸困难的常见病因见表2-4。

表 2-4　不同年龄患儿肺源性呼吸困难的常见病因

病因类型	新生儿	婴幼儿	年长儿
吸气性呼吸困难	急性上呼吸道感染、先天性喉蹼、先天性喉软骨软化症、鼻后孔闭锁、声门下狭窄、Pierre-Robin 综合征	急性喉炎、喉头水肿、喉痉挛、咽后壁脓肿、支气管异物、气管炎	感染、过敏、化学刺激所致急性喉梗阻、气管异物
呼气性呼吸困难	慢性肺疾病（支气管肺发育不良）	毛细支气管炎、婴幼儿哮喘、支气管淋巴结结核	儿童哮喘病、嗜酸性粒细胞增多性肺浸润
混合性呼吸困难	肺透明膜病、胎粪吸入综合征、肺出血、肺不张、肺水肿、肺发育不全、先天性膈疝、食管气管瘘、气漏、脓胸	支气管肺炎、肺结核、脓胸、气胸、肺气肿、肺不张、肺水肿、肺大疱、纵隔气肿	肺炎、肺脓肿、脓胸、气胸、肺气肿、肺不张、肺水肿、支气管扩张、支气管异物、结缔组织病肺部浸润、胸部外伤

2.心源性呼吸困难

呼吸困难是心力衰竭的常见症状,可见于各种心血管病,如先天性心脏病、风湿性心脏病、病毒性心肌炎、心肌病、心内膜弹力纤维增生症合并心力衰竭时;青紫性心脏病（法洛四联症、重度肺动脉狭窄,肺动脉高压、肺动静脉瘘等）缺氧发作、心律失常（阵发性室上性心动过速等）、急性或慢性心包积液时,可出现呼吸困难。此外,急性肾炎严重循环充血、严重贫血患儿并心力衰竭时,也可出现呼吸困难。

左心衰竭所致的呼吸困难较为严重,其临床特点:①基础疾病存在,如风湿性心脏病等。②活动时呼吸困难出现或加重,休息时减轻或消失;卧位时明显,坐位或立位时减轻,故患儿病情较重时,往往被迫采取半坐位或端坐位（端坐呼吸）。③两肺底或全肺可闻及湿啰音。④心影异常,肺野充血或肺水肿。⑤应用强心剂、利尿剂和血管扩张剂改善左心功能后,呼吸困难好转。

急性左心衰竭时,患者夜间出现阵发性呼吸困难,表现为睡眠中突感胸闷气急而清醒,惊恐不安,被迫坐起。轻者数分钟内症状逐渐减轻或消失;重者端坐呼吸,面色青紫,大汗淋漓,出现哮鸣音,咳粉红色泡沫痰,两肺底湿啰音,心率增快,可有奔马律（心源性哮喘）。

右心衰竭所致的呼吸困难相对较轻,主要由体循环淤血所致。其临床特点:①基础疾病所致,如重症肺炎和某些先天性心脏病等。②静脉压升高表现,包括颈静脉怒张、淤血性肝大和下肢水肿等。③心率、呼吸增快,口周青紫。④应用强心剂和利尿剂后,呼吸困难好转。

临床上,呼吸困难患儿有时伴有哮喘,其病因可以是肺源性,也可以是心源性。两者的鉴别非常重要,因为其治疗方法完全不同。肺源性与心源性哮喘的鉴别见表 2-5。

表 2-5　肺源性和心源性哮喘的鉴别

鉴别项目	肺源性	心源性
病史	既往有哮喘病史、过敏病史	既往有心脏病史
发作时间	任何时候,冬、春,秋季多发	常在夜间睡眠时出现,阵发性,端坐呼吸
肺部体征	双肺哮鸣音,呼气延长,可有其他干、湿啰音	双肺底可闻及较多湿啰音
心脏体征	正常	心脏扩大,心动过速,奔马律,器质性心脏杂音
胸部 X 线	肺野透亮度增加,肺气肿	肺淤血表现、心脏扩大

3.中毒性呼吸困难

严重代谢性酸中毒,巴比妥类及吗啡类等中枢性抑制药和有机磷中毒时,均可出现呼吸困难。

(1)代谢性酸中毒呼吸困难的特点:①基础疾病(糖尿病酮症和尿毒症等)存在;②呼吸深长而规则,可伴有鼾音,即所谓酸中毒深大呼吸(Kussmaul 呼吸)。

(2)中枢性抑制药引起呼吸困难的特点:①药物中毒史;②呼吸缓慢、深度变浅,伴有呼吸节律改变,即所谓 Cheyne-Stokes 呼吸(潮式呼吸)或 Biots 呼吸(间停呼吸)。此外,一氧化碳中毒所致碳氧血红蛋白血症,亚硝酸盐、苯胺类、磺胺和非那西丁所致高铁血红蛋白血症,苦杏仁等含氰苷果仁中毒、氰化物中毒所致组织细胞缺氧(细胞内窒息症)等也可引起呼吸困难。

4.神经精神性呼吸困难

该症多见于重症颅脑疾病(脑出血、脑炎、脑膜炎、脑脓肿、脑外伤及脑肿瘤等),表现为呼吸深慢,并由呼吸节律改变,如双吸气(抽泣样呼吸)、呼吸突然停止(呼吸遏止)等中枢性呼吸衰竭症状,同时伴昏迷、反复惊厥或青紫等。少部分患儿可出现呼吸中枢过度兴奋表现如呼吸急促、深大,严重者发生呼吸性碱中毒。肋间肌麻痹患儿除有辅助呼吸肌参与呼吸运动出现三凹征外,尚有呼吸急促、浅表及矛盾呼吸运动,即吸气时胸廓下陷而腹部隆起;呼气时则相反。呼吸肌麻痹患儿在呼吸困难的同时,常伴有肢体弛缓性瘫痪或吞咽困难(舌咽肌麻痹)。膈肌麻痹时腹式呼吸消失,X 线透视下无横膈运动。精神性(心因性)呼吸困难主要见于过度换气综合征患者,多见于女性青少年,自觉憋气、头晕、乏力、焦虑,呼吸困难突然发生,为叹息样呼吸,有时伴手足抽搐。

5.血源性呼吸困难

该症主要见于严重贫血、大出血和休克患者。患儿因红细胞数量减少,血氧含量下降,刺激呼吸中枢,反射性引起呼吸困难;若存在贫血性心功能不全时,临床上呼吸困难更加明显,表现为呼吸浅和心率快同时出现。大出血和休克时,由于有效血容量下降,血压下降和组织缺氧,反射性刺激呼吸中枢引起呼吸加快。

(贾振雷)

第三章 儿科疾病常用治疗方法

第一节 液 体 疗 法

一、液体疗法常用溶液及其配制

张力一般指溶液中电解质所产生的渗透压,与正常血浆渗透压相等为 1 个张力,即等张,高于血浆渗透压为高张,低于血浆渗透压为低张。常用的溶液包括非电解质和电解质溶液。

(一)非电解质溶液

常用的 5% 的葡萄糖溶液为等渗液,10% 的葡萄糖溶液为高渗溶液。但葡萄糖输入体内后,逐渐被氧化成二氧化碳和水,或转变成糖原而储存在肝内,失去其渗透压的作用,因此在液体疗法时视各种浓度的葡萄糖为无张力溶液。5% 或 10% 的葡萄糖溶液,主要用以补充水分和部分热量,不能起到维持血浆渗透压的作用。

(二)电解质溶液

电解质溶液主要用以补充所丢失的体液、所需的电解质,纠正体液的渗透压和酸碱平衡失调。

1.等张液

0.9% 的氯化钠溶液(生理盐水)和复方氯化钠溶液(Ringer 溶液)均为等张液。在生理盐水中含 Na^+ 和 Cl^- 均为 154 mmol/L,其产生的渗透压与血浆相近,为等渗液。但与血浆中的 Na^+(142 mmol/L)和 Cl^-(103 mmol/L)相比 Cl^- 含量相对较多,故大量输入体内可致血氯升高,血浆 HCO_3^- 被稀释,造成高氯性及稀释性酸中毒(尤其在肾功能不佳时)。复方氯化钠溶液除氯化钠外尚含与血浆含量相同的 K^+ 和 Ca^{2+},其作用及缺点与生理盐水基本相同,但大量输入不会发生稀释性低血钾和低血钙。

2.碱性溶液

碱性溶液主要用于纠正酸中毒,常用的有以下几种。

(1)碳酸氢钠溶液:可直接增加缓冲碱,纠正酸中毒的作用迅速。市售的 5% 的碳酸氢钠为高渗溶液,可用 5% 或 10% 的葡萄糖溶液稀释 3.5 倍,配制成 1.4% 的碳酸氢钠溶液,即为等渗溶液。在抢救重度酸中毒时,可不稀释直接静脉注射,但不宜多用。

(2)乳酸钠溶液:须在有氧条件下,经肝脏代谢产生 HCO_3^- 而起作用,显效较缓慢。在肝功能不全、缺氧、休克、新生儿期及乳酸潴留性酸中毒时,不宜使用。市售的11.2%的乳酸钠溶液,稀释6倍配制成1.87%的乳酸钠溶液,即为等渗液。

3.氯化钾溶液

氯化钾溶液用于纠正低钾血症。制剂为10%的溶液,静脉滴注稀释成0.2%～0.3%浓度。不可直接静脉推注,以免发生心肌抑制而死亡。

4.氯化铵

制剂为0.9%的等张液。NH_4^+在肝内与二氧化碳结合成尿素,释出H^+及Cl^-,使pH值下降。心、肺、肝、肾功能障碍者禁用,可用于纠正低氯性碱中毒。

(三)混合溶液

将各种不同渗透压的溶液按不同比例配成混合溶液,目的是减少或避免各自的缺点,而更适合于不同情况液体疗法所需要。几种常用混合溶液简便配制方法(表3-1)。

表3-1　几种常用混合溶液简便配制方法

混合溶液种类	张力	加入溶液(mL)			
		5%或10%的葡萄糖	10%的氯化钠	5%的碳酸氢钠	11.2%的乳酸钠
等张糖盐溶液	1	500	45	—	—
1∶1糖盐溶液	1/2	500	22.5	—	—
1∶2糖盐溶液	1/3	500	15	—	—
1∶3糖盐溶液	1/4	500	11	—	—
1∶4糖盐溶液	1/5	500	9	—	—
2∶1液	1	500	30	47	30
3∶4∶2液	2/3	500	20	33	20
3∶2∶1液	1/2	500	15	24	15
6∶2∶1液	1/3	500	10	17	10

(四)口服补液盐(ORS)

口服补液盐是世界卫生组织(WHO)推荐用来治疗急性腹泻合并脱水的一种溶液,经临床应用取得了良好效果。其理论基础是基于小肠的Na^+-葡萄糖耦联转运吸收机制,小肠上皮细胞刷状缘的膜上存在着Na^+-葡萄糖共同载体,此载体上有Na^+-葡萄糖两个结合位点,当Na^+-葡萄糖同时与结合位点相结合时即能运转,并显著增加钠和水的吸收。

其配方:氯化钠3.5 g,碳酸氢钠2.5 g,枸橼酸钾1.5 g,葡萄糖20.0 g,加水1 000 mL溶解。此溶液为2/3张,总渗透压为310。其中葡萄糖浓度为2%,有利于Na^+和水的吸收,Na^+的浓度为90 mmol/L,适用于纠正累积损失量和粪便中的电解质丢失量,亦可补充钾和纠正酸中毒。

二、液体疗法

液体疗法是儿科医学的重要组成部分,其目的是通过补充不同种类的液体来纠正、电解质和酸碱平衡紊乱,经恢复机体的正常的生理功能。具体实施时要充分考虑机体的调节功能,不宜过于繁杂,根据病情变化及时调整治疗方案。制订体液疗法的原则应简单化、个体化。补充体液的方法包括口服补液法和静脉输液法两种。

（一）口服补液法

口服补液法适用于轻度或中度脱水无严重呕吐的患儿。新生儿及有明显休克、心肾功能不全或其他严重并发症者不宜口服补液。口服补液主要用于补充累积损失量和继续损失量。补充累积损失量：轻度脱水 50～80 mL/kg、中度脱水 80～100 mL/kg，每 5～10 分钟喂 1 次，每次10～20 mL，在 8～12 小时内喂完。继续损失量按实际损失量补给。口服补液盐含电解质较多，脱水纠正后宜加入等量水稀释使用，一旦脱水纠正即停服。口服补液过程中要密切观察病情变化，如病情加重则随时改用静脉补液。

（二）静脉补液

静脉补液适用于中、重度脱水伴严重呕吐的患儿，主要用于快速纠正水、电解质平衡紊乱。以小儿腹泻为例，入院后第一天补液量包括累计损失量、继续损失量、生理需要量 3 个部分，具体实施时应做到"三定"（定量、定性、定速）、"三先"（先盐后糖、先浓后淡、先快后慢）及"两补"（见尿补钾、惊厥补钙）。

1.积累损失量

积累损失量即发病后水和电解质总的损失量。

（1）补液量：根据脱水程度决定，轻度脱水为 30～50 mL/kg，中度脱水为 50～100 mL/kg，重度脱水 100～120 mL/kg。先按 2/3 量给予，学龄前及学龄小儿补液量应酌减 1/4～1/3。

（2）输液种类：根据脱水的性质决定，低渗性脱水补给 2/3 张含钠液，等渗性脱水补给 1/2 张含钠液，高渗性脱水补给 1/5～1/3 张含钠液。若临床上判断脱水性质有困难时，可先按等渗性脱水处理。

（3）补液速度：累计损失量应于 8～12 小时补足，每小时 8～10 mL/kg。伴有明显周围循环障碍者开始应快速输入等渗含钠液（生理盐水或 2∶1 液），按 20 mL/kg（总量不超过 300 mL）于30 分钟至 1 小时内静脉输入。低渗性脱水输液速度可稍快，高渗性脱水输液速度宜稍慢，否则易引起脑细胞水肿，发生惊厥。

2.继续损失量

在液体疗法实施过程中，腹泻和呕吐可继续存在，使机体继续丢失体液，此部分按实际损失量及性质予以补充，腹泻患儿一般按 10～40 mL/（kg·d）计算，用 1/3～1/2 张含钠液于 24 小时内均匀静脉输液，同时应注意钾的补充。

3.生理需要量

要满足基础代谢的能量需要，婴幼儿按 230.12～251.04 kJ/（kg·d）计算。液体量按每代谢418 kJ（100 kcal）热量需要 120～150 mL 水计算，禁食情况下为满足基础代谢需要，供应液量60～80 mL/（kg·d）。可用生理维持补液补充（1∶4 液加 0.15% 的氯化钾）。

液体总量包括以上 3 个方面，即累积损失量、生理需要量和继续损失量，也是第一天补液量。根据脱水程度确定补液量（表 3-2），根据脱水性质确定液体的成分和张力（表 3-3）。

表 3-2 不同程度脱水的补液量（单位 mL）

脱水程度	累积损失 2/3 的量	继续损失量	生理需要量	总量
轻度脱水	30	10	60～80	90～120
中度脱水	50	20	60～80	120～150
重度脱水	70	30	60～80	150～180

表 3-3　不同性质脱水所补液体的张力

脱水性质	累积损失量	继续损失量	生理需要量
低渗性脱水	2/3	1/2	1/4～1/5
等渗性脱水	1/2	1/2～1/3	1/4～1/5
高渗性脱水	1/3	1/3～1/4	1/4～1/5

第 2 天及以后的补液主要是补充继续损失量和生理需要量,继续补钾,供给热量。一般能够口服者尽量口服补液。若仍需静脉补液者将这两部分量相加于 12～24 小时内均匀输入。

三、几种特殊情况的液体疗法原则

(一)婴幼儿肺炎液体疗法

1.体液、代谢特点

婴幼儿重症肺炎常有不同程度的水、电解质和酸碱平衡紊乱。①高热、退热后大量出汗,呼吸增快或伴有吐泻均可引起脱水,一般为高渗性或等渗性脱水;②通气换气障碍,CO_2 排出减少可引起呼吸性酸中毒,呼吸增快、过度通气可引起呼吸性碱中毒,组织缺氧,酸性代谢产物增加有可引起代谢酸中毒,故常表现为混合性酸碱平衡紊乱;③肺炎常伴有心力衰竭、水钠潴留。

2.补液的方法

(1)一般情况下,尽量口服补液,适当勤给水,可起到湿润口腔、咽喉黏膜的作用,对稀释呼吸道分泌物有利。

(2)静脉补液:①婴幼儿肺炎如无明显体液紊乱的表现,只需要静脉点滴给药,可用 10％的葡萄糖溶液,20～30 mL/(kg·d);②如不能进食或进食不足者总量应按生理需要量补给,为 60～80 mL/(kg·d),有发热呼吸增快者适当增加,用生理维持液于 12～24 小时均匀静脉滴注;③呼吸性酸中毒或碱中毒重点是原发疾病的治疗,改善肺的通气与换气功能,病情严重发生失代偿性呼吸性酸中毒或合并代谢酸中毒时,可酌情使用碳酸氢钠,一般先给总量的 1/2,再根据病情变化、化验结果调整使用;④肺炎合并腹泻、脱水时补液量按总量的 3/4 给予,速度稍慢;⑤有心力衰竭者,除强心利尿外,应适当减少液体量和含钠量。

(二)新生儿液体疗法

1.体液、代谢特点

新生儿肾脏发育尚不完全成熟,调节水、电解质和酸碱平衡能力较差,容易发生水、电解质平衡紊乱,而脱水、代谢性酸中毒临床表现却不明显,故应密切观察病情变化。新生儿体液代谢的特点:①体液总量高,占体重的 70％～80％;②新生儿生后头 2 天内水的需要量较少,第 3～5 天为 60～80 mL/(kg·d),1 周时达约 100 mL/(kg·d),1 周后 120～150 mL/(kg·d);③生后头几天血钾、氯、乳酸、有机物均稍高,血钠偏低,且波动范围大;④新生儿所需能量生后第一周 251 kJ/(kg·d)[60 kcal/(kg·d)],第 2 周后逐渐增至 418～502 kJ/(kg·d)[100～120 kcal/(kg·d)]。

2.补液的方法

(1)尽量不静脉补液。

(2)新生儿补液时可按体温每升高 1 ℃,不显性失水增加 10 mL/kg,光疗时水的需要量按每日增加 14～20 mL/kg 计算。

(3)新生儿腹泻脱水时,输入液量按婴儿腹泻量的 2/3,给予 2/3～1/3 张液体,一般全日量宜在 24 小时内匀速滴注以免引起心力衰竭。

(4)有明显代谢性酸中毒时宜选用 1.4% 的碳酸氢钠。

(5)生后 10 天内新生儿由于红细胞破坏多通常不必补钾。新生儿容易发生低钙血症、低镁血症,应及时补充钙、镁等。

(三)营养不良液体疗法

1.体液、代谢的特点

营养不良时患儿皮下脂肪少,脱水估计程度易于偏高;腹泻脱水时多为低渗性脱水;大多有低钾、低钙、低镁、肝糖原贮存不足,易致低血糖;细胞外液相对较多,心、肾功能差。输液量不宜过多,输液速度不宜过快。

2.补液的方法

(1)营养不良多有血糖、血浆蛋白偏低,故补液时应注意补充热量和蛋白质。

(2)合并腹泻脱水时补液总量比一般腹泻减少 1/3,以等张或 2/3 张含钠液为宜,以 24 小时内均匀输入为妥,一般为 3~5 mL/(kg·h)。

(3)扩充血容量后宜及时补钾,给钾时间约持续 1 周,同时早期补钙,尤其是合并佝偻病的患儿。

(4)缺镁时,可给予 25% 的硫酸镁,每次 0.2 mL/kg,每日 2 次,深部肌内注射 1~3 天。还可用维生素 B_1 50~100 mg 肌内注射,每日 1 次。

(王建龙)

第二节 退 热 疗 法

一、发热

(一)发热的原因

原因可分为 4 种。

(1)发热物质作用于体温中枢引起,如感染、恶性肿瘤、变态反应等。

(2)不适当的保育环境,如室温过高、衣着过多等影响热的散发。

(3)热散发障碍,如无汗症、热射病等。

(4)体温中枢异常,如中枢神经系统疾病等。

在这些发热原因中,婴幼儿以感染、恶性肿瘤、不适当的保育环境为主。

(二)热型

在儿科,大多数发热为短期内容易治愈的感染性疾病所致(以上呼吸道感染为主),少数患儿发热可持续较长时间,发热持续达 2 周称为长期发热。对原因不明的发热应明确热型,必要时可暂时停止某些治疗以观察热型。一日中体温差在 1 ℃ 以上,最低体温在 37 ℃ 以上的发热叫弛张热,多见于败血症、心内膜炎、尿道感染等;日体温差在 1 ℃ 以下的持续性高热叫稽留热,多见于川崎病、恶性肿瘤等;体温下降后热度又升高称双峰热,多见于麻疹、脊髓灰质炎、病毒性脑膜炎等。

（三）发热的病理生理

发热通常作为机体对感染微生物、免疫复合物或其他炎症因子反应的结果，急性呼吸道感染（ARI）患儿发热常见于病毒或细菌感染时。机体对入侵的病毒或细菌的反应，是通过微循环血液中的单核细胞、淋巴细胞和组织中的巨噬细胞释放的化学物质细胞因子来完成的，这些细胞因子具有"内源性致热原"的作用，包括白细胞介素-1（IL-1）、白细胞介素-6（IL-6）、肿瘤坏死因子（TNF-α）及干扰素。在这些致热原刺激下，丘脑前区产生前列腺素 E_2，通过各种生理机制，使体温调控点升高。

（四）发热对机体的影响

发热是机体的适应性反应，是机体的抗感染机制之一。许多研究显示，发热时机体各种特异和非特异的免疫成分均增加，活性增强，如中性粒细胞的移行增加并产生抗菌物质，干扰素的抗病毒及抗肿瘤活性增加，T 细胞繁殖旺盛。

发热也存在有害的一面，如发热可产生头痛、肌肉疼痛、厌食及全身不适等；在一些难以控制的炎症反应中（如内毒素休克），发热还可加剧炎症反应；身体衰弱或有重症肺炎或心力衰竭的患儿，发热可增加氧耗量和心排血量，并可加重病情；5 岁以下小儿有引起高热惊厥的危险，体温高于 42 ℃能导致神经系统永久损害。

二、退热疗法

（一）退热治疗的指征

退热治疗的主要功用是改善患儿身体舒适度，原则上对于极度不适的患儿使用退热治疗会对病情改善大有帮助。是否给予退热治疗，需要在权衡其可能的利弊而决定。一般在 38.5～39 ℃之间可给予中成药退热，39 ℃以上患儿应用解热抗炎药，有多次高热惊厥史者，应控制体温并应用镇静剂。同一种解热剂反复应用时，原则上应间隔 4～6 小时，在 4～6 小时之内需再度使用解热剂时应改用其他的解热剂；解热剂起效时间为 20～40 分钟。

（二）物理降温

物理降温是指采用物理方法（如冷敷、温水浴等方法）使体表温度降低的一种手段。世界卫生组织曾专门对 ARI 伴发热的患儿做了专门研究，证明这些传统的物理降温方法不仅无效，反而可导致全身发抖，且乙醇还可经儿童皮肤吸收产生中毒症状。显然，这样做违反了热调定的生理机制。只有用药来降低下丘脑的调定点，才能使体温下降。但在某些特定条件下，如体温高于 41 ℃时，急需迅速降低体温，此时温水浴可作为退热治疗的辅助措施。

（三）药物退热

退热药物即应用非甾体抗炎药（NSAIDs）退热。NSAIDs 是一类非同质且具有不同药理作用机制的化合物。其临床药理学特征：起效迅速，可减轻炎症反应，缓解疼痛和改善机体功能，但无病因性治疗作用，也不能防止疾病的再发展及并发症的发生。NSAIDs 主要药理作用为抑制环氧化酶活性，阻断前列腺素类物质（PGs）的生物合成，某些 NSAIDs 对中性粒细胞的聚集、激活、趋化及氧自由基的产生有抑制作用，这亦为其发挥抗炎作用机制之一。根据化学特点 NSAIDs 分为：水杨酸类（阿司匹林、阿司匹林精氨酸等）、丙酸类（萘普生、布洛芬等）、乙酸类（双氯芬酸、托美丁等）、氯芬那酸（氯芬那酸、氟芬那酸等）、喜康类（吡罗昔康、湿痛喜康等）、吡唑酮类（保泰松、对乙酰氨基酚等）。下面介绍儿科常用的几种解热抗炎药。

1.乙酰水杨酸

乙酰水杨酸又名阿司匹林。它可抑制前列腺素合成酶,减少 PGs 的生成,因而具有抗炎作用。此外尚可通过抑制白细胞凝聚、减少激肽形成,抑制透明质酸酶、抑制血小板聚集及钙的移动而发挥抗炎作用。生理剂量的 PGs 可抑制绝大部分与 T 细胞有关联的细胞免疫功能。NSAIDs 抑制 PGs 的产生,故可促进淋巴细胞的转化与增殖,刺激淋巴因子的产生,激活 NK 细胞和 K 细胞的活性,增加迟发型变态反应。内热原可使中枢合成和释放 PGs 增多,PGs 再作用于体温调节中枢而引起发热。阿司匹林由于抑制中枢 PGs 合成而发挥解热作用;PGs 具有痛觉增敏作用,增加痛觉感受器对缓激肽等致痛物质的敏感性,且 PGE、PGE_2 等也有致敏作用,阿司匹林由于减少炎症部位 PGs 的生成,故有明显镇痛作用。

阿司匹林口服后小部分在胃、大部分在小肠迅速吸收,服后 30 分钟血药浓度明显上升,2 小时达高峰。剂量:解热时每次 5～10 mg/kg,发热时服 1 次,必要时每天 3～4 次;抗风湿时用 80～100 mg/(kg·d);川崎病急性期时用 30～50 mg/(kg·d),退热后用 10～30 mg/(kg·d),每一个疗程 2～3 个月,有冠状动脉瘤应持续服至冠状动脉瘤消失,剂量为 5 mg/(kg·d)。

短期应用不良反应较少,用量较大时,可致消化道出血;流感和水痘患儿应用阿司匹林可发生 Reye 综合征,故 WHO 对急性呼吸道感染引起发热患儿不主张应用此药。此药尚有赖氨酸阿司匹林可供肌内或静脉注射;剂量为每次 10～15 mg/kg。

2.对乙酰氨基酚

对乙酰氨基酚又名扑热息痛,为非那昔丁的代谢产物,解热作用与阿司匹林相似,但很安全,因此,WHO 推荐作为儿童急性呼吸道感染所致发热的首选药。临床上一般剂量无抗炎作用,因它只可抑制 PGs 在脑中合成,而很难抑制其在外周血中的合成。口服后 30～60 分钟血中浓度在高峰,作用快而安全。剂量为每次 10～15 mg/kg。

3.萘普生

此药可抑制花生四烯酸中的环氧酶,减少 PGs 的形成,具有抗炎、解热、镇痛作用,并影响血小板的功能,其抗炎作用是阿司匹林的 5.5 倍,镇痛作用为阿司匹林的 5 倍,解热作用为阿司匹林的 22 倍,是一种高效低毒的消炎、镇痛及解热药物。口服后 2～4 小时血药浓度达高峰,半衰期为 3～14 小时,对各种疾病引起的发热和疼痛均有较好的解热镇痛作用,用于类风湿关节炎,其有效率可达 86% 以上。尤其适用于贫血、胃肠疾病或其他原因不能耐受阿司匹林、布洛芬等疾病患儿,剂量为每次 5～10 mg/kg,每日 2 次;学龄儿童每日最大剂量不得超过 1 000 mg。

4.布洛芬

布洛芬是目前唯一能安全用于临床的抗炎症介质药物。布洛芬为环氧化酶抑制剂,既抑制前列腺素合成,又可抑制肿瘤细胞因子的释放;既可解热、镇痛,又有明显抗炎作用。可防治急性肺损伤,减少急性呼吸窘迫综合征产生,可用于急性感染及感染性休克的治疗;同时影响免疫功能。口服后 1～2 小时血浆浓度达高峰,血浆半衰期 2 小时;常用剂量每次 5～10 mg/kg。长期应用亦可致胃溃疡、胃出血等。

5.双氯芬酸

双氯芬酸为强效消炎、镇痛、解热药。其消炎、镇痛、解热作用较阿司匹林强 20～50 倍。口服后 1～2 小时血中浓度达高峰,口服每次 0.5～1.0 mg/kg,儿童一次剂量不超过 25 mg,每日 3 次;肌内注射同口服剂量,每日 1 次。

6.尼美舒利

化学名为 4-硝基-2-苯氧基甲烷磺酰苯胺,具有明显的抗炎、解热和镇痛作用。其机制:①选择性抑制环氧化酶的活性;②抑制白三烯产生;③抑制蛋白酶活性;④抑制炎症细胞因子介导的组织损伤;⑤抑制自由基产生。该药对发热、呼吸道感染、类风湿关节炎等具有明显的治疗作用,不良反应发生率低。剂量为每次 2~5 mg/kg,每日 2 次,儿童最大剂量 1 次不超过 100 mg。

7.氨基比林

20 世纪 80 年代以来国内外已将其淘汰,但其复方制剂(如复方氨基比林、阿尼利定)在我国仍在应用。氨基比林注射,其解热镇痛作用甚为显著,但过量易致虚脱,甚至休克,且应用后有可能导致颗粒白细胞减少,有致命危险,其发生率远远高于氯霉素。安替比林除过量引起休克外,易产生皮疹、发绀,故两者在儿童不宜应用。

（王建龙）

第三节　氧 气 疗 法

氧气疗法(简称氧疗)是儿科临床的重要治疗措施,正确的应用可有效地提高血氧分压改善机体的缺氧,而应用不当不仅影响其效果,还可能带来各种危害。现将小儿氧疗的有关问题介绍如下。

一、氧疗的适应证

凡可引起低氧血症或有组织缺氧者均为氧疗的适应证:①各种原因所致的呼吸功能不全,包括呼吸系统疾病所引起的和其他系统疾病影响呼吸中枢者;②循环功能不全,包括各种原因所致的心力衰竭及休克;③严重贫血;④循环血量不足,由于急性失血或脱水所致。

(一)临床指征

(1)发绀。

(2)烦躁不安:是严重缺氧的重要表现,常伴有心率加快。

(3)呼吸异常:包括呼吸过快、过缓、费力或新生儿期出现的呼吸暂停。

(4)休克、心力衰竭、颅高压综合征。

(5)严重高热或伴有意识障碍。

(6)严重贫血。

(二)血气指标

(1)动脉血氧分压(PaO_2)<8.0 kPa(60 mmHg)。

(2)动脉血氧饱和度(SaO_2)<90%。

(三)氧疗的作用

氧疗的作用是提高氧分压,改善人体的氧气供应,减轻因代偿缺氧所增加的呼吸和循环的负担。缺氧改善的指标为发绀消失,面色好转,患儿由烦躁转为安静、心率减慢,呼吸情况改善;血气指标为:PaO_2 维持在 8.0~11.3 kPa,SaO_2>90%。新生儿、早产儿易有中毒倾向,PaO_2 以不超过 10.6 kPa(80 mmHg)为宜,而循环不良患儿组织缺氧明显,应尽量维持在 10.6 kPa 以上。

二、常用氧疗方法

(一)鼻导管给氧

其多用于中度缺氧的患儿。一般将鼻导管放入鼻内约 1 cm,氧流量一般按婴儿每分钟 0.5 L,学龄前儿童每分钟 1.0 L,学龄儿童每分钟 1.5 L,可使吸入氧浓度达 30%左右。

优点:简便、易行、舒适。

缺点:吸入氧浓度不高(≤30%),双侧鼻导管或双侧鼻塞,可使吸入氧浓度明显升高,但缺点是鼻腔堵塞,不易让患儿接受,而且患儿张口呼吸,使吸氧效果受影响。

(二)面罩给氧

分开放式面罩和闭式面罩两种,小儿一般用开放式面罩,使用时将面罩置于口鼻前略加固定,不密闭,口罩距口鼻位置一般 0.5~1.0 cm,氧流量>5 L/min,以免造成罩内二氧化碳潴留,吸氧浓度(FIO_2)可达 40%~50%。此法优点是简单、方便,可获较大吸氧浓度;缺点是面罩位置不易固定,影响吸氧浓度且耗氧量大。

(三)头罩给氧

用有机玻璃制成,整个头部放在匣内。用于婴幼儿或不合作的患儿,应注意防止患儿皮肤受损。氧流量为 4~6 L/min,FIO_2 可达 50%~60%。

优点:舒适、氧浓度可依病情调节,并可保持一定湿度。

缺点:不适应发热或炎热季节使用,耗氧量大。

(四)持续呼吸道正压给氧(CPAP)

CPAP 是在自主呼吸的前提下给予呼吸末正压,目的是防止肺内分流(动静脉短路),纠正严重的低氧血症。应用指征是当严重的低氧血症用普通吸氧方式且 FIO_2>60%而仍不能达到氧疗目标时。临床用于 RDS、ARDS、肺出血、肺水肿及机械呼吸停机前的过渡。

三、氧疗的注意事项

(一)解决小儿的缺氧不能只靠供氧

除原发病的治疗外,在给氧的同时,还应特别注意改善循环功能和纠正贫血。

(二)氧气需湿化

不论何种方式给氧,氧气均需湿化,即吸入前必须经过湿化水瓶。

(三)慢性呼吸功能不全患儿

长期的二氧化碳潴留已不能刺激呼吸,缺氧是刺激呼吸的主要因素。要防止给氧后由于缺氧刺激的解除而引起呼吸抑制,故一般只给小流量、低浓度氧气吸入,必要时检查血液 $PaCO_2$,以防二氧化碳潴留加重引起的昏迷。

(四)预防氧疗的不良反应发生

当患儿缺氧情况好转后,应及时停止吸氧。不恰当的过高浓度(60%以上)、过长时间(24 小时以上)吸氧,特别是应用呼吸机时,要注意氧中毒。

(五)氧气治疗应特别注意安全

治疗环境内要防火、防油,平时要检查氧气开关,勿使漏气。

四、氧疗的不良反应

(一)氧中毒肺损害

长期高浓度吸氧($FIO_2>60\%$)可造成中毒性肺损害。临床表现为呼吸困难、胸闷、咳嗽、咯血、呼吸窘迫等。病理改变为肺泡壁增厚、肺间质水肿、炎性细胞浸润,肺泡上皮增生,黏膜纤毛功能抑制,肺透明膜形成等。此种损害在大儿童是一种可逆性的,降低 FIO_2 可恢复。但在新生儿和早产儿则是不可逆的肺损害,导致"支气管肺发育不良"。故一般主张吸氧浓度:轻、中度缺氧 $30\%\sim40\%$,严重缺氧为 $50\%\sim60\%$,$FIO_2>60\%$ 的高浓度吸氧不超过 24 小时,纯氧吸氧不超过 6 小时,病情好转后及时减低吸氧浓度。

(二)晶状体后纤维增生

动脉血氧分压持续高于正常($PaO_2>13.33\ kPa$)致视网膜动脉 PO_2 持续增高,对体重 $<2\ 000\ g$ 的早产儿可造成晶体后纤维增生症。

(王建龙)

第四节　雾化吸入疗法

雾化吸入疗法是通过特定方式将药物溶液或粉末分散成微小的雾滴微粒,使其悬浮于气体中,然后吸入呼吸道以达到治疗的目的。近年来,雾化疗法进展很快,特别是对呼吸道感染、哮喘的治疗,疗效明显。

一、影响雾化吸入效果的主要因素

雾化吸入的理想效果是药物雾化微粒能沉着在需治疗的各级支气管而产生药理作用,而药物雾化微粒的沉着与以下因素有关。

(一)药物雾化微粒的大小

药物微粒的气体动力学直径(即微粒的物理直径与密度平方根的乘积)是影响其沉着部位的重要因素。直径在 $1\sim5\ \mu m$ 的气雾微粒最容易在下呼吸道沉着。直径 $<1\ \mu m$ 时,易随呼吸运动呼出,而直径 $>5\ \mu m$ 时,则易沉着在上呼吸道。

(二)患者呼吸的模式

快而浅的呼吸,气体吸入速度快(如哮喘急性发作时),药物雾化微粒沉着在上呼吸道的数量增多,沉着在下呼吸道的数量减少,故治疗效果不佳。相反,缓慢而深的呼吸能使沉着肺泡和终末细支气管的药物雾化微粒数量增多,在吸气末做短暂屏气 $1\sim2$ 秒后,可使沉着量增多,从而提高雾化吸入治疗效果。因此,理想的呼吸模式应该是在功能残气位(即平静呼气后)缓慢深吸气,并在吸气末做屏气,以增加药物微粒由于自身重力沉着于下呼吸道的量。在做雾化吸入时,特别是使用定量雾化吸入时,应教会患者这种呼吸形式。

(三)雾化药物的理化性状

气管和支气管黏膜表面覆盖着假复层柱状纤毛上皮细胞,纤毛运动可将气道内的异物或分泌物运动至气道管口咳出,使呼吸道始终保持清洁通畅,对肺起着积极的防御作用。因此,用作雾化的药物除无刺激性外,还必须要有适合的温度和 pH,如果药液的 pH<6.5,纤毛运动会停止。

二、雾化吸入的优点

(一)起效快、疗效好
药物随气体直接进入呼吸道,很快作用于气管内的各种神经受体,解除呼吸道痉挛;同时由于是局部用药,使局部药物浓度大,疗效迅速,缩短治疗时间。

(二)用药量小,不良反应少
雾化吸入疗法的药物剂量,仅是全身用药量的 1/5～1/2,有利于节省药物减少对全身的毒副作用。

(三)湿化、清洁呼吸道
使用药物溶液经雾化后吸入,可保持呼吸道应有的湿度和湿化的程度,解除支气管痉挛,减少气道阻力,清洁呼吸道分泌物,有利于分泌物的排出。

三、雾化吸入器的类型及使用方法

(一)超声雾化吸入器
由振荡器和雾化装置两部分组成,振荡器产生电磁振荡,经电缆接到雾化装置中的压电晶片上,在高频电压作用下,产生同频率的轴向振动,使电磁能转变为机械能,产生超声波。由于超声波在液体表面的空化作用,破坏液体表面的张力和惯性而产生雾滴,其雾滴大小与振荡频率成反比,频率越高,雾滴越小。频率在 1.5 Hz 时,超声雾化器产生雾滴的直径约 25% 在 2.5 μm 以下,65% 在 2.5～5.0 μm,即 90% 左右的雾滴直径在 5 μm 以下,能直接吸入到终末细支气管和肺泡,因此该频率最适合临床雾化吸入治疗的要求。

(二)气动雾化器
利用压缩空气作为动力,当气体向一个方向高速运动时,在其后方或四周形成负压,在其前方由于空气阻力而产生正压,使药液在通过喷射器的细管成雾状喷出,雾粒运动的速度行程与气源压力成正比,雾粒的粗细、雾量的大小与气源压力、喷射器细管的直径、前方受阻物质的表面形态、粗细的过滤程度、液体的黏稠度等因素有关。气源压力:一般气体需 3～5 kg,若用氧气作气源,则氧流量需每分钟 8～10 L。此类雾化器的优点是仅要求患者用潮气量呼吸,不需特殊的训练,对儿童较适合,对 3 岁以下的婴幼儿可辅以面罩吸入。缺点为耗氧量大,且雾滴的大小受气源量的影响较大。

(三)手压式定量雾化器(metered-dose inhaler,MDI)
药物溶解或悬浮在液体混合推进剂内,放在密封的气筒内,内腔高压,当按压雾化器顶部时,利用其氯氟碳引发正压力,药物即由喷嘴喷出。一般雾滴直径为 2.8～4.3 μm。目前临床上主要用于哮喘患儿,常用的有必可酮、喘乐宁等。但此雾化需用手操作,且需熟练掌握使用技巧,故婴幼儿使用时,往往达不到理想的效果,现特设计了一种贮雾器,可弥补这一不足。

(四)碟式吸纳器
这是一种用以装有干粉末吸入药物,帮助其被吸入呼吸道的干粉雾化吸入器,临床常用的产品为"旋达碟"常用于治疗哮喘,常用药物为必酮碟、喘宁碟等,适用于儿童。

（五）呼吸激动定量干粉吸入器

此为 Astra 公司最近推出的新吸入器,商品名为"都保"。将药物放在有一特殊开口的药瓶中,药物通过开口在患儿吸气时进入呼吸道。3 岁以下儿童使用较困难。

四、雾化治疗的常用药物

（一）平喘药

目前世界上哮喘治疗方案都采用吸入治疗。比较常用的药物有必可酮、喘乐宁气雾剂和特布他林气雾剂等。

（二）抗微生物药物

1.抗生素

目前普遍认为,多数抗生素制剂本身对气道有刺激作用,可导致气管痉挛;而且,其抗菌效果不佳并容易产生耐药性等。临床上普遍认同的抗生素有庆大霉素、卡那霉素、新霉素等。亦可用青霉素、苯唑西林、异烟肼等,其雾化剂量以常用肌内或静脉注射剂量的 1/4～1/2 计算。

2.抗真菌药

这是雾化吸入治疗呼吸道真菌感染值得研究的一个方面,可减少全身应用抗真菌药所致的毒副作用,如心、肝、肾的损害等。常用抗真菌药:两性霉素（0.25～0.5 mg/d,浓度为 0.025%～0.1%）、制霉菌素（5 万单位/次）等。

3.抗病毒药

临床上常用的抗病毒药有利巴韦林和干扰素等。剂量:利巴韦林,每日 10～20 mg/kg,分2～4 次,共 5 天;干扰素,2 万单位/次,每日 2 次。

（三）祛痰药

祛痰药经雾化吸入有局部刺激作用,且长期吸入可溶解肺组织,故应尽量少用。对一般黏稠痰液,可用生理盐水或 2%～4% 碳酸氢钠雾化,利用其高渗性吸收水分,使痰液变稀,利于咳出或吸收。如果无效,可使用糜蛋白酶,每次 1～2 mg。

（四）其他药物

除上述药物外,临床上还应用了许多药物治疗疾病均有一定的疗效。如酚妥拉明、硝普钠、呋塞米等吸入治疗哮喘;雾化吸入维生素 K_3、肝素、利多卡因等治疗毛细支气管炎;板蓝根、鱼腥草治疗上呼吸道感染;雾化吸入初乳分泌型蛋白 A 可治疗病毒性肺炎等。总之,雾化吸入药物的选择应根据病情加以选择。

五、雾化吸入的不良反应

(1)支气管痉挛引起的低氧血症。

(2)雾化器的污染和交叉感染:雾化吸入时的过度增湿和体温调节障碍。其他如口腔干燥、咽痛、声嘶及真菌感染等,一般不影响治疗。

（王建龙）

第五节 光 照 疗 法

光照疗法简称光疗,是在光作用下,将脂溶性未结合胆红素转化为一种水溶性的异构体,从而降低血清未结合胆红素的方法。此法简便易行,不良反应少,效果明显。自20世纪80年代初国内已普遍开展。

一、光疗原理

胆红素能吸收光线,在光的作用下,未结合胆红素由 IX_{a2} 型转化为水溶性的同分异构体 $IXaE$ 型和光红素,该异构体能经胆汁排泄至肠腔或从尿中排出,从而使血清胆红素浓度降低。胆红素吸收光线的波长在 $450\sim460$ nm 作用最强,由于蓝光的波长主峰在 $425\sim475$ nm 之间,故认为它是最好的光源,一般均采用蓝光照射。有学者认为波长超过 500 nm 时仍有效,且光穿入皮肤深度增长,对人体更为有利。绿光波长主峰在 $510\sim530$ nm 之间,经临床试用,胆红素平均下降值及下降幅度大于蓝光,不良反应较蓝光小。无蓝光或绿光灯管时,白光也有一定效果,因白光含有一定比例各种色彩的光谱,包括蓝光和绿光。但波峰较低,疗效略差。

二、光疗指征及适应证

（一）光疗指征

（1）凡患儿总胆红素达 $204\sim255$ μmol/L 或者以上,早产儿达 170 μmol/L 以上,在检查病因的同时开始光疗。

（2）生后 24 小时内出现黄疸且进展较快者,不必等胆红素达 $204\sim255$ μmol/L 便可进行光疗。

（3）产前已确诊为新生儿溶血病者,生后一旦出现黄疸即可开始光疗。

（4）早产儿合并其他高危因素者胆红素达 102.6 μmol/L 开始光疗。

（5）胆红素达 342 μmol 儿以上需换血者,在做换血准备工作时应争取光疗,换血后应继续光疗,以减少换血后胆红素的回升以致再次换血。光疗不能代替换血,因不能去除抗体、致敏红细胞,也不能纠正贫血,早期预防和治疗可减少换血的机会。

（二）光疗适应证

用于各种原因所致的高未结合胆红素血症。如同族免疫性溶血病（母婴 Rh、ABO 血型不合）、红细胞葡萄糖 6-磷酸脱氢酶（G-6-PD）缺乏、感染、血肿等。但当血未结合胆红素 >342 μmol/L 时可影响肝脏排结合胆红素的功能,当结合胆红素达 68.4 μmol/L 时可引起青铜症,应禁用光疗。

三、光疗方法

光疗方法分单光治疗、双光治疗及毯式光纤黄疸治疗仪 3 种。

（一）单光治疗

单光治疗适用于预防性治疗。用 20 W 或 40 W 蓝光或绿光荧光屏光灯 6～8 只,呈弧形排列于上方,形成如地灯,灯管间距 2.5 cm,灯管距患儿 35～40 cm。患儿需裸体,每隔 2～4 小时翻身一次,天冷可睡于暖箱内照光,但应去掉有机玻璃箱盖,以增加蓝光(绿光)照射强度。天热可置于开放暖箱内,周围环境温度维持在 30 ℃左右。目前一般开放或闭式暖箱上方已配备有蓝光装置。

（二）双光治疗

双光治疗适用于胆红素已达高胆红素血症诊断标准的治疗。常选用蓝光箱治疗,箱内上下均有 6 只荧光管,排列呈弧形,灯管间距 2.5 cm,上方距患儿 35 cm,下方距患儿 25 cm,患儿睡在箱中央有机玻璃板上。疗效优于单光治疗。

（三）毯式光纤黄疸治疗仪

毯式光纤黄疸治疗仪适用于母婴同室母乳喂养的早期新生儿或家庭治疗。治疗仪包括一个主机(体积 24 cm×10 cm×21 cm)和一个由一条 1.2 m 长的纤维光缆连接的光垫。光垫直接贴于婴儿的胸部或背部,其外包裹衣被,不妨碍喂奶、输液和护理。光垫虽直接与皮肤接触,但几乎不产生热,也不直接照射脸部,不良反应很小。缺点是照射面积较小。

四、光疗照射时间

光疗照射时间分连续照射和间歇照射两种。间歇照射方法各异,有的照 6～12 小时停 2～4 小时,有时照 8 小时停 16 小时,有时照 12 小时停 12 小时,间歇照射与连续照射效果并无差别,但前者可减少不良反应,临床一般选用间歇照射。疗程一般 2～3 天,发病早,程度重,病因未消除者需适当延长,待胆红素降至 220.5 μmol/L 以下可停止光疗。

五、光疗注意事项

(1)充分暴露小儿皮肤,使之有较大接触面积。一般需裸体,用黑布遮住双眼,防止损伤视网膜;用尿布遮盖生殖器,防止损伤生殖器功能,尿布只垫在肛门至耻骨上方,不宜过厚;小儿洗浴后不要扑粉,以免影响疗效。

(2)光疗时不显性失水增加,每日液体入量应增加 25%,并应监测尿量。

(3)光疗时加速核黄素破坏,应适当补充之,每日 3 次,每次 5 mg,光疗结束后改为每日一次,连服 3 天。

(4)光疗时需细心护理,因患儿裸体光疗箱的温度要求在 30 ℃左右,湿度 50%,夏季防止过热,冬季注意保暖,每 2～4 小时测体温及箱温一次,以便随时调整。

(5)光疗的作用部位在皮肤的浅层组织,光疗可降低皮肤黄疸的可见度,不代表血胆红素相应下降,需每 12～24 小时监测血胆红素一次。

(6)灯管使用后其照射强度会减退,蓝色荧光灯照射强度的衰减比白色荧光灯快,20 W 比 40 W 衰减更快,使用 2 000 小时后,能量减弱 45%,因此,每次照射后要做记录,超过 2 000 小时应更换灯管,也可用蓝光辐射计测功率<200 μW/cm^2 时必须换管,以免影响疗效。

(7)密切观察全身情况,有无呕吐、发绀、皮疹及大便性状,并详记生命体征。

(8)光疗时哭闹不安者,可给予苯巴比妥,防止皮肤擦伤。

六、光疗不良反应

目前认为光疗相当安全,虽有不良反应,但并无危害性,停光疗后即消失。

（一）发热

发热为常见的表现，约占 47%。体温常达 38～39 ℃，亦有 39 ℃ 以上者。这是由荧光灯的热能所致。天热更易发生，适当降低箱温，体温可下降，以此与继发性感染相区别。

（二）腹泻

腹泻也较常见，约占 55%，大便稀薄呈绿色，每日 4～5 次，最早于光疗 3～4 小时即可出现。但光疗结束不久即停止，其主要是由光疗分解产物经肠道排出时刺激肠壁引起。应注意补充水分。

（三）皮疹

皮疹较少见，约占 7%。在面部、躯干及下肢可见斑丘疹、色素沉着或瘀点，停光后很快消退，不留痕迹。原因尚不明确，可能与光照射和血小板减少有关。

（四）核黄素缺乏或溶血

光疗超过 24 小时，可以造成机体内核黄素缺乏。核黄素吸收高峰在 450 nm，这正是蓝光对胆红素起作用的最大光谱，因此胆红素与核黄素同时分解，由于核黄素水平降低，影响核黄素腺嘌呤二核苷酸的合成，导致红细胞谷胱甘肽还原酶活性降低，使溶血加重。绿光治疗核黄素缺乏症发生率较蓝光低，因绿光的波长主峰位置在 510 nm 左右。

（五）贫血

光疗可使有的 G-6-PD 缺陷患儿溶血加重导致贫血，由于光疗时核黄素被氧化，使红细胞内核黄素水平降低，从而使辅酶Ⅱ的产生受抑制，导致 G-6-PD 及谷胱甘肽还原酶活性降低，加重溶血和贫血，需及时停止照射。

（六）低血钙

光疗中可引起低血钙的发生，机制尚不明确。大多无临床症状，严重者可引起呼吸暂停、抽搐、青紫甚至危及生命。补充钙剂或停止光疗后，低钙可恢复。

（七）青铜症

血清结合胆红素高于 68.41 μmol/L 且血清谷-丙转氨酶、碱性磷酸酶升高时，光疗后可使皮肤呈青铜色，血及尿呈暗灰棕色，应停止光疗，以后可逐渐消退。机制不清，可能是由于胆汁淤积，照光后阻止了胆管对胆红素光氧化产物的排泄，也有认为与铜卟啉有关。

（八）其他

光疗可损伤视网膜，用眼罩可防止；光疗还可影响垂体-生殖腺功能，因此要用尿布遮盖生殖器；有报道光疗可使体细胞受损，DNA 被破坏，有潜在发生癌变和细胞突变可能，但经过 30 分钟可基本恢复；也有报道连续较长时间光照过程中的化学反应产生过氧化物质，对机体有损害，提示应同时应用自由基清除剂。

光疗是一种简单易行、安全、快速的降低未结合胆红素的首选治疗方法。一般光疗后胆红素浓度每天可下降 51.3～85.5 μmol/L，平均 3 天可降至 220.5 μmol/L 以下。疗效与胆红素浓度、日龄、病因有关，胆红素浓度越高，降低越小，因此，光疗开始第一天疗效较好；日龄越大，下降也越快；围生因素所致者下降快；感染因素及时得到控制下降也快。另外，新生儿溶血病光疗中，胆红素尚可继续上升，因光疗不能阻止溶血，切勿认为无效，若血总胆红素上升不快，未超过换血指标，仍应继续光疗。

（王建龙）

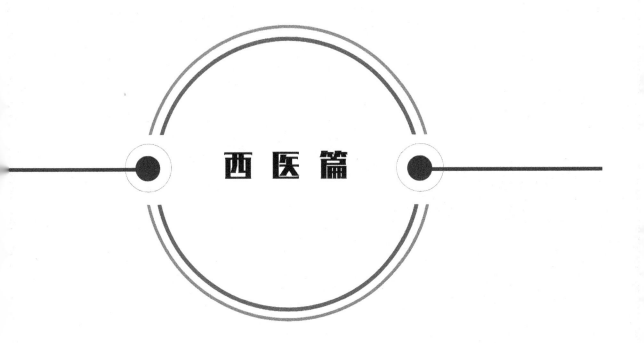

西医篇

第四章　新生儿疾病

第一节　新生儿缺氧缺血性脑病

新生儿缺氧缺血性脑病(hypoxic ischemic encephalopathy,HIE)是指在围生期窒息而导致脑的缺氧缺血性损害。临床出现一系列脑病表现。本症不仅严重威胁着新生儿的生命,并且是新生儿期后病残儿中最常见的病因之一。

一、病因及发病机制

缺氧是新生儿缺氧缺血性脑病的主要病因,缺氧缺血性损伤可发生在围生期各个阶段。生前、出生时、生后均可发生。缺氧后可引起脑血流动力学改变、脑细胞能量代谢障碍、自由基损伤、细胞内钙超载、兴奋性氨基酸堆积及神经细胞凋亡等,多种发病机制交互作用,逐渐导致不可逆的脑损伤。

二、诊断

(一)症状及体征

1.轻度

生后24小时内症状最明显,以后逐渐减轻。无意识障碍。其特点为过度兴奋状态,如易激惹、对刺激反应过强,肌张力正常或增高,拥抱反射活跃,脑神经检查正常,前囟不紧张,无惊厥发生,脑电图正常。很少留有神经系统后遗症。

2.中度

患儿有意识障碍,如嗜睡或意识迟钝、出现惊厥、拥抱反射减弱、肌张力减退、呼吸暂停,前囟可饱满,脑电图检查可异常。

3.重度

生后即处于浅昏迷或昏迷状态,呼吸不规则、暂停或呼吸衰竭,生后12小时之内开始惊厥,浅反射及新生儿反射均消失,肌张力低下,瞳孔对光反射消失,前囟膨隆,脑电图呈现暴发抑制波形,病死率高,幸存者多留有神经系统后遗症。

（二）诊断标准

1.临床表现

临床表现是诊断 HIE 的主要依据,同时具备以下 4 条者可确诊,第 4 条暂时不能确定者可作为拟诊病例。

(1)有明确的可导致胎儿宫内窘迫的异常产科病史,以及严重的胎儿宫内窘迫表现[胎心率<100 次/分,持续 5 分钟以上,和(或)羊水Ⅲ度污染或者在分娩过程中有明显窒息史]。

(2)出生时有重度窒息:Apgar 评分 1 分钟≤3 分,并延续至 5 分钟时仍≤5 分;和(或)出生时脐动脉血气 pH≤7.00。

(3)出生后不久出现神经系统症状,并持续至 24 小时以上,如意识改变(过度兴奋、嗜睡、昏迷),肌张力改变(增高或减弱),原始反射异常(吸吮、拥抱反射减弱或消失),病重时可有惊厥,脑干症状(呼吸节律改变、瞳孔改变、对光反应迟钝或消失)和前囟张力增高。

(4)排除电解质紊乱、颅内出血和产伤等原因引起的抽搐,以及宫内感染、遗传代谢性疾病和其他先天性疾病所引起的脑损伤。

2.辅助检查

辅助检查可协助临床了解 HIE 时脑功能和结构的变化及明确 HIE 的神经病理类型,有助于对病情的判断,作为估计预后的参考。

(1)脑电图:在生后 1 周内检查。表现为脑电活动延迟(落后于实际胎龄)、异常放电、缺乏变异、背景活动异常(以低电压和暴发抑制为主)等。早期脑电图很重要,不仅能评估脑病的程度和明确癫痫发作,还可能有助于判断早期预后。动态脑电图对判断预后也有帮助。生后 1 周脑电图检查好转,结合临床状况改善,可能有较好的远期结局。

有条件时,可在出生早期进行动态心电图连续监测,与常规脑电图相比,具有经济、简便、有效和可连续监测等优点。

中度至重度 HIE 动态心电图的表现:①轨迹不连续,表现为下缘低于 5 mV 和上缘高于 10 mV;②暴发抑制模式,特点是背景波振幅极小(0～2 mV)且没有变化,伴偶尔的暴发放电(>25 mV);③连续低电压模式,特点是连续的低电压背景(<5 mV);④非活动模式,检测不到皮层活动;⑤癫痫发作,通常在上缘和下缘出现突发的上升(放电)。

虽然正常动态心电图并不一定意味着大脑正常,但是动态心电图严重或中度异常可能预示脑损伤和预后不良。

(2)颅脑 B 超:可在 HIE 病程早期(72 小时内)开始检查。有助于了解脑水肿、脑室内出血、基底核、丘脑损伤和脑动脉梗死等 HIE 的病变类型。脑水肿时可见脑实质不同程度的回声增强,结构模糊,脑室变窄或消失,严重时脑动脉搏动减弱;基底核和丘脑损伤时显示为双侧对称性强回声;脑梗死早期表现为相应动脉供血区呈强回声,数周后梗死部位可出现脑萎缩及低回声囊腔。B 超具有可床旁动态检查、无放射线损害、费用低等优点。但需有经验者操作。

(3)头颅 CT:待患儿生命体征稳定后检查,一般以生后 4～7 天为宜。脑水肿时,可见脑实质呈弥漫性低密度影伴脑室变窄;基底核和丘脑损伤时呈双侧对称性高密度影;脑梗死表现为相应供血区呈低密度影。有病变者 3～4 周后宜复查。要排除与新生儿脑发育过程有关的正常低密度现象。CT 图像清晰、价格适中,但不能做床旁检查,且有一定量的放射线。

(4)头颅 MRI:对 HIE 病变性质与程度评价方面优于 CT,对矢状旁区和基底核损伤的诊断尤为敏感,有条件时可进行检查。常规采用 T_1WI,脑水肿时可见脑实质呈弥漫性高信号伴脑室变窄;基底核和丘脑损伤时呈双侧对称性高信号;脑梗死表现为相应动脉供血区呈低信号;矢状旁区损伤时皮质呈高信号、皮质下白质呈低信号。弥散加权成像(diffusion weighted imaging,DWI)所需时间短,对缺血脑组织的诊断更敏感,病灶在生后第1天即可显示为高信号。MRI可多轴面成像、分辨力高、无放射性损害,但检查所需时间长、噪声大,检查费用高。

3.监测脏器功能

(1)肾功能检查:血清肌酐、血尿素氮和肌酐清除率。重度HIE可有肾功能不全,甚至急性肾衰。

(2)心肌酶和肝酶:能辅助评估心脏和肝脏缺氧缺血性损伤的程度。如有心肌酶和肝酶不正常时,应警惕是否有其他脏器的缺氧缺血性损伤。心肌肌钙蛋白Ⅰ可反映HIE的严重程度。

(3)凝血功能:包括凝血酶原时间、部分凝血活酶时间和纤维蛋白原。

(4)动脉血气:出生时的脐血血气分析可以反映患儿缺氧的严重程度。

(5)有发热或惊厥者应做腰椎穿刺除外中枢神经系统感染。

4.特殊感官的评估

(1)筛查听力:需要机械通气的HIE患儿发生耳聋的风险增加,因此,应该做全面的听力测试。

(2)视网膜及眼科检查。

5.临床分度

HIE的神经症状在出生后是变化的,症状可逐渐加重,一般于72小时达高峰,随后逐渐好转,严重者病情可恶化。临床应对出生3天内的新生儿神经症状进行仔细的动态观察,并给予分度。HIE的临床分度见表4-1。

表4-1 HIE临床分度

项目		轻度	中度	重度
意识		兴奋抑制交替	嗜睡	昏迷
肌张力		正常或稍增高	减低	松软或间歇性伸肌张力增高
原始反射	吸吮反射	正常	减弱	消失
	拥抱反射	活跃	减弱	消失
惊厥		可有肌阵挛	常有	有,可呈持续状态
中枢性呼吸衰竭		无	有	明显
瞳孔改变		正常或扩大	常缩小	不对称或扩大,对光反射迟钝或消失
EEG		正常	低电压,可有痫样放电	暴发抑制,或等电位线
病程及预后		症状在72消失内消失,预后好	症状在14天内消失。可能有后遗症	症状可持续数周。病死率高。存活者多有后遗症

(三)鉴别诊断

需与新生儿颅内出血、新生儿中枢神经系统感染、先天性遗传代谢病等鉴别。

三、治疗

(一)支持疗法

(1)维持良好的通气、换气功能,大多数重度 HIE 患儿最初几天需要呼吸支持。机械通气的作用是维持血液气体和酸碱状态在生理范围内,防止缺氧、高氧、高碳酸血症和低碳酸血症。尤其是低碳酸血症可能会导致严重的脑血流灌注不足和细胞碱中毒,与神经发育不良的预后有关。可酌情应用 5% 碳酸氢钠纠正代谢性酸中毒,24 小时之内使血气分析达到正常范围。

(2)维持各脏器血液灌流,使心率和血压保持在正常范围,研究显示平均动脉压>4.67 kPa (35 mmHg)时,才能避免脑灌注减少。严重 HIE 患儿常因心肌功能不全、毛细血管渗漏综合征和低血容量发生低血压。因此需要正确治疗低血压。多巴胺或多巴酚丁胺可以增加 HIE 患儿的心排血量。多巴胺 2~5 μg/(kg·min),静脉输注,如效果不佳,可加用多巴酚丁胺 2~5 μg/(kg·min)及保护心肌、改善心肌能量代谢的药物等。

(3)维持血糖在正常高值(5.0 mmol/L),以保证神经细胞代谢所需能源,避免发生低血糖和高血糖,因为两者都可能加重脑损伤。及时监测血糖,调整静脉输入葡萄糖浓度,一般为 6~8 mg/(kg·min),必要时可维持在 8~10 mg/(kg·min)。根据病情尽早开奶或喂糖水,保证热卡摄入。必要时可给予静脉营养。

(二)对症处理

1.控制惊厥

首选苯巴比妥,负荷量为 10 mg/kg,止惊效果不好时,可 10 分钟后追加 5~10 mg/kg,12 小时后给维持量 5 mg/(kg·d),根据临床及脑电图结果增加其他止惊药物并决定疗程,如苯妥英钠、10% 水合氯醛,地西泮类药物等。应用多种抗惊厥药物时,可明显抑制呼吸,应密切观察呼吸情况,必要时进行呼吸支持。

2.降颅压

如有颅压高表现,可应用甘露醇 0.25~0.5 g/kg,静脉推注,6~12 小时 1 次,必要时加呋塞米 0.05~0.10 mg/kg,争取 2~3 天内使颅压明显下降。

(三)新生儿期后的治疗及早期干预

对脑损伤较严重的患儿,应有计划地进行随访和早期干预。可在出院后及早开始康复训练,早期可进行婴儿操(抚触)及视听训练,之后根据患儿情况,在康复医师的指导下进行系统的康复治疗,多数患儿能恢复正常生长发育。

四、预后

(1)大多数患儿经治疗和康复训练可获得良好的预后。

(2)预后不良的相关因素:①围生期缺氧严重,复苏时间>10 分钟。②临床症状出现早并病情较重,生后 24 小时之内出现惊厥,惊厥不易控制,有明显意识障碍;有脑干症状,如中枢性呼吸衰竭,瞳孔反射消失;神经系统症状及体征恢复缓慢等。③临床辅助检查异常程度:影像学异常改变严重并且在 10~14 天仍未恢复,3~4 周后出现脑软化、脑空洞或萎缩性病变;脑电图改变严重,表现为暴发抑制波形或低电压、电静息等,或脑电图改变在 2 周后未恢复正常;NBNA 评分:在生后 14 天评分值仍≤35 分,预后不良。

(孟灵芝)

第二节 新生儿惊厥

新生儿惊厥是新生儿期常见的症状。可由多种原因引起,表现亦多种多样,有些预后良好,而有些则表明病情凶险,还可能影响新生儿脑的发育,产生神经系统后遗症。

一、病因及发病机制

(一)围生期并发症

窒息缺氧或产伤,可引起颅内出血(intracranial hemorrhage,ICH)。HIE 主要见于足月儿,惊厥常发生在生后第一天,可表现为微小型惊厥、多灶性,甚至强直型惊厥。ICH 包括蛛网膜下腔出血、硬膜下出血和脑实质出血,多与产伤有关,已较少见。值得注意的是,早产儿窒息缺氧后常发生脑室内出血,出血量多者常在 1～2 天内病情恶化,甚至死亡。

(二)感染

先天宫内感染、围生期感染或生后感染,可引起脑炎、败血症、脑膜炎或脑膜脑炎。病原多为细菌或病毒。新生儿化脑症状常不典型,易漏诊,临床诊断败血症和惊厥的患儿均应做脑脊液检查。先天宫内病毒感染的患儿常有全身多脏器功能损害表现,如小头畸形、黄疸、肝大、脾大、皮肤出血点、瘀斑、血小板减少、白内障、视网膜脉络膜炎、耳聋等。

(三)代谢紊乱

这些疾病惊厥常表现为局灶性或多灶性阵挛型惊厥。原因:低血糖、低血钙、低血镁、低血钠或高血钠、胆红素脑病、维生素 B_6 依赖症、遗传代谢缺陷(先天性酶缺陷)等。

(四)药物相关性惊厥

主要包括药物中毒和撤药综合征。

(五)其他

先天脑发育不全、染色体病、基因缺陷病等,如良性家族性惊厥、色素失禁症、神经纤维瘤等。

二、诊断

(一)病史

母孕期病史及用药史、家族遗传史、围生期窒息史、生后喂养情况、黄疸情况、有无感染等。

(二)临床表现

出现不同的惊厥表现(惊厥类型)。

1.微小型

最常见,26%～50%的新生儿惊厥表现为微小惊厥,可由多种病因引起,可与其他发作类型同时存在,可损伤脑组织。表现为呼吸暂停、眼强直性偏斜、反复眨眼、吸吮、咀嚼、单一肢体的固定姿势、上下肢游泳及踏车样运动等。

2.局灶性阵挛型

身体某个部位局限性阵挛,常起自一个肢体或一侧面部,然后扩大到身体同侧的其他部位,通常意识清醒或轻度障碍,无定位意义,多见于代谢异常,有时为蛛网膜下腔出血或脑挫伤引起。

大多预后较好。

3.多灶性阵挛型

由一个肢体移向另一个肢体或身体一侧移向另一侧的游走性、阵挛性抽动。常伴意识障碍，可影响呼吸引起发绀，常见于 HIE、ICH、中枢神经系统感染等，亦反映神经系统损害较重。

4.强直型

四肢强直性伸展，有时上肢屈曲、下肢伸展伴头后仰，常伴呼吸暂停和双眼上翻、意识不清。是疾病严重的征象，表示有脑器质性病变而不是代谢紊乱引起的。常见于胆红素脑病、严重中枢神经系统病变，如晚期化脓性脑膜炎、重度颅内出血或早产儿较大量脑室内出血等，预后不好。

5.全身性肌阵挛型

表现为肢体反复屈曲性痉挛，有时躯干也有同样痉挛。此型在新生儿少见，表示有弥漫性脑损害，预后不良。脑电图(EEG)显示暴发抑制类型和逐渐演变成高峰节律紊乱。

(三)体征

(1)接生时需认真检查脐带胎盘有无畸形、感染、老化等表现。

(2)体格检查:除观察了解惊厥发作的临床表现、神经系统体征外，还要注意有无其他部位的畸形(如:小头畸形，皮肤的改变如皮疹、黄疸、色素沉着或脱失，有无感染灶、有无眼部发育异常、有无特殊气味等)。

(四)实验室检查

(1)全血细胞计数、血小板计数、出凝血时间、凝血酶原时间等，对于评价感染或出血有意义。

(2)生化检查:血糖、血生化、肝功能、肾功能、血气分析、血乳酸、血氨、尿筛查及血串联质谱测定等，协助诊断各种代谢紊乱导致的惊厥。

(3)血培养、血 TORCH-IgM 或 PCR 测定;脑脊液检查，包括涂片、常规、生化和细菌培养;脑脊液 TORCH-IgM 或 PCR 测定;在诊断感染及除外中枢神经系统感染非常必要。

(4)影像学检查:头颅 CT、头颅 B 超及磁共振检查，对于判断惊厥的解剖学上的病因，如出血、梗死、先天畸形和先天性感染是重要的方法。

(5)脑电图:对病因诊断意义不大，但对于了解病情及预后有一定参考价值。目前采用床边视频脑电图进行动态监护，可同时录下异常放电和惊厥动作，减少漏诊。

(6)眼底检查(注意有无先天性白内障、视网膜脉络膜炎等)。

(7)对于原因不明且临床惊厥持续难止者，可于临床发作时试用维生素 B_6 100 mg，静脉注射协助诊断。

(五)鉴别诊断

1.惊跳(抖动、震颤)

大幅度、高频率、有节律的活动，特别是一打开包的时候，肢体束缚被解除，皮肤受到寒冷刺激而出现，有时见踝部、膝部和下颌抖动，有时见于 HIE、低血钙、低血糖患儿，正常新生儿亦可见。与惊厥鉴别:发生时无眼球凝视、斜视等;在弯曲抖动的肢体时，发作立即停止;可因声音、皮肤刺激或牵拉某一关节而诱发，而惊厥是自发的;不伴有 EEG 的异常。

2.早产儿原发呼吸暂停

应与惊厥引起的呼吸暂停、阵发性发绀鉴别。原发呼吸暂停为:呼吸暂停>20秒，伴心率下降、发绀，无眼球活动改变，刺激后缓解，用呼吸兴奋药有效。

3.周期性呼吸

呼吸暂停<10秒,无心率下降、发绀等,暂停后,出现1次深长呼吸,有周期性变化。

4.活动睡眠期

新生儿50%的睡眠时间为活动睡眠,可表现呼吸不规整,眼球转动,有肌肉活动,如张口、笑、咂嘴、睁眼等,而在清醒时消失,注意与微小惊厥鉴别。

三、治疗

(一)一般治疗

保暖,保持呼吸道通畅,监护生命体征,维持水、电解质及酸碱平衡。

(二)病因治疗

尽量去除或缓解引起惊厥的原发病因。

1.HIE、ICH

维持内环境稳定,限制液量,降低颅内压,控制惊厥发作。

2.低血糖

新生儿血糖低于2.6 mmol/L,应予治疗。10%葡萄糖2～4 mL/kg,缓慢静脉输入,并以4～8 mg/(kg·min)的输糖速度维持输液,同时密切检测血糖,维持血糖在正常水平(2.6～6.5 mmol/L)。加奶后,可逐渐减少输糖量。顽固性低血糖需要积极查找病因,必要时可加用激素治疗。

3.低血钙

10%葡萄糖酸钙2 mL/kg+10%葡萄糖等量稀释,静脉推注1 mL/min,6～8小时1次。病情缓解后减1/2量,血钙正常3天后改口服。葡萄糖酸钙输注速度不应超过0.5 mL/min(50 mg/min),应在心电监护下给药,同时尽量避免药物外渗(应签署知情同意书)。

4.低血镁

低血钙者可同时有低血镁,给予25%～50%硫酸镁,0.2～0.4 mL/kg,静脉缓慢输入或深部肌内注射。静脉给药时需注意检测呼吸及血压。

(三)抗惊厥药物治疗

1.苯巴比妥钠

该药为首选药,负荷量15～20 mg/kg,静脉滴注或肌内注射,可分2次给。如果为惊厥持续状态,可予苯巴比妥5～10 mg/kg,每隔15～30分钟1次,直至发作停止或累计量达到40 mg/kg。惊厥停止后12～24小时给维持量5 mg/(kg·d),分2次给药,间隔12小时。如果惊厥发作频繁或持续,应静脉注射苯巴比妥,当病情稳定后,可改为口服。注意监测苯巴比妥血清浓度,有效血浓度为20～40 μg/mL,有个体差异。累积负荷量>20 mg/kg时,尤其是静脉注射或联合其他抗惊厥药时,可能会导致呼吸抑制或血压下降,应密切观察患儿情况。

2.苯妥英钠

作用快、效果好。负荷量10～20 mg/kg,缓慢静脉滴注,负荷量可分两次静脉滴注,间隔20～30分钟。12小时后可给维持量3～4 mg/(kg·d),分2次静脉滴注或口服。有效血浓度15～20 μg/mL,应监测血浓度,且不宜长期使用。

3.氯硝西泮

安全有效,每次0.05 mg/kg,缓慢静脉滴注(2～5分钟),20分钟后可重复1次。半衰期较长,平均 9 小时,每天可用 2～3 次。

4.地西泮

因其可抑制新生儿的呼吸,现已少用。剂量 0.3～0.5 mg/(kg·次),缓慢静脉滴注,可 15～20 分钟后重复。

5.水合氯醛

剂量每次 50 mg/kg,口服或加等量生理盐水后灌肠。注意有消化道出血时,应避免使用。

(四)脱水剂

现已很少使用。如有占位效应的颅高压,必要时可给予 20％甘露醇,每次 0.25～0.50 g/kg,每 8 小时或 6 小时 1 次。

四、预后

(1)胎龄越小,惊厥的发生率和病死率越高。

(2)与病因有关,早产儿脑室内出血、低血糖、核黄疸、发育畸形、重度 HIE、化脓性脑膜炎(晚期)等预后差。

(3)与惊厥类型有关,强直型惊厥、肌阵挛型惊厥等预后不良,微小型约有 1/2 的患儿预后不良。

(4)EEG 表现:EEG 显示波形平坦或低电压,预后极差;暴发抑制波形的预后也差;脑电图异常持续时间超过 1 周不恢复,预后不好。

(5)其他与预后不良的相关因素:①Apgar 评分,5 分钟≤6 分,生后需要 5 分钟的正压复苏,生后 5 分钟仍肌张力低下。②早期出现惊厥,惊厥持续超过 30 分钟;或≥3 天惊厥难以控制,用抗惊厥药效果不好或需用多种抗惊厥药。③惊厥间歇期有明显意识障碍及神经学异常。④影像学检查显示颅内明显器质性病变。

(张海涛)

第三节　新生儿化脓性脑膜炎

新生儿化脓性脑膜炎是由化脓性细菌引起的颅内化脓性感染,多继发于败血症。

一、病因及发病机制

(一)病原菌

一般认为与败血症一致,但并非完全如此,因有些脑膜炎可无败血症,病原菌可直接侵入脑膜或只有短暂的菌血症后即引起脑膜炎。1 周以内感染以革兰氏阴性杆菌为主,尤以大肠埃希菌最多,其他如变形杆菌、铜绿假单胞菌、克雷伯杆菌、不动杆菌、沙门菌等均可为化脑病原菌;1 周后感染者则以革兰氏阳性球菌为主,尤以葡萄球菌多见,其次为肺炎球菌、链球菌等。国外以 GBS 最多,其他如李斯特杆菌及大肠埃希菌性脑膜炎均易见到。至于脑膜炎奈瑟菌、流感嗜血杆菌性脑膜炎则很少见。

（二）感染途径

1.产前感染

极罕见,如母亲患李斯特菌菌血症时,该菌可通过胎盘感染胎儿导致流产、死胎、早产。

2.产时感染

患儿常有胎膜早破、产程延长、难产等病史。

3.产后感染

产后感染为国内新生儿化脑最常见的感染途径。病原菌以金黄色葡萄球菌最多,大肠埃希菌次之,多由脐部、受损皮肤与黏膜、呼吸道、消化道、尿道等侵入血液循环再到达脑膜。

二、诊断

（一）病史

（1）宫内感染有孕母妊娠晚期感染史、羊水早破18小时以上或羊膜绒毛膜炎病史。

（2）产时感染有产程中吸入被病原菌污染的产道分泌物或断脐不洁史。

（3）生后感染多因密切接触者有呼吸道感染史。新生儿败血症、脐炎、皮肤感染史,以及反复侵入性操作史。

（二）临床表现

1.一般表现

与败血症相似,但常常更重。

2.特殊表现

（1）神志改变:烦躁、精神萎靡、嗜睡、易激惹、惊跳、突然尖叫等。

（2）眼部的异常:双眼无神,双目发呆,落日眼,眼球震颤或斜视。

（3）颅内压增高表现:前囟紧张、饱满或隆起,骨缝分离,由于新生儿颈肌发育很差,颈项强直较少见,常缺乏脑膜刺激征。

（4）惊厥:30%～50%可出现惊厥。可仅表现眼睑或面肌小抽动如吸吮状,一侧或局部肢体抽动,可出现划船、踏车样动作,亦可出现阵发性发绀、呼吸暂停等。

（三）实验室检查

1.脑脊液检查

（1）压力:2.94 kPa以上。

（2）外观:混浊或毛玻璃样,也可血性,少数可清晰。

（3）白细胞:20×10^6/L以上。

（4）蛋白:足月儿:0.1 g/L以上;早产儿:0.65 g/L以上。若6 g/L以上,预后差。

（5）葡萄糖:2.2 mmol/L（40 mg/dL）以下或低于同期血糖的50%。

2.涂片及培养

涂片及培养是确诊病原菌的可靠依据。

3.血常规

白细胞计数增高,以中性增高为主,多见核左移及中毒颗粒。血红蛋白及血小板减少。

4.免疫学检查

乳胶凝集试验、对流免疫电泳、免疫荧光技术检查可测定菌体抗原。脑脊液溶解物试验阳性者可确诊为革兰氏阴性细菌感染。

（四）头颅 B 超及 CT 检查

可以帮助诊断脑室膜炎、硬脑膜下积液、脑脓肿、脑积水等，还可随访疗效。用于尽早发现及监测并发症。

三、治疗

（一）抗菌治疗

选择能通过血-脑屏障良好的抗生素。越早越好，当病原菌尚未明确前，可根据本地区的常见病原菌选用抗生素，应选用易透过血-脑屏障、毒性小的杀菌药物，静脉给药；用药后 48～72 小时应复查脑脊液，如病程无好转，则需更换抗生素；脑脊液培养阳性者则按药敏选药。疗程 2～3 周。

（二）肾上腺皮质激素的应用

对控制脑水肿，减少炎症渗出及并发症，减轻中毒症状等均有作用。地塞米松每天 0.6 mg/kg，每 6 小时 1 次，连用 4 天。

（三）脱水剂的应用

有严重颅压高症状者需用 20％甘露醇，每次 0.25～1 g/kg，每天 2～3 次，或加用呋塞米，每次 1 mg/kg，静脉滴注。

（四）一般治疗和支持疗法

加强护理，及时对症处理，可予丙种球蛋白支持治疗。

四、并发症及处理

（一）硬膜下积液

硬膜下穿刺，每次放液不超过 15～20 mL，每天或隔天 1 次，至症状消失为止。有积脓者可注入抗生素。保守治疗效果不好者可手术治疗。

（二）脑室炎

侧脑室穿刺注入抗生素。

（三）梗阻性脑积水

引流手术。

五、预防

预防新生儿感染是预防本病的关键。

（张海涛）

第四节　新生儿上呼吸道感染

新生儿上呼吸道感染由病毒、细菌、衣原体或其他病原体引起。它主要侵犯鼻、鼻咽和咽部，简称上感。

一、病因及发病机制

各种病毒及细菌均可引起上感,常见的病毒有呼吸道合胞病毒、流感和副流感病毒、巨细胞病毒和柯萨奇病毒;常见的细菌有葡萄球菌、溶血性链球菌、大肠埃希杆菌、衣原体和支原体等。

新生儿由于呼吸系统的特点(鼻腔小,鼻道狭窄,鼻黏膜柔嫩,富于血管),炎症时黏膜易肿胀而出现严重的鼻腔阻塞和呼吸困难;由于新生儿对感染的抵抗能力较差,上呼吸道感染易发展成附近组织和器官的炎症。

二、诊断

(一)临床表现

轻重不一,轻者只有鼻塞、喷嚏、流涕,偶咳,重者发热,伴拒食、呕吐、不安和腹泻。有的新生儿可出现鼻炎、咽炎、结膜炎和喉咽的症状。

(二)并发症

1.中耳炎

症状不典型,表现为低热不退,烦躁。

2.颈(或下颌下)淋巴结炎

发热持续不退,颈部淋巴结肿大,有压痛。

三、治疗

(1)一般治疗:多喂水湿润和清洁口腔;不能吸吮时用小匙喂入。

(2)多由病毒感染引起。当有鼻炎时用 0.5％利巴韦林滴鼻,每侧鼻孔 1 滴,1 天 4 次,连用 3～5 天。以咽炎为主时,可用利巴韦林雾化喷入,1 天 2 次。

(3)继发细菌感染时或发生并发症时选用适当抗生素,口服阿莫西林,30～50 mg/(kg·d),分 3～4 次;无效时改用其他适合的抗生素。

(4)鼻部阻塞严重,还可滴入生理盐水洗去分泌物,短期少量滴入地麻滴鼻剂。

四、预防

可应用相关的疫苗预防。

(张海涛)

第五节　新生儿肺炎

新生儿肺炎是新生儿的常见病。发病早期呼吸道症状和体征均不明显,尤其是早产儿,给早期诊断带来困难,是引起新生儿死亡的重要原因。按性质分为感染性肺炎和吸入性肺炎,可发生在宫内、分娩过程或出生后。

一、感染性肺炎

（一）诊断

1.病史

宫内感染有孕母妊娠晚期感染史或早破水史。产时感染有产程中吸入被病原菌污染的产道分泌物或断脐不洁史。生后感染多因密切接触者有呼吸道感染。新生儿有脐炎、败血症、皮肤感染史，以及反复侵入性操作史。

2.临床表现

宫内感染多于生后 3 天内出现症状，产后及生后感染多于出生 3 天后出现症状。常先出现体温不升或发热、反应低下、拒奶等一般感染症状。随后出现咳嗽、喘、口吐白沫、呛奶等症状。患儿口唇发绀、呼吸浅促、鼻翼翕动、吸气三凹征，两肺可闻细湿啰音。病情严重者可出现呼吸困难、呼吸暂停，甚至呼吸衰竭和心力衰竭。

3.辅助检查

（1）X 线检查：两肺纹理重，边缘模糊，两肺中、下野内带斑片状阴影，病灶融合时可呈毛玻璃密度影。金黄色葡萄球菌肺炎常出现肺大疱，有时并发肺脓肿等。早期 B 族溶血性链球菌肺炎的 X 线改变显示肺野透明度减低，伴支气管充气影，与 RDS 不易区别。

（2）测血清 IgM 升高提示宫内感染。应进一步测血清特异性 IgG 和 IgM 抗体，气管内分泌物和血培养等有助病原学诊断，呼吸困难明显者做血气分析。

（二）治疗

（1）加强护理、监护和保暖：室温 23～25 ℃，湿度 50%。新生儿皮肤温度达 36.5 ℃。

（2）供氧及加强呼吸管理：保持呼吸道通畅，必要时给予雾化吸入。供氧，使血 PaO_2 维持在 6.67～10.67 kPa(50～80 mmHg)。一般用头罩吸氧，氧流 5 L/min。当肺炎伴 I 型呼吸衰竭用持续呼气末正压给氧（CPAP）。严重病例需气管插管，机械通气。

（3）抗生素：用药原则同败血症。应及时做痰培养，根据药敏选用抗生素。宫内或分娩过程中感染的肺炎，选择针对革兰氏阴性杆菌的抗生素。

（4）供给足够的营养和液体。

（5）对症治疗。

（三）预防

（1）产前监测孕妇阴道分泌物，查 TORCH 感染给予治疗或终止妊娠，育龄妇女在婚前应注射风疹疫苗及 GBS 荚膜多糖疫苗等。

（2）分娩过程中避免过多指诊，羊水早破应监测，尽早结束分娩。

（3）母婴同室、婴儿室、新生儿病房、新生儿监护病房（NICU）应严格执行隔离制度，护理新生儿前必须严格洗手。严格探视制度。

二、羊水吸入性肺炎

吸入性肺炎是新生儿早期发生呼吸困难的症候之一。若胎儿在宫内或分娩过程中吸入大量羊水称羊水吸入性肺炎，若吸入被胎粪污染的羊水称胎粪吸入性肺炎，生后吸入大量乳汁至肺部称乳汁吸入性肺炎。

（一）诊断

1.病因

主要因缺氧刺激胎儿呼吸,而使胎儿吸入羊水、胎粪引起吸入性肺炎;乳汁吸入常见于吞咽功能不全、吮乳后呕吐、食管闭锁和唇裂、腭裂等。其中以胎粪吸入性肺炎最为严重。

2.临床表现

（1）羊水吸入性肺炎:多有窒息史,在复苏或出生后出现呼吸急促或呼吸困难伴发绀、呻吟。吸入量少时呼吸急促,或无症状。吸入量多时呼吸困难明显,从口腔流出液体或泡沫,肺部可闻粗湿啰音或细湿啰音。

（2）胎粪吸入性肺炎:常见于足月儿或过期产儿,有宫内窘迫及生后窒息史,羊水粪染。病情往往较重,患儿生后不久出现呼吸困难、呻吟、发绀、三凹征。肺部满布干、湿啰音,可引起呼吸衰竭、肺不张、肺气肿、肺动脉高压及缺氧缺血性脑病的中枢神经系统表现。一旦并发气胸、纵隔气肿,病情突变甚至死亡。

（3）乳汁吸入性肺炎:常有喂乳呛咳,乳汁从口、鼻流出,伴气急、发绀等,严重者可导致窒息。

3.辅助检查

胸部 X 线检查可见两侧肺纹理增粗伴肺气肿。胎粪吸入者往往有明显阻塞性肺气肿和两肺不规则斑片或粗大结节阴影。

（二）治疗

关键是清理呼吸道,改善通气及供氧。

（1）清理呼吸道。

（2）供氧及机械呼吸:维持血 PaO_2 在 8～10.67 kPa（60～80 mmHg）。血气分析 $pH<7.2$, $PaO_2<6.67$ kPa（50 mmHg）,$PCO_2>8$ kPa（60 mmHg）时需用呼吸器治疗。

（3）合并气胸、纵隔气肿:轻症等待自然吸收,重症需立刻穿刺抽气或行插管闭式引流。

（4）保暖:新生儿皮肤温度应达 36.5 ℃。

（5）纠正酸中毒:有条件做血气分析,根据结果进行处理,呼吸性酸中毒在改善通气、充分供养后可得到纠正;代谢性酸中毒可用碳酸氢钠纠正。

（6）供给足够的营养和液体,保证需要量、液量。急性期保持 60～80 mL/(kg·d),合并 ARDS、肺水肿应适当限制液量。恢复期液体量应在 80～100 mL/(kg·d),不能喂养可给予鼻饲,亦可给予静脉营养液。

（7）对症治疗。

（张海涛）

第六节 新生儿呼吸衰竭

新生儿呼吸衰竭是由于多种原因引起的新生儿通气/换气功能异常,导致动脉氧分压下降和二氧化碳分压升高。

一、病因及发病机制

（一）病因

1.上呼吸道梗阻

鼻后孔闭锁、小颌畸形、声带麻痹、喉蹼、鼻咽肿物、喉气管软化症、咽喉或会厌炎症水肿、分泌物阻塞上气道等。

2.肺部疾病

肺透明膜病、肺炎、吸入综合征、湿肺症、肺不张、肺出血、肺水肿、肺发育不良等。

3.肺外疾病使肺受压

气胸、胸腔积液（血、脓、乳糜液等）、膈疝、胸腔或纵隔肿瘤、肿块、腹部严重膨胀等。

4.心血管疾病

先天性心脏病、心肌炎、急性心力衰竭、休克等。

5.神经系统与肌肉疾病

围生期窒息、脑病、颅内出血、中枢神经系统感染、早产儿原发性呼吸暂停、新生儿破伤风、先天畸形、药物中毒、代谢紊乱等。

（二）病理生理

（1）换气（弥散）功能障碍。

（2）通气功能障碍。

（3）通气血流比例失调（肺内分流）。

（4）肺外分流。

二、诊断

（一）症状

1.呼吸困难

安静时呼吸频率持续＞60 次/分或呼吸＜30 次/分，出现呼吸节律改变，甚至呼吸暂停，三凹征明显，伴有呻吟。

2.发绀

除外周围性及其他原因引起的发绀。

3.神志改变

精神萎靡，反应差。

4.循环改变

肢端凉，皮肤发花等。

（二）体征

除引起呼吸衰竭的原发病表现外，还包括以下症状。

1.呼吸系统

呼吸困难、鼻翼翕动、三凹征、呻吟样呼吸；呼吸频率和节律改变，出现点头样呼吸、叹息样呼吸、呼吸暂停等。

2.循环系统

严重缺氧和酸中毒可导致皮肤毛细血管再充盈时间延长、心率增快或减慢、血压下降；

$PaCO_2$ 增高可扩张末梢小血管,引起皮肤潮红、结膜充血和红肿。

3.神经系统

呼吸衰竭引起脑水肿。临床上表现精神萎靡、意识障碍、肌张力低下,甚至惊厥发作。

4.其他

主要包括肾功能损害、胃肠功能衰竭、消化道出血、代谢紊乱、DIC 等。

(三)实验室检查

动脉血气分析如下。

1.Ⅰ型呼吸衰竭

海平面,吸入室内空气时,$PaO_2 \leqslant 8.0$ kPa(60 mmHg)。

2.Ⅱ型呼吸衰竭

$PaO_2 \leqslant 8.0$ kPa(60 mmHg)和(或)$PaCO_2 \geqslant 6.7$ kPa(50 mmHg)。

注:症状 1、2 项为必备条件,3、4 项为参考条件。无条件做血气时若具备临床指标 1、2 项,可临床诊断呼吸衰竭,积极按呼吸衰竭处理。

3.诊断

需要通过临床症状体征和血气分析综合判断。PaO_2 降低和急性期 $PaCO_2$ 增高伴 pH 降低是呼吸衰竭诊断的重要指标,可反映通气和氧合状态。$PaCO_2$ 显著增高是需要机械通气的指征。

(四)鉴别诊断

主要是病因学鉴别。

三、治疗

(一)病因治疗

积极治疗原发病是最根本的治疗。为排除呼吸道先天畸形,有时还需要请外科或五官科协助诊断治疗。

(二)综合治疗

(1)保持患儿安静,减少刺激。注意保暖,注意体位,以保证上气道通畅和便于分泌物引流。

(2)生命体征监护:体温、心率、呼吸、血压、血气、记出入量等。

(3)支持疗法:维持水、电解质平衡及营养摄入。①液量:生后 3 天给 60~80 mL/(kg·d),以后逐渐增至 100~120 mL/(kg·d),如需要限液者如心力衰竭、脑水肿、肺水肿等,给予 60~80 mL/(kg·d),于 24 小时内均匀输入,注意应随不显性失水的增或减而随时调整液量。②热量:生后 1 周热量应逐渐达到 60~80 kcal/(kg·d),以利于疾病恢复,口服不能满足者应进行静脉营养。

(4)并发症处理:见下文"并发症及处理"。

(三)呼吸管理

1.保持呼吸道通畅

(1)拍背吸痰和体位引流:可清除鼻腔及气道分泌物,防止气道阻塞和肺不张。每 2~4 小时翻身、拍背、吸痰 1 次。在整个操作过程中应注意动作轻柔,并注意供氧和观察患儿的耐受程度。

(2)湿化吸入和雾化吸入:可供给气道水分,防止呼吸道黏膜受损和分泌物干燥阻塞,保持气道通畅。加温湿化可通过加温湿化器用于普通吸氧、鼻塞 CPAP 及机械通气治疗时。超声雾化为间歇应用,每次 15~20 分钟,每天 2~4 次。

(3)气管插管:在复苏过程中或需要机械通气的危重患儿,需气管插管来建立通畅的气道,并应用机械通气维持其呼吸功能。气管内吸痰应先以复苏气囊加压给氧提高血氧分压,再滴注生理盐水0.5～1 mL后再抽吸,注意气管内吸痰时必须严格无菌操作。

2.氧疗法

指征:通常吸入空气时,PaO_2持续<8.0 kPa(60 mmHg)。供氧方法有以下5种。

(1)鼻导管法:为低流量给氧,流量0.3～0.6 L/min;缺点是无法精确估计实际的FiO_2,鼻翼部疼痛,分泌物阻塞,流量过高引起鼻咽部刺激。

(2)口罩或面罩法:氧流量1～1.5 L/min,患儿口鼻均可吸入氧气,且比较舒适,但应注意固定好,对准患儿口鼻,另外注意不要压迫,以免损伤面部皮肤。

(3)头罩法:能维持氧浓度相对稳定,又不妨碍观察病情。输入气体要加温湿化。流量需5～8 L/min。注意流量<5 L/min,可致头罩内CO_2积聚;流量过大可致头罩内温度下降,在供氧过程中应监测头罩内实际吸入氧浓度,尤其是早产儿,应避免因氧浓度过高而导致氧中毒。

(4)鼻塞持续气道正压(NCPAP)法:主要用于肺顺应性降低的肺部疾病,早产儿呼吸暂停及呼吸机撤机后的过渡阶段。

相对禁忌证:①进行性呼吸衰竭氧合不能维持;②中枢性呼吸衰竭;③先天性畸形如膈疝、后鼻孔闭锁;④未经闭式引流的张力性气胸。

并发症:①鼻塞或导管压迫局部皮肤刺激和损伤;②胃肠胀气;③二氧化碳潴留;④压力过高(>8 cmH_2O)可引起心排血量降低并有气压伤的可能。

(5)机械通气。需要注意的是:在氧疗和机械通气过程中应严密监测吸入氧浓度和患儿的血氧分压,尤其是早产儿,避免由于氧中毒导致的早产儿视网膜病和慢性肺疾病等。一般供氧浓度以能保持患儿的经皮氧饱和度维持在88%～92%即可。

四、并发症及处理

(一)由于缺氧引起

1.新生儿休克

维持血压、改善心功能。可用生理盐水或胶体液扩容,10 mL/kg,在30～60分钟内输入,扩容后仍有持续低血压可静脉输注多巴胺2.5～10.0 μg/(kg·min),有心功能不全者,可加多巴酚丁胺2.5～10.0 μg/(kg·min);心功能不全,心率增快可加用洋地黄;有心动过缓和(或)心脏停搏时用肾上腺素,稀释成1:10 000(0.1 mg/mL),每次用0.1 mL/kg,静脉滴注。

2.酸中毒

呼吸性酸中毒可通过改善通气纠正。代谢性酸中毒,在改善通气条件下,可用5%$NaHCO_3$,每次3～5 mL/kg,用葡萄糖稀释成等张液,在30～60分钟内输入,可先给预计量的1/2,输注量过大、速度过快可致高钠血症、高渗透压、心力衰竭、脑室内出血。

3.脑缺氧、脑水肿

患儿烦躁不安,应慎用镇静剂;若出现惊厥,在应用止惊药时,需做好呼吸支持;注意限液量60～80 mL/(kg·d),可给予甘露醇,每次0.25～0.50 g/kg,30～60分钟输完,根据病情可2～3次/天。

4.肾功能损害

出现尿少,应控制液量,呋塞米每次1～2 mg/kg,并可用小剂量多巴胺改善微循环、扩张肾血管,剂量 $2.5\sim5.0\ \mu g/(kg\cdot min)$,静脉滴注。

(二)由于氧中毒引起

1.早产儿视网膜病(ROP)

规范早产儿用氧,尽可能降低吸入氧浓度,缩短用氧时间,减少动脉血氧分压的波动,积极防治呼吸暂停,治疗代谢性酸中毒,预防贫血,减少输血,预防感染,避免 $PaCO_2$ 过低。

2.慢性肺疾病(CLD)

与长时间吸入高浓度氧对肺的直接损害有关。一般吸入纯氧≥24小时或 FiO_2≥50%数天即可引起。此外,正压通气的气压伤、早产儿肺不成熟、感染、液量过多、动脉导管开放及胃食管反流等亦可能有关。患儿表现呼吸困难、发绀、需长时间吸氧(>28天)、不能撤离 CPAP 或呼吸机、动脉血气显示二氧化碳潴留等。胸部 X 线片(或 CT)有广泛间质改变及小囊泡或肺气肿表现。本病以预防为主。加强胸部物理治疗和支持疗法,可能需要较长时间用氧和呼吸支持,还可试用抗氧化剂、激素、利尿剂等治疗。

五、预防

针对病因进行预防,及早进行呼吸支持。

(张海涛)

第七节　新生儿持续性肺动脉高压

新生儿持续性肺动脉高压(persistent pulmonary hypertension of newborn,PPHN)是由多种病因引起的新生儿出生后肺循环压力和阻力正常下降障碍,而发生心内水平(通过卵圆孔)和(或)动脉导管水平的右向左或双向分流,出现严重低氧血症,造成多器官系统由于缺氧和酸中毒引起的功能障碍,重者死亡。

一、病因及发病机制

(一)原发性

肺阻力血管平滑肌增生,主要依靠肺病理学检查发现在足月、近足月新生儿肺内小血管壁因平滑肌增生而增厚,或出现肺泡单位中微血管肌性化。发生原因不明。

(二)先天性

肺毛细血管发育不良,肺病理学检查发现肺泡隔缺乏毛细血管。

(三)继发性

低氧性肺阻力血管痉挛,多由于出生时持续低氧导致;肺充血性血管平滑肌增生(如缺损性先心病);肺受到物理性压迫(如膈疝)。继发性 PPHN 在临床最多见。

二、诊断

(一)症状

多见于足月儿或过期产儿。主要表现为严重发绀和呼吸急促,多在生后12小时内发病,病情加重可以在出生后 1～2 天内,出现严重呼吸窘迫和低氧。

(二)体征

原发性肺动脉高压的体表和外部特征没有异常。继发性为各个肺实质性病变相关的表现,如胎粪吸入、肺炎、RDS 等,并在原发病的基础上,出现严重全身发绀,在烦躁哭闹或刺激时加重,呼吸困难与发绀可不平行,该体征可初步与呼吸系统疾病引起的发绀相鉴别。心脏杂音可有可无,严重者出现心力衰竭和休克。

(三)实验室检查

1.高氧实验

吸纯氧后 5～10 分钟发绀无改善,测定动脉导管后 PaO_2(取左桡或脐动脉血)＜6.67 kPa (50 mmHg),可初步排除呼吸系统疾病引起的发绀,但不能除外发绀型先心病。

2.动脉导管前后动脉 PO_2 差

同时取导管前(颞、右桡动脉)和导管后(左桡、脐动脉)动脉血标本,若导管前后 PaO_2 差 ≥2.0 kPa(15 mmHg);或右上肢和双下肢 SaO_2 差＞20％,表明存在导管水平的右向左分流,但如果仅有卵圆孔水平分流,或 PaO_2＜4.0 kPa(30 mmHg)时,则差异不明显。

3.氧合指数(OI)

$OI = MAP \times FiO_2 \times 100/PaO_2$。如 MAP＞15 cmH_2O,FiO_2＞0.8 方能维持 PaO_2 ≥6.67 kPa(50 mmHg),OI 值一般在 24 以上;且连续 12～24 小时没有改善,可以作为持续低氧性呼吸衰竭合并 PPHN 诊断的主要依据。

4.胸部 X 线

心影正常或稍大,肺血不多,但注意还有肺部原发病的表现。

5.心脏超声检查

为本病最重要的诊断方法之一,可除外其他心脏病,还可评估肺动脉压力。

三、鉴别诊断

发绀型先天性心脏病:心脏彩超有助于帮助诊断。

四、治疗

(一)一般处理

积极治疗原发病,加强护理,纠正各种代谢紊乱,尤其是酸中毒、低血糖、低体温等,并保证血红蛋白水平在 130 g/L 以上。

(二)稳定患者

为避免 PaO_2 波动,应使患儿保持安静,减少不必要的操作,可用镇静剂(如咪唑西泮)或麻醉镇痛剂(如芬太尼、吗啡等)持续泵维。

(三)呼吸管理

FiO_2＞0.6,PaO_2＜6.0 kPa(45 mmHg)时,应气管插管和间歇正压通气,血气分析应保持 PaO_2＞7.33 kPa(55 mmHg),$PaCO_2$4.67～6.0 kPa(35～45 mmHg),pH＞7.25。当右向左分流停止后,应维持轻度高氧水平,即 $PaO_2$10.67～12.0 kPa(80～90 mmHg)(尤其是导管前的)持续 1～3 天,待患儿氧合情况稳定后,缓慢降低呼吸机参数,通常呼吸机应用需 3～6 天,由于常频机械通气易诱发肺损伤,推荐使用高频通气。

（四）高频振荡通气

高频振荡通气可以充分打开肺泡,改善通气血流比例失调,减少肺内分流,改善氧合,促进二氧化碳排出,从而作用于收缩的肺动脉,使之舒张而降低肺动脉压力、改善肺动脉高压。初调及调节:①MAP。通常比常频呼吸机的MAP高2～3 cmH$_2$O,根据胸片肺扩张程度调节,使膈肌达第8～9后肋水平。②频率:8～12 Hz,<1 500 g早产儿可至15 Hz。③振幅(△P):根据胸廓运动和PaCO$_2$调节,一般可初调至MAP数值的2倍。④吸气时间:33%。

（五）维持体循环血压

应使患儿收缩压维持在8.0 kPa(60 mmHg)以上,如血压偏低或不稳定,尤其是应用了扩血管药物后,可给生理盐水或清蛋白等补充血容量,还可给予多巴胺和多巴酚丁胺5～10 µg/(kg·min),持续静脉输入,多巴胺等不宜>10 µg/(kg·min),剂量过高可使肺血管收缩,阻力增加。

（六）降低肺动脉压

1.药物

(1)硫酸镁:全身性血管平滑肌舒张作用,负荷量200 mg/kg,用葡萄糖稀释为10%浓度静脉滴注(30分钟),之后给维持量20～150 mg/(kg·h),一般20～40 mg/(kg·h)开始,逐渐加量,观察氧合情况及监测血压。监测血镁浓度,维持在3.5～5.5 mmol/L。可连续应用1～3天。

(2)前列腺素E$_1$:持续静脉滴注,5～10 ng/(kg·min),根据氧合效应或不良反应调整维持量。常见不良反应有呼吸暂停、低血压、发热、皮肤潮红、心动过缓、心搏骤停、惊厥等,尤其是用量较大时,应注意监测并准备气管插管和复苏设备。可维持用药3～4天。

(3)前列环素(PGI$_2$):肺内特有的花生四烯酸衍生物,具有血管扩张作用,开始剂量0.02 µg/(kg·min),静脉输入,在4～12小时内渐增加到0.06 µg/(kg·min),维持3～4天。

(4)米力农:有正性肌力作用和血管扩张作用,0.25～1 µg/(kg·min),持续静脉输注。

(5)硝普钠:为NO供体药,可以从右心导管注入,也可经气道雾化给药。

(6)西地那非:为磷酸二酯酶-5的抑制剂,通过抑制环磷鸟嘌呤核苷(cGMP)降解速度,加强内源性NO舒张血管平滑肌的生理作用。

2.一氧化氮(NO)吸入治疗

NO对肺小动脉有高度选择性,不影响体循环压力,不良反应小,已广泛应用于降低肺动脉压力治疗。NO吸入的起始浓度为10～20 ppm,1～4小时;维持浓度5～10 ppm,6小时至3天;长期维持:2～5 ppm,>7天。监测血高铁血红蛋白浓度<7%。

（七）体外膜肺(extracorporeal membrane oxygenation,ECMO)

已用于严重患儿的治疗,提高了PPHN患儿的抢救成功率。但其适应证受一定限制,且设备技术复杂并需要专业人员操作,费用高,并发症较多,有关的经验正在摸索中。

五、并发症及处理

（一）脑缺氧、脑水肿

患儿烦躁不安或惊厥,应用镇静剂、脱水剂。

（二）代谢性酸中毒

在保证通气条件下,适当纠正。

（三）休克

监测血压,纠正缺氧,补充血容量,还可应用血管活性药物。

（张海涛）

第八节　新生儿腹泻病

新生儿腹泻病是新生儿常见疾病之一,易导致水、电解质紊乱,对新生儿的健康威胁甚大。其中,感染性腹泻可引起产院新生儿病室或医院新生儿病室内暴发流行。

一、病因及发病机制

（一）感染性

1.细菌性

大肠埃希菌是引起新生儿腹泻最常见的细菌,致病性大肠埃希菌(EPEC)及肠毒素性大肠埃希菌(ETEC)是新生儿腹泻的常见病原体,侵袭性大肠埃希菌(EIEC)引起的腹泻多为散发性。

2.病毒性

以轮状病毒为多见。

3.真菌性

多发生在长期应用抗生素后,以白色念珠菌为多见。

4.寄生虫

滴虫、梨形鞭毛虫都可引起新生儿腹泻。

（二）非感染性

（1）喂养不当或肠道外感染。

（2）吸收不良。

（三）抗生素相关性腹泻

抗生素相关性腹泻是指由于应用抗生素导致肠道菌群失调,而继发的腹泻。多发生于应用抗菌药物后5~10天,早在用药第1天迟至停药后6周发病,症状多为水样便、糊状便,轻重不等,轻微自限性腹泻至播散性结肠炎,严重者可合并电解质紊乱和酸碱平衡失调,甚至发生假膜性肠炎。

二、诊断

（一）临床表现

1.消化道症状

轻症表现为一般消化道症状,一天腹泻次数多在10次以下,偶有呕吐、食欲缺乏,全身情况尚好,可有轻度脱水及酸中毒。重者可急性起病,也可有轻型病例发展而成,腹泻一天10次以上,呕吐频繁,短时间内即可出现明显脱水、酸中毒及电解质紊乱。

2.全身情况

重症患儿可出现全身症状。如高热或体温不升、精神萎靡、腹胀、尿少、四肢发凉、皮肤发花等。部分病例可并发坏死性小肠结肠炎。也有的病例可先以全身症状起病,然后出现消化道症状,类似败血症表现。

3.脱水、酸中毒

新生儿失水程度的估计与婴儿一样,分为轻度、中度和重度。新生儿酸中毒症状不典型,常表现为面色灰暗、唇周发绀、鼻翼翕动和(或)唇色樱桃红、呼吸深快等。

(二)实验室检查

(1)细菌性腹泻早期大便培养阳性率较高,疑有败血症或其他部位感染者应及时做相应的检查、培养及药物敏感试验。病毒性腹泻可在病程5天内做粪便病毒分离,或双份血清病毒抗体测定,直接检测大便标本中轮状病毒抗原的酶免疫试验是最敏感的方法。真菌性腹泻大便镜检可见真菌孢子及菌丝,大便真菌培养可获阳性结果。

(2)血气及血生化测定:新生儿电解质紊乱或酸碱失衡缺乏典型的临床表现,故应及时测定血气、血电解质或心电图。

(3)肠道吸收功能的试验。

(4)变应原测试。

三、治疗

治疗原则:预防脱水,纠正脱水,继续饮食,维持肠黏膜屏障功能。

(一)饮食及营养维持

一般腹泻只需继续喂母奶,或用新生儿配方奶,稀释成1∶1或2∶1(奶∶水),奶量从少量开始逐步增加。对于慢性迁延性腹泻多有乳糖不耐受,可用替代食品。

1.无乳糖婴儿配方奶粉

以麦芽糖糊精或葡聚糖类替代乳糖的无乳糖婴儿配方奶,其他成分不变。

2.豆奶

以黄豆为基础的经特殊制造的配方奶,黄豆不含乳糖、蛋白质以黄豆蛋白为主,但不宜长期服用。

(二)液体疗法

1.预防脱水

口服补液盐(ORS)。每包内含氯化钠(食盐)3.50 g＋碳酸氢钠(苏打)2.5 g＋氯化钾1.5 g＋葡萄糖粉20 g,加水1 000 mL稀释,为2/3张液,张力过高,新生儿应慎用。如需用应稀释到1/2张为妥,凡频繁呕吐或出现脱水症状者均应静脉补液。

2.第1天补液

(1)液体总量(表4-2):应包括累积损失量、生理需要量和异常继续丢失量(新生儿细胞外液多,体表面积大,累积损失量和维持量均相对较多。胎龄、日龄越小,需要量相对越多)。

(2)液体配制及输液速度:新生儿腹泻常用液体及张力见表4-3。

表4-2 第1天补液总液量

脱水程度	累积损失	继续丢失	生理需要	24 小时补液总量(mL/kg)	24 小时补钠量(mmol/L)
轻度	50	10	80～100	120～150	5～10
中度	80～100	20	80～100	150～200	10～15
重度	100～120	40	80～100	200～250	15～20

注:体重<2 500 g者补液总量增加50 mL/kg,光疗或远红外辐射热暖床者,补液总量可增加15～20 mL/kg

表 4-3　所需液体的张力

脱水程度	总张力	累积损失	继续丢失	生理需要
等渗	1/2～2/3	1/2	1/2～1/3	1/5
低渗	2/3～等张	2/3	2/3～1/2	1/5
高渗	1/3～1/5	1/3	1/3	1/5

A.2：3：1 液(0.9％氯化钠：5％或 10％葡萄糖：1.4％碳酸氢钠)为 1/2 张液。

B.2：1 液(0.9％氯化钠：1.4％碳酸氢钠)为等张液。

C.1：1 液(0.9％氯化钠：5％或 10％葡萄糖)为 1/2 张液。

D.10％葡萄糖维持液(0.9％氯化钠 20 mL、5％或 10％葡萄糖 80 mL、15％氯化钾 1 mL)，为 1/3 张液。

速度：以均匀速度于前 8 小时内输入总液量的 1/2(每小时 8～10 mL/kg)，后 16 小时输入剩余液量(每小时 5～6 mL/kg)。

重度脱水或有明显周围循环障碍者，先以 2：1 等渗液(0.9％ NaCl：1.4％ NaHCO$_3$)按 20 mL/kg，于 1 小时内静脉快速滴入扩容，并从总液量中扣除，有条件者可输血浆 10 mL/kg。

新生儿在输注葡萄糖时要注意速度，以每分钟 8～12 mg/kg 为宜(所以糖的浓度以 5％～7.5％为宜)。

(3)钾的补充：见尿补钾。按 0.15％～0.2％KCl 加入输注液内(每 100 mL 液体中加 10％ KCl 1.5～2 mL)，时间不应短于 6 小时，停止输液后给予口服补钾，10％KCl 1～2 mL/(kg·d)，分 6 次口服(每天 3～4 mmol/kg)，连续 4～5 天，有明显低钾血症者按低血钾处理。

(4)纠正酸中毒：轻度酸中毒不需另加碱性药物，中重度酸中毒可酌情先以 1.4％碳酸氢钠(代替 2：1 等渗液)20 mL/kg 扩容。

5％碳酸氢钠(mL)＝－BE×体重(kg)×0.5 或

5％碳酸氢钠(mL)＝(22－所测 HCO$_3^-$ mmol/L)×体重(kg)×0.5。

先给 1/2 量以 2.5 倍注射用水稀释成等渗液，快速静脉滴注(其输入量应从总液量中扣除)。5％碳酸氢钠 1.7 mL＝1 mmol，以后根据临床及血气酌情补充余量。

(5)异常继续丢失量：过多者可酌情增加补液量和速度，反之可适当减少。

(6)补钙：重度脱水酸中毒纠正后可给予 10％葡萄糖酸钙，2 mL/kg 加等量的葡萄糖液静脉快速滴注，每天 1 次，连续 2 天。

3.第 2 天以后的补液

如脱水已经基本纠正，只需要再补充异常继续损失量(宜用 1/2 张含钠液)及生理维持量(宜用 1/5 张含钠液)，可混合配成 1/3～1/4 张含钠液(所含的 1/3～1/4 张含钠液中 0.9％氯化钠占 2/3，1.4％碳酸氢钠占 1/3)，一般按 120～150 mL/kg(包括口服入量)补给，氯化钾浓度仍为 0.15％～0.2％。

补液期间每天记出入量及体重，有条件者可监测血 pH、HCO$_3^-$、血细胞比容及电解质。

(三)控制感染

(1)对细菌感染性腹泻：针对不同病原，选用高效窄谱抗生素，达到杀灭病原菌而又避免破坏其他肠道菌群，以起到间接保护肠黏膜屏障的目的。有条件可根据便培养细菌药敏试验，选用敏感抗生素，否则可选用氨苄西林、阿莫西林、多黏菌素 E、小檗碱或庆大霉素，但后者对小儿有一定的肾和耳毒性等不良反应,虽口服吸收量较少,但其用药剂量不应过大、疗程不宜过长。严重者可选用第三代头孢菌素(头孢他啶、头孢哌酮、头孢噻肟、头孢呋辛)或新型喹诺酮类药物。

(2)病毒性肠炎:不必使用抗生素。

(3)真菌性肠炎应停用抗生素,给予制霉菌素,每次 12.5 万～25 万 U,每天 2～3 次口服;或克霉唑 20～30 mg(/kg·d)分 3 次口服;或咪康唑 10～20 mg(/kg·d)分 3 次口服或静脉滴注。

(4)对于抗生素相关性腹泻,应停用抗生素,如病情不允许也应换用抗生素,选用对梭状芽孢杆菌敏感的药物,如甲硝唑、万古霉素。

(四)肠黏膜保护剂的应用

作用为吸附病原体和毒素,维持肠细胞的吸收和分泌功能,使腹泻水分减少,还可与肠道黏液糖蛋白相互作用,增强其屏障作用。可用蒙脱石散,每次 0.5 g,第一天 3 次,以后每天 2 次。

(五)微生态疗法

目的在于恢复肠道正常菌群,重建肠道天然生物屏障保护作用,常见的药品有双歧杆菌乳杆菌三联活菌(金双歧)、地衣芽孢杆菌活菌(整肠生)等。

四、预防

(1)一旦发现腹泻病例,必须立即隔离,以免造成感染的蔓延。

(2)健全消毒隔离制度,做到接触每个患儿前认真洗手。

(3)提倡母乳喂养。

(张海涛)

第九节　新生儿黄疸

一、黄疸概述

新生儿黄疸是新生儿期常见症状之一,尤其是 1 周内的新生儿,既可以是新生儿正常发育过程中的生理现象,也可以是多种疾病的主要表现。胆红素重度升高或虽然不很高,但同时存在缺氧、酸中毒、感染等高危因素时,可引起胆红素脑病,病死率高,幸存者多存在远期神经系统后遗症。因此,需及时正确判断黄疸的性质,早期诊断和早期治疗。

二、新生儿生理性黄疸

新生儿生理性黄疸是新生儿早期由于胆红素的代谢特点所致,除外各种病理因素,血清未结合胆红素增高到一定范围的新生儿黄疸。肉眼观察,50% 的足月儿和 80% 的早产儿可见黄疸。

(一)临床表现

足月儿生理性黄疸多于生后 2～3 天出现,4～5 天达高峰,黄疸程度轻重不一,轻者仅限于面、颈部,重者可延及躯干、四肢,粪便色黄,尿色不黄,一般无不适症状,也可有轻度嗜睡或食欲缺乏,黄疸持续 7～10 天消退;早产儿多于生后 3～5 天出现黄疸,5～7 天达高峰。早产儿由于血浆清蛋白偏低,肝脏代谢功能更不成熟,黄疸程度较重,消退也较慢,可延长到 2～4 周。

（二）诊断

早期新生儿有50%～80%可出现生理性黄疸,但此期间有许多病理因素(包括溶血因素、感染因素、围产因素等)可引起病理性黄疸。因此,对早期新生儿出现黄疸时,不能只依据血清总胆红素(TSB)值,必须结合临床其他因素,做出正确的诊断。

新生儿生理性黄疸传统的 TSB 值诊断标准:足月儿不超过 220.6 μmol/L(12.9 mg/dL),早产儿不超过 256.5 μmol/L(15 mg/dL)。

（三）治疗

生理性黄疸不需特殊治疗,多可自行消退。但临床工作中应结合胎龄、体重、病理因素、监测血胆红素,及时诊断,并给予相应的干预及治疗措施。

三、新生儿病理性黄疸

新生儿病理性黄疸是在新生儿时期出现皮肤、巩膜黄染超过正常生理范围,其病因特殊而复杂,严重者可引起胆红素脑病,常导致死亡和严重后遗症。

（一）分类

1.按发病机制

(1)红细胞破坏增多(溶血性、肝前性)。

(2)肝脏胆红素代谢功能低下(肝细胞性)。

(3)胆汁排出障碍(梗阻性、肝后性)。

2.按实验室测定总胆红素和结合胆红素浓度的增高程度

(1)高未结合胆红素血症。

(2)高结合胆红素血症。

（二）病因

(1)胆红素生成过多:由于红细胞破坏增多,胆红素生成过多,引起未结合胆红素增高。

(2)肝细胞摄取结合胆红素能力低下:可引起未结合胆红素增高。

(3)胆红素排泄异常:由于肝细胞、胆管对胆红素排泄功能障碍引起。

(4)肠-肝循环增加:如先天性肠道闭锁、巨结肠、饥饿、喂养延迟等。

（三）诊断

1.诊断要点

新生儿黄疸出现下列情况之一时要考虑为病理性黄疸。

(1)生后 24 小时内出现黄疸,血清总胆红素＞102 μmol/L(6 mg/dL)。

(2)足月儿血清总胆红素＞220.6 μmol/L(12.9 mg/dL),早产儿＞255 μmol/L(15 mg/dL)。

(3)血清结合胆红素＞26 μmol/L(1.5 mg/dL)。

(4)血清总胆红素每天上升＞85 μmol/L(5 mg/dL)。

(5)黄疸持续时间较长,超过 2～4 周,或进行性加重。

2.鉴别诊断

需与生理性黄疸鉴别。

（四）治疗

采取措施降低血清胆红素,以防止胆红素脑病的发生。可采用光疗、换血、输注清蛋白及其他药物治疗。同时要针对不同的病因进行治疗。

四、新生儿母乳性黄疸

母乳性黄疸其主要特点是新生儿母乳喂养后未结合胆红素升高,临床出现黄疸。

(一)病因及发病机制

母乳性黄疸的病因及发病机制迄今尚未完全明确。有学者认为本病是在多种因素作用下,由新生儿胆红素代谢的肠-肝循环增加所致。

1.新生儿肠-肝循环增加学说

(1)喂养方式:生后1周内纯母乳喂养正常新生儿,出现黄疸,血清胆红素超过传统的生理性黄疸标准值,称早发型母乳性黄疸。其发病原因常与能量摄入不足、喂养频率及哺乳量少有关,其发病机制与肠蠕动少、肝肠循环增加有关。

(2)母乳成分:生后1周以上纯母乳喂养正常新生儿,出现黄疸,血清胆红素超过传统的生理性黄疸标准值,称晚发型母乳性黄疸。其发病机制推测可能与母乳中β-葡萄糖醛酸苷酶(β-glucuronidase,β-GD)含量高,在肠道内通过水解结合胆红素成为未结合胆红素,使回吸收增加,导致黄疸。

(3)肠道菌群:母乳喂养儿缺乏转化结合胆红素的菌群,使肠-肝循环的负担增加,导致黄疸。

2.遗传因素

近年来,通过分子生物学技术的研究,发现胆红素代谢与尿苷二磷酸葡萄糖醛酸转移酶(UGT)UGT_1基因突变有关,此遗传因素可以发生于母乳喂养儿,使母乳性黄疸加重或迁延时间延长。

(二)诊断

1.症状及体征

主要为母乳喂养的新生儿出现黄疸,足月儿多见,黄疸在生理期内(2天至2周)发生,但不随生理性黄疸的消失而消退。以未结合胆红素升高为主,其分型见表4-4。患儿的一般情况良好,生长发育正常。

表 4-4 新生儿母乳性黄疸分型

鉴别点	早发型	迟发型
喂哺乳类	母乳	母乳
黄疸出现时间	出生后2～3天	出生后6～7天
黄疸高峰时间	出生后4～7天	出生后2～3周
黄疸消退时间	—	6～12周

2.实验室检查

目前尚缺乏实验室检测手段确诊母乳性黄疸。

3.诊断标准

根据其临床特点,诊断标准包括以下几点。

(1)足月儿多见,纯母乳喂养或以母乳喂养为主的新生儿。

(2)黄疸出现在生理性黄疸期,TSB>220.6 μmol/L(12.9 mg/dL);或黄疸迁延不退,超过生理性黄疸期限仍有黄疸,TSB>34.2 μmol/L(2 mg/dL)。

(3)详细采集病史、查体和各种必要的辅助检查,认真将各种可能引起病理性黄疸的病因逐一排除。

（4）一般情况好，生长发育正常。

（5）停母乳1～3天后黄疸明显消退，血清胆红素迅速下降30％～50％。

4.鉴别诊断

（1）各种原因引起的新生儿黄疸。

（2）先天性甲状腺功能减退症。

（3）半乳糖血症。

（4）遗传性葡萄糖醛酸转移酶缺乏症。

（三）治疗

本病确诊后无须特殊治疗，对于足月健康儿，一般不主张放弃母乳喂养，而是在密切观察下，鼓励产妇少量多次喂哺。门诊监测胆红素的浓度，一旦高达256.5 μmol/L（15 mg/dL）以上时停母乳改配方乳，并进行光疗。在实际临床工作中要结合日龄、胎龄等具体情况分析，监测血胆红素。胎龄、日龄越小，治疗应该越积极。

（四）预后

一般认为母乳性黄疸预后良好。

（张海涛）

第五章　儿童呼吸系统疾病

第一节　先天性肺囊性病

　　先天性肺囊性病是较少见的先天性肺发育异常,因胚胎期气管、支气管异常的萌芽或分支异常发育所致,是肺内充满气体、气体/液体或液体的囊性占位性病变,病变可发生在支气管分支的不同部位和显示不同的发育阶段。临床表现与小儿常见的呼吸道感染相似,如缺乏对病因的深入追究,或对此病认识不足则极易误诊。先天性肺囊性病的病理分类和命名比较混乱,意见不一,以往统称先天性肺囊肿,现在比较一致地称为先天性肺囊性病,根据其胚胎发育畸形的来源不同,主要可分为支气管源性囊肿、肺泡源性囊肿、肺隔离症、先天性囊性腺瘤样畸形、肺叶性气肿、先天性肺淋巴管扩张等几种。各类疾病的临床、胚胎学除部分相似外,各有其特点。

一、小儿肺囊性病变的分类

(一)支气管源性囊肿

　　支气管源性囊肿是在胚胎发育时,支气管的一段或多段与肺芽分离形成盲囊,可位于气管支气管树的近端或远端,内含黏液,如压迫正常肺组织、气管或食管时,可出现相应症状。根据临床特征,又可分为 6 种类型。Ⅰ型:张力型囊肿,多发生于婴幼儿;Ⅱ型:囊肿与支气管交通,常合并感染;Ⅲ型:除偶尔咳嗽外,常无症状,多为年长儿和成年人,摄片时偶然发现;Ⅳ型:巨大囊肿,需经病理证实;Ⅴ型:肺肿瘤型,多属孤立的含液囊肿;Ⅵ型:多发性囊肿,临床表现为长期咳嗽、咳痰、气短,有时合并感染出现高热,咳大量脓痰或咯血等。

(二)肺泡源性囊肿

　　肺泡源性囊肿是胚胎发育在毛细支气管或肺泡时发生障碍引起的囊肿,为真正的先天性肺囊肿。其与支气管源性囊肿的不同在于其多位于肺叶外周肺实质内,囊肿的外层无肌纤维。而支气管源性囊肿外层为弹力纤维、肌纤维、黏液腺和软骨。

(三)肺隔离症

　　肺隔离症是正常肺组织迷乱的无功能团块,与正常的气管、支气管不相同。一般认为是由于胚胎发育中与主动脉相连的血管存留,而正常的主肺动脉未进入原始动脉丛,使得体循环动脉供应无功能的肺组织。但也有认为是感染或分泌物吸入阻塞了支气管,使得正常肺组织成为叶内型隔离肺,同时因反复感染、广泛胸膜粘连、肉芽组织增生,通过血管生成因子刺激体循环血管形成新生血管,并与肺循环形成许多吻合支而产生的隔离肺,即后天获得的"假隔离肺"。肺隔离症可分为叶内型与叶外型。叶内型较常见,约占75％,多位于左肺下叶后基底段、脊柱旁。X线表现为下叶圆形、椭圆形或不规则形,常伴胸腔粘连,感染症状较重。叶外型较少见,多位于左肺下叶后基底段,也可位于纵隔内。X线阴影常为"三叶草"形贴于脊柱旁。肺隔离症临床上多以感染和(或)血液分流导致缺氧的症状为主诉,尤其感染为多,可伴大咯血。

(四)先天性囊性腺瘤样畸形

先天性囊性腺瘤样畸形是胚胎时期肺黏液腺过度增殖引起的肺发育畸形。其主要特征是一侧肺的单个肺叶细支气管异常过度增生,特别是终末细支气管,肺叶明显增大,导致呈多房性蜂窝状排列无序的囊肿,是一种较少见的肺先天性囊性疾病。临床表现为咳嗽、气促、呼吸困难、发热和反复肺部感染。X线胸片可见肺内蜂窝状囊性阴影,内含散在不规则透光区,易与膈疝相混淆。1％～3％患者的病灶可以超过一个肺叶。现在产前超声或MR检查已可以对此做出诊断,甚至开展胎儿外科手术也有取得成功的报道,但其需要特殊的条件和经验。

(五)先天性肺淋巴管扩张

先天性肺淋巴管扩张是一种以肺间质淋巴数目增多、淋巴呈囊状扩大为主要病理特征的少见畸形。最早于1856年由Virchow报道,预后极差。由于胸膜、肺叶间隔及肺内淋巴呈囊状扩张引起,呈薄壁囊肿,患儿出生后即有呼吸困难和发绀,病情恶化迅速且易误诊为间质性肺气肿。X线显示病肺呈肥皂泡样,且多为双侧对称性。确诊常需经病理证实。

(六)先天性肺叶性气肿

先天性肺叶性气肿通常继发于支气管软骨本身的发育缺陷,导致气道在呼气时塌陷,气体残留逐渐增加,也可以是异常的纵隔结构导致的外源性梗阻所造成,所以术前排除这一情况是相当重要的,以免切除正常的肺实质。通过CT、术前支气管镜检查及术中纵隔探查可以做到。因为患有先天性肺叶性气肿的患者有很高的心脏病并发率,所以术前应做超声心动图描记检查。对于那些由于长期正压通气造成的先天性肺叶性气肿,做通气/灌注扫描可以有助于诊断肺组织受损最严重的部位(这些部位显示灌注差,放射性核素的摄取和清除延迟)。

二、临床表现

小儿的先天性肺囊性病在临床上可终身不呈现症状,仅在X线胸部检查或尸检时才被发现,而有的病例在出生后就出现威胁生命的呼吸衰竭。出现症状的主要原因是囊性病变与小支气管发生沟通,引起继发感染或产生张力性气囊肿、液囊肿、液气囊肿或张力性气胸等,这些继发的病变压迫使肺组织、心脏、纵隔和气管移位。

一般在婴幼儿期,张力性支气管源性囊肿、肺叶气肿和肺大疱较多见。临床上常呈现胸内张力性高压症状,表现为呼吸急促、发绀或出现呼吸窘迫等症状。体检见气管移向对侧,患侧叩诊鼓音,呼吸音降低或消失。胸片显示患侧肺囊性病变引致肺不张,纵隔、气管移位,并可呈现纵隔疝和同侧肺不张,病情危急,不及时诊断和治疗,可因呼吸衰竭死亡。在儿童期,较多见的则为支气管源性囊肿。临床表现为反复肺部感染。患者常因发热、咳嗽、胸痛就诊。症状类似支气管肺炎。进入成人期,多见于后天继发性肺大疱和支气管源性囊肿。临床表现均因继发感染出现症状,如发热、咳嗽、脓痰、咯血、胸闷、哮喘样发作、劳累性气促和反复出现气胸等症状。需与肺脓肿、脓胸、支气管扩张、肺结核空洞和肺部肿瘤等鉴别。

由于囊肿可为单个或多个,含气体或液体量不同,因而在X线胸片上可呈现下述不同表现。

（一）单个液、气囊肿

最为常见，囊肿大小不一，可见圆形薄壁囊肿，内有液面。此种囊肿的特点是囊壁菲薄，邻近肺组织无炎性浸润病变，纤维性变不多，需与肺脓肿、肺结核空洞和肺包虫囊肿鉴别。在 X 线上表现肺脓肿壁较厚，周围炎症表现明显，肺结核空洞则有较长病史，周围有结核卫星灶。肺包虫囊肿有流行病学的地区特点、生活史和职业史、血常规、皮内试验等有助于鉴别。

（二）单个气囊肿

胸片上示病侧肺部含气囊肿，巨大的气囊肿可占据一侧胸腔，压迫肺、气管、纵隔、心脏，需与气胸鉴别。气胸的特点是肺萎缩推向肺门，而气囊肿的空气位于肺内，仔细观察，往往在肺尖和肋膈角处可见到肺组织。

（三）多个气囊肿

临床也较多见，胸片上呈现多个大小不一、边缘不齐的气囊肿，需与多个肺大疱鉴别。尤其在小儿，肺大疱常伴有肺炎，在 X 线上以透亮圆形薄壁大疱及其大小、数目、形态的易变性为特征。每在短期随访中就见较多变化，有时可迅速增大，或破裂后形成气胸。肺部炎症一旦消退，大疱有时可自行缩小或消失。

（四）多发性液、气囊肿

胸片上可见多个大小不一的液、气腔。尤其是病变位于左侧者，需与先天性膈疝鉴别，后者也可呈现为多个液平，必要时口服碘油或稀钡检查，若在胸腔内见到造影剂进入胃肠道，则为膈疝。

三、产前及早期诊断的探索

现在许多先天性肺疾病可以在出生前通过常规的超声检查得到诊断。因为其有很高的合并畸形发生率，所以在出生前可能通过详细的检查（包括进行染色体及超声检查）得到初步诊断，有条件的时候还可进行胎儿 MR 检查。产前诊断的主要目的是了解病变的大小和它对正常功能的影响，是判断肺疾病预后的最重要指标（而非组织学的亚分型）。大的病变可以导致纵隔移位，正常肺组织受压后可有发育不良，以及由于食管受压出现的羊水过多，尤其可以压迫心脏和大血管，导致心血管病变和水肿。如果已发现胎儿患有肺疾病，则应密切随访，以便检查有无水肿的发生，水肿是胎儿或新生儿死亡的先兆。胎儿期的治疗虽有成功的报道（主要为实体病变的行肺叶切除，大的囊性病变行胸膜羊膜腔分流术），但真正要在临床广泛开展尚需时日。有一些微小的病变在胎儿期可能自行消失，但需在有相应资质的医疗中心做密切观察，出生后也应做详细的检查。

四、治疗

先天性肺囊肿不能自愈，且易并发感染、张力性囊肿及脓气胸，所以一经发现均应手术治疗，尤其在无急性炎症的情况下，应早期手术。并发肺炎者可先行抗感染治疗，这样可以降低围术期死亡率，并最大限度地保留正常的肺组织。但因为囊肿容易继发感染，药物治疗非但不能根治，相反，由于多次感染后囊壁周围炎症反应，引起胸膜广泛粘连，导致手术较为困难，所以频繁反复发作感染者，应当机立断，不宜追求一定要控制感染后手术，这样反而可能失掉手术治疗的最佳时机。具体的手术方式应根据病变部位、大小、感染情况而定：孤立于胸膜下未感染的囊肿，可做单纯囊肿摘除术；局限于肺缘部分的囊肿，可做肺楔形切除术；囊肿感染而致周围粘连或邻近支气管扩张则做肺叶或全肺切除术。双侧性病变,在有手术适应证的前提下,可先做病变严重的一侧。小儿以尽量保留正常肺组织为原则。大龄或成人患者若术前痰量很多,手术时需做双腔气管插管麻醉,避免痰液倒流至对侧。小儿可采用患侧低位的低俯卧位开胸,进胸后先行结扎病肺支气管。或通过标准的后侧方,保留肌肉的开胸术,或者对于上肺叶的病变,选择腋下入路。手术中仔细操作避免支气管瘘,可以使手术后很快恢复。主要的并发症是晚期漏气,其他的并发症包括反复的感染,开胸术后脊柱侧弯,如果没有完全切除(如节段性切除)会导致复发。对局限性囊肿可行囊肿切除,有时也需行肺楔形切除、肺段切除或肺叶切除。有时为更多地保留正常的肺组织,对大的单一囊肿可先试行囊肿剥离。对多发性囊肿在完全切除有困难时可考虑囊肿内注射硬化剂,以破坏囊肿内壁,减少黏液的分泌。

五、诊治中需注意及思考的问题

(1)临床拟诊本病时,应尽量避免做胸腔穿刺,以免引起胸腔感染或发生张力性气胸。仅在个别病例,表现严重呼吸窘迫综合征、发绀、缺氧严重,又无条件做急诊手术时,才可做囊肿穿刺引流,达到暂时性减压、解除呼吸窘迫症状的目的,作为术前一种临时性紧急措施。一般切除病变囊肿或肺叶,预后良好。

(2)不应为了得到准确的分类诊断,去做过多的检查而耽误手术时间,实际上分类方法及名称的多样及混乱使术前要得到准确的病理分型并不容易,前述的诸多类型常需手术及组织病理学检查的最终证实。

(3)手术不受年龄限制,年龄幼小者,也非手术的绝对禁忌证。尤其在出现缺氧、发绀、呼吸窘迫者,更应及早手术,甚至急诊手术才能挽救生命。如果没有本身的发育不成熟或者肺组织病变,由于手术后代偿性肺组织生长,年幼的儿童可以很好地耐受肺大部切除。

(4)对于需要术前通气支持治疗的(先天性肺叶性气肿)患者,应使用高频振动通气来避免肺的过度膨胀。手术插管时的正压通气会加重气体的残留,需要紧急的减压性开胸术。所以重要的是在麻醉诱导时外科医师必须在场。另外先天性肺叶性气肿的首选治疗是切除病变的肺叶。因为软骨有先天性的发育缺陷,所以不提倡做支气管成形术。

(5)胸腔镜做囊肿切除应选择恰当的病例并做好开胸手术的准备。如病变过于广泛,肺功能严重下降,或合并存在严重心、肝、肾等器质性疾病时,则禁忌手术。小的婴儿,在靠近支气管的部位不推荐使用缝合器,因为缝合器太大,可能导致支气管瘘。

(6)少数产前检查诊断的先天性囊性腺瘤样畸形有在妊娠过程中自行消退的可能,因此,需对此在出生后做密切的动态检查,以便及时处理。

(7)少部分肺隔离症有超过一支的供应血管,在术中结扎血管时应十分仔细谨慎,另外,动脉血供通常由下肺韧带进入,因此,术中应常规结扎下肺韧带。

(8)对于合并感染的肺囊性病变,手术时机的选择有时非常矛盾,感染控制以后择期手术当然更安全,也有利于保留更多的正常肺组织,彻底切除病灶。但先天性肺囊性病变常常反复感染,很难真正得到一个完全控制感染的机会,为了达到这个目的而长时间反复等待,有时反而失掉最佳的手术时机,导致更大的风险和更多的肺组织切除。如何把握时机,需要平衡多种因素,全面综合考虑做出决定,这要求术者有丰富的经验和较强的判断能力。

六、小结及展望

小儿先天性肺囊性病变有很多种类型,可能有共同的胚胎学来源,临床症状类似。虽然许多病种可以在产前诊断,但是在胎儿外科还不能普遍开展的情况下,应密切做好医疗监测,以便及时获得诊治。病变明显者,主要的问题是出生后正常的肺组织已被病变压迫(导致呼吸困难或肺发育不良),肺不能正常地排出分泌物而出现感染,并有恶性变可能,应尽早手术。完全切除病变通常耐受良好,是确切的治疗方法,即使新生儿也一样。产前检查及胎儿外科的不断进步将有可能在不久的将来使疾病诊治得到根本的改善。

(陈志国)

第二节 乳 糜 胸

一、病理生理与临床表现

(一)胸导管的解剖及病理生理特点

胸导管壁的平滑肌组织具有足够的收缩力,可以推动淋巴液以很快的速度(50～100 mL/h)流向与静脉连接处。胸导管可运送肠道消化吸收的 3/4 的脂肪进入循环系统。乳糜液的脂肪含量高达 0.4～4.0 g/dL 不等,蛋白含量也很高,胸导管还可运送白细胞,因此乳糜胸可使淋巴细胞丢失导致免疫紊乱。由于乳糜液含有上述大量淋巴细胞等物质和较高的渗透压,具有一定的抗菌特性,因此乳糜胸很少发生感染。

新生儿发生的乳糜胸多因胸导管先天性异常和产伤所致,而年龄大点的儿童自发性乳糜胸较少,一般是损伤或心胸手术后出现。手术中的损伤多因患者胸导管的解剖变异所致,肿瘤尤其淋巴管瘤和一些恶性肿瘤(如神经母细胞瘤)也可导致胸导管的梗阻,淋巴血管瘤或弥漫性淋巴管瘤可以导致乳糜溢出至胸腹腔,持续剧烈的咳嗽可导致胸导管的破裂,尤其在饱食脂肪餐后更易发生。纵隔炎症,锁骨下静脉、上腔静脉栓塞,中心静脉导管穿刺时的误插误均可导致乳糜胸。实际上解剖结构上典型的胸导管仅存在于 50% 左右的个体,整个导管系统均可存在变异,最常见的变异是源于乳糜池系统,或源于胸部肋间、后纵隔丰富的静脉、淋巴系统,经集合管与主导管自由交通。产前超声检查有时可在出生前发现乳糜胸,胎儿胸腔内乳糜的集聚可继发于胎儿积水,但原发淋巴液集聚可导致纵隔移位和肺发育不良。发生于较小年龄儿童的非特异性乳糜胸与输送乳糜的管道、乳糜池或胸导管本身先天性异常有关,大部分乳糜胸是因为扩张、薄壁的肋间及膈肌纵隔淋巴管胸内泄漏,当淋巴过载时,显著扩张,有时锁骨下淋巴也可破入胸腔。

(二)临床表现

胸导管破裂使乳糜可以很快在胸腔集聚,并产生对胸内其他结构的压迫,导致呼吸困难、呼吸增快、发绀伴心率增快。乳糜胸也可发生于双侧。乳糜胸和较长期的乳糜丢失,可导致营养不良、低蛋白血症、水与电解质不平衡、代谢性酸中毒、免疫功能低下。新生儿呼吸窘迫伴胸腔积液、患侧胸腔积液伴有呼吸变弱、呼吸音消失、纵隔移位,强烈提示乳糜胸。胸部 X 线检查可发现患侧大量胸腔积液、肺受压、纵隔移位。胸腔穿刺抽出草黄色液体,进食后呈乳白色。

乳糜液的成分分析中,一般总脂肪含量超过 400 mg/dL,蛋白超过 5 g/dL;对胎儿或早产新生儿,如果进行全细胞计数和分类,则淋巴细胞超过白细胞的 80%～90% 即可肯定是淋巴液溢出,这是一个有用而简单的试验,分类还可和外周血比较,淋巴细胞至少超过 70%。大部分损伤致乳糜胸发生于手术后,尤其是动脉导管结扎术、主动脉缩窄根治手术等。

二、处理策略

有些自发性乳糜胸仅行胸腔穿刺术即足以使病情缓解,有部分新生儿乳糜胸可以自愈。然而大部分必须做胸腔引流,胸腔可以引流出每天积聚的乳糜液,利于肺的复张,加速愈合,尽管新生儿双侧自发性乳糜胸少见,但如不及早确诊并引流,它可导致呼吸窘迫。如果在术中发生乳糜胸,则一旦发现应及时处理,妥善结扎远、近端的胸导管损伤处。

标准的淋巴管造影或核素淋巴管显像,用 ^{99}Tc 扫描可能有益于寻找到瘘口。偶尔乳糜液可进入心包,导致心脏压塞,心包穿刺可以使病情快速缓解,然后再做心包开窗术。经胸腔引流,加上支持治疗,补充足够的蛋白和脂肪等营养物质,大部分胸导管损伤可成功愈合。但如果引流量持续超过患儿(婴儿和儿童)耐受力,无好转的征象,或持续 2～3 周无减少,则需手术治疗。小量的短链脂肪酸通过门静脉吸收,小肠吸收的脂肪 80%～90% 是以乳糜的形式经胸导管转运。控制喂养的种类和量理论上可限制中链、短链甘油三酯,导致流经胸导管的淋巴液减少,且可增加胸导管瘘的自愈。但资料显示,一切肠道的喂养甚至轻流质,均可大大增加胸导管的流量,因此,通过控制进食的质和量来减少流经胸导管的淋巴液的效果有限。伴有大量乳糜液丢失的患儿,禁止口服,行全胃肠外营养是可行的治疗选择。由于乳糜液成分的特点,做细菌培养很少阳性,因此胸腔引流期间,不必要全程长时间的抗感染处理。保守治疗包括持续胸腔引流乳糜液,同时经胃肠外营养治疗,还可使用生长抑素等药物来促进瘘口的愈合,或经胸腔引流管注入 50% 的高渗葡萄糖水来刺激胸膜,引发瘘口附件胸膜发生粘连,以促进愈合。是否继续保守治疗或改行手术治疗应根据治疗期间的内环境紊乱、日引流量、营养不良或免疫力下降的程度等因素综合考虑。手术前,摄取奶油可帮助鉴别胸导管有无瘘口,当手术中证实出可能区域的时候,可在引流淋巴液的管道病变区上下缝扎。真正完全解剖出胸导管很不容易,当瘘口不能肯定找到,或是有来自纵隔的多处瘘,在主动脉裂孔水平周围组织完全结扎可取得最好的效果。瘘口不清楚的区域,或不能完全解剖出来的淋巴,偶尔可应用胸腔镜而免开胸手术,如果瘘口能看到可以结扎,或可用一些生物蛋白胶进行黏合或封闭。如果瘘口不能发现,可通过胸腔镜在直视下局部用滑石粉或其他硬化剂促进粘连或封闭,但这项技术因其对肺和胸壁生长不利,婴儿不能用。如果有并发心包积(乳糜)液,心包开窗很流行。对没有找到瘘口、非手术治疗无效的患者、先天性胸导管淋巴管异常或心脏术后持续引流的患者,可使用胸腹腔分流术,最常应用的 Denver 双瓣分流系统可使胸腔液回输至腹腔,在腹腔内可以再吸收。

对于保守治疗无效的患者,及时手术治疗是必要的,有时因为担心寻找胸导管瘘口困难而迟迟不能下决心手术,至患者已非常衰竭了再做出手术探查的决定,反而增大手术危险及丧失最佳手术时机。

三、预后与小结

新生儿及创伤(手术后)乳糜胸很大程度上可以经对症支持治疗而愈合,及时的引流和充分的营养支持治疗是成功的关键,但保守治疗失败的经验也不少,需外科医师把握时机做出妥善决定。手术不能完全证实和处理胸导管破口时,可以采用胸腹腔分流术缓解症状。胸腔镜手术创伤小,是寻找瘘口进行结扎的有用选择。

(陈志国)

第三节　急 性 脓 胸

胸膜腔因化脓感染造成积脓称为脓胸。小儿急性脓胸多继发于肺部感染和败血症,多发生于2岁以下小儿。最常见的病原菌为金黄色葡萄球菌、肺炎链球菌、链球菌等;急性脓胸多为单侧,偶有双侧发病。本病以发热、咳嗽、气急、胸痛、全身中毒症状、患侧呼吸音减弱及患侧叩诊浊音或实音为临床特点;经实验室、X线、超声检查为重要诊断依据,胸腔穿刺抽出脓液可明确诊断。

急性脓胸的治疗原则:在最短的时间内有效地控制原发感染,迅速排除胸腔积脓,消除脓腔促使肺复张。手术治疗方法从最简单的胸腔穿刺排脓到开胸手术。

一、胸腔穿刺排脓

(一)手术适应证

(1)病程短,症状轻,脓液稀薄,中、少量积液者。

(2)病程较长,但已形成局限性包裹者。

(二)术前准备

(1)全身抗感染、对症、支持治疗。

(2)超声确定脓腔的最低位、胸壁厚度、胸壁与肺脏的间距。

(三)操作步骤

(1)选择腋后线区域,根据超声探查脓腔最低的位置和胸壁厚度而确定进针位置和深度。

(2)包裹性积液可选择包裹中点进针。

(3)脓液浓稠可注生理盐水,边稀释边抽脓。

(4)在每次胸腔穿刺排脓拔针前,选择广谱有效抗生素注入。

(四)术中难点及对策

1.尽快促使肺复张

每次胸腔穿刺尽量将脓液抽尽,每日或隔日1次。如中等量积液连续3次胸腔穿刺不见明显减少者,要改用闭式引流术,尽快排尽脓液,使肺复张,避免转为慢性。

2.防止胸腔穿刺时损伤肋间血管

根据胸腔穿刺部位和肋间血管走行选择进针点。如腋前线以后的部位要在肋骨上缘进针,前胸壁要在两肋间进针。

3.防止损伤肺组织

根据超声探查胸腔穿刺部位胸壁的厚度及胸壁与肺脏之间距离,以确定进针深度。尤其哭闹的患儿,进针后要注意固定。

二、闭式引流术

（一）手术适应证

（1）急性脓胸经胸腔穿刺 3～4 次脓液无明显减少者。

（2）大量积液（脓）并有呼吸困难、纵隔移位、中毒症状明显者。

（3）有支气管胸膜瘘或脓液较稠不易胸腔穿刺排脓者。

（4）包裹性脓胸因体质较差，暂不能耐受开胸手术者。

（二）术前准备

同胸腔穿刺排脓。

（三）操作步骤

（1）经腋中线或腋后线第 7 或第 8 肋间，包裹性脓胸取包裹的中点入胸，置闭式引流管。

（2）于拟切开位置浸润麻醉后试穿，确定胸壁厚度及脓液性质。

（3）皮肤切开 1.0～1.5 cm，钝性分离皮下组织及肌组织至肋间，用止血钳或套管钝性戳穿肋间肌，将引流管送入胸腔，皮肤缝合 1～2 针并固定引流管；引流管接水，封瓶。

（四）术中难点及对策

1.防止误伤其他脏器

用器械入胸腔送引流前，要核实脓腔与其他脏器的界线，尤其右侧，注意与肝脏的界线，防止肝脏及膈下脏器的损伤。

2.多房包裹的处理

脓胸形成多房包裹的早期，可选最大的囊腔置引流管，引流管固定后，用大注射器加压灌注温盐水，利用推注压力有时可将分隔打开。有支气管胸膜瘘者禁用此法。

（五）术后并发症

1.术后出血

闭式引流术、胸腔镜手术、纤维板剥脱术后均可出现程度不同的渗血和出血。少量出血采用止血、凝血药物及输新鲜全血等均可达到止血效果。如果活动性出血经几次足量的止血、凝血药物联合应用仍无效时，需电视胸腔镜止血或开胸止血。

2.胸腔感染再形成脓胸

术后除选择有效抗生素和支持治疗外，要保证引流管通畅，持续低负压吸引；鼓励患儿咳嗽、吹气球，促进肺复张，消灭无效腔。

三、电视胸腔镜手术

（一）手术适应证

（1）急性脓胸合并有支气管胸膜瘘者。

（2）急性脓胸已形成局限性或多房包裹者。

（3）创伤性或自发性血胸感染引起的脓胸。

（二）术前准备

（1）抗感染、对症、全身支持治疗。

（2）心电图、超声、CT、肝功能、肾功能、出凝血功能等检查。

（三）操作步骤

（1）单腔或双腔插管全身麻醉。

（2）选择腋前线第 4 肋、腋中线第 6～7 肋间做切口，置套管进行手术操作。

（3）吸净脓液，分离纤维间隔，清除坏死组织；如有支气管胸膜瘘，应予以缝合修补。

（4）温生理盐水冲洗后低位安置闭式引流管。

（四）术中难点及对策

（1）根据自己的操作熟练程度、患儿病程时间及病变部位而选择进镜的部位及开孔的个数。要因人而异选择双孔、三孔或单孔加小切口进行手术操作。

（2）电视胸腔镜技术虽然代替了开胸廓清术，但目前对纤维板剥脱术还难以胜任。

（五）术后并发症的处理

见闭式引流术相关内容。

（陈志国）

第四节　慢 性 脓 胸

小儿脓胸病情变化快，不同分期的病理变化相互交织和延续，不易截然划分清楚。一般认为，由于急性脓胸未能及时引流或引流不畅等原因，病程持续 6 周以上就称为慢性脓胸。

慢性脓胸的病理变化多样，形成的临床表现也不尽相同，因此应根据不同的病理变化，采取不同的手术方法。如局限性包裹，仍可采取胸腔穿刺排脓或闭式引流术；如多房性包裹或合并支气管胸膜瘘者，可采用胸腔镜手术。本节以开胸廓清术及胸膜纤维板剥脱术为例介绍。

一、手术适应证

（1）病程 6 周以上，纤维板已形成，用胸腔镜剥离难以完成者。

（2）有叶间包裹的多房性包裹性脓胸，经非开胸手术治疗未见好转者。

（3）有肺坏疽并有支气管胸膜瘘行闭式引流治疗效果不明显者。

（4）脓胸合并有肋骨骨髓炎者。

二、术前准备

（1）抗感染对症治疗，间断输血、血浆以支持治疗。

（2）术前的常规理化检查。

三、操作步骤

（1）气管插管，全身麻醉。

（2）根据病变部位及范围选择腋下直切口（小切口）或后外切口。

（3）入胸后吸清胸膜腔内的脓液，清除沉积肺表面的脓苔和脓腔分隔膜及肺表面的纤维膜。

（4）有支气管胸膜瘘者，清除瘘口周围失活坏疽组织，行双荷包或带垫片缝合关闭瘘口。

（5）纤维板形成致肺复张困难者，行脏层纤维板剥脱，不强求彻底剥脱，肺能复张即可。

（6）壁层胸膜纤维板不做剥离,刮除脓苔后用碘伏或红汞涂之。

（7）温盐水彻底冲洗胸腔及切口,腋后线胸腔低位安置闭式引流管,关胸。

四、术中难点及对策

（1）减少肺脏损伤:剥脱脏层胸膜纤维板时,首先在容易分清的部位切一小口,用刀柄或小纱布球向四周做钝性分离。切开白色纤维板,露出褐色脏层胸膜为正确的分离面。如遇到粘连重、不易分离的部分,可绕过,将其孤立留置于肺表面,或用尖刀划成小方块状,使肺能复张为目的,不要强求剥离彻底。

（2）控制术后再感染:术后再感染有多种因素。预防的措施除壁层纤维板消毒处理、胸膜腔清洗之外,胸腔用 0.2％甲硝唑液浸泡 10 分钟,庆大霉素浸润封闭切口肌层也有一定帮助。

（3）壁层纤维板如需剥离时,要注意分离胸膜顶及膈面,勿伤锁骨下血管和膈肌。分离纵隔面时注意左侧的无名静脉、右侧的奇静脉和下腔静脉。

五、术后并发症的处理

见急性脓胸相关内容。

（陈志国）

第五节　膈　疝

膈疝主要是先天性横膈发育缺陷,部分或大部腹内脏器进入胸腔。缺损可见于横膈后外侧（Bochdalek 疝）、膈食管裂孔（食管裂孔疝）、毗邻食管裂孔（食管旁疝）或胸骨后（Morgagni 疝）。

一、后外侧疝

先天性膈疝(CDH)已成为后外侧膈疝公认的同义词。其发病占出生活产婴儿的 1：（2 000～5 000）。Cynthia D 报道美国每年约有 1 100 婴儿患此病。左侧者占 70％～85％,右侧占 15％左右,双侧不足占 5％。女性多于男性。文献有少数双胞胎、同胞和家族发病的报道。其症状严重程度、发生时间、预后与缺损部位、疝入腹内脏器的多少,及并存畸形等密切相关。现认为肠旋转不良和不同程度的肺发育不良属本病重要组成部分,真正的并发症占 20％～30％,主要有神经管发育畸形,心血管畸形,食管闭锁,脐膨出,21 染色体畸形与致死性 13、18 染色体综合征及 12p 四倍嵌合体综合征等,染色体畸形可经羊水穿刺和新生儿骨髓穿刺诊断。

胚胎第 4 周,由前中央腱,胸、腹膜背侧和侧方部分,食管系膜的背侧脚,肋间肌的横膈肌四部分组成横膈,使胸、腹腔部分分隔,仅留胸腹管。第 8 周胸腹膜和膈肌的发育逐步完善,胸腹管关闭,右侧闭合先于左侧,故左侧发病较右侧多。腰部和肋间肌连接处,最后融合的三角形薄弱处是内脏疝入胸腔的主要部位。

孕期羊水过多者,产前超声学诊断的准确率可达 80％。绝大多数新生儿生后有呼吸窘迫,青紫;婴幼儿有反复呼吸道感染和消化道梗阻所致的呕吐;少数因疝入肠管扭转、绞窄突发呼吸困难和心搏骤停。检查见患侧胸廓和肋间隙饱满,呼吸音减低,闻及肠蠕动音,叩诊呈鼓音,心尖冲动向健侧移位;重者腹部呈舟状。立位 X 线、胸腹部平片显示患侧横膈影消失或上移;胸部有胃泡或肠襻充气影,气管向健侧移位;左上腹胃液平面影消失或缩小;侧位见肠管从横膈后方进入胸腔。钡餐检查胸腔见钡剂,为防止呕吐误吸,增加肠管复位困难和对呼吸、循环系统的影响,诊断明确者最好不做此检查。胸部超声影像,CT 或 MRI 检查可见疝入的胃、肠、或肝脏影,应同时排除心、肾或脑部并存畸形。

胎儿肺发育在横膈形成前,近十余年来已成功做成 CDH 及多种并存畸形的动物模型。本病在孕期 20 周左右,孕妇羊水过多,产前超声或 MRI 检查发现:胎儿肝脏早期疝入(liver-up);右肺直径与头周径比例(LHR)<1.0(<0.6 者几无存活);有合并畸形者预后不良。特别具备前两项应考虑产前干预治疗。MRI 可以三维重建胎儿肺锥形。超声检查见"liver-up",或肺组织发育不良,于孕期 24～26 周,经胎儿镜气管堵塞早期干预,已代替开放性宫内气管堵塞促进肺发育的措施。

有学者从动物实验发现肺组织发育较横膈形成早,认为 CDH 肺发育缺陷除机械压迫,内源性发育缺陷也属于重要原因。哺乳类动物肺组织发育需要纤维母细胞生长因子(fibroblast factor,FGF)、受体 FGFRs 与肝素硫化钙蛋白多糖(heparan sulphate, HS)的相互作用。FGF/FGFR/HS网,或其下单位靶细胞发育紊乱影响支气管的分级发育和通气功能。实验结果显示,维生素 A 对 CDH 围生期肺发育不良有修复和促进成熟的作用。斯堪的纳维亚学者统计一组 CDH 婴儿的 WT-1 基因(Wilms'tumor-1 基因)有突变现象。有关于 CDH 早产儿或产前每周用强化激素治疗可以改善肺功能的报道,但疗效不确切,并可能促使胎儿脑重及体重过度增加。

近 10 年对 CDH 围生期处理取得重大进展,如选择合适的生产方式及时间;接近预产期时分娩,使胎儿肺组织得以充分发育;由产科,新生儿内、外科和麻醉科医师组成产前抢救组;吸入氧化亚氮(iNO)和高频通气(HFOV);表面活性物质和体外循环膜式氧合器(ECMO)应用等。年长儿和成人已成功地在腹腔镜下进行膈疝修补,NP Smith 认为对高危的新生儿或早产儿仍应慎重。以腹内脏器还纳、横膈缺损修补术为例进行介绍。

(一)手术适应证

本病确诊后应手术治疗。早产儿或新生儿需经 24～72 小时救治和监护,延迟手术至在生命体征基本平稳时进行,可改善本病的预后。

(二)操作步骤

1.左后外侧疝

(1)术前准备:患侧卧位,持续胃管减压;呼吸窘迫重者应气管插管机械通气,忌面罩加压给氧。呼吸机的气道压不宜过高;适当补液,应用碳酸氢钠,血管活性药物多巴胺等;监测血气变化,有学者主张维持血气 pH≥7.5(允许性高碳酸血症),可减少 ECMO 的应用。

(2)体位和切口:仰卧位。左上腹横切口或肋缘下斜切口。

(3)拉钩向上牵引横膈缺损前缘,将肠管、胃或脾轻柔缓慢向下复位。暴力迅速整复可使纵隔摆动和肠管浆膜及脾脏血管损伤。

(4)检查肺组织发育和随呼吸舒、缩功能,有无隔离肺。切除疝囊并修补。

(5)将缺损前缘覆盖后缘,用 7 号不吸收线,褥式和间断双重缝合修补。结扎最后一针前,控制呼吸,膨胀肺部,由预置的内径 0.2～0.3 cm 硅胶管排出胸腔内气体。肺组织通气功能明显不良者,可考虑置胸腔引流管 48～72 小时,以利复张,但不用负压吸引。

(6)检查肠管排除合并畸形。

(7)按顺序还纳腹内脏。

2.右后外侧疝

(1)右上腹横切口,或右胸第6肋间前外侧切口。根据切口选择,采用仰卧或右侧抬高45°卧位。

(2)腹内脏器还纳,横膈褥式折叠缝合。

(3)经胸入路,置胸腔引流管。

3.双侧膈疝

经上腹横切口。手术操作同前。

(三)术中难点及对策

(1)内脏大部疝入胸腔,疝环过紧复位困难 先缓慢将结肠或小肠复位,使疝环松解,有利于嵌入、肿胀的肝或脾脏还纳。

(2)膈裂孔后缘组织发育不良,或缺损后缘已达侧胸壁,难以缝合。①横膈缺损前缘组织常厚而松弛,将其与后胸壁或后腹壁间断、绕肋缝合。②左侧背阔肌或腹直肌肌瓣翻转,与缺损前缘间断缝合。③Gortex合成材料行缺损补片缝合。

(3)腹内脏器还纳后,新生儿腹部膨胀影响呼吸和循环。在肌松剂和胃管抽吸配合下,还纳内脏一般无困难。早产儿、新生儿强行复位,腹部高度膨隆影响呼吸或致伤口裂开时,可采用单纯缝合皮肤,形成暂时性腹壁切口疝;医用硅胶膜或Teflon膜覆盖缝合,2~3个月后延期修补。

(四)术后并发症的处理

1.胃食管反流

发生率为0.6%~1%。Slim MS对一组病例做2个月~14年的随访观察,提出术后轻重不等反流发生率几乎达100%。术中常规检查食管胃连接位置,必要时用4-0不吸收线将大弯侧胃底与横膈间断缝合3~5针,重建His锐角。轻度反流经体位和饮食治疗可缓解。

2.术后肠梗阻

原因有肠粘连、肠管复位时扭转、肠旋转不良或十二指肠前粘连带遗漏未处理。术中动作轻柔,依序复位肠管;胃管少量注入气体,排除幽门前瓣膜和观察十二指肠通过的情况。目前对是否同时做Ladd手术,意见不一。有学者对结肠全部疝入的病例做阑尾内翻、套叠切除术,并将结肠置于左下腹;术后24小时,由胃管注入理气、活血中药,促进肠蠕动恢复,减少粘连形成。

3.术后食管狭窄

患儿进食后频繁呕吐,原因为食管黏膜水肿,横膈折叠内缘缝合过紧。可先行禁食,胃管减压,静脉高营养。必要时用12.5%碘造影,了解狭窄情况。症状无缓解者需再手术。曾有报道1例左后外侧疝年仅3个月的婴儿,术中发现小肠和部分结肠疝入胸腔。修补术后频繁呕吐,不能进食,多种非手术措施处理无效。12天后再次探查发现横膈于食管胃连接处缝合太紧,虽经松解,终因全身衰竭死亡。

4.术后气胸

横膈修补结扎前除需排气外,呼吸机辅助时,谨防气道压过高和潮气量过大致肺气压伤。目前主张机械辅助用HFOV模式,必要时放置胸腔体位引流,不得用低负压吸引。

5.疝囊囊肿

因胸、腹膜形成的菲薄疝囊遗漏未处理,术中仔细检查,将疝囊沿缺损缘逐一提起切除缝合。

6.术后乳糜胸或乳糜腹

乳糜管经腹膜后主动脉裂孔、食管与主动脉间,沿脊柱前进入胸部,游离或缝合时误伤。曾有报道 1 例年龄 8 个月左后外侧疝患儿,术后 3 天进食后腹胀,超声检查有积液,腹腔穿刺抽出乳糜液。经静脉高营养,抗生素等治疗自愈。无效者需手术修补。

7.肝静脉损伤

右肝静脉的肝外部分短,于肝后方直接进入下腔静脉。右后外侧疝分离缺损内缘误伤,导致大出血和空气栓塞。必要时延长切口,于下腔静脉内侧,沿右肝静脉切开肝脏分离血管,于肝内结扎。

8.肾上腺损伤

新生儿期膈缺损大,肾上腺小,易误伤,是术后死亡的重要原因。缺损后缘缝合达肾脏附近,进针不宜过深或缝合组织过多。

9.膈疝复发

见于缺损大、膈肌发育不良用合成材料替代修补者。因合成物不能随机体生长或增厚,致复发。此类病例需长期跟踪随访。文献报道复发可用背阔肌肌瓣翻转修补。

二、食管裂孔疝

食管裂孔疝分 3 型。Ⅰ型为滑动疝;Ⅱ型食管旁疝;Ⅲ型混合疝。Ⅰ型患儿因胃食管反流致呕吐和反复呼吸道感染;Ⅱ、Ⅲ型有胃肠疝入梗阻、便血、贫血和呼吸道感染的表现。Ⅰ型的手术治疗,根据反流性食管炎和食管狭窄的严重程度而定;Ⅱ型及Ⅲ型病例胃随时会发生扭转、嵌顿和穿孔,确诊后应即时手术。有报道某医院曾收治 2 例,1 例因大量吐血和黑便内科治疗无效,探查发现胃绞窄坏死,行胃大部切除术治愈;另 1 例确诊病例,手术前日突然呼吸心搏骤停,经气管插管机械呼吸等抢救,复苏后立即手术,术中发现胃嵌顿穿孔和胸膜炎,行胃修补术痊愈出院。Ⅰ型的诊断主要根据上消化道钡餐,食管镜检查,食管测压和 24 小时 pH 测定。Ⅱ、Ⅲ型者钡餐显示食管胃连接固定于第 10 胸椎平面,不随体位而上下移动,此点可与Ⅰ型鉴别,且排除短食管。

手术方法主要有 Nissen 360°胃底折叠术、Toupet 180°胃底折叠术、Thal-Ash craft 和 Boix-Ochoa 270°胃底前折叠术。视病情同时可做幽门成形术。

（一）手术适应证

（1）经饮食、体位和药物治疗,6～8 周后症状无改善。24 小时食管下段 pH 监测,酸性反流持续 5 分钟以上。

（2）患儿体重持续下降,生长发育受到影响。反复便血致严重贫血。

（3）反复呼吸道感染,气道梗阻,哮喘和慢性肺部炎症;食管镜检查有重度食管炎,溃疡或狭窄。

（4）Ⅱ型、Ⅲ型疝应及时手术。

（二）操作步骤

1.Nissen 胃底折叠术

（1）术前留置较粗胃管,最好为 F 18～20 号,以避免缝合过紧。

（2）经左上腹横切口或肋缘下斜切口。

（3）切开左肝三角韧带游离肝左叶,显露食管裂孔。

（4）将疝入胸腔的胃或部分肠管复位，疝囊切除缝合。

（5）以索带提起食管，向上分离显露膈食管裂孔，按年龄游离腹内食管段，并与膈食管裂孔间断缝合。

（6）4-0 不吸收线于食管右后方间断缝合 2～3 针，缩小右膈脚。针孔处加 Teflon 小垫片以防撕裂，松紧最好以通过术者示指为度（图 5-1）。

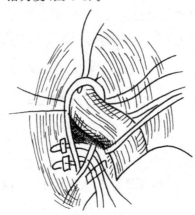

图 5-1　索带提起食管，向上分离显露膈食管裂孔。食管与膈食管裂孔间断
缝合。缩小右膈肌脚，针孔处加 Teflon 小垫片

（7）胃底大弯侧浆肌层与腹内食管段左侧，用 4-0 不吸收线间断缝合 3～4 针，第一针起于食管胃连接处，以防止包绕滑脱。

（8）将胃底逆时针向从食管左后向右前 360°包绕腹内食管段和食管胃连接。先后穿过食管左侧胃壁浆肌层、食管纵肌层与食管右侧的胃壁浆肌层，4-0 丝线间断缝合 4～5 针。包绕长度：幼婴为 1～2 cm，儿童为 1～2 cm。超过 3 cm，术后可能导致吞咽困难（图 5-2）。

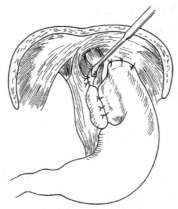

图 5-2　胃底逆时针向从食管左后向右前 360°包绕腹内食管段和食管胃连接。
折叠胃壁与横膈缘间断缝合 3～4 针固定

（9）将折叠胃壁与横膈间断缝合 3～4 针固定。

（10）有幽门梗阻或迷走神经损伤者，必要时行幽门成形术或幽门环肌切开术。

2.Toupet 180°胃底折叠术式

腹内食管段和胃壁游离、缩小膈食管裂孔和重建 His 角同 Nissen 术式。不同点：胃底转向食管后方仅 180°包绕腹内食管段和食管胃连接折叠缝合。

3.Thal-Ashcraft 和 Boix-Ochoa 胃底 210°～270°向前折叠缝合术

（1）腹内食管段和胃壁游离，膈食管裂孔缩小和重建 His 角同 Nissen 胃底折叠术。

（2）从食管胃连接处开始，将胃底与食管胃连接、腹内食管段左侧缘和横膈间断缝合，继续转向食管右下和小弯侧食管胃连接缝合。使胃底呈瓣状覆盖于腹内食管的前壁，依不同年龄长为 2～4 cm（图 5-3、图 5-4）。

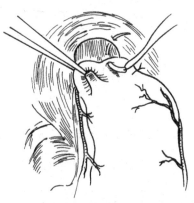

图 5-3 胃底与食管胃连接、腹内食管段左侧缘和横膈缘间断缝合，
转向食管右下和小弯侧食管胃连接缝合

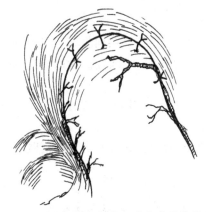

图 5-4 胃底呈瓣状覆盖于腹内食管的前壁

4.Boix-Ochoa 术式

（1）在胃短动脉最上分支平面，将胃底拉向上、右方，与膈食管裂孔边缘间断缝合，重建 His 锐角。

（2）胃底与腹内食管前壁间断加强缝合，形成折叠。

（3）胃底折叠与横膈间断悬吊缝合 3～4 针，使其张开如伞状，重建关闭压，胃充盈压迫食管下段，以防反流（图 5-5）。

（三）术中难点及对策

（1）因肝、脾向腹中部生长，需先切断左肝三角韧带，将肝左叶拉向右下方，脾脏向左侧牵引，显露膈食管裂孔，便于胃肠复位和修补。

（2）腹内食管段右侧包于小网膜内，其前方及左侧被覆腹膜，于膈食管裂孔处折返形成横膈下腹膜，后方腹膜反折是后腹膜。幼婴腹内食管长约 0.5 cm，折叠长度应为 2～4 cm。先分离食管右、左侧和后壁,以索带将其上、下牵引,显露膈食管裂孔边缘,使食管有足够长度和后方间隙,便于胃底包绕缝合。

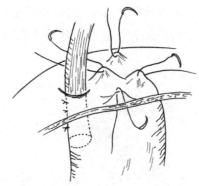

图 5-5　折叠与横膈间断悬吊缝合 3～4 针,使其张开如伞状

(3)小婴儿的右膈肌角薄,解剖常不清晰,可将食管拉向左上方,充分显露下做缩小缝合,否则易复发。

(4)食管旁疝和混合疝:疝囊薄,位于小网膜内,内脏复位后,应同时提出疝囊切除缝合,否则囊膜回缩,处理不彻底而复发。

(四)术后并发症的处理

1.食管损伤

食管外壁仅具有一层疏松结缔组织,黏膜层向胃移行处与肌层依附紧,缝合时易穿透损伤。术中发现应及时修补。患儿手术后如有高热、腹痛或腹胀,应排除食管瘘或膈下脓肿。

2.腹主动脉损伤

缝合膈食管裂孔损伤腹(胸)主动脉致出血,忌盲目钳夹,宜直视下加压或缝合。

3.迷走神经损伤

小儿迷走神经和分支纤细,有学者主张将神经与食管同时用索带提起。如术中误伤,应做幽门成形术。

4.气胸

右侧胸膜紧邻右膈肌脚,分离和缝合过深,易穿透胸膜。术中发现应及时排气,修补。裂口较大或术后患儿有呼吸困难,胸部拍片有气胸和肺组织压缩,应即时置胸管引流。

5.腹胀综合征

Nissen 折叠术后患儿不能呕吐和呃逆,有胃排空延迟和腹胀的情况。术后持续胃管减压,妥善固定胃管,不慎脱出难再放置。有学者主张必要时做胃造瘘,以防胃膨胀致折叠滑脱,且可供给营养。

6.术后吞咽困难

此症状由折叠段过长或右膈肌角缝合过紧所致。麻醉下,行食管球囊扩张术可松解。曾有报道食管裂孔疝在外院手术后狭窄 1 例,经扩张两次治愈。目前,国外文献报道也主张将球囊扩张术作为狭窄的首选治疗,因再次手术(特别是 Nissen 术)后粘连紧,操作困难。也有报道用微创手术经胸部行再折叠者。

7.疝复发和折叠滑脱的原因

(1)Ⅱ型和Ⅲ型:疝囊未处理或残留,腹内食管段游离长度不够或缝合太浅,随食管纵肌收缩,折叠滑脱。预防:①Ⅱ型患者复位后,立即将网膜囊内的疝囊外翻切除缝合,以免菲薄疝囊回缩,难于处理;②Ⅲ型患者,将腹内食管段左侧与食管胃连接,先间断缝合 3～4 针;③折叠应穿过胃底、食管壁和膈食管裂孔,边缘固定。

(2)膈肌脚缝线裂开或缝合错误:术后折叠段部分或全部疝入膈上,裂口小者胃呈沙漏状,有反流、呕吐或溃疡形成。症状重者应再次手术。曾有报道 2 例术后半个月钡餐检查折叠位置正常,1 年后再次钡餐复查见部分折叠在横膈上,因患儿无呕吐,生长发育好,家属不同意再手术,后失访。有报道可经腹腔镜再次手术。

8.术后肠套叠

该症状由腹膜后游离对自主神经骚扰、肠蠕动功能紊乱引起。常为小肠套叠,无典型便血症状。在术后 2 周左右发生,亦有报道长达 2 年者。术后患儿腹痛剧烈、全腹胀,胃管抽出内容呈黄色,立位胸腹部 X 线拍片有多个液平面。非手术治疗无效时,应及时手术探查。曾有报道 1 例年龄 2 岁的食管裂孔旁疝患儿,术后 3 天起烦躁不安、便秘、频繁呕吐黄色大便状物。X 线腹部平片见阶梯状气、液面,非手术处理无效。1 周后探查发现为高位回-回肠套叠,手术复位痊愈。

三、胸骨后疝

原因是横膈前中央部与前胸壁交界处的肌层薄弱。疝囊与腹腔或心包腔相连。本病发病率在 2% 以下,右侧较左侧多,少数为双侧,且中央相通。儿童和成人多见。胸部 X 线检查偶然发现心旁肿物影,或液平面。少数病例有反复上呼吸道感染,甚至有胃扭转报道。疝入内脏依序为结肠、肝脏、小肠、网膜和胃。胸部 X 线平片、钡剂灌肠或钡餐、CT 可以明确诊断。手术治疗以胸骨后疝修补术为例进行介绍。

(一)手术适应证

本病确诊后应手术治疗。

(二)操作步骤

(1)上腹部横切口。

(2)还纳腹内脏,检查有无肠旋转不良或其他畸形。

(3)疝囊切除缝合后,横膈于肋缘处与腹直肌后鞘,以 7～10 号丝线间断缝合。

(4)曾经,新西兰 Azzie G 报道 4 例腹腔镜下行胸骨后疝修补术,应用不吸收合成线,经腹壁全层、膈缺损后缘,再穿出腹壁于皮下结扎。术后恢复好,仅 1 例有镜孔疝形成。

(三)术中难点及对策

(1)肝脏影响操作时,可以切开左肝三角韧带,肝左叶拉向右下方,便于切除疝囊和修补。

(2)膈肌缺损后缘与胸膜和心包紧密相连,缝合深浅应恰当,过深会损伤胸膜和心包,太浅易脱漏复发。

(四)术后并发症的处理

1.心包积气(积血)、心脏压塞

这是危及生命的严重并发症,患儿术后有烦躁、肤色苍白,四肢湿凉;心率快、心音低钝;肝大;脉压增大等表现,应做心电图,胸部 X 线片或超声心动图检查,紧急手术止血和引流。

2.肠梗阻

肠梗阻少见,乃肠粘连或并存肠旋转不良,其他畸形未发现。非手术治疗无效,应再次剖腹探查。

3.复发

膈肌缺损修补脱漏或疝囊处理不全,需再次手术。

(陈志国)

第六节 膈 膨 升

膈膨升分为先天性或损伤性。先天性者病因不明,横膈肌层部分或全部发育不良,有的形同疝囊,与先天性膈疝难以鉴别。后天性多为产伤膈神经麻痹或心、胸手术时损伤。右侧发生多。患儿可无症状,或有活动后加重的喘息,反复呼吸道感染史。胸部X线片显示横膈影薄、上移;透视下可见反常呼吸;CT和MR可确诊。本节以膈肌折叠术为例进行介绍。

一、手术适应证

(1)横膈上移1~2肋且无症状,不需手术。

(2)有反复呼吸道感染或消化道症状;胸部X线片显示横膈移位达第3~4前肋平面,透视下有明显反常呼吸者行横膈折叠术。

二、操作步骤

(一)切口和体位

胸部第6或第7肋间、前外侧切口,或上腹部横切口。前者便于折叠横膈。如患儿消化道症状重考虑合并胃肠道畸形时,应经腹部切口。双侧者,病情允许可经上腹部切口一次修补。经胸入路取健侧卧位;腹部切口行患侧30°~45°抬高卧位,以备必要时做联合切口;双侧者仰卧位。

(二)胸部径路

(1)常规检查肺组织发育或有无其他畸形。

(2)组织钳逐步提起横膈,于其双层的最低处用1/2弯针与10号不吸收线,平行膈神经分支做重叠、褥式缝合。为加强横膈紧张度,于其下方做第二列缝合。折叠缘从前向后与横膈穹隆间断缝合固定。

(3)置胸腔引流管。

(三)左腹部径路

(1)检查胃食管连接位置,排除肠管其他畸形。

(2)尽可能向腹部牵引横膈,以不吸收10号线双层间断、褥式重叠缝合。折叠游离缘与横膈腰背部间断缝合。

三、术中难点及对策

目前主张横膈折叠缝合需保持其紧张度。胸部切口上提横膈,需反复检查有无网膜或部分肠管夹入其间。

四、术后并发症的处理

(一)肝脏或心包、胸主动脉损伤出血

经胸做膈肌折叠,在保持膈肌紧张度情况下,进针不得太深,注意膈下的肝脏、内侧心包和胸主动脉。术中发现误伤应加压止血或修补;肝脏损伤必要时切开横膈修补。

(二)食管狭窄

由经腹部横膈折叠缝合时,近腹内食管段缝合太紧所致。必要时做食管球囊扩张术。

(三)肾上腺损伤

见相关章节内容。

(陈志国)

第七节　纵　隔　感　染

纵隔感染是一种严重且有潜在生命危险的胸科并发症。引起急性纵隔炎的病因包括心脏、大血管手术,食管吻合口渗漏,食管穿孔,气管、支气管破裂,纵隔异物、穿透伤,或源于肺实质、颈部、胸膜等感染。胸骨正中切口心脏手术虽是无菌手术,但在围术期易受各种因素影响,如反复呼吸道感染和营养不良,体外循环干扰免疫系统功能,使机体对感染的致敏性增加,术后低心排血量综合征、低氧、交叉感染等并发症,使感染概率明显升高。

一、发病率与病因

有文献报道,体外循环心脏手术术后纵隔感染发生率为0.4%～5%,婴幼儿先天性心脏病手术后纵隔感染发生率较低,某医院儿童医学中心统计了1 400例体外循环患者,术后伤口浅表感染、胸骨裂开、纵隔感染共6例,发病率为0.4%。

心脏术后发生纵隔感染的危险因素有手术期间污染,但术后胸骨后积血是诱发感染的主要因素。Grossi等总结的77例胸骨后感染病例中,35.1%因出血多而诱发感染,其次短时间内再次进胸止血或手术,胸骨切口锯偏、胸骨骨折、胸骨固定不牢,长时间体外循环,长期应用呼吸机,术后低心排血量、低氧血症,早期气管切开,病原菌通过气管前间隙而引发纵隔感染。

纵隔感染的细菌多为医院内存在的特殊菌株,常见革兰氏阳性菌,以金黄色葡萄球菌为主,近年由于抗生素广泛应用,革兰氏阴性菌及条件致病菌,如假单胞菌、肺炎克雷伯杆菌及各类肠杆菌感染增多,这类细菌耐药性强,常呈暴发趋势。

二、临床诊断

术后纵隔感染通常发生于术后1～3周,临床表现可明显亦可隐匿,但几乎所有患儿伴有同程度发热和血白细胞增高等中毒症状,伤口红肿并有压痛,出现胸骨不稳定和骨摩擦音,发生胸骨裂开。胸骨裂开后,切口有气泡和脓性或血性液体随呼吸动作而溢出。正位胸片可见纵隔增宽,边缘毛糙,胸骨正中出现裂隙,固定钢丝环移位或松动断开;侧位可确定气腔液面、异常软组织影及纵隔气体。胸部CT检查有一定诊断价值,并能发现相邻的感染,例如脓胸、膈下脓肿等。

食管水溶性造影剂检查和食管镜检对评价潜在食管穿孔、破裂很重要,同样,支气管镜检对潜在气管破裂也有诊断价值。

三、治疗

纵隔感染的治疗需要及时清创并配合有效抗生素,同时纠正诱发因素和积极支持疗法。

（一）封闭式持续灌洗法

将胸骨切口重新打开,彻底清除皮下、胸骨、纵隔、心脏及大血管表面的脓性分泌物,如心脏表面已固定,心包腔已封闭则不宜分离,以免感染扩散。冲洗伤口后注入敏感抗生素稀释液,胸骨上凹处置直径 2～3 cm 的硅胶滴注管,胸骨后引流管自剑突下引出,用钢丝或涤纶线重新固定胸骨,皮肤和皮下组织一期缝合。术后用抗生素液自滴注管持续灌注,剑突下引流管则持续低负压吸引。

Thurer 等推荐使用稀释的吡咯烷酮碘液做灌洗剂,认为对细菌、真菌均有效。上海第二医科大学附属上海儿童医学中心采用生理盐水庆大霉素稀释液灌洗(1 000 mL 生理盐水中置庆大霉素 8 万单位),灌洗量每天 80～100 mL/kg,注意出入量的平衡,灌洗时间为 7～10 天。本法适用于早期感染者,成功率为 78.4%～90%。有学者曾经治疗 11 例纵隔感染患儿,8 例经清创后采用灌洗法,用抗生素液冲洗,3 例仅置纵隔引流,一期关胸缝合。术后 10 例患儿治愈,平均时间 18 天。

（二）封闭式填塞法和开放引流法

对严重纵隔感染者于胸骨及纵隔彻底清创后,将大网膜或邻近带蒂肌肉组织(胸大肌、腹直肌等)移植至前纵隔,一期缝合。大网膜血运丰富,具有抗感染和促进新生血管生长的作用,还可以减轻淋巴液肿胀,提供成纤维细胞及关胸时覆盖所需的软组织。但此法在儿童中应用较少。对晚期或经其他治疗失败的病例可采用开放引流法,用过氧化氢、呋喃西林液浸泡过的敷料覆盖创面,每 4 小时一次更换敷料,待创面干净、肉芽组织新鲜,可再次一期关胸。此法对呼吸功能影响较大,需呼吸机支持呼吸。

四、纵隔感染的预防

针对病因:①严密手术室的消毒隔离制度;②手术操作规范,缩短手术时间,止血彻底;③胸骨固定牢固;④术后经常挤压引流管保持通畅,定时改变患儿体位以利引流;⑤术前后常规应用抗生素,寻找敏感药物;⑥对重危病例加强全身支持疗法;⑦防止呼吸道感染。

术后纵隔感染的预后取决于致病菌的毒力,早期诊断和及时清创治疗,选择敏感抗生素,加强全身支持疗法十分重要,如延误治疗则死亡率高达 25%。

慢性纵隔炎可由隐匿性细菌感染所致,常见的是结核或真菌感染,用抗结核或抗真菌治疗。

（陈志国）

第八节 纵隔肿瘤

纵隔肿块包括从先天性到获得性,从良性肿瘤到恶性肿瘤的广泛异常。在纵隔和胸腔的特殊固定而有限的空间内,这些肿块可对呼吸、循环系统生理产生不同程度的影响。根据肿瘤大小和位置的不同,其生理学紊乱的情况也不相同,有的可能不严重,但有的可能会危及生命。因为有气道阻塞和恶变的潜在危险,需对这些肿瘤尽早诊治,或可能需要手术活检获得组织学诊断。

一、纵隔肿瘤的生理、解剖结构特点

纵隔肿瘤是小儿胸部较常见肿瘤,其中包括某些胚胎组织残余所形成的异常囊肿、原发性或继发性肿瘤,小儿纵隔内转移性肿瘤少见。纵隔是胸腔的组成部分(表5-1),位于两侧胸膜之间,上达胸廓上口,下达横膈,前至胸骨,后至胸椎,其内有心脏与出入心的大血管、气管及主支气管、食管、胸导管、胸腺、迷走神经、膈神经、交感干等重要的脏器结构,组织来源复杂,故纵隔内可发生多种原发性肿瘤。由于许多纵隔肿瘤和囊肿有较为特定的发生部位,一般将纵隔进一步划分区域。胸廓上口、胸骨与心包和大血管前面之间的区域为前纵隔,前纵隔内有胸腺、淋巴结及异位的甲状腺或甲状旁腺。该区域最常见的肿瘤为淋巴结肿瘤(包括非霍奇金淋巴瘤及霍奇金病等),其次为胸腺肿瘤、纵隔生殖细胞肿瘤(畸胎瘤)。心包后缘之后的部分为后纵隔,食管与交感干位于该区域。后纵隔内常见神经源性肿瘤(如神经节瘤、神经母细胞瘤等),其次为肠源性肿瘤(如食管重复畸形等)。前后纵隔之间的部分即为中纵隔,心脏和大血管、气管与主支气管、膈神经、迷走神经等占据其间。该区域常见肿块有支气管囊肿、心包囊肿、淋巴结肿瘤和生殖细胞肿瘤等。

表 5-1　纵隔的主要内容和肿瘤

部位	正常结构	肿瘤
前纵隔	胸腺	胸腺瘤、囊肿
	甲状腺	甲状腺肿块
	淋巴组织	淋巴瘤
	结缔组织	胚胎细胞肿瘤
中纵隔	心脏、大血管	血管肿块
	气管支气管树	囊肿
	淋巴结	淋巴瘤
	食管	重复畸形
	神经	神经源性肿瘤
后纵隔	交感神经节	神经母细胞瘤

由于纵隔内有众多的重要器官组织,纵隔肿块生长常可压迫和侵犯重要脏器,加之小儿气道口径狭小,故气道梗阻性急症常有发生。肿块尚可压迫心脏、食管、神经、静脉等,产生相应的压迫症状。另外,某些纵隔肿瘤还可产生内分泌物质和免疫物质,如类癌产生促肾上腺皮质激素(ACTH)、胸内甲状腺肿或甲状旁腺肿瘤产生甲状腺素或甲状旁腺素、嗜铬细胞瘤产生儿茶酚胺、胸腺瘤产生乙酰胆碱受体抗体等。

二、纵隔肿瘤的处理要点

由于纵隔肿瘤的上述生理解剖特点,因此,纵隔肿块一经发现,原则上应及早手术。手术除可切除肿块以解除或防止压迫症状外,还可通过组织学检查进一步明确肿块性质。对恶性肿瘤,尚需配合其他治疗,如放射治疗(放疗)、化学药物治疗(化疗)等。治疗方案的确定应以患儿和肿瘤的具体情况为基础合理使用。

纵隔肿块手术前,应常规做 X 线检查,前后位和侧位胸片可提供重要信息,如肿块的位置、大小、纵隔内解剖结构的移位与改变、肿块的囊/实性、有无钙化等。CT 检查可显示纵隔内部解剖关系和病灶部位,并能通过测定病变的密度,帮助判断肿块的性质,分辨瘤内体液、脂肪、钙化灶及骨质等,对于纵隔肿瘤的定位和定性诊断有极高的价值,是目前检查纵隔肿块最适用的方法。对大多数纵隔肿块患者均应争取做 CT 增强扫描。对部分病例可选择核素扫描和血管造影术做辅助检查。

实验室检查应该包括外周血涂片全血细胞计数、生化检查及所怀疑肿瘤的相应标志物[如 3-甲氧-4-羟扁桃酸(VMA)、O-甲基香草酸(HVA)、3-O-甲基肾上腺素、人绒毛膜促性腺激素(HCG)和 α-甲胎蛋白(AFP)]。特殊的肿瘤标志物包括 VMA、HVA 和 3-O-甲基肾上腺素,其在神经源性肿瘤可能升高。胚胎细胞性肿瘤可以引起 HCG 或 AFP 升高。碱性磷酸酶和乳酸脱氢酶是非特异性肿瘤标志物。血细胞减少症或外周血涂片的不正常细胞类型提示存在血液学恶性肿瘤的可能。事实上,如果在外周血涂片见到大量淋巴细胞,那么流式血细胞计数可做出十分明确的诊断。

纵隔肿瘤的外科手术,应在全麻下施行,根据肿块位置选择入胸切口。进胸后首先对肿块进行探查,了解其性质及与邻属的关系,确定肿块为囊性或实性。对囊性肿块可进行穿刺减压。分离肿块应尽量沿肿块表面进行,有包膜者应尽量在包膜下剥离切除,以降低意外损伤的危险。

三、诊治需注意的事项

(1)术前注意有无四肢活动功能障碍或感觉异常等(判断有无椎管内受累的体征),有无 Horner 综合征表现。X 线片、CT 及 MR 扫描时还要注意脊柱椎体有无病变及椎管内有无受累,以对手术预后和风险做出估计。

(2)术前对疑为恶性的病变者要做出组织学诊断常有困难和风险,所选择检查的方法应注意减少患者的潜在死亡率,并要考虑到不同个体相应的麻醉危险性。由于前或中纵隔肿块的所有患者都表现出有一个危象的或不稳定的气道,手术活检风险大,应尽量首先考虑使用包括外周血的流式细胞计数、骨髓检查、胸腔液细胞学分析或是外周淋巴结活检等方法。对体表无安全部位可选择的病例,可在放射指导下经皮活检。当所有方法都无效或不能诊断,而手术或组织学检查又是必需的时候,可行纵隔镜检查、钱伯伦(Chamberlain)手术(经第二肋间微型开胸术)、胸腔镜术、前外侧或后外侧的开胸术及胸骨正中切开术。当然,这些均取决于对患者施行麻醉的能力,且这些病例的方案必须个体化。

(3)麻醉前应了解有无气管受压推移,以对气管插管的困难做出估计及必要准备。可结合肺功能检测和计算机 X 线断层扫描的结果进行估计,肺功能测试可显示阻塞或限制性的缺损。呼气流率峰(PEFR)是可显示异常的首要指标,并且相对较容易获得。PEFR 的减少低于预测值的 50% 是应警惕的因素。CT 扫描观察气管的横截面区(CSA)。正确设置 CT 窗值是很重要的,因为如果窗值改变,CSA 也会变化。在检测中,将测得的气管 CSA 与相应年龄的标准比较。预计正常值可通过与相应年龄和性别的曲线图比较获得,或者对不超过 14 周岁的男孩或女孩用公式:气管面积=(用年表示的年龄/9)+0.035 cm² 推算获得,气管受压面积达 50% 以上,则将有高风险的气道症状。PEFR和CSA都超过预定值的50%的患者被认为危险性低,能够安全承受所需手术的全身麻醉。在另一方面,两项值都低于预定值50%的患者有高度危险性,只能接受局麻手术。对于在两者之间,两个中有一个预定值低的患者来说,意义尚不明确。可以认为这些患者有中度危险性,可能情况下避免全身麻醉。如果确实需要全身麻醉,应仅在自然换气下进行,并避免发生麻痹。

(4)手术中在切开肌肉层时,如果切口需经过肩胛骨下角处,则应注意适当绕行,以避免损伤肩胛骨及减少肌肉损伤,并可减轻术后疼痛。

(5)对于包块较大,并与胸内重要血管关系紧密的情况,宜尽量在包膜下分离肿瘤,以尽量避免损伤神经血管及邻近重要器官。尤其是靠近主动脉、下腔静脉的部分,一定要在直视下操作,以防严重损伤造成致命并发症。在靠近胸壁脊柱(锥体)位置时,还要特别小心观察肿瘤与锥体、椎管有无关系,因部分神经源性纵隔肿瘤来自椎管内,或与椎管内神经结构有粘连,肿瘤可进入椎管产生脊髓压迫症状,如果不慎损伤或受到牵拉,可导致相应的神经功能障碍(肢体瘫痪等)。

(6)在关胸前注意仔细检查切口两端有无活动性出血,以便处理,因大多数需要再次开胸止血的病例实际都是由于切口两端止血不彻底所致,还应请麻醉医师加大人工辅助通气,以观察肺复张情况,确保肺叶能完全复张,再逐层缝合,关闭胸腔。手术完毕应再请麻醉医师加大人工辅助通气(鼓气),并翻转患者体位为仰卧位,继续人工鼓气,直至完全排出胸腔内残余气体,观察引流管、瓶内已无气体逸出,则可停止排气。

(7)胸腔镜是组织活检或切除纵隔肿块可供选择的一种方法。术后其常比开胸切除术恢复更快。但是,这种手术要求全麻、专门的工具和专业操作技能。小肿块无论性质,常采用胸腔镜切除,而大肿瘤仍沿用损伤更大的手术方法。对已侵犯椎管的晚期神经细胞瘤,在根治切除前拟做化疗时,需要做初步的组织学诊断。

四、并发症

纵隔肿瘤的诊断和治疗仍是有风险的。感染的危险包括伤口感染、肺炎和脓胸、大血管近端的出血,可能会有生命危险,当空间和视角有限时,出血难以控制,还可能发生胸导管的损害,导致乳糜液渗出。因为蛋白质和淋巴细胞的丧失,范围宽广的淋巴液渗漏可以引起营养不良和免疫抑制。胸部导管引流和胃肠外营养支持可以阻止大量乳糜液渗漏。

胸部的几条主要的神经(包括膈神经、迷走神经和喉返神经)损伤会引起瘫痪和膈膨升,有症状的患者可能最终需要膈肌折叠术,一侧喉返神经损伤可能是暂时的或持续的,会引起患者明显的病态。

五、小结和展望

儿童的纵隔肿块是一组复杂的病症,需要多学科的检查和治疗。了解纵隔的分区对于术前估计肿瘤的性质、来源有重要价值。大部分患者可以用传统的诊断方法,对为数较少却有明确气道侵犯的患者和为了诊断不得不做有创的开胸手术的患者,应给与更多的关心。手术是诊断及治疗的主要方法。考虑周到的个体化检查和治疗方法将缓解患者的病痛,并能使他们乐观地期待获得成功的机会。

(陈志国)

第九节 鸡 胸

一、发病原理及临床表现

与漏斗胸相反，一般来说鸡胸发病多与钙、磷代谢有关，但在临床上发现也有家族中并存漏斗胸和鸡胸者，因此，有极少数也被认为是先天性的，也有与漏斗胸一样继发于先天性心脏畸形或胸部手术后者。一般除胸壁畸形的外观外，多数患者并无其他表现，但严重者也可因心、肺受压而产生心、肺功能不全的临床表现。

大多数鸡胸患儿是无症状的，胸骨突出也可能是非对称的，仅局限于胸骨的一侧，肋软骨产生龙骨样的突起。混合性畸形常常既有突起，又有凹陷，胸骨常较明显旋转向凹陷的一边。极少见的鸡胸类型还包括胸骨柄和高位肋软骨的突起，同时胸骨体相对下陷，这就是所谓的"鸽状胸"。在这些病例中，胸骨可呈"Z"字形或"逗号"形状，有报道说上述畸形的先天性心脏疾病的发生率常常升高。鸡胸的主要特点是前胸壁的前凸畸形，多数病例是胸骨体和与之相连的下位肋软骨呈对称的向前突出，少数呈单侧凸起的不对称畸形，较少数病例呈混合畸形，一侧凸起而另一侧凹陷或上段呈鸡胸而下段则呈漏斗胸改变，但胸骨柄和与之相连的肋软骨前凸而胸骨体下陷的较为少见。鸡胸常可以伴有肋缘外翻，严重者也可以继发脊柱侧弯，在放射影像学上主要表现为胸骨前凸，极少数并发脊柱（侧弯）畸形。鸡胸对心、肺功能的影响相对较小，而仅极重度的鸡胸患儿才有肺功能受损的表现。因此除非特别严重者，一般不需特别做超声心动图检查。

二、处理选择

一般认为较轻而对称的鸡胸畸形可以通过体育锻炼获得矫正，仅较严重的鸡胸需要手术矫正，但与漏斗胸不同，手术治疗的年龄一般在胸廓发育及钙、磷代谢相对稳定的 10 岁以后，对特别严重者可以考虑提早手术。鸡胸的手术治疗主要是切除前凸的肋软骨，用胸壁肌肉或医用钢板将胸骨下压，矫正畸形。改良 Ravitch 手术治疗鸡胸与漏斗胸的最大不同之处在于手术对胸骨的处理上，对于鸡胸患者来说，一样行胸骨截骨，但不一定在截骨部位的前胸骨板上行楔形截骨，有时也需行多处截骨，这样使胸骨下移直到取得满意效果。一般来说，将胸壁肌肉覆盖缝合固定于胸骨浅面适当位置，即足以使胸骨保持在正常位置，但为防止胸骨过度凹陷而形成漏斗胸，也可以用类似 Ravitch 手术矫正漏斗胸的方法插入金属板进行内固定，一年后取出。过去有人提出对年龄小的患儿可以使用外部器械（如配戴特制矫形背心）挤压胸骨等办法来缓解或纠正轻度的鸡胸，但其效果缺乏对照资料的比较，未得到公认，因此未能推广。

（陈志国）

第十节　胸 壁 畸 形

　　胸壁畸形的范围如同各种骨骼疾病一样广泛,临床常见的主要有两大类,即漏斗胸(pectus excavatumor funnel chest,PE)和鸡胸(pectus carinatumor pigeon breast),另外比较少见的还有 Poland综合征、胸骨缺损等。漏斗胸比鸡胸更常见,两者发病率为5∶1。这两种疾病都是男孩比女孩发病率高(4∶1)。然而,两者不同的是,漏斗胸常常(90%以上病例)在出生后1年内引起注意,而鸡胸往往在10岁后才被关注。这两种畸形常都在青春期前期或青春期时产生严重损害,导致多数儿童在青少年时期才寻求治疗。儿童胸廓畸形一般难以自行修复,而且随年龄增加胸壁畸形产生的心理问题常常比生理问题大得多。

一、漏斗胸的手术治疗进展

(一)发病机制及临床表现

　　漏斗胸是最常见的胸壁畸形,发病率一般为1‰～4‰,也有高达8‰的报道,占所有胸壁畸形的90%以上。漏斗胸是一种先天性畸形,有10%～20%的患儿有明确家族史,男性较女性多发,约为4∶1。漏斗胸的具体病因一直不完全清楚,有学者认为是肋骨生长不协调,过长的肋骨挤压使胸骨向后凹陷所致;也有学者认为是附着于胸骨下端的膈肌中心腱过短,使胸骨和剑突受到向后的牵拉而凹陷所致;甚至还有学者认为是呼吸道狭窄等原因,各种学说均缺乏合理解释全部体征及病理改变的依据,尚待更多的研究来确证。但漏斗胸的发病与"缺钙"无关却被认可,因90%的患者于出生后半年内被发现畸形的存在,而且无论患儿怎样积极地进行"补钙"治疗,畸形仍不能得到有效改善,反而随着患者的生长发育越来越严重。另也有少数在胸部手术(如先天性心脏病的手术)后继发漏斗胸者。

　　漏斗胸主要特点是前胸壁的凹陷畸形(漏斗状),常是第4～8肋软骨从肋-软骨连接的内侧或外侧向脊柱方向凹陷而构成漏斗的两侧壁,下陷的胸骨构成漏斗的最低点。漏斗胸的临床表现随畸形的程度而有所不同,程度较轻者多无心、肺功能损害而无症状,但随着畸形程度的加重,呈现两肩前倾、后背弓状、前胸下陷和腹部膨隆,低位肋骨边缘的突起和呼吸动力学的异常,深吸气时胸骨反常凹陷的典型漏斗胸体征。大多数胸廓畸形的患儿养成一种特殊的胸廓姿势,主要特征是斜耸的肩和过度弯曲的脊柱,好像患儿有驼背(脊柱后突)一样,上述问题常可在手术矫正缺陷后得到解决。有的患者可以发生二尖瓣脱垂,心前区可听到功能性心脏杂音。漏斗胸畸形可以是对称的,也可以是非对称的,年龄小的漏斗胸患儿畸形常呈对称性,而随着年龄的增长可表现出非对称性并伴有胸骨的旋转,部分出现脊柱侧弯及其他继发畸形,因此大龄患儿或成年人患者的不对称性较小龄患儿多,脊柱侧弯的比例也增加,这似乎提供了发病机制上"肋骨生长不协调"理论的部分证据。随着畸形程度的加重,患儿心、肺受到凹陷胸壁的压迫,可出现呼吸、循环系统的症状,表现为活动后心悸、气喘、心前区疼痛、肺活量减少、残气量增多、反复发生呼吸系统感染。患儿常喜静而不好动,运动耐受量降低,尤其是大龄患者由于胸廓畸形而不愿参加体育活动,性格内向甚至精神抑郁而出现心理障碍,如情绪波动、抑郁、过度害羞、缺乏自信、感情不稳定,甚至自杀倾向等,这被认为可能是对患者更严重的影响,而且常是大龄患儿就诊的首要原因。

胸廓畸形的患者可合并其他肌肉骨骼的异常(高达 20%),例如脊柱侧弯(约 10%)、脊柱后突、肌病、Marfan 综合征、Poland 综合征、PierreRobin 综合征、Prunebely 综合征、神经纤维瘤病、结节状硬化症、先天性膈疝、脊柱骺软骨发育不全和 Ehlers-Danlos 综合征等,而且约 2%的患者同时患有先天性心脏病。

胸壁畸形主要需做影像学检查,漏斗胸应常规摄 X 线胸片(正侧位)及胸部 CT 扫描,以帮助判断畸形程度及有无合并畸形,漏斗胸的胸部 CT 及 X 线片上一般可见前胸壁凹陷而不对称,心影向左侧胸腔移位。另外,胸部 X 线后前位和侧位片可以计算胸廓指数(Haler index),用胸部 CT 片测量则更为准确,即于胸骨下陷最低点平面测量胸廓内侧最大横径和胸骨后缘与相应椎体前缘的最短距离的比值,该值大于 3.2 即为中度以上,需要手术治疗。

重度漏斗胸患者心脏超声检查可以显示心肌与前胸壁的接触面积增大,或发现合并的心脏畸形,心电图检查可以出现心律不齐或右束支传导阻滞。肺功能检查可以记录到漏斗胸患儿有不同程度的小气道通气受损和通气储备功能的降低。

(二)治疗原则及方法

最初对漏斗胸的治疗仅是为了改善畸形胸廓的外观,后来认识到手术除了矫正凹陷的外观,还可防止心、肺功能损害。应该强调的是,漏斗胸病因与钙、磷代谢障碍无关,不能通过补钙来进行治疗和改善,但目前很多家长和一些非专科医务人员尚未能正确认识,仍错误地希望通过补钙、服鱼肝油、注射维生素 D 等来进行治疗,却于事无补。手术是治疗漏斗胸唯一有效的方法,过去认为手术矫正的最适宜年龄一般为 3~6 岁,对严重患儿的手术年龄可提前,现开展的 Nuss 微创漏斗胸矫治手术的年龄一般仍在 3 岁以上。当然,大龄患儿及成人患者也可手术治疗。过去的主要手术类型有胸骨翻转术、胸骨上举术(Ravitch 术)及其改良术式等,但由于近年来流行的微创漏斗胸矫正术(Nuss 手术)创伤小、前胸壁无瘢痕、矫正效果美观,更受患者和医师的欢迎,使用日益普遍,呈取代过去手术之势。

(三)手术治疗进展

漏斗胸的手术治疗始于 Meyer(1911)和 Sauerbruch(1920)等的报道,随后 Wada 等设计了一种翻转胸骨及其相应肋骨治疗漏斗胸的术式(胸骨翻转术),较多应用于临床。1949 年 Ravitch 手术(即胸骨上举术)问世后,经实践中不断改良和完善,使漏斗胸的治疗取得了很大进展,关于漏斗胸的明确诊断标准和特殊的手术治疗步骤才有了细节性描述。Ravitch 手术是一种直到不久前还在较广泛使用的矫正胸廓畸形的手术方式:肋软骨膜下切除肋软骨,通过截骨术松解游离胸骨,保证胸骨位于前位(常需要放置一根支撑钢棒)。如果使用内固定棒,需将其缝合固定在肋骨膜的末端以防其移动,内固定棒最早可在术后 6 个月以后取出。那些与漏斗胸同时存在的畸形(如先天性心脏病和脊柱侧弯)也能一期矫形完成。Ravitch 手术一时成为治疗漏斗胸应用最广泛的术式,而胸骨翻转术的应用逐渐减少,对那些较轻的漏斗胸畸形,有学者采用皮下间隙填充硅胶来矫形,但这对增加胸腔容积没有作用,未能得到广泛应用。国内外许多学者曾用不同的改良术式降低 Ravitch 手术对漏斗胸患者的创伤和并发症,取得了一定效果,但对合并扁平胸等情况,疗效依旧有限。

改良 Ravitch 手术的一个最易想到的并发症是获得性 Jeune 综合征,在年幼患儿中更常见,又称胸壁受限症(由 Haler 及其助手在 1996 年报道)。这些患者有严重的呼吸受限症状,主要是因为胸壁不能生长导致了限制性肺部疾病。有这种并发症的患者大多数都在手术中切除了 5 对以上的肋软骨,且所有人都是在 5 岁前做的手术。随着年龄增长,这些患者呼吸困难的症状逐渐加重,难以忍受。部分患者反复出现严重的肺炎,这些患者都有一个小的、坚硬、无弹性的前胸壁,躯干瘦长,腹式呼吸,膈肌几乎不能向下移动。有趣的是,胸廓畸形却不再复发。患者的表现类似于先天性的畸形,如窒息性胸部软骨发育障碍或 Jeune 综合征。这些患者部分可通过手术进行治疗,在做肋骨松解性离断并切除畸形的肋软骨后,用 Rehbein 金属板将胸骨支持抬高到一个较高的位置。

漂浮胸骨是指胸骨与胸壁的骨性连接只通过胸骨柄处连接。胸骨不连接的主要表现形式是纤维连接和瘢痕组织。目前的假说认为其发病机制是过度切除肋软骨及肋软骨膜后新的肋软骨缺乏再生及与胸骨的连接能力。这种病态表现可在最初的胸部修复术后存在多年。它会导致明显的胸痛、胸壁不稳定及呼吸功能紊乱,这些也是需要矫治的指征。手术修复内容包括移动胸骨侧前缘,去除纤维化的肋软骨膜,行胸骨前面的截骨术和用 Adkins 棒在胸骨后支撑胸骨。

1997 年,Nuss 首次报道了一种微创漏斗胸矫正术(minimaly invasive technique for repair of PE,MIRPE),其从胸骨后置入一弧形钢板将下陷的前胸壁顶起,不需广泛游离胸大肌瓣、不切除肋软骨和不做胸骨截骨即可矫治漏斗胸,从而实现了漏斗胸的微创矫形手术。由于该手术不需前胸壁切口,不做任何截骨,具有操作简单、微创、手术时间短、出血少、恢复快、矫形效果好、早期恢复体能(胸壁稳定和胸廓张力与弹性正常)、前胸壁无瘢痕等优点,并且完全改变了传统漏斗胸手术治疗的理念,使得对漏斗胸的认识和手术治疗原理发生了重大变化,随后其开始在欧美等国家逐步推广、应用,由于日益广泛的普及开展,现在 Nuss 手术已成为比微创漏斗胸矫正术(minimaly invasive technique for repair of PE,MIRPE)更有名的手术。我国于 21 世纪初开始采用 Nuss 手术治疗漏斗胸患者,也逐渐推广并取得了较好的早、中期效果,很快被外科医师及患者家属认可,受到小儿外科界的欢迎。

(四)微创手术矫正漏斗胸的发展、演变及手术指征

自从 1997 年美国 Nuss 等介绍了其微创治疗漏斗胸手术方法以来,有关漏斗胸的治疗发生了根本的改变,微创成为外科矫治漏斗胸的趋势。大量的临床观察为利用微创手术(Nuss 手术)矫治漏斗胸畸形提供了理论基础,其理由:第一,儿童有一个软而有延展性的胸廓。第二,患有肺气肿的成年患者会形成桶状胸说明了胸廓能够再塑形。如果年龄大的人的胸廓都能再塑形的话,那么只要给儿童或青少年的前胸壁一定逐渐增加的延展力,那么他们的胸廓也能再次成形。第三,利用一定的支撑或内固定装置,矫形外科医师和矫形口腔科医师能够矫正骨骼畸形,如脊柱侧弯、畸形足、上下颌不正等。因为前胸壁有良好的弹性和延展性,因此也很适合这种矫形。上述观察导致了以下观点的形成:即通过一侧胸部的小的切口将一根弯曲凸起的金属棒放置到胸骨下,就能矫正漏斗胸矫形。Donald Nuss 医师根据此原理而设计了著名的 Nuss 手术——微创漏斗胸修复术(MIRPE)。早期 Nuss 手术为胸膜腔内手术,在应用穿通器时,盲目性大,术中易发生气胸、误伤,有时甚至误伤纵隔内脏器,常需胸腔引流,术后疼痛时间长,患者术后出现钢板移位、翻转等并发症多也较为常见。近年来,有许多关于 Nuss 手术改良方法的报道,主要是针对器械和固定方法的改良,包括:固定翼的应用、专用器械的出现(如导引器、翻转器等)、"3 点法"固定、用不锈钢丝将钢板与肋骨直接绑定等,这些都大大降低了术中、术后并发症的出现,并使得手术对病变胸廓的损伤和重建后胸廓的生长发育的影响减小。经过对早期 Nuss 术式的不断改良,其安全性和并发症均较前有了明显改进,微创是目前手术矫治漏斗胸的发展趋势。

1.Nuss 手术指征的选择

目前对漏斗胸患儿行 Nuss 手术的理想年龄仍旧存在争议,文献中报道施行 Nuss 手术的最小年龄为 1 岁,最大年龄为 46 岁,有学者提出手术年龄应在 2～5 岁,部分学者认为手术的最佳

年龄为 6~12 岁,而在临床实际工作中一般掌握的手术年龄为 3 岁以上。但年龄并非绝对因素,如有漏斗胸造成的心、肺功能障碍或症状、畸形进行性加重,可考虑提前手术,对大龄儿童及成年患者,只要有手术指征和要求,也应予以治疗,而不受年龄限制,同时手术的目的不是单纯减轻和消除漏斗胸对心、肺功能的影响及改善外观,纠正心理损害也是重要的手术指征。

一般认为漏斗胸患者行 Nuss 手术的指征:①CT 检查 Haler 指数>3.2;②呼吸道症状,如肺不张、易患上呼吸道感染、肺功能检查提示限制性通气障碍、肺活量降低;③心电图、超声心动图检查发现不完全右束支传导阻滞、心脏瓣膜脱垂等异常;④畸形程度进展且症状加重;⑤行各种术式复发或失败的 PE 患者;⑥已造成极大心理影响,因而强烈要求矫正外观的患儿及其家属或大年龄及成年患者。如果有两个或两个以上的表现,就有足够的手术理由。

2.手术步骤及方法

术前准备除一般常规外,CT 检查是必要的,它可较好地对漏斗胸进行估计,尤其是可以了解胸骨后纵隔前间隙的情况,以便于术中操作,减少损伤。另外还需在平卧安静状态下,用软金属条模拟患儿最凹陷处肋间前胸壁轮廓形状,以此为模板将特制的肋骨矫形钢板塑形,钢板长度以接近而不超过两侧腋中线为益。

Nuss 手术的具体步骤、程序如下:手术均采用气管插管静脉复合麻醉,患者呈仰卧位,脱去上衣,双臂上抬近肩,背部垫高,完全暴露胸前壁;用标记笔在胸壁凹陷最深部位以下进行标记,保证它是胸骨的最低点。选特制的合适长度的不锈钢板(Nuss 钢板)按预想胸廓外观(可以用模板实际测量患者胸廓后,再将选定的相应尺寸的 Nuss 钢板根据模板形状先加工)进行预塑形后消毒。再分别于左右腋中线与平凹陷最深点平面的皮肤标记线相交处向外侧做一长约 2 cm 的水平皮肤切口,如用胸腔镜辅助手术,切开皮肤后,分离肌层至肋间隙,切口前方至最高点做长为 2~3 cm 肌层下隧道,经右侧切口肋间穿刺置入 5 mm 的套管针,CO_2 人工气胸压力 0.7~0.8 kPa(5~6 mmHg),置入胸腔镜,胸腔镜直视监测下用特制导引器从右侧切口经肌层下隧道肋骨最高点入胸,沿胸骨后穿过纵隔至对侧胸腔从左侧对应点出胸,在导引器头端用系带拴住已塑形好的特制肋骨矫形板(Nuss 钢板)凸面朝后拖过胸骨后方,至左侧导引器入口处出胸腔,调整好钢板位置,用翻转器将钢板翻转 180°后,确定其匹配程度,太紧可导致无法安置固定翼,或术后影响患儿胸壁生长发育,太松术后出现钢板移位或翻转可能性增大,必要时需用钳式折弯器再次塑形钢板。在钢板一端或两端安置固定片(一般年幼患儿仅需一端,对年长患儿及胸廓较宽患儿可取双侧固定片固定,以增强稳定性),必要时可用丝线或钢丝经固定片侧孔将其缝合于对应的肋骨上,以增强稳定性,用硅胶管抽尽胸腔内气体后关闭胸腔,或留置一引流管接闭式或负压引流瓶,将肌层及筋膜缝合并包埋固定片与钢板,缝合或生物胶粘合皮肤。

如在非胸腔镜辅助下进行手术,前面步骤基本一致,不同处是从左侧切口将导引器穿过胸壁(而用胸腔镜辅助手术者一般是经右侧进入),使其弧形尖端朝上紧贴胸骨后穿过纵隔前间隙(在胸膜外进行),以避免与心脏或心包密切接触,然后从对侧肋间穿出,同样将导引器头端用系带拴住已塑形好的特制肋骨矫形板(Nuss 钢板)凸面朝后导入隧道拖出胸腔,其余步骤也与用胸腔镜者基本相同,但不需最后胸腔引流或排气的过程,并且在非胸腔镜辅助下进行手术,整个手术操作在胸膜外进行,创伤更小,当然也要求术者要有丰富经验。术前一定要做 CT 扫描,了解胸骨后间隙及解剖关系,在穿过导引器的时候可以尽量避免意外损伤。术后使用镇痛镇静剂,留院观察 5~6 天,术后 4~12 周可逐渐恢复全面活动,通常情况下于术后 2~4 年取出钢板。提倡患者术后在健身专家指导下锻炼胸大肌、三角肌、腹直肌和背阔肌。这样可以促进胸部的正常塑形及发展健康的肌肉组织。健身早期,患者可能会担心钢板的位置。一般来说这个问题在手术2～3个月后就不用担心。有的患者在 Nuss 手术后1年内长成了不同形状的鸡胸,这可能是因为钢板对漏斗胸矫枉过正的原因,必要时可调整钢板形状。

大部分患儿都可以采用上述手术方式,对于年长患儿或成年人凹陷呈非对称性或者局部凹陷严重(伴胸骨的旋转),合并扁平胸者,可用2根以上肋骨矫形板,以增强支撑力;对于占漏斗胸手术病例 1/3～1/2 的非对称性漏斗胸,可采用斜行放置钢板或(及)不规则 Nuss 钢板支撑板方法予以矫正,具体方法:对单纯肋软骨长度不一者,采用传统 Nuss 术式;肋骨和肋软骨不对称畸形较重,但无胸骨旋转者,为使术后胸廓尽量对称,可斜位放置肋骨矫形板,同时调整矫形板在胸壁的进出点;对于胸廓严重不对称、胸骨旋转者,手术中除调整矫形板胸壁进出点,尚可用不规则(个性化)矫形板技术来改进效果。

3.Nuss 手术的注意事项、手术效果及并发症

(1)注意事项:Nuss 手术创伤小、手术时间短、术中术后无须输血,但在置入矫形器后患儿胸壁、肋骨及胸骨形状位置改变,早期疼痛较明显,可予以静脉止痛泵间断给药。对以胸腔镜引导下的 Nuss 手术,拔除引流后可进行深呼吸训练,年幼儿可鼓励吹气球;一般手术后1周内不弯曲、不转动胸腰、不翻滚,术后1个月内背部保持挺直,2个月内不弯腰搬重物,3个月内避免剧烈及对抗性运动;根据 Nuss 手术原理,术后2～4年取出内固定支架,对于大龄患者,由于肋弓骨性成分多且活动量较大,不易塑形,钢板留置时间应适度再延长。在内固定支架取出之前不可行胸部和上腹部的 MR 检查。

(2)手术效果:对漏斗胸矫正的疗效评价尚无统一标准,Croitoru 将疗效分为4级。术前的症状消失及胸廓外观正常为优,术前的症状消失及胸廓外观改善为良,术前的症状改善而胸廓变化不明显为一般,术前已有的症状加重及外观无改善或凹陷复发为失败。Nuss 手术较 Ravitch 手术时间短、术中出血少、术后住院周期短、术后胸廓饱满度、患者及家属满意程度较高。Nuss 手术对患者心、肺功能的影响还存在争议,资料显示 Nuss 手术矫正可较好地改善漏斗胸患儿的左心功能,患儿的肺功能也有改善,大龄儿童比年幼患儿改善更为明显,其对生理和心理转归均有积极影响。但也有报道,患儿术后早期的肺功能有所下降,尽管在之后有改善,但仍未达到同体重儿的正常水平,还有认为术后肺功能存在降低的趋势。

(3)并发症:与 Ravitch 术相同,早期 Nuss 手术后可发生气胸、内固定支架移位、出血、过敏反应、胸腔积液、术后感染等。Nuss 手术后过敏反应在欧美患儿相对常见,国内罕见报道,镍过敏被认为是主要原因,为典型的迟发性Ⅳ型变态反应,淋巴细胞是患者反应的关键。术后发生切口感染不多,术后肺炎、非细菌性心包炎少见,罕见的并发症包括心脏穿通伤、胸廓内动脉损伤、切口大出血、术后内固定支架移位导致的大出血等。其中术后早期因钢板并发症而再手术者可达9%,这种移位可能是90°或180°旋转,或是位置移动。过早剧烈运动可导致内固定松动,12岁以上的青少年发生率较高,可能是因为更大更硬的胸廓对钢板产生了更多的压力,严重的支架移位即意味手术失败。但随着技术改进、改良,如两侧胸壁钢板辅助固定器和第三点固定法的应用,将支架缝合于肋骨或使用2根以上肋骨矫形板等措施可减少内固定移位的发生率。并发症一般大多发生于开展手术的早期,随着医师手术熟练程度的提高,以及各种手术技术的改良,固定方法的改进,并发症已逐渐减少。

4.Nuss 手术需要思考的问题

尽管有上述明显的优点,但目前 MIRPE 手术(Nuss 手术)的开展中还是存在一些有争议的

问题,主要有以下几个。

(1)手术的合适年龄:即最佳手术年龄是什么时候,3~6岁,6~12岁,或是更大年龄?目前均无一致意见。小年龄时期手术,塑形可能更容易,但2~3年后取出钢板,到了学龄期或青春期后,儿童生长发育加快,是否容易复发?年龄大一点手术,则对心、肺压迫影响更大,术后是否还能完全恢复?另外术后疼痛时间更长,不对称型增多,胸骨旋转加重,塑形难度增加,常需放2块钢板,维持时间也延长,这样是否比小年龄时做更有利?

(2)个性化钢板:对不对称型尤其是胸骨旋转较重的患者,不少学者提出根据不同患者设计不同的个性化钢板塑型来矫正,但个性化塑型的不对称钢板一般在术后短期确实对外观改善更好,但较长时间保留钢板后,是否会因钢板的不对称使重塑的胸廓又形成偏向另一侧的不对称呢?其对肋骨、胸骨塑型的长期作用效果还有待观察。

(3)钢板的远期影响:粗大的 Nuss 钢板较长时间安放于胸壁,可导致肋骨、肋软骨生物力学的改变,其对胸壁发育的远期影响尚不清楚。

(4)胸腔镜的使用:手术中是否必须使用胸腔镜,使用胸腔镜后是否可以减少损伤等并发症?因为大多数报道的并发症均是在术中使用胸腔镜情况下发生的。目前国内报道的 Nuss 手术多为胸腔镜辅助下手术,而国内外对在胸腔镜辅助下行 Nuss 手术是否能较非胸腔镜辅助下减少手术并发症,目前尚无定论。部分学者认为使用胸腔镜技术可获得良好的视野,认为漏斗胸凹陷时心脏纵隔移向左侧,术中胸腔镜监视时宜从右侧入路,从而增强手术的安全可靠性。对一些合并特殊疾病的漏斗胸,如合并膈疝、纵隔内肿瘤等,可用胸腔镜辅助同时予以治疗。对于非胸腔镜辅助下的 Nuss 手术,文献报道发生气胸的比例远较胸腔镜辅助下为少,还有人认为非胸腔镜辅助下的 Nuss 手术可减少手术时间和失血量,而且一旦发现钢板位置不合适,需更换肋间隙时非常方便,并不增加额外的胸膜腔损伤。

(5)术后钢板安放时间:安放时间长一点有利于防止复发,但太长可能影响胸廓发育,而时间太短却又可能增加复发概率,钢板安放多长时间最适当?加用螺钉及钢丝固定有利于钢板的稳定,但同时又可能加重对患儿肋骨生长发育的影响,是否采用目前均还存在争议。

(6)手术对患儿心、肺功能的实际影响:目前比较一致地认为手术可以改善心功能状况,但对肺功能的影响仍无定论,有的检测认为术后肺功能得到了不同程度的改善,但很多报道却发现术后肺功能的改善有限,甚至不但没有改善,反而比术前更差,其结果和原因均存争议,术前畸形的严重程度、检测的方法、肺功能检测受主观因素影响较大、或是手术打击对与呼吸有关的肌肉造成不同程度损伤、胸廓的改变并没有使其容积增加等原因均被提到,但尚无法确定,有待今后证实。

上述诸多问题均有待较长期的观察和进一步的研究才可能得出结论。

5.小结和展望

Nuss 手术是漏斗胸矫治历史上的革命性创新,因为它有微创、美观等特点,而且有良好的近、中期效果,所以很快得以推崇。对畸形程度不严重、对称性病变特别是扁平胸患儿治疗效果满意,根据不对称患者的畸形表现,采取个性化的内固定钢板给部分患者带来较好的近期矫形效果。Nuss 手术简单易行、对患者创伤小和矫形效果良好,各种改进的微创 Nuss 术式也有较多报道,这些都有利于降低内固定支架移位及重要脏器穿通伤的发生率。

Nuss 手术后的短期满意率高于传统的开放性手术,但对大峡谷型漏斗胸(PE),漏斗胸合并鸡胸、严重脊柱侧弯等的效果依旧有限,对合并严重肋缘外翻的改善也较差,因此对上述类型患者施行 Nuss 手术的经验尚需继续总结和改进。随着一些改良术式的运用,Nuss 治疗指征也不断扩大,力求创伤更小、手术时间更短、出血少、治疗年龄范围更宽、美容效果更好,将是其长期发展的趋势。同时,有待对漏斗胸患者行 Nuss 手术治疗的适应证和心、肺功能变化,以及中、长期疗效等做进一步的临床评价及研究。

二、其他先天性胸壁畸形

其他几种先天性胸壁畸形比较少见,例如,Poland 综合征(Poland's syndrome)是一组包含了胸壁、脊柱及上肢的先天性骨骼肌肉系统的畸形,其发病率为 1/100 000～1/7 000,虽然少数有家族史,但多数为散发,男女之比约为 3∶1。Poland 综合征的病变多数发生在右侧,也有双侧发病的。其胸部表现主要有:胸大肌、胸小肌缺失;第 2～4 肋软骨和前方肋骨畸形;背阔肌、三角肌及棘上肌、棘下肌不同程度的发育不良。畸形还包括乳房发育不良或未发育。在男性患者中还可见到皮下脂肪组织发育不良,但女性患者的皮下组织发育不良不易发现。常见的上肢畸形有并指、短指。多数患者有肢体的发育不全,但程度有异,有的是一根手指指骨发育不全,有的是全手手指缺如,甚至整个上肢发育不全。其他合并畸形有脊柱侧弯、高肩胛、右位心、漏斗胸、肾发育不全、脚发育不全,甚至遗传性球形红细胞增多症、白血病、神经母细胞瘤、肾母细胞瘤等。一般认为胚胎第 6 周时锁骨下动脉血供中断是形成该畸形的原因,称之为"锁骨下动脉血供中断序列征"。胸廓内动脉起始处近端的锁骨下动脉血供中断但椎动脉起始处远端的锁骨下动脉血流正常可导致锁骨下区域的发育不良,进而形成 Poland 综合征。造成血流中断的原因可能是内部机械因素和外部压迫(水肿、出血、颈肋、迷走肌肉、宫内压力及肿瘤等)共同作用的结果。

Poland 综合征常需外科手术移植肋软骨或肌肉进行矫正。Hester 和 Bostwick 等最先报道用背阔肌转移治疗男性 Poland 综合征的胸部畸形,Haler 等则采用自身肋软骨移植、背阔肌转移术来治疗胸部畸形。无肋骨缺失的轻度畸形可考虑用背阔肌转移来进行治疗,但需注意背阔肌转移术后的近期疗效虽可能较好,一旦发生肌肉萎缩,远期的外形矫正就不令人满意了,而且,因提供移植部位的肌肉组织部分被分离移植至别处,提供移植的原部位也有一定萎缩缺损,外观也受影响,造成同侧的胸、背部外观均受累,需要慎重考虑。另外,在做背阔肌转移术时,要注意对填入处的妥善处理及重建腋皱襞,否则此处会太过丰满而使前胸壁的下陷显得更为突出。如果患者同时还有其他肌肉发育不良和胸大肌胸骨头未发育(Poland 综合征中较为常见),背阔肌转移就不足以成形胸壁了,有时背阔肌本身就有发育不良,更无法实施背阔肌转移术。如有上述情况,则可选用腹直肌转移或人工硅胶植入来成形胸廓。但对严重的畸形,尤其是有明显肋骨缺损者,其胸腔缺乏骨性胸廓的保护,随呼吸可见局部凹陷或膨起(肺的扩张),容易受伤,而左侧病变者,心脏搏动常清晰可见,此时单纯肌肉转移不能解决问题,需较早行胸骨和肋软骨成形术以保护胸腔内脏,自身肋软骨移植或加人工材料可以修补加强胸壁薄弱处,为内脏提供保护。对皮下组织少这一难题,有人联合硅胶植入和背阔肌转移来弥补单一手术的不足,取得了一定的效果。此种手术的术后早期其病变侧胸壁常有前凸,但肌肉萎缩以后胸壁的外形可逐渐改观。对乳房及乳晕发育不良,甚至未发育的女性患者,需在青春期重建其乳房。此外,用显微外科的方法行游离肌皮瓣移植来重建乳房也已获成功。

由于 Poland 综合征是一组涉及多部位的先天性畸形,而且同一部位的病变程度相差甚大,实际临床工作中,应根据病变的程度和范围制定具体的治疗方案,才可能取得较满意的治疗效果。Vacanti JP 等曾试用组织工程肋软骨治疗 Poland 综合征,其既可修复缺损,又可避免在治疗中造成新的损伤。如能解决体外软骨扩增的速度和量,以及传代培养后的反分化问题,这将为治疗 Poland 综合征提供一个比较理想的方法。

其他如胸骨缺损就更为少见,占所有胸壁畸形患者的 0.15%,需手术修补缺损的胸骨以保护心脏等胸内器官,以防损伤。

(贾振雷)

第十一节　气管、支气管创伤

气管、支气管创伤在儿童、青少年并不十分常见,但近年来随着车辆及交通事故的增加而有所增长。而且此类伤多合并有其他脏器的损伤,伤情严重,死亡率高。因此,尽早确诊及时采取积极抢救措施,对于减少死亡、防止肺的永久性损害,具有重要意义。气管、支气管创伤一般由钝性伤、穿通伤、医源性伤及吸入烟雾、有毒化学物质造成。穿透伤可以在任何部位,但在儿童、青少年少见,钝性闭合性损伤断裂部位多位于距隆突 2.5 cm 以内的主支气管。闭合性损伤可以从小的撕裂到气管、主支气管及其分支内膜撕脱或完全离断,同时伴有肺实质或肺门大血管损伤。主支气管断裂左侧多于右侧,可能是由于左支气管较长,而支撑少有关。本节以气管、支气管修补成形术为例进行介绍。

一、手术适应证

(1)胸内气管或支气管创伤,断裂可分为破口与胸腔相通和不通。相通者首先出现纵隔及胸骨上窝皮下气肿,并迅速向颈、面、肩及胸前部蔓延,即使在胸腔闭式引流下仍漏气不止,肺不能膨胀,呼吸困难进行性加重。应立即手术。

(2)不通者多数情况下是气管、主支气管壁的软骨部完全断裂,而有弹性、柔韧的黏膜却仍保持完整。完全断裂后,其断口立即缩进纵隔,很快被血块、增生肉芽等阻塞,远端的肺完全不张,而且很少发生感染。应早期手术。

(3)与完全断裂不同,部分断裂常引起纤维增生性瘢痕狭窄和肺膨胀不全,细菌进入引流不通畅的肺内产生感染,形成支气管扩张、肺纤维化等。应择期手术。

二、术前准备

(1)保持呼吸道通畅,改善呼吸困难:对复合伤的患者先要判断出有无气管、支气管损伤,有无气道梗阻、张力性或开放性气胸及大出血。首先保持呼吸道通畅(如放 1～2 根胸引管),气胸不能明显纠正应考虑大气管损伤,应行纤维支气管镜检查,以明确损伤的部位和情况。气管插管或气管切开是治疗气管、支气管损伤的基本有效措施。这不仅有助于清除呼吸道血性分泌物,而且可减低声门关闭时气管内的压力,减少气体不断漏入纵隔和胸膜腔,保持气道通畅,缓解呼吸困难。对于小的颈段气管或胸内气管、支气管裂伤,经气管切开、闭式引流即可治愈,一般周径不超过气管的 1/3 可采取保守治疗。关键是受累肺组织能复张,而且放一根胸引管即能保持肺膨胀。

(2)对于撕裂范围较大或完全断裂者,在行闭式引流下仍不能控制气胸、肺不能复张,并疑有其他脏器损伤时,应尽早开胸探查,行气管、支气管修补成形手术。

(3)术前应做纤维支气管镜检查,吸除呼吸道内分泌物,明确断裂部位。但应尽量放在手术前在手术室内进行,以减少造成再次损伤和发生窒息。同时可引导麻醉气管插管。

(4)快速输血、输液,纠正低血容量。

(5)应用抗生素防止或控制感染。

三、手术操作步骤

(1)气管内插管全身麻醉。

(2)体位及入路:颈段或胸骨角以上气管损伤,可采用颈部领状切口。需向下探查时,将切口做成 T 形,部分劈开胸骨,可获得满意的显露。胸骨角以下气管或右主支气管断裂时,可经右胸第 4 或第 5 肋入路;左主支气管损伤者则需左侧进胸。

(3)彻底清创,暴露破裂部位,确定范围及程度,决定手术方式。

(4)破口小或膜部破裂,可修剪后用可吸收无损伤线修补。

(5)破口大、边不齐或完全断裂的,修剪断端后用 4～5 个可吸收无损伤线端端吻合。

(6)可用纵隔胸膜包埋、覆盖加强吻合口。

四、术中难点及对策

(1)良好的麻醉是气管、支气管修补手术和重建手术成功的基本条件。采用纤维支气管镜引导下将气管插管送至断裂处的远端,以及在手术台上将带套囊的导管插入远端气管或一侧支气管内,维持通气,是安全有效的方法。在小儿还要考虑使用高频通气,因为它既能保证足够的通气,又能维持较低的气道压力。

(2)术中要求操作准确无误,游离破裂口周围结构要适当。吻合时要间断缝合,间距均匀适当,线结要打在腔外。对于伤后数周、数月、数年的患者,裂口多被肉芽组织所填塞,形成瘢痕狭窄并粘连,包绕周围结构,手术难度会大大增加。应先行纤维支气管镜检查,明确断裂、狭窄部位,距声门和隆突的距离。因有可能要切除狭窄段后行端端或端侧吻合术。切除狭窄重建吻合时,可以采用充分游离和松解气管和喉,游离肺门,切断下肺韧带使气管长度延长。一定要避免张力,否则会发生吻合口疼痛及再狭窄。

(3)吻合前与吻合完毕之前都要彻底吸净其内的积血及分泌物,以确保术后肺膨胀。

(4)对远端肺的主支气管部分断裂,其肺内常有感染、纤维化等,重建后肺不能复张,应行肺叶或全肺切除。主支气管完全断裂者,不张的肺内通常很少感染,重新扩张后仍有功能,有人报道创伤后 15 年肺不张的肺重建后复张。

总之,彻底清创,整齐对合黏膜,加固保护吻合口,充分松解、减少张力,才能保证手术成功。

五、术后并发症的处理

(1)密切观察患儿生命体征,加强呼吸道管理,术后随时清理呼吸道内的分泌物,予以雾化吸痰。

(2)保持胸腔闭式引流通畅 术后气管瘘,如有小的漏气,一定要等漏气停止,肺完全膨胀,才能拔除引流管。如漏气量大,伴有呼吸困难,则应考虑重新修补支气管。

(3)固定体位,减少张力,以确保吻合口的愈合。

(4)如有吻合口肉芽增生、狭窄,可用纤维支气管镜电灼或扩张。

(5)若胸内继发感染,根据体温及胸腔引流液的性质判断,应充分延长引流时间,按脓胸处理。

(贾振雷)

第六章　儿童循环系统疾病

第一节　先天性心脏病

姑息手术是矫治小儿复杂先天性心脏病不可缺少的一种方法,目前先天性心脏病姑息性手术大多于婴幼儿期进行。随着科学的发展,不少病种的姑息手术已为根治术所替代,但是,有些先天性心脏病因形态结构原因,或因技术条件、设备等原因,根治成为不允许、不现实或不可能,就需要做姑息手术,以改善血流动力学,使患者能耐受生存、允许其生长发育,等待时机做根治手术或延长生命。目前,国际上许多心血管中心姑息手术的比例仍有 $18\%\sim20\%$。诸如在新生儿期或婴儿期有明显低氧血症的右室双出口伴肺动脉狭窄、室间隔完整型肺动脉闭锁、重症法洛四联症、室间隔完整型完全性大动脉错位伴肺动脉狭窄、左室发育不良综合征等大多在新生儿期或婴儿期仍需分期手术。此外,功能性单心室伴肺动脉狭窄存在 Fontan 手术高危因素的患儿往往也需要分期手术。我国婴幼儿期根治先天性心脏病的技术不够普及,因此,姑息手术在国内仍占相当重要的地位。它可以在一定程度上改善患者的血流动力学状况,改善患者低氧血症,减轻充血性肺炎及心力衰竭,提高患者对疾病的耐受性,为进一步根治手术赢得时间。姑息手术和根治手术同时开展和研究,仍有重要的实用价值。

一、增加肺血流姑息手术

(一)体肺动脉分流术

1945 年,Blalock 和 Taussig 将发绀型先天性心脏病和肺血流减少的患者在体循环和肺循环之间建立分流(B-T 分流术),将改善周身血氧饱和度的概念应用于临床。一年后 Potts 等描述了降主动脉左肺动脉吻合术。1962 年,Waterston 发表了一种可在婴儿选用的升主动脉和右肺动脉吻合技术。1963 年 Redo 和 Echer 报道了使用人工合成材料建立体肺动脉分流的方法(改良 B-T 分流术)。

随着婴儿心内直视手术数量的增加,体肺分流术的需要在下降。然而,分流术仍适用于一些不能矫正的,或在婴儿期施行一期手术的死亡率比二期手术高的复杂发绀型先天性心脏病。

Waterston 吻合术目前极少应用,主要因为右肺动脉扭曲的发生率高和分流量过大的危险,其结果导致充血性心力衰竭和远期的肺血管疾病。目前 Potts 术几乎完全被放弃,主要因为上述相同的危险性和在进行心内修补术时吻合口很难闭合。B-T 分流术分流大小受锁骨下动脉口径限制，新生儿、小婴儿手术困难，术后肺动脉扭曲发生率高，主动脉弓部血管异常或肺动脉细小、锁骨下动脉细小的患儿不适合。而改良 B-T 分流术因其手术相对简单、保留锁骨下动脉、分流寿命长、分流量易控制等优点，在 20 世纪 80 年代后已经成为最主要的体肺动脉分流术被多数外科医师采用。Gold 随访了 1985－1990 年 5 年间行 112 次 B-T 分流手术，手术平均年龄 3 个月，其中 26％采用经典分流术，其余采用改良分流术，术后早期死亡 3 例，存活患者肺血管得到不同程度的发育。21％的患者出现充血性心力衰竭，大多为行经典手术的患者。

　　如果左、右肺动脉很小或发育不良，外周的分流术有可能产生肺动脉变形、外周肺动脉狭窄。在这些情况下，中央分流术更可取。中央分流术简单易行，所需时间短特别是对呼吸影响小，适用于全身情况差，缺氧严重，双侧肺动脉分支细小，不能耐受体外循环手术或不适合 B-T 分流术的患儿，术后血流均匀分布于两侧肺动脉亦是其优点（图 6-1）。

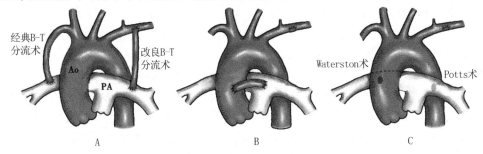

图 6-1　体肺动脉分流术

A.经典和改良 B-T 分流术；B.中央分流术；C.Waterston 术和 Potts 术（Ao：主动脉；PA：肺动脉）

（二）右心室流出道疏通术

　　改良 Brock 手术属闭式心内姑息手术，主要适用于肺动脉瓣口狭窄、肺动脉干及分支严重发育不良或异位冠状血管跨右心室流出道表面的法洛四联症患儿。由于手术在"闭式"情况下进行，经验不足者术时易发生心脏传导阻滞、主动脉损伤、肺动脉瓣环处肺动脉后壁破裂等危险。Kirklin 等回顾了近千例 Brock 手术后指出：Brock 手术作为一种姑息性手术，其手术危险性高达16％。由于体外循环安全度提高，可选择直视下切开扩大，因而目前此型手术已废止不用。

　　Kirklin 等在 1973 年提出利用体外循环技术，在直视下用补片扩大右心室流出道及肺动脉干，以促进肺血管发育。此手术实际上是体外循环下的改良 Brock 手术（图 6-2）。用该方法对肺动脉发育不良的法洛四联症及室间隔完整型肺动脉闭锁患儿进行一期手术效果良好，可显著降低一期根治的手术死亡率，术后肺动脉均可发育，几乎所有患者在术后 6 个月至 2 年可得以二期根治。手术时补片为根治术时宽度的 1/3～1/2，以防止术后肺血过多，术后动脉血氧饱和度吸纯氧时达 90％以上，不吸氧时保持在 85％～90％较为理想。

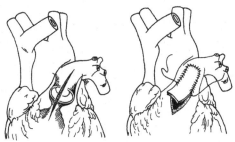

图 6-2　右心室流出道补片扩大术

在法洛四联症合并肺动脉闭锁、肺动脉瓣闭锁合并室间隔缺损或Ⅳ型永存动脉干等先天性心脏病中,右心室同肺动脉及其分支之间无任何直接连接,肺血流供应完全来源于体循环,包括动脉导管未闭、主肺侧支动脉或两者兼有。该类畸形有的仅能姑息手术,有的分期根治。1980年,Haworth和Macartney首次提出侧支血管单源化手术思想,即将多支分别供应独立肺叶或肺段的侧支血管连接起来,使它们由单一来源的肺血流供应。通过将外周侧支动脉单源化,最终在肺门处与同侧自身(或重建)的肺动脉建立一无梗阻的通道。这种从外周将侧支单源化最终建立中央通道的方法称周围法。20世纪90年代,波士顿儿童医院应用中央法,即对存在极小主肺动脉的患儿早期建立右心室-肺动脉中央通道,随后使用心导管球囊或支架扩张狭窄或发育不良的肺动脉,同时进行侧支的填塞。但目前这类手术效果仍不够理想,近半数患者因分期手术过程中期死亡或最终因肺血管床远端不能充分发育而未能根治。

(三)体静脉-肺动脉分流术

体肺动脉分流术后在增加肺血流的同时增加左心室前负荷和右心室后负荷,手术后最大的缺点是并发充血性心力衰竭及右心室肥厚纤维化,导致心律失常。为克服这些缺点,Glenn在大量动物实验的基础上于1958年首先实行了上腔静脉-右肺动脉端端吻合术(经典Glenn术),取得满意效果。此后各种形式的体静脉-肺动脉分流术被广泛地应用,与体肺动脉分流术相比,体静脉-肺动脉分流术最大的优势是增加了肺血而不增加心脏负荷。Glenn手术的应用为此后出现的全腔肺连接术(total cavopul monary connection,TCPC)奠定了基础,给无法解剖根治的功能性单心室伴肺动脉狭窄这类患者提供了生理纠治的方法。Glenn手术作为二期Fontan手术的前期手术,拆除和重建较为困难。近年来逐渐为双向腔肺分流术所取代。

1.双向腔肺分流术

双向腔肺分流术(图6-3)和经典Glenn分流手术相比,区别仅仅在于双向腔肺分流手术是将上腔静脉横断后,将近心端的上腔静脉残端缝闭,远端与右肺动脉做端-侧吻合,使上腔静脉血同时流向左右肺动脉。这一手术通常需经胸骨正中切口进入,体外循环平行转流下进行。近年有人在非体外循环下进行双向腔肺分流术,但要在上腔静脉和右心房之间建立一条临时通道,将上腔静脉血引流至右心房,以避免静脉阻断时由于颅内静脉压增高导致的脑损害。双向腔肺分流术不但能增加肺血流量,提高动脉血氧饱和度,而且具有增加心排血量,降低心脏负荷等优点。作为二期Fontan手术的前期准备,疗效良好。据文献报道,双向腔肺分流术后血氧饱和度能提高至80%~85%,术后近期死亡率为5%~15%,手术死亡与术前肺血管阻力和肺动脉压力明显相关,因此选择合适的患者仍是提高手术成功的关键。双向腔肺分流术的并发症包括吻合口梗阻、血栓形成、肺内动静脉异常重构、远期随肺动脉阻力增加与上半身血液回流减少,以及下腔静脉侧支血管的增加使其姑息作用下降等。

2.半Fontan术

该术式在操作上有点类似双向腔肺分流手术,是一种血流动力学的姑息手术。手术操作和Fontan术基本相同,所不同的是在右心房顶部通向上腔静脉口处用心包补片封闭,使下腔静脉血与左心房血混合后,经心室进入主动脉,至于心内畸形通常不做任何处理。同双向腔肺分流手术一样,半Fontan术后可以减少心室的容量负荷,其二期根治更为方便。适用于为改良Fontan术做准备的患者。

3.心室修补手术

心室修补手术(图6-4)又称部分双心室修补手术,它将发育不良或功能不全的右心室参与部分肺循环,在双向腔肺分流的基础上进行完整的心内畸形的修补。这样体循环血流完全由左心室泵出,而肺循环血流来自经双向腔肺引流的上腔静脉血流和经发育不良右心室泵出的来自下腔静脉血流。生理上患儿体循环与肺循环血流量相等,右心房和右心室容量负荷减轻,发育不良或功能不全右心室就可以承担部分心排血量,肺循环具有搏动性且含有肝静脉血流,这样可避免二个心室修补手术后右心功能不全或一个心室修补手术的近、远期并发症。心室修补手术应用于右心发育不良或右心功能不良患者。有学者建议三尖瓣 Z 值在－2～－5 之间可进行心室修补手术。某医院儿童医学中心曾对 11 例患儿进行了心室修补。其中包括三尖瓣闭锁(Ia 型)、三尖瓣狭窄、室间隔完整型肺动脉闭锁、肺动脉狭窄及室间隔缺损等合并右心发育不良 6 例;埃布斯坦综合征、肺动脉闭锁伴埃布斯坦综合征等右心室功能不良 2 例,以及合并左侧上腔静脉异位引流至左心房复杂心脏畸形 3 例。所有患儿在心内修补手术后进行腔肺血管吻合术,其中房间隔开窗 3 例。手术死亡 1 例,存活 10 例术后血流动力学稳定,随访结果满意。

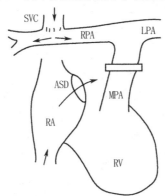

图 6-3　双向腔肺分流术

SVC:上腔静脉;RPA:右肺动脉;LPA:左肺动脉;ASD:房间隔缺损;RA:右心房;MPA:肺总动脉;RV:右心室

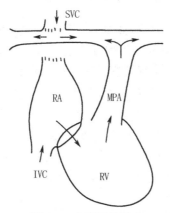

图 6-4　心室修补手术

SVC:上腔静脉;RA:右心房;I VC:下腔静脉;MPA:肺总动脉;RV:右心室

二、减少肺血流姑息手术

肺动脉环缩术(图 6-5)是由 Muler 和 Dammann 于 1952 年提出的,对伴有大量左向右分流的幼儿患者可作为一种减状手术,如大的室间隔缺损或单心室。从那时起,这一手术逐渐应用于治疗充血性心力衰竭,并且希望此手术能够防止或终止肺血管阻塞性疾病的进一步发展。

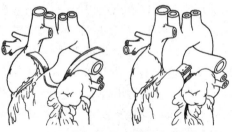

图 6-5　肺动脉环缩术

肺动脉环缩术适应证为肺血流增加有肺动脉高压趋势或明显肺动脉高压,目前条件不能根治或不适合立即根治者。但随婴幼儿先天性心脏病外科治疗技术的发展,目前对永存动脉干、大动脉错位、完全性房室间隔缺损等早期根治已取得了良好的效果,所以,对这些患者来说,肺动脉环缩术几乎已摒弃不用。

而对功能性单心室无肺动脉狭窄患者来说,Fontan 类全腔肺吻合术常是仅有的已明确的解决方法。这类患者可能早期即出现心力衰竭或肺血管阻塞性疾病,因此应做肺动脉环缩术。

1989 年 Jonas 等对生后 3～4 周才就诊的室间隔完整型大动脉错位进行肺动脉环缩术加改良 B-T 分流术,使开始退化的解剖左心室承受压力得以锻炼,在监护室观察 7～10 天,然后做大动脉转换术。扩大了肺动脉环缩术的适应证。

环缩的程度需依据病变情况决定,一般来讲要使远端肺动脉压力降至正常压力 4.0 kPa (30 mmHg),或为体动脉压力的 1/3～1/2;青紫患儿吸 40%～50%浓度氧时动脉氧分压不低于 4.7～5.3 kPa(35～40 mmHg),或经皮氧饱和度下降不超过 10%。

三、增加体肺循环血流混合的姑息手术

1950 年 Blalock 和 Hanlon 首次报道通过手术制造房间隔缺损治疗室间隔完整的大动脉错位,使缺氧严重的患者得以生存。这是当时治疗大动脉错位的里程碑。此后人造房间隔缺损增加体肺循环血流的混合逐渐发展成为可供选择的手术技术。由于闭式房间隔切开术在手术时右肺动脉和右肺静脉及部分左、右心房需短时钳闭,手术危险性大,此手术目前已废弃。

1966 年 Rashkind 和 Miler 报道用带球囊导管做房间隔扩开,以达到足够有效的心房内交通以提高血氧饱和度。1982 年 Park 报道,对房间隔厚、无卵圆孔无法做球囊扩开者进行导管房间隔切开术取得成功。至今这些介入术已替代外科房间隔切开术,作为室间隔完整型完全性大动脉错位根治术前准备仍起到了重要作用。但随着急诊大动脉转换手术的成功,此类手术的应用也会减少。

对于已有肺动脉梗阻性疾病失去根治机会的室间隔完整型大动脉错位患儿,为提高血氧饱和度、延长生命,可采取姑息性房内转位术,有良好效果。手术行房内转位术的同时人工造一室间隔缺损。

四、复合型姑息手术

复合型姑息手术是指增加和减少肺血姑息手术的联合。对于某些复杂先天性心脏病单靠一

种姑息手术往往不能缓解患儿危症,常需要一种以上的姑息手术加以调整,以延长生命等待时机行二期根治术。对于室间隔完整型肺动脉闭锁,采用右室流出道-肺动脉补片扩大达到右室减压和右室与肺动脉的连接,但由于右室腔小,顺应性差,不能将足够的右房血泵入肺动脉,因此术后肺血不足,往往需同时行 B-T 分流术改善低氧血症,维持生命,待右室功能改善后再断离 B-T 分流。

左心发育不良综合征的分期手术:20 世纪 70 年代末和 80 年代初有不少学者报道了有关左心发育不良综合征的外科治疗的方法,但都是短期存活,直到 1983 年 Norwood 等人报道了一例患儿姑息手术后成功地进行了生理性根治术(Fontan 术),使左心发育不良综合征分期手术受到重视,并称为 Norwood 手术。目前大多将其分为三期:Ⅰ期为房间隔切开,肺动脉干切断,其近端与发育不良的升主动脉和主动脉弓形成新的主动脉,体、肺循环建立新的分流(图 6-6);Ⅱ期:半 Fontan 术或双向腔肺分流术;Ⅲ期:改良 Fontan 术。目前,Norwood Ⅰ期的成功率已由当初的 40% 提高到 80% 以上。为减少经典 Norwood Ⅰ期手术行改良 B-T 分流后舒张压降低对冠状动脉供血造成的不良影响,近年来有学者行右室-肺动脉分流代替 B-T 分流取得良好效果。

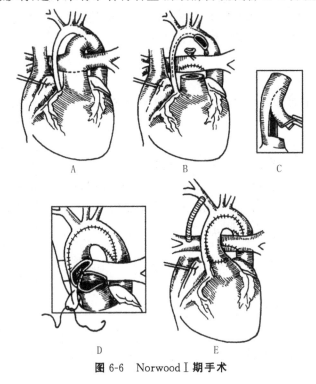

图 6-6　Norwood Ⅰ期手术

（贾振雷）

第二节　高　血　压

小儿血压超过该年龄组平均血压的 2 个标准差以上,即在安静情况下,若动脉血压高于以下限值并确定无人为因素所致,应视为高血压(表 6-1)。

表 6-1　各年龄组血压正常值

年龄组	正常值(kPa)	限值(kPa)
新生儿	10.7/6.7(80/50 mmHg)	13.4/8(100/60 mmHg)
婴儿	12.1/8(90/60 mmHg)	14.7/9.4(110/70 mmHg)
≤8 岁	(12.1～13.4)/(8～9.4)[(90～100)/(60～70)mmHg]	16.1/10.2(120/70 mmHg)
>8 岁	(13.4～14.7)/(9.4～10.2)[(100～110)/(70～80)mmHg]	17.4/12.1(130/90 mmHg)

小儿高血压主要为继发性,肾脏实质病变最常见。其中尤以各种类型的急慢性肾小球肾炎多见,其次为慢性肾盂肾炎、肾脏血管疾病。此外,皮质醇增多症、嗜铬细胞瘤、神经母细胞瘤及肾动脉狭窄等亦是小儿高血压常见的病因。高血压急症是指血压(特别是舒张压)急速升高引起的心、脑、肾等器官严重功能障碍甚至衰竭,又称高血压危象。高血压危象发生的决定因素与血压增高的程度、血压上升的速度及是否存在并发症有关,而与高血压的病因无关。高血压危象多发生于急进性高血压和血压控制不好的慢性高血压患儿。如既往血压正常者出现高血压危象往往提示有急性肾小球肾炎,而且血压无须上升太高水平即可发生。如高血压合并急性左心衰竭、颅内出血时,即使血压只有中度升高,也会严重威胁患儿生命。

一、病因

根据高血压的病因,分为原发性高血压和继发性高血压。小儿高血压 80% 以上为继发性高血压。

(一)继发性高血压

小儿高血压继发于其他病因者为继发性高血压。继发性高血压中 80% 可能与肾脏疾病有关,如急性和慢性肾功能不全、肾小球肾炎、肾病综合征、肾盂肾炎。其他涉及心血管疾病,如主动脉缩窄、大动脉炎;内分泌疾病,如原发性醛固酮增多症、库欣综合征、嗜铬细胞瘤、神经母细胞瘤等;中枢神经系统疾病及铅、汞中毒等。

(二)原发性高血压

病因不明者为原发性高血压,与下列因素有关。

1.遗传

根据国内外有关资料统计,高血压的遗传度在 60%～80%,随着年龄增长,遗传效果更明显。检测双亲均患原发性高血压的正常血压子女的去甲肾上腺素、多巴胺浓度明显高于无高血压家族史的相应对照组,表明原发性高血压可能存在有遗传性交感功能亢进。

2.性格

具有 A 型性格(A 型性格行为的主要表现是具有极端竞争性、时间紧迫性、易被激怒或易对他人怀有进攻倾向)行为类型的青少年心血管系统疾病的发生率高于其他类型者。

3.饮食

钠离子具有一定的升压作用,而食鱼多者较少患高血压病。因此,对高危人群应限制高钠盐饮食,鼓励多食鱼。

4.肥胖

肥胖者由于脂肪组织的堆积,使毛细血管床增加,引起循环血量和心排血量增加,心脏负担加重,日久易引起高血压和心脏肥大。另外高血压的肥胖儿童,通过减少体重可使血压下降,亦证明肥胖对血压升高有明显影响。

5.运动

对少儿运动员的研究表明,体育锻炼使心排血量增加、心率减慢、消耗多余的热量,从而有效地控制肥胖、高血脂。心血管适应能力低下等与心脑血管疾病有关的危险因素的形成与发展,为成人期心脑血管疾病的早期预防提供良好的基础。

二、临床表现

轻度高血压患儿常无明显症状,仅于体格检查时发现。血压明显增高时可有头晕、头痛、恶心、呕吐等,随着病情发展可出现脑、心脏、肾脏、眼底血管改变的症状。脑部表现以头痛、头晕常见,血压急剧升高常发生脑血管痉挛而导致脑缺血,出现头痛、失语、肢体瘫痪;严重时引起脑水肿、颅内压增高,此时头痛剧烈,并有呕吐、抽搐或昏迷,这种情况称为高血压脑病。心脏表现有左心室增大,心尖部可闻及收缩期杂音,出现心力衰竭时可听到舒张期奔马律。肾脏表现有夜尿增多、蛋白尿、管型尿,晚期可出现氮质血症及尿毒症。眼底变化,早期见视网膜动脉痉挛、变细,以后发展为狭窄,甚至眼底出血和视神经盘水肿。某些疾病有特殊症状:主动脉缩窄,发病较早,婴儿期即可出现充血性心力衰竭,股动脉搏动明显减弱或消失,下肢血压低于上肢血压;大动脉炎多见于年长儿,有发热、乏力、消瘦等全身表现,体检时腹部可闻及血管性杂音;嗜铬细胞瘤有多汗、心悸、血糖升高、体重减轻、发作性严重高血压等症状。

三、实验室检查

(1)尿常规、尿培养、尿儿茶酚胺定性。

(2)血常规和心电图、胸部正侧位 X 线片。

(3)血清电解质测定,特别是钾、钠、钙、磷。

(4)血脂测定。总胆固醇、甘油三酯、高密度脂蛋白胆固醇、低密度脂蛋白胆固醇、载脂蛋白 A、载脂蛋白 B。

(5)血浆肌酐、尿素氮、尿酸、空腹血糖测定。

(6)肾脏超声检查。如血压治疗未能控制,或有继发性高血压的相应特殊症状、体征,经综合分析,可选择性进行下列特殊检查。

(一)静脉肾盂造影

快速序列法,可见一侧肾排泄造影剂迟于对侧,肾轮廓不规则或显著小于对侧(直径相差1.5 cm以上),造影剂密度大于对侧,或输尿管上段和肾盂有压迹(扩张的输尿管动脉压迫所致)。由于仅能半定量估测肾脏大小和位置,且有假阳性和假阴性,目前已多不用。

(二)放射性核素肾图

^{131}I-Hippuran(^{131}I-马尿酸钠)肾图,测^{131}I-Hippuran 从尿中排泄率,反映有效肾血流量。^{99m}Tc-DTPA(^{99m}Tc-二乙烯三胺戊乙酸)肾扫描,反映肾小球滤过率。肾动脉狭窄时双肾血流量不对称,一侧大于对侧 40%～60%;一侧同位素延迟出现;双肾同位素浓度一致,排泄一致。

(三)卡托普利-放射性核素肾图

卡托普利为血管紧张素转换酶抑制剂(ACEI),由于阻止血管紧张素Ⅱ介导的肾小球后出球小动脉的收缩,因此,服用卡托普利后行放射性核素肾图检查,可发现患侧肾小球滤过率急剧降低,而血浆流量无明显改变。

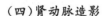

（四）肾动脉造影

可明确狭窄是双侧或单侧，狭窄部位在肾动脉或分支，并可同时行球囊扩张肾动脉成形术。如患儿肌酐超过 119 mmol/L，则造影剂总量应限制，并予以适当水化和扩充容量。

（五）肾静脉血浆肾素活性比测定

手术前准备：口服呋塞米，成人每次 40 mg，1 天 2 次，小儿每次 1 mg/kg，1 天 2 次，共 1～2 天，并给予低钠饮食，停用 β 受体阻滞剂，30 分钟前给予单剂卡托普利，口服。结果患侧肾静脉肾素活性大于对侧1.5 倍以上。

（六）血浆肾素活性测定

口服单剂卡托普利 60 分钟后测定血浆肾素活性，如在 12 mg/(mL·h) 以上，可诊断肾血管性高血压，注意不能服用利尿剂等降压药物。

（七）内分泌检查

血浆去甲肾上腺素、肾上腺素和甲状腺功能测定。

四、诊断

目前我国小儿血压尚缺乏统一的标准，判断儿童高血压的标准有 3 种。

（1）国内沿用的标准：学龄前期高于 14.6/9.3 kPa(110/70 mmHg)，学龄期高于16/10.7 kPa (120/80 mmHg)，13 岁及以上则高于 18.7/12.0 kPa(140/90 mmHg)。

（2）WHO 标准：13 岁以下者为高于 18.7/12 kPa，13 岁及以上者高于 18.7/12 kPa (140/90 mmHg)。

（3）按 Londe 建议，收缩压和舒张压超过各年龄性别组的第 95 百分位数。目前倾向于应用百分位数。百分位是 1996 年美国小儿血压监控工作组推荐的，根据平均身高、年龄、性别组的标准，凡超过第 95 百分位为高血压。具体标准见表 6-2。

表 6-2　小儿高血压的诊断标准 kPa(mmHg)

年龄（岁）	男	女
3	14.5/8.7(109/65)	14.2/9.1(107/68)
5	14.9/9.5(112/71)	14.7/9.5(110/71)
7	15.3/10.1(115/76)	15.1/9.9(113/74)
9	15.3/10.5(115/79)	15.6/10.3(117/77)
11	16.1/10.7(121/80)	16.2/10.5(121/79)
15	17.4/11.1(131/83)	17.1/11.1(128/83)
17	18.1/11.6(136/87)	17.2/11.2(129/84)

诊断高血压后进一步寻找病因，小儿高血压多数为继发性。通过详细询问病史，仔细体格检查，结合常规检查和特殊检查，常能做出明确诊断。经过各种检查均正常，找不出原因者可诊断为原发性高血压。

五、高血压急症处理原则

（1）处理高血压急症时，治疗措施应该先于复杂的诊断检查。

（2）对高血压脑病、高血压合并急性左心衰竭等高血压危象应快速降压，旨在立即解除过高血压对靶器官的进行性损害。恶性高血压等长期严重高血压者需保持比正常略高的血压方可保证靶器官最低限度的血流灌注,过快、过度地降低血压可导致心、脑、肾及视网膜的血流急剧减少而发生失明、昏迷、抽搐、心绞痛或肾小管坏死等严重持久的并发症。故对这类疾病患儿降压幅度及速度均应适度。

(3)高血压危象是由全身细小动脉发生暂时性强烈痉挛引起的血压急骤升高所致。因此,血管扩张剂如钙通道阻滞剂、血管紧张素转换酶抑制剂及 α 受体与 β 受体抑制剂的临床应用,是治疗的重点。这些药物不仅给药方便(含化或口服),起效迅速,而且在降压同时,还可改善心、肾的血流灌注。尤其是降压作用的强度随血压下降而减弱,无过度降低血压之虑。

(4)高血压危象常用药物及高血压危象药物的选择参考,见表 6-3 和表 6-4。

表 6-3 高血压危象常用药物

药物	剂量及用法	起效时间	持续时间	不良反应	相对禁忌
硝苯地平(NF)	0.3~0.5 mg/kg	含化 5 分钟;口服 30 分钟	6~8 小时	心动过速,颜面潮红	
卡托普利(CP)	1~2 mg/(kg·d)	口服 30 分钟	4~6	皮疹、高钾血症、发热	肾动脉狭窄
柳胺苄心定(LB)	20~80 mg 加入糖水中,2 mg/min 静脉滴注(成人剂量)	5~10 分钟		充血性心力衰竭、哮喘、心动过速、AVB 二度以上	
硝普钠(NP)	1 μg/(kg·min) 开始静脉滴注,无效可渐增至 8 μg/(kg·min)	即时	停后 2 分钟	恶心,精神症状,肌肉痉挛	高血压脑病
氯笨甲噻二臻(diazoxide)	每次 5 mg/kg 静脉注射,无效者 30 分钟后可重复	1~2 分钟	4~24 小时	血糖升高、呕吐	
肼屈嗪(HD)	每次 0.1~0.2 mg/kg 静脉注射或肌内注射	10 分钟	2~6 小时	心动过速、恶心、呕吐	充血性心力衰竭、夹层主动脉瘤

表 6-4 高血压急症药物选择

高血压危象	药物选择	高血压危象	药物选择
高血压脑病	NF、CP、LB、diazoxide、NP	急性左心衰竭	NP、CP、NF
脑出血	LB、CP、NF	急进性高血压	CP、NF、HD
蛛网膜下腔出血	NF、LB、CP、diazoxide	嗜铬细胞瘤	PM(酚妥拉明)、LB

六、高血压急症的表现

在儿童期高血压急症的主要表现:①高血压脑病。②急性左心衰竭。③颅内出血。④嗜铬细胞瘤危象等。

(一)高血压脑病

高血压脑病为一种综合征,其特征为血压突然升高伴有急性神经系统症状。虽任何原因引起的高血压均发生本病,但最常见为急性肾炎。

1.临床表现

头痛并伴有恶心、呕吐,出现精神错乱,定向障碍、谵妄、痴呆;亦可出现烦躁不安,肌肉阵挛性颤动,反复惊厥甚而呈癫痫持续状态。也可发生一过性偏瘫,意识障碍如嗜睡、昏迷;严重者可因颅内压明显增高发生脑疝。眼底检查可见视网膜动脉痉挛或视网膜出血。脑脊液压力可正常亦可增高,蛋白含量增加。

本症应与蛛网膜下腔出血、脑肿瘤、癫痫大发作等疾病鉴别。蛛网膜下腔出血常有脑膜刺激症状,脑脊液为血性而无严重高血压。脑肿瘤、癫痫大发作亦无显著的血压升高及眼底出血。临床确诊高血压脑病最简捷的办法是给予降压药治疗后病情迅速好转。

2.急症处理

一旦确诊高血压脑病,应迅速将血压降至安全范围(17.4/12.1 kPa左右)之内为宜,降压治疗应在严密的观察下进行。

(1)降压治疗。①常用的静脉注射药物:柳胺苄心定是目前唯一能同时阻滞α及β肾上腺素受体的药物,且不影响心排血量和脑血流量。因此,即使合并心脑肾严重病变亦可取得满意疗效。本品因独具α和β受体阻滞作用,故可有效地治疗中毒性甲亢和嗜铬细胞瘤所致的高血压危象。二氮嗪:因该药物可引起水钠潴留,可与呋塞米并用增强降压作用。又因本品溶液呈碱性,注射时勿溢到血管外。硝普钠:也颇为有效,但对高血压脑病不做首选。该药降压作用迅速,维持时间短,应根据血压水平调节滴注速度。使用时应避光并新鲜配制,溶解后使用时间不宜超过6小时,连续使用不要超过3天,当心硫氰酸盐中毒。②常用口服或含化药物为硝苯地平。它通过阻断细胞膜钙离子通道,减少钙内流,从而松弛血管平滑肌使血压下降。神志清醒,合作患儿可舌下含服,意识障碍或不合作者可将药片碾碎,加水0.5~1 mL制成混悬剂抽入注射器中缓慢注入舌下。琉甲丙脯酸:为血管紧张素转换酶抑制剂,对于高肾素恶性高血压和肾血管性高血压降压作用特别明显,对非高肾素性高血压亦有降压作用。

(2)保持呼吸道通畅,镇静,制止抽搐。可用苯巴比妥钠(8~10 mg/kg,肌内注射,必要时6小时后可重复)、安定(0.3~0.5 mg/kg,肌内或静脉缓慢注射,注射速度在3 mg/min以下,必要时30分钟后可重复)等止惊药物,但须注意呼吸。

(3)降低颅内压:可选用20%甘露醇(每次1 g/kg,每4小时或6小时1次)、呋塞米(每次1 mg/kg)及25%人血白蛋白(20 mL,每日1~2次)等,减轻脑水肿。

(二)颅内出血(蛛网膜下腔出血或脑实质出血)

1.临床表现及诊断

蛛网膜下腔出血起病突然,伴有严重头疼、恶心、呕吐及不同程度的意识障碍。若出血量不大,意识可在几分钟到几小时内恢复,但最后仍可逐渐昏睡或谵妄。若出血严重,可以很快出现颅内压增高的表现,有时可出现全身抽搐,颈项强直是很常见的体征,甚至是唯一的体征,伴有脑膜刺激征。眼底检查可发现新鲜出血灶。腰椎穿刺脑脊液呈均匀的血性,但发病后立即腰椎穿刺不会发现红细胞,要等数小时以后红细胞才到达蛛网膜下腔。1~3天后可由于无菌性脑膜炎而发热,白细胞增高似与蛛网膜下腔出血的严重程度呈平行关系,因此,不要将诊断引向感染性疾病。CT脑扫描检查无改变。

脑实质出血起病时常伴头痛、呕吐,昏迷较为常见,腰椎穿刺脑脊液压力增高,血性者占80%以上。除此而外,可因出血部位不同伴有如下不同的神经系统症状。

(1)壳核-内囊出血:典型者出现"三偏征",出血对侧肢体瘫痪和中枢性面瘫,出血对侧偏身感觉障碍,出血对侧的偏盲。

(2)脑桥出血:初期表现为交叉性瘫痪,即出血侧面瘫和对侧上、下肢瘫痪,头眼转向出血侧。后迅速波及两侧,出现双侧面瘫痪和四肢瘫痪,头眼位置恢复正中,双侧瞳孔呈针尖大小,双侧锥体束征。早期出现呼吸困难且不规则,常迅速进入深昏迷,多于24～48小时内死亡。

(3)脑室出血:表现为剧烈头痛呕吐,迅速进入深昏迷,瞳孔缩小,体温升高,可呈去大脑强直,双侧锥体束征。四肢软瘫,腱反射常引不出。

(4)小脑出血:临床变化多样,但是走路不稳是常见的症状。常出现眼震颤和肢体共济失调症状。

颅内出血可因颅内压增高发生心动过缓,呼吸不规则,严重者可发生脑疝。多数颅内出血的患儿心电图可出现巨大倒置 T 波,QT 期间延长。血常规可见白细胞升高,尿常规可见蛋白、红细胞和管型,血中尿素氮亦可见升高。在诊断中尚需注意,颅内出血本身可引起急性高血压,即使患儿以前并无高血压史。此外,尚需与癫痫发作、高血压脑病及代谢障碍所致昏迷相鉴别。

2.急症处理

(1)一般治疗:绝对卧床,头部降温,保持气道通畅,必要时做气管内插管。

(2)控制高血压:对于高血压性颅内出血的患儿,应及时控制高血压。但由于颅内出血常伴颅内压增高,因此,给予降压药物时应避免短时间内血压下降速度过快和幅度过大,否则脑灌注压将受到明显影响。一般低压不宜低于出血前水平。舒张压较低,脉压过大者不宜用降压药物。降压药物的选择以硝苯地平、卡托普利和柳胺苄心定较为合适。

(3)减轻脑水肿:脑出血后多伴脑水肿并逐渐加重,严重者可引起脑疝。故降低颅内压,控制脑水肿是颅内出血急性期处理的重要环节。疑有继续出血者可先采用人工控制性过度通气、静脉注射呋塞米等措施降低颅内压,也可给予渗透性脱水剂,如 20％甘露醇(1 g/kg,每 4～6 小时1 次)及 25％的人血白蛋白(20 mL,每日 1～2 次)。短程大剂量激素有助于减轻脑水肿,但对高血压不利,故必须要慎用,更不宜长期使用。治疗中注意水、电解质平衡。

(4)止血药和凝血药:止血药对脑出血治疗尚有争议,但对蛛网膜下腔出血,对羧基苄胺及6-氨基己酸能控制纤维蛋白原的形成,有一定疗效,在急性期可短时间使用。

(5)其他:经检查颅内有占位性病灶者,条件允许时可手术清除血肿,尤其对小脑出血、大脑半球出血疗效较好。

(三)高血压合并急性左心衰

1.临床表现及诊断

儿童期血压急剧升高时,造成心脏后负荷急剧升高。当血压升高到超过左心房所能代偿的限度时就出现左心衰竭及急性肺水肿。急性左心衰竭时,动脉血压尤其是舒张压显著升高,左室舒张末期压力、肺静脉压力、肺毛细血管压和肺小动脉楔压均升高,并与肺淤血的严重程度呈正相关。当肺小动脉楔压超过 4 kPa(30 mmHg)时,血浆自肺毛细血管大量渗入肺泡,引起急性肺水肿。急性肺水肿是左心衰竭最重要的表现形式。患儿往往面色苍白、口唇青紫、皮肤湿冷多汗、烦躁、极度呼吸困难,咳大量白色或粉红色泡沫痰,大多被迫采取前倾坐位,双肺听诊可闻大量水泡音或哮鸣音,心尖区特别在左侧卧位和心率较快时常可闻及心室舒张期奔马律等。在诊断中应注意的是,即使无高血压危象的患儿,急性肺水肿本身可伴有收缩压及舒张压升高,但升高幅度不会太大,且肺水肿一旦控制,血压则自行下降。而急性左心衰竭肺水肿患儿眼底检查如有出血或渗出时,考虑合并高血压危象。

2.急症处理

(1)体位:患儿取前倾坐位,双腿下垂(休克时除外),四肢结扎止血带。止血带压力以低于动脉压又能阻碍静脉回流为度,相当于收缩压及舒张压之间,每15分钟轮流将一肢体的止血带放松。该体位亦可使痰较易咳出。

(2)吗啡:吗啡可减轻左心衰竭时交感系统兴奋引起的小静脉和小动脉收缩,降低前、后负荷。对烦躁不安、高度气急的急性肺水肿患儿,吗啡是首选药物,可皮下注射盐酸吗啡0.1~0.2 mg/kg,但休克、昏迷及呼吸衰竭者禁用。

(3)给氧:单纯缺氧而无二氧化碳潴留时,应给予较高浓度氧气吸入,活瓣型面罩的供氧效果比鼻导管法好,提供的 FiO_2 可达 0.3~0.6。肺水肿时肺部空气与水分混合,形成泡沫,妨碍换气。可使氧通过含有乙醇的雾化器,口罩给氧者乙醇浓度为30%~40%,鼻导管给氧者乙醇浓度为70%,1次不宜超过20分钟。但乙醇的去泡沫作用较弱且有刺激性。近年有报道用二基硅油消泡气雾剂治疗,效果良好。应用时将瓶倒转,在距离患儿口腔8~10 cm处,于吸气时对准咽喉或鼻孔喷雾20~40次。一般5分钟内生效,最大作用在15~30分钟。必要时可重复使用。如低氧血症明显,又伴有二氧化碳潴留,应使用间歇正压呼吸配合氧疗。间歇正压呼吸改善急性肺水肿的原理,可能由于它增加肺泡压与肺组织间隙压,降低右心房充盈压与胸腔内血容量;增加肺泡通气量,有利于清除支气管分泌物,减轻呼吸肌工作,减少组织氧耗量。

(4)利尿剂:宜选用速效强效利尿剂,可静脉注射呋塞米(每次 1~2 mg/kg)或依他尼酸(1 mg/kg,20 mL 生理盐水稀释后静脉注射),必要时 2 小时后重复。由于呋塞米等药物有直接扩张静脉的作用,可增加静脉容量,使静脉血自肺部向周围分布,从而降低肺静脉压力,这一重要特点在给药 5 分钟内即出现,其后才发挥利尿作用,减少静脉容量,缓解肺淤血。

(5)洋地黄及其他正性肌力药物:对急性左心衰竭患儿几乎都有指征应用洋地黄。应采用作用迅速的强心剂(如毛花苷 C)静脉注射,1 次注入洋地黄化量的 1/2,余 1/2 分为 2 次,每隔 4~6 小时 1 次。如需维持疗效,可于 24 小时后口服地高辛维持量。如仍需继续静脉给药,每 6 小时注射 1 次 1/4 洋地黄化量。毒毛花苷 K 1 次静脉注射 0.007~0.01 mg/kg,如需静脉维持给药,可 8~12 小时重复 1 次。使用中注意监护,以防洋地黄中毒。

多巴酚丁胺为较新、作用较强、不良反应较小的正性肌力药物。用法:静脉滴注,5~10 mg/(kg·min)。

(6)降压治疗:应采用快速降压药物使血压速降至正常水平以减轻左心室负荷。硝普钠为一种强力短效血管扩张剂,直接使动脉和静脉平滑肌松弛,降低周围血管阻力和静脉血。因此,硝普钠不仅降压迅速,还能减低左心室前、后负荷,改善心脏功能,为高血压危象并急性左心衰竭较理想的首选药物。一般在监测血压的条件下,从 1 μg/(kg·min)开始静脉滴注,无效时每 3~5 分钟调整速度,渐增至 8 μg/(kg·min)。此外,也可选用硝苯地平或卡托普利,但忌用柳胺苄心定和肼屈嗪,因柳胺苄心定对心肌有负性肌力作用,而后者可反射性增快心率和心排血量,加重心肌损害。

(刘　娜)

第三节　感染性休克

感染性休克又称败血症休克或脓毒性休克,是机体对病原体的炎症免疫反应失控,引起血液循环和微循环功能紊乱,最终导致细胞代谢和脏器功能障碍的循环衰竭综合征。

一、临床表现

(一)感染性休克的临床分期

感染性休克的发生过程和临床表现差别甚大。临床表现随原发病、年龄、感染病原体及治疗干预的不同而异。休克可以是感染性原发疾病直接引起,也可以在危重病和慢性疾病治疗过程中,在某些诱因下经历隐匿性或亚临床发生过程,一旦血压下降,常迅速发展为不可逆期。

1.休克代偿期

出现心率加快,呼吸加速,通气过度,血压正常或偏高,脉压变小,精神萎靡、尿量正常或偏少,四肢暖,经皮氧饱和度正常。血小板计数减少,血气 $PaCO_2$ 呈轻度呼吸性碱中毒、动脉乳酸升高。此时心排血量保持正常或增加(尽管每搏出量减少),体血管阻力减低。由于缺乏休克特异性的证据,常不易诊断。

2.休克失代偿期

体循环、肺循环和微循环功能由代偿性发展为失代偿。表现四肢凉,肛指温差加大,毛细血管再充盈时间延长(>3秒),血压进行性下降,脉搏减弱,心音低钝,低氧血症和代谢性酸中毒加重,少尿或无尿。原发病进展和休克失代偿可形成恶性循环使休克进行性恶化,出现单个或多个脏器功能障碍。

3.休克不可逆期

细胞、亚细胞和分子水平的结构损伤和细胞代谢功能异常。表现为持续严重低血压,低心排血量、严重内环境紊乱,如双重及三重酸碱平衡紊乱、电解质紊乱(低钙血症、低血糖等)、多脏器功能衰竭。对扩容和血管活性药物不起反应,脏器功能支持也只能延长有限生命时间,最终死亡。

(二)感染性休克的临床分型

分为两种临床类型,即原发感染性休克和继发感染性休克,或者称为原发单纯型和继发复杂型。

原发感染性休克的定义须符合以下两点:①既往健康。②休克失代偿期病程在12小时以内。多为急性感染重症,直接导致休克发生,起病表现明显,若治疗及时抢救易获成功。

继发感染性休克定义为具有下列标准之一:①既往存在慢性、恶性疾病或多脏器功能损害。②失代偿期休克持续存在12小时以上。

(三)感染性休克病情的严重程度

感染性休克根据临床表现分为轻度和重度,见表6-5。

表 6-5　感染性休克轻度和重度的临床表现

临床表现	轻度	重度
症状、体征	轻度神志改变	嗜睡、昏迷
	心率增快	心率明显增快
	呼吸增快、通气过度	呼吸困难
	发热	发热或低温
	四肢温暖、皮肤干、红	四肢湿冷、皮肤灰、紫
	脉搏有力、心音强	脉弱、心音低钝
	毛细血管充盈时间延长(1～3秒)	毛细血管充盈时间明显延长(>3秒)
	血压正常	血压降低
	脉压变化	脉压变窄
	尿量正常或少尿	少尿或无尿
	心排血量正常或增高	心排血量下降
	体循环血管阻力下降	体循环血管阻力增高
实验室检查	呼吸性碱中毒、代谢性酸中毒可有可无	代谢性酸中毒或混合型酸中毒
	低氧血症	严重低氧血症
	动-静脉氧含量差降低	氧供依赖性氧耗
	血乳酸轻度增高或正常	血乳酸明显增高
	轻度凝血异常	弥散性血管内凝血(DIC)
	轻度高或低血糖	低血糖

二、治疗

感染性休克病情危重,因此要采取综合措施,治疗时常需要建立两条以上的静脉治疗通路。

(一)液体疗法

原则是一早二快三足量,分快速(首批)、继续、维持三阶段。

1.首批快速输液

30～60 分钟内静脉快速输入 10～20 mL/kg 等张含钠液体。如 2∶1 液、碳酸氢钠液或生理盐水。

2.继续输液

根据估计的脱水程度或首批快速输液后反应,继续按每批 10～20 mL/kg 静脉输液,一般给予 2～3 次,直至休克基本纠正。此阶段除应床边监测尿量、心率、呼吸和血压外,并酌情对血常规、血气、血生化和凝血功能进行监测。

3.维持输液

维持输液指休克基本纠正后 24 小时内的输液。一般按正常生理需要量的 70% 给予,即 50～80 mL/kg,可给予含钾的维持液。

4.纠正代谢性酸中毒

以维持血 pH>7.20 为治疗目标。5% 碳酸氢钠 2～3 mL/kg 稀释成等渗液后重复缓慢给予。如已测定血气值,可按以下公式计算:0.3×千克体重×BE＝碳酸氢钠 mEq 数。因反复多次滴注碳酸氢钠可引起高钠血症和高渗血症,故当剂量超过 10 mEq/kg 时必须监测血钠,如 Na^+＞150 mmol/L时,应采取其他制剂或方法。

(二)给氧和呼吸支持

早期休克患儿应立即予鼻导管或口罩给氧。重度休克应给予正压呼吸支持:小婴儿以鼻塞持续气道正压(NCPAP)为首选,要给予足够气流量,年长儿可选用面罩 CPAP,短期内均可选用较高吸入氧浓度以维持氧分压在(13.3 kPa)100 mmHg 左右。如患儿出现明显呼吸困难,应及时经口气管插管行机械通气。务必使呼吸机与患儿自主呼吸完全合拍。

(三)血管活性药物

多巴胺为早期休克常用药物,剂量为 5～20 μg/(kg·min)。多巴酚丁胺,剂量为 5～20 μg/(kg·min)。间羟胺(重酒石酸间羟胺),剂量为 5～15 μg/(kg·min)。肾上腺素,剂量为 0.05～0.20 μg/(kg·min),常用于心跳、呼吸骤停和心肺复苏后休克状态。去甲肾上腺素,剂量为 0.02～0.20 μg/(kg·min)。血压稳定后逐渐减量、渐停。山莨菪碱(654-2),用量为 1～3 mg/kg,每 15 分钟静脉注射 1 次,使用 10 次无效换用其他血管活性药物。如面色转红、肢体温暖、血压回升、尿量增多,则延长用药间隔时间,每 30～60 分钟一次,病情稳定后再逐渐减量。氨力农或米力农,用法:负荷量 0.75 mg/kg,维持量 5～15 μg/(kg·min)。米力农作用较氨力农强 4 倍。

(四)肾上腺皮质激素

使用激素应遵循早期、大量、短疗程的原则。常用制剂:甲泼尼龙每次 20～30 mg/kg,每 6 小时一次,1～2 天停用。亦可用地塞米松 0.5 mg/(kg·d)或更大剂量[1～10 mg/(kg·d)]。对于难治性休克和合并多器官功能障碍综合征(MODS)患儿的激素疗程应根据原发病和个体反应而定。

(五)抗感染、抗炎症介质、抗毒素治疗

1.抗感染治疗

首次选择广谱抗生素,细菌培养结果出来后,使用有针对性的抗生素。

2.抗炎症介质和免疫调控

(1)丙种球蛋白:每天 400 mg/kg,3～5 天。

(2)甲泼尼龙:每次 20～30 mg/kg。

3.防止肠道细菌移位

单味熟大黄粉末,婴幼儿 1.5 g、年长儿 3.0 g,每日一次,可排除肠道内积滞,清除肠内细菌和毒素。

三、注意

(一)密切观察病情变化

专人护理,监测血压、心率、呼吸和体温,观察意识状态变化,注意皮肤色泽及肢端温度,详细记录出入量。

(二)注意补液速度

根据病情调节输液速度及量,以免输液过速或过量造成心力衰竭、肺水肿、脑水肿;或避免输液过慢或量不足不能及时补充血容量。①首批快速输液阶段:补 2:1 等张含钠液 10～20 mL/kg,30～60 分钟内静脉推注或快速滴入,总量不超过 300 mL。对疑有血液高凝状态者,可用低分子右旋糖酐 10 mL/kg,滴速同上。②继续输液阶段:用 1/2～2/3 张含钠液 30～50 mL/kg,分批于 8 小时内输入,直至休克纠正为止。③维持输液阶段:休克纠正后最初 24 小时给 1/5 张含钾维持液 50～80 mL/kg。

（三）积极控制感染

及时清除化脓灶,切除坏死组织。及时应用抗生素,观察疗效及不良反应;按时雾化排痰,保持呼吸道通畅;做好皮肤、口腔护理,防止新的感染;有创面的部位,按时换药,促进愈合。

（四）对症治疗

每 2～4 小时测体温 1 次,体温低于正常者保温;高热者降温。

四、预防

积极防治各种病因。近年来导致小儿感染性休克的常见病因或基础状态包括以下几方面。

（1）各种病原体引起的败血症。

（2）急性感染性疾病。如中毒性痢疾、流行性脑脊髓膜炎、沙门菌感染、轮状病毒肠炎、肺炎、脑炎、脑膜炎、感染性心内膜炎等。

（3）恶性肿瘤。主要是白血病化疗后、败血症、肺部感染、胰腺炎、肠道感染和 MODS。

（4）住院危重病继发感染。如系统性红斑狼疮、先天性心脏病、感染性心肌病、重症肌无力危象、先天性代谢遗传病等。

（5）各种急性综合征。如瑞氏综合征和瑞氏样综合征、溶血尿毒综合征、吉兰-巴雷综合征、葡萄球菌烫伤样综合征、重症过敏性紫癜、血栓性血小板减少性紫癜、难治性肾病综合征继发感染等。

（6）心跳、呼吸骤停,心肺复苏后伴 MODS。

（7）非感染性休克发展为感染性。①混合性休克:意外、中毒、多发性创伤、大手术后、新生儿窒息所致休克。②心源性（心泵衰竭）休克:严重心律失常、重症先心病。③低血容量休克:消化道大出血、婴儿肠炎重度脱水、难治性肾病、大手术后出血。④内分泌性休克:糖尿病酮症酸中毒、肾上腺危象。⑤心脏梗阻性休克:心脏压塞、心房黏液瘤、先心病（流出道狭窄）、肺梗死。

（刘　娜）

第四节　感染性心内膜炎

一、病因及发病机制

（一）病因

1.心脏的原发病变

感染性心内膜炎患儿中绝大多数均有原发性心脏病,其中以先天性心脏病最为多见。室间隔缺损患儿最易罹患心内膜炎,其他依次为法洛四联症、主动脉瓣狭窄、主动脉瓣二叶畸形,动脉导管未闭、肺动脉瓣狭窄等。后天性心脏病中,风湿性瓣膜病占 14%,通常为主动脉瓣及二尖瓣关闭不全。二尖瓣脱垂综合征也可并发感染性心内膜炎。发生心内膜炎的心脏病变常因心室或血管内有较大的压力阶差,产生高速的血液激流,而经常冲击心膜面使之遭受损伤所致。心内膜下胶原组织暴露,血小板及纤维蛋白在此凝聚、沉积,形成无菌性赘生物。当菌血症时,细菌在上述部位黏附、定居并繁殖,形成有菌赘物,受累部位多在压力低的一例,如室间隔缺损感染性赘生物在缺损的右缘,三尖瓣的隔叶与肺动脉瓣、动脉导管未闭在肺动脉侧,主动脉关闭不全在左室等。约8%患儿无原发性心脏病变,通常由于毒力较强的细菌或真菌感染引起,如金黄色葡萄球菌、念珠菌等,见于2岁以下婴儿及长期应用免疫抑制剂者。

2.病原体

过去以草绿色链球菌(即溶血性链球菌)最多见,约占半数。近年来,葡萄球菌有增多趋势;其次为肠球菌、肺炎链球菌、β溶血性链球菌,还有大肠埃希菌、铜绿假单胞菌及流感嗜血杆菌。真菌性心内膜炎的病原体以念珠菌属、曲霉菌属及组织胞浆菌属较多见。人工瓣膜及静脉注射麻醉剂的药瘾者,以金黄色葡萄球菌、绿脓杆菌及念珠菌属感染多见。

3.致病因素

在约1/3患儿的病史中可追查到致病因素,主要为纠治牙病及扁桃体摘除术。口腔及上呼吸道手术后发生的心内膜炎多为草绿色链球菌感染;脓皮病、甲沟炎、导管检查及心脏手术之后的心内膜炎,常为金黄色或白色葡萄球菌感染;而肠道手术后的心内膜炎,则多为肠球菌或大肠埃希菌感染。

(二)发病机制

1.喷射和文丘里效应

机械和流体力学原理在发病机制中似乎很重要。实验证明,将细菌气溶胶通地文丘里管喷至气流中,可见高压源将感染性液体推向低压槽中,形成具有特征性的菌落分布。在喷出高压源小孔后的低压槽中总是出现最大的沉淀环。这一模型有助于解释发生在不同心瓣膜和室间隔病损分布,亦可解释二尖瓣关闭不全发生感染性心内膜炎时瓣膜心房面邻近部位的特征性改变。当血流从左心室通过关闭不全的二尖瓣膜时,可发生文丘里效应,即血流通过狭窄的瓣膜孔后,压强降低,射流两侧产生涡流,悬浮物沉积两侧,使心房壁受到损害。主动脉瓣关闭不全时赘生物易发生在主动脉小叶心室面或腱索处。小型室内隔缺损,损害常发生右室面缺损处周围或与缺损相对的心室壁,后者为高速血流喷射冲击引起的损伤。其他如三尖瓣关闭不全、动静脉瘘、动脉导管未闭亦可根据文丘里效应预测其心内膜受损的部位。心脏先天性缺损血液分流量小或充血性心力衰竭时,因缺损两侧压力阶差不大,故不易发生心内膜炎,这可能就是为什么单纯性房间隔缺损罕见心内膜炎,而小型室间隔缺损较易发生的原因。

2.血小板-纤维素栓

喷射文丘里效应损伤心脏心内膜面。在此基础上发生血小板-纤维素栓,而形成无菌性赘生物。

3.菌血症和凝集抗体

正常人可发生一过性菌血症,多无临床意义。但当侵入细菌的侵袭力强,如有循环抗体凝集素,可有大量细菌黏附于已有的血小板-纤维素血栓上定居、繁殖,即可发病。

4.免疫学因素

感染性心内膜炎的发病与免疫学因素有关。许多感染性心内膜患者血液中IgG、IgM、巨球蛋白、冷球蛋白升高,类风湿因子阳性。肾脏损害、动脉内膜炎均支持免疫发病机制。有人对该症的淤血、条纹状出血、皮下小结做镜检,发现血管用围有细胞浸润及其他血管炎的表现,认为可能为过敏性血管炎。

二、临床表现及辅助检查

(一)临床表现

1.病史

大多数患者有器质性心脏病,部分患者发病前有龋齿、扁桃体炎、静脉插管或心内手术史。

2.临床症状

可归纳为三方面:①全身感染症状;②心脏症状;③栓塞及血管症状。

(1)一般起病缓慢,开始时仅有不规则发热,患者逐渐感觉疲乏、食欲缺乏,体重减轻,关节痛及肤色苍白。病情进展较慢,数日或数周后出现栓塞征象,瘀点见于皮肤与黏膜,指甲下偶尔见线状出血,或偶尔在指、趾的腹面皮下组织发生小动脉血栓,可摸到隆起的紫红色小结节,略有触痛,称欧氏小结。病程较长者则见杵状指(趾),故非青紫型先天性心脏病患儿出现杵状指(趾)时,应考虑本病。

(2)心脏方面若原有杂音的,其性质可因心瓣膜的赘生物而有所改变,变为较响较粗;原无杂音者此时可出现杂音,杂音特征为乐音性且易多变。约一半患儿由于心瓣膜病变、中毒性心肌炎、心肌脓肿等而导致充血性心力衰竭。

(3)其他症状:视栓塞累及的器官而异,一般为脾大、腹痛、便血、血尿等,脾大有时很显著,但肝的增大则不明显。并发于先天性心脏病时,容易发生肺栓塞,则有胸部剧痛、频咳与咯血,叩诊有实音或浊音,听诊时呼吸音减弱,须与肺炎鉴别。往往出现胸腔积液,可呈血色,并在短期内屡次发作上述肺部症状,约30%的患者发生脑动脉栓塞,出现头痛、呕吐,甚至偏瘫、失语、抽搐及昏迷等。由脑栓塞引起的脑膜炎,脑脊液细曲培养往往阴性,糖及氯化物也可正常,与结核性或病毒性脑膜炎要仔细鉴别。神经症状的出现一般表示患者垂危。

(4)毒力较强的病原体如金黄色葡萄球菌感染,起病多急骤,有寒战、高热、盗汗及虚弱等全身症状,以脓毒败血症为主,肝、肾、脾、脑及深部组织可发生脓疡,或并发肺炎、心包炎、脑膜炎、腹膜炎及骨髓炎等,累及心瓣膜时可出现新杂音、心脏扩大及充血性心力衰竭,栓塞现象较多见。病情进展急剧时,可在数日或数周危及生命。如早期抢救,可在数周内恢复健康。心瓣膜损伤严重者,恢复后可遗留慢性心脏瓣膜病。

(二)辅助检查

1.一般血液检查

血常规示进行性贫血与白细胞增多,中性粒细胞升高。血沉增快,C-反应蛋白阳性。血清球蛋白常常增多,甚至清蛋白、球蛋白比例倒置,免疫球蛋白升高,循环免疫复合物及类风湿因子阳性。

2.血培养

血液培养是确诊的关键,对疑诊者不应急于用药,宜于早期重复地做血培养,并保留标本至2周,从而提高培养的阳性率,并做药敏试验。有学者认为,在体温上升前1~2小时,10~15分钟采血1次,连续6次,1~2天内多次血培养的阳性率较分散于数日做血培养为高。血培养阳性率可达90%,如已用抗生素治疗,宜停用抗生素3天后采取血标本做培养。

3.超声心动图

能检出赘生物的额外回波，＞2 mm 的赘生物可被检出。应用 M 型超声心动图仪或心脏超声切面实时显像可探查赘生物的大小及有关瓣膜的功能状态,后者显示更佳。超声检查为无害性方法,可重复检查,观察赘生物大小及瓣膜功能的动态变化,了解瓣膜损害程度,对决定是否做换瓣手术有参考价值。诊断依据以上临床表现,实验室检查栓塞现象和血培养阳性者即可确诊。

三、治疗

（一）抗生素

应争取及早应用大剂量抗生素治疗,不可因等待血培养结果而延期治疗,但在治疗之前必先做几次血培养,因培养出的病原菌及其药物敏感试验的结果,对选用抗生素及剂量有指导意义;抗生素选用杀菌力强,应两种抗生素联合使用,一般疗程为 4～6 周。对不同的病原菌感染应选用不同的抗生素,参考如下。

1.草绿色链球菌

首选青霉素 G 20 万～30 万 U/(kg·d),最大量 2 000 万 U/d,分 4 次静脉滴汁,1 次/6 小时,疗程 4～6 周。并加用庆大霉素 4～6 mg/(kg·d),静脉滴注,1 次/8 小时,疗程 2 周。疗效不佳,可于 5～7 天后加大青霉素用量。对青霉素过敏者,可换用头孢菌素类或万古霉素。

2.金黄色葡萄球菌

对青霉素敏感者选用青霉素 2 000 万 U/d,加庆大霉素,用法同草绿色链球菌治疗,青霉素疗程 6～8 周。耐药者用新青霉素 B（苯甲异恶唑青霉素）或新青霉素Ⅲ（乙氧萘青霉素）200～300 mg/(kg·d),分 4 次静脉滴注,每 6 小时 1 次,疗程 6～8 周,加用庆大霉素静脉滴注 2 周。或再加利福平口服 15～30 mg/(kg·d),分 2 次,疗程 6 周。治疗不满意或对青霉素过敏者可用头孢菌素类,选用头孢菌素Ⅰ（头孢噻吩）、头孢菌素Ⅴ（头孢唑啉）或头孢菌素Ⅳ（头孢拉定）200 mg/(kg·d),分 4 次,每 6 小时静脉滴注,疗程 6～9 周,或用万古霉素 40～60 mg/(kg·d),每日总量不超过 2 g,1 次/(8～12 小时),分 2～3 次静脉滴注,疗程 6～8 周。表皮葡萄球菌感染治疗同金黄色葡萄球菌。

3.革兰氏阴性杆菌或大肠埃希菌

用氨苄西林 300 mg/(kg·d)。分 4 次静脉滴注,每 6 小时 1 次,疗程 4～6 周;或用第 2 代头孢菌素类,选用头孢哌酮（先锋必）或头孢曲松（菌必治）200 mg/(kg·d),分 4 次静脉滴注,每 6 小时 1 次;头孢曲松可分 2 次注射,疗程 4～6 周;并加用庆大霉素 2 周,铜绿假单胞菌感染也可加用羟苄西林 200～400 mg/(kg·d),分 4 次静脉滴注。

4.肠球菌

用青霉素 2 000 万 U/d,或氨苄西林 300 mg/(kg·d),分 4 次,每 6 小时 1 次,静脉滴注,疗程 6～8 周,并加用庆大霉素。对青霉素过敏者,可换用万古霉素或头孢菌素类。

5.真菌

用两性霉素 B,开始用量 0.10～0.25 mg/(kg·d),以后每日逐渐增加 1 mg/(kg·d),静脉滴注 1 次。可合用 5-氟胞嘧啶 50～150 mg/(kg·d),分 3～4 次服用。

6.病菌不明或术后者

用新西林Ⅲ加氨苄西林及庆大霉素,或头孢曲松、头孢哌酮,或用万古霉素。

（二）其他治疗

其他治疗包括休息、营养丰富的饮食、服用铁剂等，必要时可输血。并发心力衰竭时，应用洋地黄、利尿剂等。并发于动脉导管未闭的感染性动脉内膜炎病例，经抗生素治疗仍难以控制者，手术矫正畸形后继续抗生素治疗，常可迅速控制并发动脉内膜炎。

在治疗过程中，发热先退，自觉症状好转，瘀斑消退，尿中红细胞消失较慢，约需 1 个月或更久；白细胞恢复也较慢，血沉恢复需 1.5 个月左右，终止治疗的依据为：体温、脉搏正常，自觉情况良好，体重增加，栓塞现象消失，血常规及血沉恢复正常等，如血培养屡得阴性，则更可靠。停止治疗后，应随访 2 年。以便对复发者及时治疗。

（刘　娜）

第五节　病毒性心肌炎

病毒性心肌炎是病毒侵犯心脏所致的以心肌炎性病变为主要表现的疾病，可伴有心包或心内膜炎症改变。近年来国内发病有增多趋势，是小儿常见的心脏疾病。本病临床表现轻重不一，预后大多良好，少数可发生心力衰竭、心源性休克，甚至猝死。

一、病因

近年来动物实验及临床观察表明，可引起心肌炎的病毒有 20 余种，其中以柯萨奇 B 组病毒（1～6 型）最常见。另外，柯萨奇 A 组病毒、埃可病毒、脊髓灰质炎病毒、腺病毒、传染性肝炎病毒、流感和副流感病毒、麻疹病毒、单纯疱疹病毒及流行性腮腺炎病毒等也可引起本病。

二、发病机制

本病的发病机制尚不完全清楚。一般认为与病毒直接侵犯心脏和免疫反应有关。①疾病早期，病毒及其毒素可经血液循环直接侵犯心肌细胞，产生变性、坏死。临床上可从心肌炎患者的鼻咽分泌物或粪便中分离出病毒，并在恢复期血清中检出相应的病毒中和抗体有 4 倍以上升高；从心肌炎死亡病例的心肌组织中可直接分离出病毒，用荧光抗体染色技术可在心肌组织中找到特异性病毒抗原，电镜检查可发现心肌细胞有病毒颗粒。这些均强有力地支持病毒直接侵犯心脏的学说。②病毒感染后可通过免疫反应造成心肌损伤。临床观察，往往在病毒感染后经过一定潜伏期才出现心脏受累征象，符合变态反应规律；患者血清中可测到抗心肌抗体增加；部分患者表现为慢性心肌炎，部分可转成扩张性心肌病，符合自身免疫反应；尸体解剖病例免疫荧光检查在心肌组织中有免疫球蛋白（IgG）及补体沉积。以上现象说明本病的发病机制中还有变态反应或自身免疫参与。

三、临床表现

发病前 1～3 周常有呼吸道或消化道病毒感染史，患者多有轻重不等的前驱症状，如发热、咽痛、肌痛等。

临床表现轻重不一，轻型患儿一般无明显自觉症状，仅表现心电图异常，可见期前收缩或

ST-T改变。心肌受累明显时,可有心前区不适、胸闷、气短、心悸、头晕及乏力等症状,心脏有轻度扩大,伴心动过速、心音低钝或奔马律,心电图可出现频发期前收缩、阵发性心动过速或Ⅱ度以上房室传导阻滞,可导致心力衰竭及昏厥等。反复心力衰竭者,心脏明显扩大,可并发严重心律失常。重症患儿可突然发生心源性休克,表现为烦躁不安、面色苍白、皮肤发花、四肢湿冷、末梢发绀、脉搏细弱、血压下降、闻及奔马律等,可在数小时或数天内死亡。

体征主要为心尖区第一心音低钝,心动过速,部分有奔马律,一般无明显器质性杂音,伴心包炎者可听到心包摩擦音,心界扩大。危重病例可有脉搏微弱、血压下降、两肺出现啰音及肝大,提示循环衰竭。

四、辅助检查

(一)心电图检查

常有以下几种改变:①ST段偏移,T波低平、双向或倒置。②QRS波低电压。③房室传导阻滞或窦房传导阻滞、束支传导阻滞。④各种期前收缩,以室性期前收缩最常见,也可见阵发性心动过速、房性扑动等。

(二)X线检查

轻者心脏大小正常,重者心脏向两侧扩大,以左侧为主,搏动减弱,可有肺淤血或肺水肿。

(三)心肌酶测定

血清肌酸磷酸激酶(CK)早期多有增高,其中以来自心肌的同工酶(CK-MB)特异性强,且较敏感。血清谷草转氨酶(AST)、d-羟丁酸脱氢酶(d-HBDH)、乳酸脱氢酶(LDH)在急性期也可升高,但恢复较快,其中乳酸脱氢酶特异性较差。

(四)病原学诊断

疾病早期可从咽拭子、咽冲洗液、粪便、血液、心包液中分离出病毒,但需结合血清抗体测定才有意义。恢复期血清抗体滴度比急性期增高4倍以上,或病程早期血中特异性IgM抗体滴度在1:128以上均有诊断意义。应用聚合酶链反应(PCR)或病毒核酸探针原位杂交法自血液中查到病毒核酸可作为某一型病毒存在的依据。

五、诊断

(一)临床诊断依据

(1)心功能不全、心源性休克或心脑综合征。

(2)心脏扩大(X线、超声心动图检查具有表现之一)。

(3)心电图改变:以R波为主的2个或2个以上主要导联(Ⅰ、Ⅱ、aVF,V_5)ST-T改变持续4周以上伴动态变化,出现窦房传导阻滞、房室传导阻滞、完全性右束支或左束支传导阻滞,成联律、多形、多源、成对或并行期前收缩,非房室结及房室折返引起的异位心动过速,低电压(新生儿除外)及异常Q波。

(4)血清CK-MB升高或心肌肌钙蛋白(cTnI或cTnT)阳性。

(二)病原学诊断依据

1.确诊指标

自患儿心内膜、心肌、心包(活检、病理)或心包穿刺液中发现以下之一者可确诊为病毒性心肌炎:①分离到病毒。②用病毒核酸探针查到病毒核酸。③特异性病毒抗体阳性。

2.参考指标

有以下之一者结合临床可考虑心肌炎是由病毒引起的。①自患儿粪便、咽拭子或血液中分离到病毒,且恢复期血清同型抗体滴度较第 1 份血清升高或降低 4 倍以上。②病程早期患儿血清型特异性 IgM 抗体阳性。③用病毒核酸探针自患儿血中查到病毒核酸。

如具备临床诊断依据 2 项,可临床诊断。发病同时或发病前 2～3 周有病毒感染的证据支持诊断。①同时具备病原学确诊依据之一者,可确诊为病毒性心肌炎。②具备病原学参考依据之一者,可临床诊断为病毒性心肌炎。③凡不具备确诊依据,应给予必要的治疗或随诊,根据病情变化,确诊或除外心肌炎;④应除外风湿性心肌炎、中毒性心肌炎、先天性心脏病、结缔组织病,以及代谢性疾病的心肌损害、甲状腺功能亢进症、原发性心肌病、原发性心内膜弹力纤维增生症、先天性房室传导阻滞、心脏自主神经功能异常、β受体功能亢进及药物引起的心电图改变。

六、治疗

本病目前尚无特效疗法,可结合病情选择下列处理措施。

（一）休息

急性期至少应休息到热退后 3～4 周,有心功能不全及心脏扩大者应绝对卧床休息,以减轻心脏负担。

（二）营养心肌及改善心肌代谢药物

1.大剂量维生素 C 和能量合剂

维生素 C 能清除氧自由基,增加冠状动脉血流量,增加心肌对葡萄糖的利用及糖原合成,改善心肌代谢,有利于心肌炎恢复,一般每次 100～150 mg/kg 加入 10％葡萄糖液静脉滴注,1 次/天,连用 15 天。能量合剂有加强心肌营养、改善心肌功能的作用,常用三磷酸腺苷（ATP）、辅酶 A、维生素 B_6 与维生素 C 加入 10％葡萄糖液中一同静脉滴注。因 ATP 能抑制窦房结的自律性,抑制房室传导,故心动过缓、房室传导阻滞时禁用。

2.泛癸利酮（辅酶 Q_{10}）

辅酶 Q_{10} 有保护心肌的作用,每次 10 mg,3 岁以下 1 次/天,3 岁以上 2 次/天,肥胖年长儿 3 次/天,疗程 3 个月。部分患者长期服用可致皮疹,停药后可消失。

3.1,6-二磷酸果糖（FDP）

FDP 是一种有效的心肌代谢酶活性剂,有明显保护心肌代谢作用。150～250 mg/(kg·d) 静脉滴注,1 次/天,10～15 天为 1 个疗程。

（三）维生素 E

维生素 E 为抗氧化剂,小剂量短疗程应用,每次 5 mg,3 岁以下 1 次/天,3 岁以上 2 次/天,疗程1 个月。

（四）抗生素

急性期应用青霉素清除体内潜在细菌感染病灶,20 万 U/(kg·d)静脉滴注,疗程 7～10 天。

（五）肾上腺皮质激素

在病程早期（2 周内）,一般病例及轻型病例不主张应用,因其可抑制体内干扰素的合成,促进病毒增殖及病变加剧。对合并心源性休克、心功能不全、心脏明显扩大、严重心律失常（高度房室传导阻滞、室性心动过速）等重症病例仍需应用,有抗炎、抗休克的作用,可用地塞米松 0.2～1 mg/kg,或氢化可的松 15～20 mg/kg 静脉滴注,症状减轻后改用泼尼松口服,1～1.5 mg/(kg·d),逐渐减量停药,疗程 3～4 周。对常规治疗后心肌酶持续不降的病例可试用小剂量泼尼松治疗, 0.5～1.0 mg/(kg·d),每 2 周减量 1 次,共 6 周。

(六)积极控制心力衰竭

由于心肌炎患者对洋地黄制剂极为敏感,易出现中毒现象,故多选用快速或中速制剂,如毛花苷 C(西地兰)或地高辛等,剂量应偏小,饱和量一般用常规量的 1/2～2/3,洋地黄化量时间不能短于 24 小时,并需注意补充氯化钾,因低钾时易发生洋地黄中毒和心律失常。

(七)抢救心源性休克

静脉推注大剂量地塞米松 0.5～1 mg/kg 或大剂量维生素 C 200～300 mg/kg 常可获得较好效果。及时应用血管活性药物,如多巴胺[(1 mg/kg 加入葡萄糖液中,用微泵 3～4 小时内输完,相当于 5～8 mg/(kg·min)]、间羟胺(阿拉明)等可加强心肌收缩力、维持血压及改善微循环。持续氧气吸入,烦躁者给予苯巴比妥、地西泮(安定)或水合氯醛等镇静剂。适当输液,维持血液循环。

(八)纠正心律失常

对严重心律失常除上述治疗外,应针对不同情况及时处理。①房性或室性期前收缩:可口服普罗帕酮(心律平)每次 5～7 mg/kg,每隔 6～8 小时服用 1 次,足量用 2～4 周。无效者可选用胺碘酮,5～10 mg/(kg·d),分 3 次口服。②室上性心动过速:普罗帕酮每次 1～1.5 mg/kg 加入葡萄糖液中缓慢静脉推注,无效者 10～15 分钟后可重复应用,总量不超过 5 mg/kg。③室性心动过速:多采用利多卡因静脉滴注或推注,每次 0.5～1.0 mg/kg,10～30 分钟后可重复使用,总量不超过 5 mg/kg。对病情危重,药物治疗无效者,可采用同步直流电击复律。④房室传导阻滞:可应用肾上腺皮质激素消除局部水肿,改善传导功能,地塞米松 0.2～0.5 mg/kg,静脉注射或静脉滴注。心率慢者口服山莨菪碱(654-2)、阿托品,或静脉注射异丙肾上腺素。

(刘 娜)

第六节 心 包 炎

一、急性心包炎

心包炎可由感染或非感染性引起,常见急性心包炎有细菌性、风湿性、结核性、病毒和组织胞浆等。病原菌以葡萄球菌、肺炎链球菌为主。可因疖、各种急性感染引起败血症,感染侵入心包;肺炎、脓胸可经淋巴结或直接侵入心包;胸部外伤细菌直接侵入或术后心包积血引流后心包感染;膈下脓肿、肝脓肿穿破膈肌和侵入心包,均为急性心包炎的感染途径。

急性心包炎时心包膜充血、水肿,心包的壁层和脏层之间大量渗出液或脓液,以致心包腔内压力上升,当达到一定程度时就限制心脏的舒张,影响心排血量,静脉压升高,临床产生心脏压塞征象。临床上除有高热等急性感染征象外,还有气急、颈静脉怒张、心界扩大、肝大、下肢浮肿、腹水等表现,疑有心包积液时,可施行心包穿刺减压或心包开窗引流术。若诊断及时,治疗有效,则炎症消退;若治疗无效,则病情迁移可转成慢性心包炎,由于心包腔内蛋白沉积,心包增厚,炎症粘连与心肌融合,最终造成慢性缩窄性心包炎。

（一）心包穿刺术

1.手术适应证

（1）诊断性穿刺,明确渗液性质和致病菌。

（2）早期排脓,心包腔减压,注入抗生素控制感染。

（3）大量渗液出现心脏压塞征象。

2.手术方法

患者取半卧位,局麻下与左肋缘的夹角处进针,针尖与皮肤呈 45°角,朝左肩胛下角方向进针,同时抽吸注射器,抽到液体时停止推进,脓液抽出后可将适量抗生素注入心包腔内（图 6-7）。

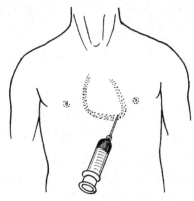

图 6-7 心包穿刺术

（二）心包引流术

1.手术适应证

（1）心包腔内脓液稠厚,穿刺排脓无效。

（2）心包穿刺排脓后,全身毒血症症状未见减轻。

（3）心包引流术可降低缩窄性心包炎的发生率。

2.操作步骤

（1）取仰卧位,基础麻醉下或局麻经左胸骨旁及横切口。

（2）切除第 5 或 6 肋一小段肋软骨,切断并结扎（或不切断左乳房内动脉）,经肋床对心包穿刺得脓液后,沿肋骨床方向切开骨膜床及心包,清除心包腔内脓液。

（3）如发现心包腔内脓腔分隔,可用示指伸入心包腔内进行分离,用温盐水或加入抗生素冲洗心包腔,安置塑料管持续引流。

（4）然后将切开的心包边缘缝于胸壁切口（心包开窗引流术）,皮肤切口可不做（图 6-8）。

（5）缝合,术后可采用体位引流。

二、慢性缩窄性心包炎

慢性缩窄性心包炎继发于各种病因所引起的心包炎后,造成心包粘连、纤维化、增厚、钙化,广泛和紧密的粘连使心脏固定于纵隔、横膈膜和胸壁而导致心包腔闭塞,形成一紧缩于心脏四周的硬壳,限制了心脏的舒缩功能,导致病理生理的一系列变化,如心排血量降低、静脉回流受阻、静脉压升高、内脏淤血、肝大、腹水等心脏压塞综合征。心肌早期发生失用性萎缩,晚期则发生心脏纤维化。

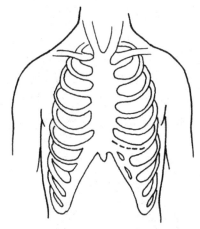

图 6-8 肋床引流切口

近年来结核性病因减少,尚多见于化脓性(葡萄球菌最常见),其他风湿性、非特异性病毒感染,以及心脏创伤后心包积血、机化等。有的病因不明。手术治疗以部分心包剥脱术为例进行介绍。

(一)手术适应证

慢性缩窄性心包炎诊断明确,临床出现心脏压塞征象,手术治疗是唯一有效的方法。

(1)轻度发绀(周围性),血氧饱和度正常。

(2)颈静脉怒张。

(3)静脉压升高。

(4)动脉压降低,脉压小。

(5)肝大、腹水、踝部浮肿。

(6)可见胸腔积液。

(7)心尖冲动微弱,几乎消失。

(8)心音轻而遥远。

(9)心电图示低电压,T波改变。

(10)X线检查示心搏动减弱,心影大小正常或中度扩大,心缘毛糙不清,心包钙化。

(二)术前准备

(1)加强营养,纠正贫血及低蛋白血症。

(2)限制食盐,适当应用利尿剂,减轻腹水及水肿。

(3)维持水、电解质平衡,尤其注意低钾血症。

(4)化脓性心包炎需抗感染治疗,结核性心包炎抗结核治疗,其他病因对症治疗。

(5)凝血酶原时间延长,需注射维生素K或凝血酶原复合物。

(6)有心肌损害者,不能耐受因解除压迫及束缚后静脉回心血量增多的负担,术前可给强心剂。

(三)操作步骤

(1)仰卧位,气管插管全身麻醉,正中劈开胸骨切口。

(2)心脏正前方纵形或十字形切开增厚的心包,将达到心肌时要小心,在心包脏层间找到间隙,为一层结缔组织,亦即心包剥脱的分界面,交替应用锐形和钝形分离,直至可见红润的心肌向外膨出及搏动为止。

（3）当分离剥离出一定范围后，再做十字形切口，不要急于全部切除，以便遇到心肌破损出血时可用此心包缝盖止血。

（4）理想的心包剥脱次序应是左心室、左心室流出道、心底大动脉、右心室和右心室前壁，房室沟及上、下腔静脉。若左心室暴露困难，操作不便，可从右心室起始。

（5）心包切除范围为左、右侧到达两侧膈神经的前方，上达大动脉的基部，下达心尖部，并切除一部分膈面的心包。若上、下腔静脉入口处有纤维组织形成环状狭窄，必须予以松解（图6-9～图6-11）。

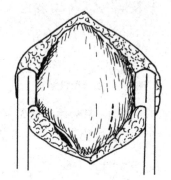

图6-9　心包切口

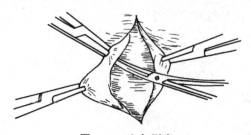

图6-10　心包剥离

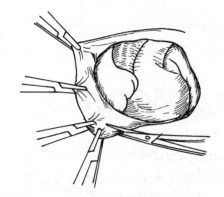

图6-11　切除心包

（6）彻底电灼止血，留置多孔橡皮引流管。

（四）术中难点及对策

1.心肌破损出血

（1）损伤时用缝针直接缝合止血。

（2）心包覆盖缝扎。

（3）涤纶垫片缝扎止血。

（4）心房破损，可连续缝合修补。

2.钙化斑块嵌入心肌

可以切除嵌入心肌的周围增厚的心包，仅留下一块心肌的钙化斑块，对疗效无妨。

3.心律失常

暂停操作，注意低钾血症，可在心肌表面喷洒 0.5%～1.0%利多卡因溶液，如持续心律不齐者可用利多卡因静脉注射，每次 1 mg/kg；2～4 分钟后可重复使用。

4.心室颤动及心脏停搏

操作细致、轻柔，避免牵拉心包或翻动心脏及压迫心脏，可在心肌表面喷洒 0.5%～1%利多卡因溶液，以减少心肌应激性。一旦发生心室颤动立即采用电击除颤，发生心脏停搏立即心脏按压并给予升压药。

（五）术后监护

（1）监护室内严密常规监测心、肺指标。

（2）精确记录出入量，输液速度宜慢，以免发生肺水肿。

（3）给予强心、利尿药。

（4）注意水、电解质平衡。

（5）积极营养补充，纠正贫血，予以高蛋白质、低盐饮食。

（6）抗生素（化脓性）、抗结核（结核性）或其他病因的对症治疗。

（贾振雷）

第七节　心脏、大血管损伤

小儿心脏、大血管损伤临床上少见。偶见于车祸、高处坠落、交通事故、胸部挤压伤、刀和尖物刺伤等意外事故。其中创伤性血气胸较为常见，多合并肋骨骨折、肺裂伤、肋间血管及胸廓内动脉损伤等，严重者合并心脏、大血管的损伤。闭合性心脏创伤可致心外膜下或心内膜下出血、心肌出血，若出血不大可自行吸收。另外，医源性心血管手术误伤，尤以在二次手术，以及心导管检查、心血管造影和介入治疗过程中偶有发现。

心脏、大血管损伤后发生不同程度的出血，常可发生血胸、血气胸或心包积血，引起呼吸和循环障碍，紧急施行胸腔闭式引流或心包穿刺减压是有效措施。若损伤所致心包膜的裂口小或被血块堵塞，则大量血液聚积在心包腔内，产生急性心脏受压，上、下腔静脉和左心房因受压后，静脉回流受阻，心脏接受回心血量减少，以致心排血量降低，临床表现颈静脉怒张、奇脉，静脉压升高，动脉压降低，心音轻而弱，患者处于危急的休克状态，临床上称为急性心脏压塞综合征。手术治疗以剖胸探查术为例进行介绍。

一、手术适应证

(1)胸部外伤为开放性创口出血。

(2)胸部外伤为闭合性伴出血性休克。

(3)急性心脏压塞表现。

(4)高度疑诊心脏、大血管损伤出血(心血管手术、心导管检查或介入治疗)。

二、术前准备

严密观察循环系统、呼吸系统和各种生理指标,为进一步处理提供依据。

(1)心电图:监测心率、心律、心肌缺血、传导阻滞等变化。

(2)动脉压:桡动脉直接穿刺或切开置管,连接监视器显示血压波、血压指标,可提供采血检查血 pH 和电解质,紧急时可做直接动脉输血之用。

(3)中心静脉压:首选锁骨下静脉,次选颈内静脉穿刺置管入右房检测中心静脉压,同时可保证输血、补液或药物进入的通路,中心静脉压为估计血容量及右心功能的指标之一。

(4)呼吸:保持呼吸道通畅,需要时气管插管与呼吸机连接,监测呼吸频率、气道压力、每分通气量、潮气量、血氧饱和度、CO_2 浓度,以及吸除气道分泌物,是了解呼吸道通气情况、肺泡气体交换和氧合情况的重要指标。

(5)体温:安置直肠温度计。

(6)尿量:留置导尿管,观察尿色、每小时尿量,间接监测心排血量、组织灌注及肾功能情况。

(7)抗休克治疗:包括平卧,保暖,给氧,补充血容量(输血、补液),纠正酸中毒,保持电解质平衡,必要时应用升压药。

(8)血胸、血气胸即行胸腔闭式引流。

(9)疑有急性心脏压塞者,施行诊断性心包穿刺及减压。

(10)备有充足的血液及羟甲淀粉。

然后送往手术室,危重患者可在 ICU 内进行。

三、麻醉及切口

(1)气管插管麻醉。

(2)根据胸部创伤部位,以及有关检查资料,可选择后外侧切口(图 6-12)、前外侧切口(图 6-13)和正中劈开胸骨切口(图 6-14),常用在心内直视术后原切口进路。

四、操作步骤

右前外侧切口可显露右房、右室及上、下腔静脉,左前外侧切口可显露左房、肺动脉及心尖部。

(一)体位

仰卧位,手术侧肩背部垫高,向前转30°,右侧经第4肋间,左侧经第5肋间切口进胸。

(二)切开心包

将肺推开,显露心包,在膈神经前做纵向切口,切开心包,吸尽心包积血,清除血块,显露出血伤口,手指压迫出血(图 6-15)。

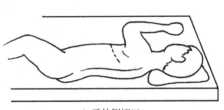

A 后外侧切口

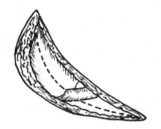

B 切开平皮肤及皮下组织

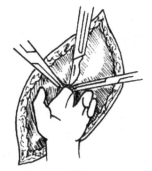

C 切开肌层

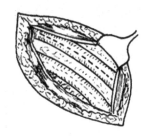

D 肋间切口进胸

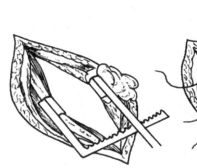

E 撑开胸腔

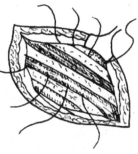

F 闭合胸腔

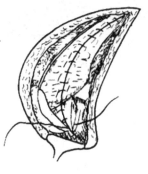

G 整合肌层

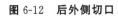

图 6-12　后外侧切口

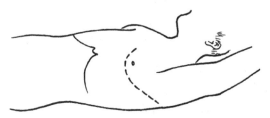

图 6-13　前外侧切口

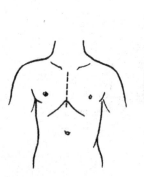

A 正中劈开胸骨切口

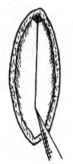

B 胸骨正中线切开骨膜

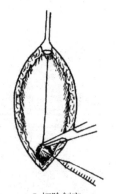

C 切除剑突

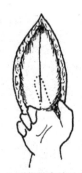

D 手指做胸骨后分离

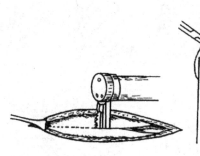

E 电锯锯开胸骨

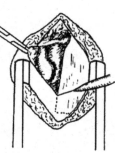

F 心包切口

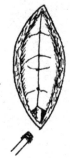

G 胸骨钢丝固定

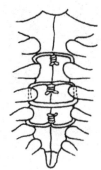

H 胸骨固定

图 6-14　正中劈开胸骨切口

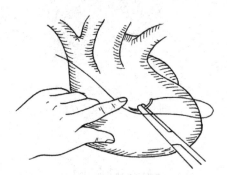

图 6-15　在手指压迫下做褥式缝合

(三)心脏各部位损伤的修补

1.心耳、心房伤口修补

(1)应用无创性心耳钳夹住,控制出血(图 6-16)。

(2)连续缝合伤口。

2.心室伤口修补

(1)用示指压住伤口。

(2)间接褥式缝合,附加涤纶垫片,以防结扎时心肌被线割裂(图 6-17)。

(3)大的破口,可在伤缘两侧置条形涤纶片,并做多个间断褥式缝合(图 6-18)。

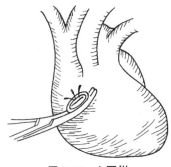

图 6-16　心耳钳

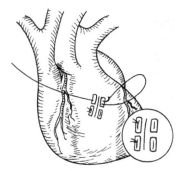

图 6-17　心室伤口间断褥式缝合

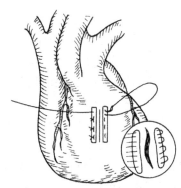

图 6-18　伤缘两侧涤纶片褥式缝合

（4）上述处理方法尚不能完成修补,迅速建立体外循环,应用涤纶织物修补。

3.房、室间隔破损修补

（1）建立体外循环,心内直视手术下进行修补。

（2）外伤性房、室间隔破损与先天性房、室间隔破损修补方法相同。

4.瓣膜损伤修补

（1）瓣膜修复术。

（2）严重损坏者做人工瓣膜置换术。

5.大血管损伤修补

（1）大多数主动脉、肺总动脉破口,均可应用无创性血管钳做切线钳夹(图 6-19)。

（2）应用 4-0 号无创缝线带小垫片间断缝合修补。

（3）较大的主动脉破口,可用人造血管片修补(图 6-20)。肺总动脉破口,可用自身心包片修补。

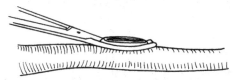

图 6-19　无创伤性血管钳止血

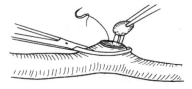

图 6-20　补片修补

五、术中难点及对策

（一）心脏停搏

（1）迅速切开心包，吸出血液及清除血块。

（2）持续心脏按压直至心脏复跳，需要时电击除颤复跳。

（3）暴露降主动脉并将以暂时阻断，以利于冠状动脉及脑部血流灌注，一旦心脏复跳，立即开放降主动脉。

（4）尽快修复伤口。

（5）应用强心、利尿药。

（二）冠状动脉附近心肌损伤

（1）不可采用连续缝合法，以免造成冠状动脉狭窄或闭塞。

（2）缝针需在冠状动脉后方穿过，间断加垫片褥式缝合，可避免损伤冠状动脉。

（三）心脏异物的取出

（1）嵌入心肌的异物：先在心脏裂口周围做荷包缝线，用异物钳夹住异物，当取除异物后，收紧荷包缝线止血，再间断加垫片褥式缝合裂口。

（2）心房内异物：先在心耳上做荷包缝线，用无创心耳钳夹住，切开心耳，伸入不戴手套而经消毒后的示指，将异物按于心房壁，然后以异物钳沿手指向心耳切口伸入，试将异物钳住取出（图 6-21）。若钳住异物困难，则以异物为中心在心房做荷包缝线，在其中切开心房，同时在心内手指将异物推出，然后收紧荷包缝线，结扎心包切口。

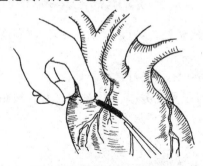

图 6-21　房内异物、手指取出

（3）心室内异物需在建立体外循环、心内直视手术下取出。

（4）大血管内断裂的导管、介入安置物，可随血流而移动部位，需用多种体位拍片或心血管造影定位，需在放射科的电视屏下确定部位，取出异物。

六、术后并发症的处理

（一）出血

心脏、大血管损伤，可以多处出血，体外循环心内直视术，尤其是二次手术病例，术后出血是常见并发症，由体外循环后引起凝血异常所致，如肝素中和不全、凝血因子蛋白变性、凝血因子稀释、吸引器对血液中血小板的破坏及纤维蛋白溶解等。术后出血主要原因为止血不彻底，需再次手术止血者仅为 1%～3%，因出血死亡为 0.6%左右，复旦大学附属儿科医院（原上海医科大学）施行心血管手术 5 000 例中有 6 例（0.12%）需手术止血。

1.手术止血适应证

(1)低血压和中心静脉压低。

(2)胸腔引流管或心包腔引流管每小时引流量超过 3 mL/kg,或每小时超过患儿血容量的5％,并持续 3～4 小时无明显减少。

(3)胸腔引流侧呼吸音低,胸片示胸腔积液。

(4)胸腔引流管因血块堵塞引流量不多,但有心脏压塞征象或 X 线胸片示大量胸腔积液。

2.预防措施

(1)抑肽酶应用:在体外循环开始前30分钟一次性经中心静脉滴注抑肽酶150 000 KIU/kg,术后引流量及输血量明显低于对照组,临床术后需要再止血病例明显减少。

(2)彻底、耐心止血。

(3)弃去转流 1 小时以上的机血。

(4)需要时应用血小板、纤维蛋白凝血制剂。

(二)心脏压塞

常发生在术后早期 10～24 小时内,发生率为 1％～2％。因血液或血块聚积在心包腔内,影响心室舒张期的血液充盈,致使心排血量减少,甚至迫使心脏停搏。

1.手术适应证

(1)中心静脉压高,动脉血压低。

(2)颈静脉怒张及脉压窄。

(3)胸腔或纵隔引流量异常的少或增多。

(4)胸片示纵隔阴影增宽。

2.预防措施

(1)复杂先心病手术时间长,需做胸腔及纵隔同时引流。

(2)不缝合心包。

(3)保证引流管通畅。

(4)防止出血的各种有效措施。

(三)低心排血量综合征

1.原因及症状

低心排血量综合征是体外循环心内直视手术后,以及出血性休克时间较长,心功能受影响后常见并发症之一。因心脏低心排血量引起周围血管的收缩反应,导致组织灌注量的不足,患者出现骚动、肢体皮肤凉、发绀、脉细速、低血压、呼吸急促、少尿、酸中毒及中心静脉压升高,最终心力衰竭、心脏停搏,是术后主要死亡原因之一。体外循环心内直视术后出现低心排血量综合征的主要因素为心功能不全,术中心肌保护不力,心肌缺血及损伤,肺血管病变所致肺及血管阻力升高,心内畸形纠治不彻底和心、肺转流中所造成的各种生理病变。

2.低心排血量综合征的治疗原则

(1)心排血量指数低,左心房压力与左心室舒张末期压相似,低血压和中心静脉压不高。应补充血容量,目的是提高左心房压力以增加心排血量。

(2)左心房压力增高合并有低血压,应用影响心肌收缩速率和收缩力的作用的药物来增加心排血量,常用药物为异丙基肾上腺素、多巴胺和多巴酚丁胺、氨力农、米力农等。

(3)左心房压力增高合并有低血压,应用增加心率及心肌收缩药物无效时,可使用血管扩张剂来降低后负荷,使左心室壁张力增高,使心排血量因左心室每搏做功下降而增加。常用药物为硝普钠、酚妥拉明等。

(4)因肺动脉高压因素,可吸入一氧化氮治疗,能达到有效结果。

(5)同时去除影响心排血量的不利因素,纠正酸碱平衡及电解质。

(四)肺部并发症

体外循环中,肺处于无血液或低血流灌注状态,血管床低压。虽阻断上、下腔静脉的血液回流,但冠状静脉窦及支气管动脉血流仍可经肺静脉回入左心房,造成心脏膨胀,并致肺血管受压,造成肺淤血、间质水肿、肺泡出血和肺及血管栓塞、痉挛而致各种并发症,其中以肺水肿和呼吸衰竭最为严重。

1.肺水肿

原因较多,除体外循环中心肌损伤而致收缩功能降低外,大量液体预充和灌注,血浆蛋白稀释,胶体渗透压下降,在心功能不全的基础上进入液体过多、过速容易使肺水增多,造成间质水肿,肺水肿时常见肺出血、肺淤血和肺不张同时存在。肺水肿治疗原则如下。

(1)气管插管机械通气 PEEP $2\sim4$ mmH$_2$O,及时消除气道液体。

(2)降低肺微静脉压(pmr),降低左室前负荷,常用药物为吗啡或硝酸甘油,可以扩大血管床容量。

(3)强心、利尿药降低左室后负荷,常用血管扩张剂为硝普钠或酚妥拉明和呋塞米等。

(4)短期应用大剂量激素如地塞米松,输入血浆及白蛋白提高胶体渗透压。

2.呼吸衰竭

因术后肺部感染和液体负荷过多,心功能不全肺淤血、肺水肿和肺出血。常表现为缺氧、二氧化碳潴留、肺顺应性降低和弥漫性间质水肿。

治疗原则为积极控制肺部感染,其他与肺水肿的处理相同。

(五)感染

1.纵隔感染

体外循环心内直视手术,胸骨正中劈开在小儿是常规切口。术后胸骨切口感染均伴胸骨裂开,深达纵隔引起感染,可累及主动脉及心脏切口造成大出血死亡,也是心内膜炎的病因。治疗原则如下。

(1)早期诊断,积极控制感染。

(2)敞开胸骨,彻底引流,勤换敷料。

(3)增加营养,促使伤口愈合。

(4)创口清洁,也可清创后闭合胸骨,不常采用。

2.心内膜炎

治疗原则:大剂量应用对致病菌敏感的抗生素,持续 $6\sim8$ 周,全身支持疗法。对药物治疗无效、顽固性心力衰竭、心超检查发现赘生物的患儿则需手术治疗。

(贾振雷)

第七章 儿童消化系统疾病

第一节 先天性食管良性狭窄

先天性食管良性狭窄是一类由胚胎发育异常所致的食管狭窄,临床上较少见,且极易被误诊。其最常见的病理改变是气管软骨迷入食管,在胚胎早期原始前肠分隔时,部分气管组织异位到食管引起食管狭窄,病理检查可见到条状透明软骨组织及由假复层纤毛柱状上皮构成的腺体结构,患儿出生后有渐进性吞咽困难,严重者伴呕吐,营养不良,X线钡餐透视狭窄多位于食管下段或中下段,狭窄段长 1~2 cm,近端食管扩张,末端可形成鼠尾征;中段狭窄者由于在狭窄段下端到贲门之间存在一段正常食管,可见到囊袋状钡影,称钟摆征;随病情发展狭窄段可发生瘢痕化,使管腔进一步僵硬,梗阻加重。先天性食管良性狭窄的其他病理改变有食管蹼、食管肌增厚、先天性胃黏膜异位、纤维环性狭窄等。

先天性食管狭窄常用治疗方法:①食管扩张术或激光介入治疗,适用于食管蹼和程度轻的短段狭窄。②狭窄段纵切横缝,适用于狭窄长度<1 cm 者。③狭窄段袖状切除行食管端端吻合术,适用于食管中、上段短段狭窄,手术切除全部异常组织,远近端食管行端端吻合,但必须对远近端食管做充分游离,以保证吻合口无张力,血运良好,吻合口最好成一斜面以防止术后吻合口狭窄。④狭窄段食管切除行胸内食管胃吻合术,下段食管良性狭窄一般应切除狭窄段食管行胸内食管胃吻合术,有些患者在狭窄部到贲门之间虽然仍有一段正常食管,从操作技术看,完全可以行狭窄段切除、食管端端吻合术,但由于吻合口距贲门近,贲门收缩时吻合口张力会增高易发生吻合口漏,同时抗反流机制遭破坏,术后易发生胃食管反流。因此,多数学者仍选择狭窄段食管切除行胸内食管胃吻合术的方法治疗,手术必须保证吻合口无张力,血供良好,使胃底包绕食管 1~2 cm 或采用隧道式吻合,防止术后发生胃食管反流。术前存在严重营养不良的患儿应先通过静脉营养或胃造瘘术,待营养状况改善后再进行手术。手术治疗以狭窄段食管切除胸内胃食管吻合术为例进行介绍。

一、手术适应证

适用于中、下段食管先天性良性狭窄,或瘢痕狭窄而用扩张等方法治疗无效的患儿。

二、术前准备

(1)提供 1 周内上消化道 X 线造影片。

（2）改善全身营养状况，纠正低蛋白血症及水、电解质失衡。

三、操作步骤

（1）气管内插管全麻。

（2）取右侧卧体位。

（3）做左胸后外侧第 7 肋间切口。

（4）切断左下肺韧带，向内上牵开肺叶，于心包和胸主动脉之间纵行剪开纵隔胸膜，显露食管，找到狭窄部及其上方的扩张部，确定要切断的平面。

（5）游离准备切除的食管，切断结扎进入食管的供应血管，推开或切断左、右迷走神经。为了便于操作，可用一纱布条或橡皮条牵住食管。

（6）于食管裂孔向左前方切开膈肌进入腹腔，切开膈肌时应妥善止血，并避免损伤膈神经。

（7）切开胃结肠韧带，逐一钳夹、切断、结扎胃网膜左动脉及胃短动脉，离断脾胃韧带，保护好胃网膜右血管弓，在血管弓外游胃大弯，其游离的范围应根据胃上提的程度而定，如在主动脉弓下做吻合，则游离范围到胃体中部即可（图 7-1）。

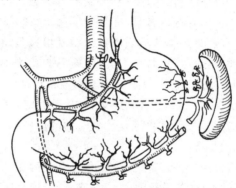

图 7-1　狭窄段食管切除胸内胃食管吻合术
游离胃，分别切断结扎诸胃血管、胃网膜左动脉和胃左动脉

（8）游离胃小弯，于胰腺上缘分离出胃左动脉，钳夹、切断、结扎，近心端加压缝扎。

（9）游离小网膜及贲门周围结缔组织，上两把 Kocker 钳，在两钳之间切断贲门，两层缝闭贲门，食管断端暂时结扎或用钳夹住。

（10）在狭窄段上方正常组织夹一把肾蒂钳，在钳下切断食管，切除远段病变食管，近段食管准备与胃底行食管胃端侧吻合，多数患者可以在主动脉弓下完成，若食管切断平面高，则需在主动脉弓后分离食管，并将食管拉到主动脉弓上行弓上吻合。

（11）吻合方法：在肾蒂钳上方 1.5 cm 处将食管后壁肌层与胃底最高处浆肌层做一排间断缝合，再在胃底做一略小于食管开口的切口，先切开浆肌层显露黏膜下血管，沿切口边缘一一予以缝扎，再切开黏膜，过度外翻的黏膜予以剪除，沿肾蒂钳上缘切断食管，将食管与胃做间断全层内翻缝合，在完成前壁缝合前将胃管经吻合口插入胃内，最后将胃壁上提套叠食管 1～2 cm 做浆肌缝合。吻合完毕后，将胃壁与邻近纵隔胸膜组织固定 3～4 针以减轻吻合口张力（图 7-2）。

（12）检查胸、腹腔无活动出血后缝合膈肌切口，穿过膈肌的胃壁与膈肌做间断缝合，间距 1 cm，防止术后发生膈疝。

（13）放胸腔引流管后关闭胸部切口。

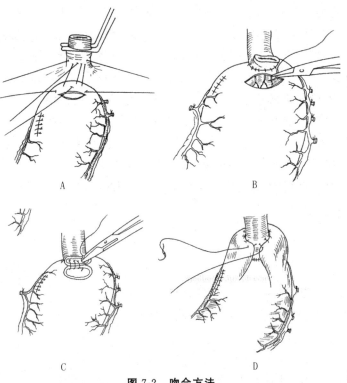

图 7-2 吻合方法
A.胃、食管后壁做浆肌层间断缝合;B.缝扎胃黏膜下血管;C.胃、食管做全层间断缝合;D.用胃壁包裹吻合口

四、术中难点及对策

见食管重建术相关内容。

五、主要并发症及处理

见食管重建术相关内容。

（黄德发）

第二节 食管瘢痕狭窄

儿童食管瘢痕狭窄多为误食强酸、强碱或其他腐蚀剂所致食管严重化学灼烧的结果;灼伤往往穿透黏膜下层,伤及食管肌层,甚至食管旁组织,经 3～4 周急性损伤期后,肉芽组织增生,逐渐形成瘢痕狭窄,这个过程可以经历数月,最终由于瘢痕收缩引起管腔狭窄,发生进行性加重的吞咽困难,出现营养不良、消瘦,严重者在 X 线造影检查时食管腔只能见到造影剂呈线样通过。对于狭窄程度轻、范围小的患儿可以通过食管扩张法进行治疗,一般在伤后 6～8 周急性炎症水肿消退后开始进行,以后每 7～10 天扩张 1 次,1～2 个月后酌情延长至 2～3 周 1 次。如在急性期

治疗时已建立胃造瘘的患儿可采用吞线钢珠扩张法治疗。然而多数患儿瘢痕狭窄范围广泛，需要采用食管重建术进行治疗，一般在伤后 3～6 个月行食管重建术，此时狭窄范围基本固定；若过早手术，由于病变范围判断不准确，术后有发生吻合口上方再狭窄的可能。近 10 年有些学者尝试采用记忆合金支架治疗儿童食管瘢痕狭窄，虽然早期能明显改善吞咽功能，但由于肉芽组织增生再次堵塞管腔，都不能获得良好的远期疗效，不仅如此，还造成支架取出困难，支架移位损伤邻近器官，合并难以控制的肺部感染，甚至危及生命，而且给以后食管重建术带来很大困难，因此，此法已基本被摒弃。近来又有学者采用镍钛带膜记忆合金支架暂时植入法对食管瘢痕狭窄进行治疗，此方法利用记忆合金缓慢复形的特点，对食管瘢痕组织进行缓慢均匀的扩张，从而减轻组织损伤，减少再发生狭窄的概率，植入的支架一般应在 1 周以内取出，时间越长取出越困难，此法确切疗效还有待观察。

一、食管扩张术

（一）手术适应证

（1）适用于狭窄程度轻、范围小的先天性食管良性狭窄。

（2）食管化学灼伤所致的程度较轻的短段瘢痕狭窄。

（3）术后食管吻合口狭窄。

（二）术前准备

（1）术前 3 天进食流质，多饮水，防止食物块滞留在狭窄段食管。

（2）查出、凝血常规，如有异常，应先予以纠正。

（三）操作步骤

（1）取仰卧位，儿童需进行静脉全身麻醉。

（2）根据术前影像检查及胃镜检查的资料，对狭窄部位、形态和长度做出估计，以便挑选合适的扩张器。

（3）插入食管镜至狭窄近端，吸尽扩张段滞留的食物残渣积液，看清狭窄开口。

（4）用扩张条由小号开始依次进行扩张，每次插入扩张条后要停留 3～5 分钟。

（5）若采用球囊导管扩张则需在 X 线下进行，先插入导引丝通过狭窄段进入胃内，再将选定的球囊导管沿导丝送入，使球囊停留在狭窄段，向球囊内加压注入造影剂扩张狭窄部食管，在 X 线下可看到狭窄部被扩张的过程，维持数分钟后放出造影剂、退出导管。球囊扩张时由于球囊呈放射状，组织受力均匀、损伤小。

（6）扩张术后禁食 24 小时后开始进流质食物。

（四）术中难点及对策

（1）狭窄重、范围较长或腔道弯曲偏向一侧时，插入扩张条会遇到困难，必须有耐心，切忌粗暴操作、强行通过，以免发生食管撕裂、穿孔等严重并发症。如改用球囊导管扩张，可能更为安全、有效。

（2）实施球囊导管扩张插入导引钢丝困难时，可选用超滑导丝做引导。

（3）球囊导管扩张定位十分重要，为保证球囊定位准确，可以在导丝引导下先将球囊送到贲门下方，向球囊内注入少量造影剂，再将球囊向上拉，在 X 线下观察球囊的形变情况，找到狭窄的准确位置。

（五）主要并发症及处理

1.食管扩张部位出血

少量出血可自行停止,术中向创面滴入1∶20 000肾上腺素可减少出血,出血量多时需胃镜下止血。

2.食管撕裂、穿孔

当狭窄部位炎症重、组织脆弱或瘢痕过多、组织缺乏弹性,或操作粗暴、扩张过度时,容易造成食管撕裂伤。这是食管扩张的严重并发症,必须高度警惕,扩张术后要严密观察病情,当发生剧烈胸痛、呼吸困难时,应立即拍X线胸片明确诊断,并做出积极处理。

二、食管重建术

食管重建术旨在使食管部分或全部切除的患儿重新建立消化道的连续性,恢复经口进食。儿童食管重建术主要用于治疗食管化学灼伤后食管瘢痕狭窄,其次可用于先天性食管闭锁,因远、近端食管间距过大无法进行吻合或吻合失败的患儿。少数严重反流性食管炎所致的食管瘢痕狭窄亦需用食管重建术治疗。常用的替代脏器有胃、胃管、右半结肠、左半结肠、空肠等,其中以胃代食管应用较多,其原因在于:①胃的血运丰富,由于黏膜下层有广泛相互吻合的血管网,尽管做大范围的游离,只要保留胃网膜、胃右动脉供血即可维持良好的血液循环,有很强的愈合力;②胃有足够的长度和延伸性,可以上提到胸腔任何水平;③手术时只需做一个吻合口,操作简便、安全;④胃食管吻合符合消化道的生理连接;⑤术前一般不需对胃做特殊准备。其缺点是由于胃失去神经支配,蠕动功能减弱,术后胃的消化能力差。此外,胃在胸腔占据空间大,进餐后对心、肺功能有不利影响。

在胃不能被利用时,结肠也是一种较好的食管重建材料,其优点:①结肠呈管形占据空间小,并且有足够的长度可供利用,一直可以上提到颈部、咽部;②可以保留胃在腹腔的正常位置,不易发生反流,结肠黏膜对胃酸有较强的耐受性,不易发生结肠炎;③结肠系膜长,血管弓分布比较恒定,只要保留一支主要动脉即可满足所选肠襻的血液供应;④结肠襻可有几种裁取的方式供临床选择,由于左结肠动脉粗大,其分支的边缘动脉距肠管近,分离后血管弓几乎能与肠管平行,因而游离的肠管比较平直,这是许多学者喜欢采用左半结肠襻做食管重建材料的原因。当挑选右半结肠襻时,可连带5～10 cm的回肠,用回肠与颈部食管进行吻合,由于口径相似易于吻合,同时可以利用回盲瓣起到抗反流作用。采用结肠代食管的缺点是手术复杂、费时,需要做结肠与食管、结肠与结肠、结肠与胃三处吻合口,发生并发症的机会多。

在行食管重建术的同时是否一并切除瘢痕狭窄的食管,学者们存在不同观点。由于切除瘢痕食管手术创伤大,增加手术风险,因此,有学者主张采取旷置病变食管的办法,尤其在利用结肠重建食管时,由于不需上提胃,不需切断贲门,可以将远段病变食管留下,仅需关闭颈部食管切断处开口,使手术变得简便安全。但保留瘢痕性食管有发生恶变的可能,有学者报道保留瘢痕性食管长期随访有1.2%发生恶变。当利用胃上提到主动脉弓上、颈部重建食管时,由于必须切除贲门充分伸展胃体,则不能保留瘢痕性食管。

（一）胃代食管术

1.手术适应证

食管广泛性瘢痕狭窄,或局部切除后无法进行食管端端吻合的先天性食管良性狭窄,根据病变部位和切除食管长度的不同,胃代食管分别选择主动脉弓下、弓上、颈部吻合术,由于食管化学烧伤所致的瘢痕狭窄范围广泛,多需采用颈部吻合。

2.术前准备

(1)行上消化道造影了解食管狭窄的范围,特别应注意是否合并咽、颈部食管、胃部的损伤。

(2)术前应进行积极的营养支持,如进行胃或空肠造瘘补充营养、肠外营养治疗等。纠正水、电解质紊乱,提高患儿对手术的耐受性。

3.手术步骤

(1)气管内插管全麻。

(2)取右侧卧体位。

(3)做左胸后外侧第 7 肋间切口。

(4)切断左下肺韧带,牵开左肺下叶,于心包和胸主动脉之间纵行剪开纵隔胸膜。

(5)游离食管中下段,切断结扎食管供应血管,用纱带套住食管。

(6)于食管裂孔向左前方切开膈肌进入腹腔,切开时应妥善止血,避免损伤膈神经。

(7)打开胃结肠韧带,逐一钳夹、切断、结扎网膜左动脉及胃短动脉,离断脾结肠韧带,保护好网膜血管弓,在血管弓外游离胃大弯至幽门。

(8)游离胃小弯,于胰腺上缘分离出胃左动脉,钳夹、切断、结扎,近心端加压缝扎。

(9)游离小网膜及贲门周围结缔组织,切断贲门,两层缝闭贲门,食管断端暂时结扎并用纱布包裹,防止污染。

(10)于主动脉弓上方、气管和左锁骨下动脉之间纵行切开纵隔胸膜和气管前筋膜,游离上段食管。

(11)在主动脉弓后方用手指钝性、锐性分离食管,并将中下段食管拉到主动脉弓上。

(12)左颈部胸锁乳突肌前缘做切口,切开颈阔肌、切断部分胸锁乳突肌止端,将其向外牵开,分离胸骨舌骨肌群,深入气管旁沟,于气管后方分离食管(勿损伤喉返神经),暂时用纱带套住。

(13)沿食管周围向下分离,从胸膜顶进入胸腔并将远端食管牵出,在颈部合适的位置上两把 Kocker 钳后,在两钳间切断食管,并取出病变食管。

(14)胃底缝两根牵引线,在左肺门后方上提,从胸廓上口牵至颈部与食管进行端侧吻合;儿童多采取手工方法吻合,内层为间断全层内翻缝合,快完成前壁吻合时,将胃管经吻合口插入胃内,外层将胃壁上提,套叠食管 1～2 cm 做浆肌缝合。吻合完毕后,将胃壁与颈部组织固定 3～4 针,以减轻吻合口张力,同时可以封闭颈部切口与胸腔的通道,万一术后发生颈部吻合口漏,可防止炎症扩散到胸部。放皮片引流条后,缝合颈部切口。

(15)检查胸腹腔无活动出血后缝合膈肌切口,穿过膈肌的胃壁与膈肌做间断缝合,间距为 1 cm。

(16)放胸腔引流管后关闭胸部切口。

4.术中难点及对策

(1)切除严重瘢痕狭窄的食管时,在主动脉弓后游离比较困难,为避免损伤主动脉、胸导管,应紧靠食管钝性分离,并逐一切断、结扎进入食管的血管和致密索条状组织,操作时可以从弓上、弓下两路配合进行(图 7-3),为方便操作,可切断 1～2 支肋间动脉。操作要轻巧,防止撕破主动脉壁或右侧的奇静脉而导致大出血。当不慎撕破对侧胸膜而无法修补时,应用纱布块暂时堵塞,防止大量气体、血液进入对侧胸腔,术毕做对侧胸腔引流。经第 7 肋间进胸切口,在处理主动脉弓上食管时,如感到暴露很困难,可以在胸大肌下方行分离后,切开上 1～2 个肋间,再进胸处理。

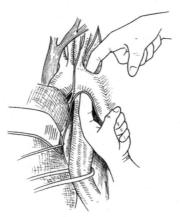

图 7-3　分离主动脉弓后食管

(2)由胸腔经膈肌切口做胃的游离,由于暴露差,需由浅到深辨清解剖关系逐一处理。游离大网膜时,要避免损伤网膜右动脉,应离血管弓 1～2 cm 进行分离,有时大网膜与横结肠系膜粘连,须小心分开,避免损伤结肠中动脉。在切断结扎胃短血管时,结扎线要离开胃壁,不要将胃壁组织一并结扎而导致局部缺血、坏死、穿孔。整个游离胃的操作要轻柔,不能过度牵拉、捏压胃壁,以免损伤胃壁内的血管,发生血栓或血肿。当操作感到十分困难时,可以沿第 7 肋间向下切断肋弓,将切口延伸到腹部扩大手术野。

(3)胃左动脉处理困难:处理胃左动脉时,应靠近其根部切断,不要损伤上升支,以免影响贲门胃底的供血。由于胃左动脉位置深,血管短,处理不当易发生血管滑脱、缩回而导致大出血;正确的方法应在完成右胃底、胃大弯侧游离后,将胃向上翻转,在胰腺上缘找到胃左动脉,用 3 把血管钳夹住,在胃左动脉近根部保留两把血管钳,切断胃左动脉,然后先在第 1 把血管钳下方做一道缝扎并撤去该钳,再在第 2 把血管钳下方进行结扎撤去第 2 把血管钳(图 7-4)。

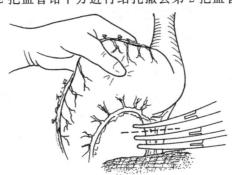

图 7-4　处理胃左动脉,夹 3 把血管钳,在第 1 把和第 2 把钳之间切断

(4)胃上提错误:将胃上提到胸腔时,一定要仔细辨清胃大弯、胃小弯的位置,并确定胃底的最高点,用缝线做好标记,避免在胃扭转状态下进行吻合,导致术后胃排空障碍。当胃发育较小时,胃底上提到颈部切口会遇到张力,这时如将十二指肠右侧腹膜反折切开,可使胃获得更大的松动。

(5)儿童胸廓上口比较窄,上提胃底与颈部食管吻合,易造成吻合口受压,此时可以将锁骨胸骨端切除 2～3 cm 以扩大此通道,但锁骨断端必须磨光并用周围组织覆盖,防止刺伤胃壁。

5.主要并发症及处理

(1)吻合口漏：吻合口周围组织血供破坏过多、吻合口张力过大是发生吻合口漏的主要原因，吻合口瘘多发生在术后 3～6 天，也有发生在更长时间后。颈部吻合口漏首先表现为局部红肿，一旦确诊应立即给予引流，颈部吻合口漏如果炎症不扩散到胸腔则对全身影响较轻，多能自行愈合，但可能会导致吻合口狭窄。胸内吻合口漏可导致严重的纵隔、胸腔感染，有很高的死亡率，一旦发生胸内吻合口漏，患儿可出现剧烈胸痛，哭闹不安，呼吸急促，发热等全身中毒症状，X 线胸片可发现纵隔变宽、液气胸等征象。对全身情况尚好的早期吻合口漏患儿应积极开胸探查，如瘘口周围组织炎症较轻可以进行修补或重新吻合，并用邻近壁层胸膜瓣或带蒂肌肉瓣进行覆盖，同时清除胸腔内炎性纤维沉积物，放置胸腔引流管，并保证术后引流通畅，但这样处理仅少数患儿可获得成功，多数患儿由于确诊时间太晚，纵隔胸腔炎症太重而无法进行手术修补，即使勉强进行，最终也是徒劳一场，对这些患儿应以积极消除胸内感染源、保住生命为主要目的，先行食管外置、胃造瘘术，同时建立有效的胸腔引流，可每天用抗生素液冲洗胸腔，等病情稳定，胸腔纵隔炎症得到控制后再重新恢复消化道的连续性。吻合口漏发生后必须禁食，只能通过胃造瘘或留置的胃管补充营养，有条件时可辅以深静脉营养支持。同时应用有效的抗生素控制感染。

(2)吻合口狭窄：吻合口狭窄症状出现时间多在术后 1～2 个月，其狭窄的特点是狭窄发生在吻合口同一平面的环形狭窄，吻合口内径可以 1 cm 以下。吻合口狭窄应尽早发现，及时给予扩张治疗，使引起狭窄的瘢痕松解或撕裂解除症状，但一段时间后由于瘢痕的重新形成可再次出现症状，所以需反复数次扩张才能巩固疗效。有学者报道扩张术应用抗反流及糖皮质激素治疗，可明显减少扩张次数。

(3)乳糜胸：术中损伤胸导管或重大淋巴分支，术后可并发乳糜胸，在禁食期或饮食清淡时乳糜液中所含脂肪少，液体可呈淡黄色，而且量较少，甚至乙醚试验也呈假阴性，易被误诊为胸腔渗液。当恢复正常饮食后，可从引流管引出大量淡黄色或乳糜状液体，胸引管已拔除的患者，可因大量淋巴液潴留在胸腔压迫肺叶而影响呼吸功能，此时，胸腔引流液乙醚试验阳性或苏丹Ⅲ染色阳性即可确诊。乳糜胸是一种严重并发症，可造成大量营养的丢失。术中必须高度警惕，游离食管时尽可能避免损伤胸导管，术毕认真检查食管床，如发现可疑损伤时可缝扎远端胸导管。术后一旦确诊乳糜胸可先给予保守治疗(禁食或限制脂肪饮食，静脉高营养，有效胸腔引流等)，期待瘘口自行闭合，为促进瘘口闭合可采取胸腔注入 50％葡萄糖、红霉素等药品刺激胸膜产生炎症，形成粘连闭合瘘口。当保守治疗 1～2 周仍无效时，应施行胸导管结扎术，长期无效的保守治疗只会使患儿大量营养丢失，全身衰竭而丧失手术机会。胸导管结扎术可经左路或右路进胸，一般喜欢从患侧进胸，在奇静脉与胸主动脉之间，胸椎前方找到胸导管予以低位结扎。遇婴幼儿胸导管寻找困难时，可以在胸导管径路上盲目做块状缝扎，以达到阻断胸导管的目的。

(二)结肠代食管

1.手术适应证

(1)食管化学灼伤形成广泛严重的瘢痕性狭窄，尤其是狭窄段不宜切除者。

(2)有过胃切除手术史或胃本身有严重病变(如严重腐蚀性损伤)不能利用胃做重建材料者。

(3)胃(或胃管)代食管手术失败者。

(4)部分食管盲端间距过长的先天性食管闭锁患儿。

2.术前准备

(1)术前要做肠道准备：术前口服肠道不吸收的抗生素(如新霉素)3 天，术前清洁灌肠后注入新霉素或甲硝唑。

（2）其他：同胃代食管术。

3.手术步骤

（1）麻醉：气管插管静脉复合麻醉。

（2）体位：仰卧位，头向右偏，肩部垫枕使颈伸展。消毒范围应包括下颌至下腹部的全部皮肤。

（3）切口：如果不切除病变食管，只需做颈部斜切口和腹部切口，如必须切除病变食管则需加做胸部切口。

（4）选择代替食管的结肠襻：选择移植用的结肠襻主要根据结肠系膜的血管解剖特点、供血状态和手术所需结肠段的长度而定，同时也取决于术者的习惯和经验。①如选用右半结肠并带5～10 cm回肠做移植肠襻，应以中结肠动脉作为肠襻供应动脉，手术时可先试行阻断右结肠动脉和回肠动脉，如结肠襻血运良好，则可正式游离肠襻；在升结肠外侧切开后腹膜游离升结肠包括肝曲。充分辨清血管分布后切断，结扎右结肠动脉和回肠动脉，保护好血管弓和中结肠动脉，在距回盲部5～10 cm切断回肠，切除阑尾，根据需要的长度在适当的部位切断结肠（一般应在结肠中动脉左侧）。②如果选用左半结肠，则应以左结肠动脉为供血动脉，在游离时要保护好左结肠动脉升支，切断、结扎中结肠动脉（图 7-5）。③切取的肠襻近端暂时缝闭并留好牵引线，远端用 Kocher 钳暂时夹闭，用纱布包裹备用。

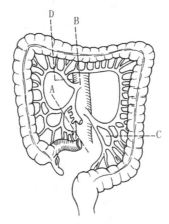

图 7-5　选择代替食管的结肠襻

A、B 之间裁取右半结肠襻；C、D 之间裁取左半结肠襻

（5）做颈部切口：在左颈部胸锁乳突肌前缘做斜切口，切口下端达胸锁关节，显露肩胛舌骨肌和胸骨舌骨肌，顺肌纤维分离，牵开颈血管鞘，在气管后方游离出颈段食管，注意勿损伤喉返神经。沿颈部食管周围向下分离达胸廓顶部，根据病变的范围在适当的部位切断颈部食管，如果不准备切除远段食管，则应将远端食管断端关闭；如决定切除远段食管，则可在胸部切口的配合下予以切除。

（6）建立移植段肠襻通过的途径：常用的途径有以下几种。①经胸骨后途径：这是临床上最常用的途径，操作时应从颈、腹两处切口同时配合进行，腹部切开膈肌前部在胸骨、剑突上的附着点并切除剑突，用手指插入前纵隔在胸骨后分离，推开心包前的结缔组织，宽度达 5 cm，要避免撕破胸膜。从颈部切口切开胸骨柄上缘的颈深筋膜，向下在正中位分离胸骨后结缔组织，达一定深度后用海绵钳夹纱布块向更深处分离，上、下会师使隧道贯通，如颈部入口处空隙太小，可以切除部分锁骨头或胸骨柄(图 7-6)。②经胸膜腔途径:直接将移植段肠襻近端从膈肌切口上提到胸腔,在左肺门后方上提到胸廓上口进入颈部切口。③经皮下途径:在胸骨前皮下分离出一条隧道,将肠襻的近端于腹部切口的上端经此皮下隧道上提到颈部切口。

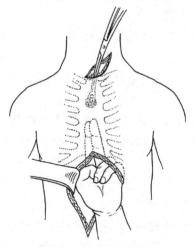

图 7-6 建立胸骨后隧道

(7)将移植结肠襻近端经胸骨后上提到颈部:先在小网膜中央切一足够大的切口,把移植段肠襻从胃后经此切口提出,再从颈部切口向胸骨后隧道插入海绵钳,从腹部切口穿出夹住肠襻近端的牵引线,在生理盐水的润滑下牵入隧道,上提到颈部切口,牵引过程注意保护好系膜血管,避免肠管扭转。

(8)移植肠襻近端与颈部食管吻合:移植肠襻近端如为空肠可行端端吻合术,如为结肠,由于二者口径相差太大难以完成端端吻合术时,可以先关闭结肠开口,在距断端 2~3 cm 处的系膜对侧与食管行端侧吻合,颈部吻合口完成后放置皮片引流,逐层缝合颈部切口。

(9)移植段结肠远端与胃前壁小弯侧进行吻合:为防止胃小弯压迫移植肠襻血管,也有学者主张在胃后壁近大弯侧进行吻合(图 7-7)。

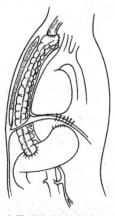

图 7-7 经胸骨后途径完成结肠重建食管术

(10)切除移植段结肠之后的结肠两断端进行吻合,恢复肠管的连续性:结肠与结肠行端端吻合术,或结肠与回肠行端侧吻合,然后间断缝合肠系膜裂口,防止以后发生内疝。

(11)缝合腹部切口,如有胸部切口同时关闭。

4.术中难点及对策

(1)结肠襻血运障碍:在挑选结肠襻时,选择结肠供血状况是最为重要的,对肠管供血状况了解不清、盲目裁切系膜,是造成结肠襻术后供血不良的重要原因。选用的肠襻必须保证有一支粗大的动脉作为供应动脉,并且有良好的血管弓及边缘血管分布,当把结肠襻从后腹壁游离时要保护好系膜血管,并可提起结肠对光观察系膜中血管分布情况,确定保留的血管及欲切断的血管,在准备切断的血管上先用血管夹夹住,仔细观察肠管血供情况,只有当肠管血液循环良好时下才予以切断。切取的肠管过短,系膜过紧,以及肠管上提过程中肠管扭转,或对肠管、系膜的过分捏压损伤血管都是造成结肠襻血供不良的重要原因,操作时应避免。

(2)结肠襻上提到颈部发生困难:将结肠襻从胃后经小网膜切口,再经胸骨后隧道上提到颈部切口路途很长,处理不当易对肠管、系膜血管造成损伤或受压,要做到上提顺利首先要保证小网膜切口、胸骨后隧道足够宽畅,尤其是颈部及胸骨下口要足够大。

5.主要并发症及处理

(1)吻合口狭窄:颈部吻合口狭窄表现为吞咽困难,可用扩张法治疗,但由于吻合口下方为结肠,多结肠袋,扩张时要防止扩张条头顶破结肠袋发生穿孔。结肠胃吻合口由于吻合口较大,发生狭窄的机会少,如发生严重狭窄应重新吻合。结肠与结肠吻合口狭窄可致不全性肠梗阻,严重者也应重新进行吻合。

(2)吻合口瘘:颈部吻合口发生瘘,如炎症未波及纵隔、胸腔,可做局部引流,暂停经口进食,通过胃管或胃造瘘提供营养,全身应用抗生素治疗,一般预后较好。如腹腔内结肠与胃或结肠与结肠吻合口发生瘘,则后果严重,一旦确诊应积极手术探查,若腹腔污染严重无条件做手术修补或重新吻合时,应行肠外置、肠管造瘘,先消除腹腔感染源,待全身情况改善,腹腔炎症控制后再手术恢复消化道的连续性。

(3)移植段结肠坏死:移植段结肠坏死是一种严重并发症,是由肠襻血运严重障碍导致的后果,术后如有持续高热、纵隔引流液增加并有异味,应警惕移植肠襻坏死,一旦确诊应及时清除坏死肠襻,充分引流纵隔,同时应食管外置,胃或空肠造瘘。

(4)内疝:由于移植结肠襻从切取直到上提到颈部切口,沿途要形成几处薄弱区,为内疝的形成提供了潜在的发病条件,因此术中必须认真闭合肠襻通过的各种通道,不能留下过大的间隙,关闭各种间隙的缝针间距不要>1 cm,缝线结扎要可靠,防止术后脱落,间隙变大发生内疝。内疝可以在术后早期发生,也可在术后数月、数年发生。由于发生的部位、疝入的内容不同,嵌顿的程度不同,临床表现可有很大差别,应根据症状、体征、X线检查及早做出诊断,一旦明确诊断便应给予手术治疗,还纳疝内容,闭合造成内疝的裂隙,如有肠坏死应予以切除,若发生大范围肠管缺血坏死伴感染性休克时,应行肠外置、肠造瘘处理。

(黄德发)

第三节 食 管 憩 室

食管憩室比较少见,小儿更少见,国外文献报道发生率为 0.1% 左右。国内发生率远低于国外,原因不明。食管壁局部向外突出即形成食管憩室,可累及食管壁的一层或全层。如果突出部非食管全层,称为假性憩室;突出部包括食管全层,称真性憩室。最常见部位为颈部环咽肌上方,称咽食管憩室。1978 年 Znker 总结了 22 例食管憩室,并提出自己的见解,故后人将咽食管憩室命名为 Znker 憩室。其次为食管中段,称胸食管憩室。食管周围组织慢性炎症引起粘连,瘢痕收缩,牵拉食管形成局部突出,称牵引型憩室。憩室囊袋下垂,食物易滞留,常引起吞咽障碍,食物反流,夜间食物反流往往会引起吸入性肺炎,咽下时有异常响声。囊袋不下垂,憩室不大,很少引起临床症状,所以无须考虑手术治疗。本病做钡餐食管造影可确诊,必要时可做纤维食管镜检查。手术治疗以憩室切除术为例进行介绍。

一、手术适应证

憩室较大,并引起临床症状,常有食物反流、呛咳、吸入性肺炎等,均应手术治疗。

二、术前准备

(1)有呼吸道感染必须彻底控制。

(2)做好各种术前常规检查,包括血型、血常规、尿常规、大便常规、凝血常规、肝功能、肾功能、血清电解质等。

(3)术前一日进食流质,以免食物残渣滞留囊袋内。术前一晚用饮水冲洗,排空囊袋内残留食物。

三、操作步骤

(一)咽食管憩室切除

1.体位

平卧位,头转向右侧。

2.切口

取左胸锁乳突肌前斜切口(图 7-8)。

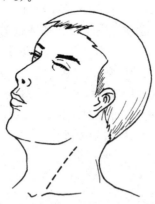

图 7-8　咽食管憩室颈部切口

3.手术操作

切开皮肤、颈阔肌,显露胸锁乳突肌前缘及其下的颈动脉鞘,并向后外侧牵拉,将肩胛舌骨肌向内牵拉,暴露食管。结扎切断甲状腺下动脉,即可显露出憩室。注意勿损伤喉返神经(图 7-9、图 7-10)。用鼠齿钳钳夹囊壁并牵拉,分离憩室达颈根部,在该处上下各置一标记牵引线

(图 7-11)。在离肌层 2 mm 处切开囊袋,用 3-0 丝线横形间断边切边缝,切除憩室后再间断缝合肌层(图 7-12)。冲洗切口,放置引流,关闭切口。

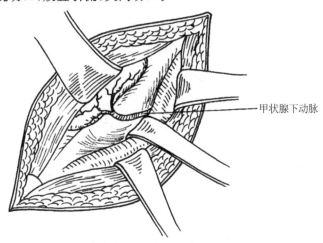

甲状腺下动脉

图 7-9 显露甲状腺下动脉

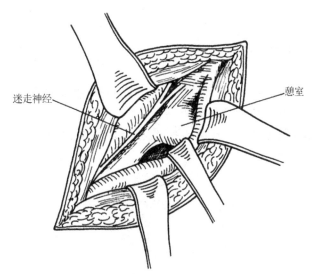

迷走神经

憩室

图 7-10 显露迷走神经及憩室

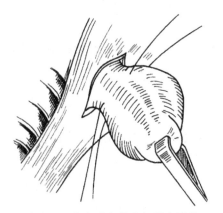

图 7-11 分离憩室基底部置牵引线

173

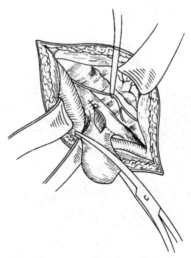

图 7-12　边切憩室边缝合

（二）胸食管憩室切除

1.体位及切口

取左侧卧位,经右胸 4～5 肋间后外侧切口。

2.手术操作

进胸后将肺叶向前下方牵拉,显露并切开纵隔胸膜,找到憩室,在其上下方游离正常食管,用纱带牵引。按咽食管憩室方法切除膨出黏膜,间断缝合食管肌层（图 7-13）。如为牵引型憩室,只需将该处肌层收拢缝合数针即可。冲洗胸腔,置引流管,关闭胸腔。

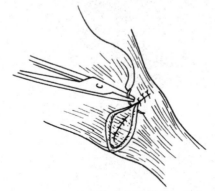

图 7-13　切除憩室缝合食管肌层及环咽肌

四、术中难点及对策

（一）寻找憩室

术野暴露充分,找到甲状腺下动脉是一个很好的标记,结扎切断该动脉即可显露憩室。

（二）避免食管狭窄

在憩室颈部做标记牵引线。

（三）避免损伤喉返神经

在结扎切断甲状腺下动脉时,尽可能靠近外侧的颈总动脉处结扎,此处较为安全。

五、术后并发症的处理

（一）喉返神经损伤

多为牵拉、水肿引起，可自行恢复。

（二）吻合口瘘

局部引流，禁食，静脉营养，应用抗生素，支持治疗，多能愈合。

（三）食管狭窄

很少发生，轻度狭窄无症状，无须特殊处理。重者可行食管扩张。

（四）胸导管损伤

术中发现应予以结扎。术后发生乳糜胸，保守治疗多能治愈。无效可行胸导管结扎。

（黄德发）

第四节 贲门失弛缓症

贲门失弛缓症又称贲门痉挛或先天性食管扩张症。病因不明，有学者认为是肌层内奥氏神经丛的神经节细胞缺乏导致的，也有学者认为由贲门的迷走神经作用不全所致。该病发病率不高，约 1/10 万。Thomas Willis 于 1697 年首先报道了本病的特点。主要症状为吞咽困难、呕吐、胸骨后疼痛。症状出现一般较晚，婴儿很少发生，多发生在儿童期及成人患者中。由于食物反流，常合并呼吸道感染、吸入性肺炎等。钡剂食管造影检查可见食管中下段扩张，贲门部食管下端呈萝卜根样狭窄，即能确诊（图 7-14）。必要时可做食管镜检查和食管动力学检查，更有助于诊断和鉴别诊断。

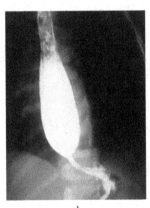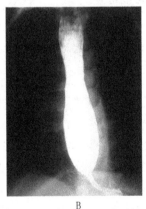

A B

图 7-14 食管中下段扩张，贲门部食管下端呈萝卜根样狭窄

治疗可采用食管扩张手术，或行狭窄段食管纵肌切开加抗反流术。

一、食管球囊扩张术

（一）手术适应证

适用于症状轻、食管扩张不严重的患儿。但也有学者提出，病程短、症状轻，贲门肌层不肥厚、弹性差,扩张后易回缩,效果差。总之目前尚无严格的适应证标准,一般患儿均可先采用扩张治疗。对婴幼儿和已做过肌层切开的患儿,需慎重扩张,因食管破裂的发生率可能增高。

（二）术前准备

（1）术前 2～3 天给予无渣流质饮食,并每日冲洗扩张段积存的残留食物 1～2 次。

（2）术前按全麻常规禁食、补液。

（3）应用抗生素 2～3 天。

（4）备好带球囊导管 2 根,食管镜一套,泛影葡胺 2 支。

（三）操作步骤

（1）麻醉与体位:小儿均需采用静脉复合麻醉。平卧位,头转向一侧。

（2）在食管镜下或用导引钢丝或直接插入球囊导管,必须达到胃底部。在 X 线机监视下向球囊内注入泛影葡胺预计量的半量(5～6 mL),使其不完全扩张,再向外缓慢拉动球囊导管,寻找到最狭窄处时停止拉动,再注入余量泛影葡胺,见狭窄被扩开,维持 3～5 分钟,缓慢回抽对比剂,如此反复 3～4 次,使球囊在非狭窄处充分扩张后也能顺利通过狭窄处为止。

（3）间隔 7～10 天可再做扩张,一般 1～3 次即可。扩张 3～4 次无效者可考虑手术治疗。

二、黏膜外食管肌层切开术(Heller 肌层切开术)

（一）手术适应证

（1）食管扩张 3 次以上无效者。

（2）一经确诊或家属不愿意接受扩张治疗者,均可行 Heller 手术。

（二）术前准备

（1）术前 2～3 天给予无渣流质饮食,并每日冲洗食管扩张段的残留食物。

（2）使用抗生素。

（3）做好各项术前常规检查。

（4）术前一日晚开始禁食、补液。

（三）操作步骤

（1）麻醉与体位:气管插管,静脉复合麻醉。经胸路,右侧卧位,经腹者平卧位。

（2）切口:可采用经胸,也可以采用经腹切口。小儿多采用经腹切口,取左腹直肌旁或经腹直肌直切口,上达肋弓缘,下至脐水平。或肋弓缘下斜切口。

（3）充分暴露胃食管连接处,切开胃食管连接处腹膜,通过食管裂孔向上充分游离食管,并以纱带环套食管向下牵拉,直至显露出扩张段为止(图 7-15)。

（4）术者以左手托起食管,拉紧固定,即可在食管左前外侧壁做纵行肌层切开、分离,使黏膜充分膨出,上至扩张段,下至胃壁(图 7-16)。

（5）加或不加抗反流手术。

（6）逐层关闭腹部切口。

（四）术中难点及对策

（1）食管扩张忌用暴力,注入对比剂要缓慢,准确把握对比剂用量(一般 10 mL 左右)和球囊扩张直径(一般为 20～25 mm,最大不超过 30 mm),以防食管破裂。

（2）施行扩张术的患者,术后须留院观察 12 小时以上。一旦发生食管破裂,大的需立即手术修补和放纵隔引流,小的可采取禁食、胃肠减压,静脉营养,抗生素治疗。

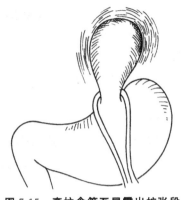

图 7-15　牵拉食管至显露出扩张段

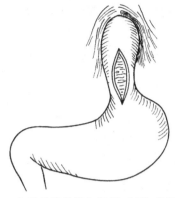

图 7-16　食管前壁做纵向切开,分离,使黏膜膨出

(3)食管肌层切开,术中将肌层切口做水下充气检查,如发现黏膜瘘口,需立即修补,并置腹腔引流管。

(4)食管黏膜破裂大,修补困难,可改做其他手术,如纵切横缝,狭窄段切除,食管胃吻合术等。

(5)防止肌层切开失败包括:①肌层切开不完全,特别在食管胃交界处一些环形纤维束未完全离断;②肌层切开黏膜松解不足围径的 1/2,黏膜膨出不充分致使切开的肌层又靠拢粘连愈合。

(6)术中需注意勿损伤迷走神经,一旦损伤或疑有损伤者,应加做幽门成形术,以防术后急性胃扩张。

(7)抗反流手术不作为常规附加手术,一般做肌层切开在不超过食管胃交界处以下 1 cm,可不必做抗反流手术。但近年来,也有不少学者主张加做抗反流手术,以 Nissen 手术为首选,胃底包绕食管下端 3/4 周即可,注意不可过紧或过松,以能通过示指为宜。

(黄德发)

第五节　胃食管反流病

胃食管反流病是指胃或十二指肠内容物反流入食管。本病与食管下端括约肌功能不全、肌肉神经调节异常、胃排空迟缓、胃内压增高、解剖因素(如食管裂孔疝,腹段食管过短)、His 角过钝等有关。主要临床症状为呕吐、生长发育障碍、营养不良、食管炎、胸骨后疼痛、吞咽困难、烧灼感、呕血、黑便、贫血、呼吸道感染等。

钡餐检查、食管下端 pH 和压力测定、食管镜、B 超等检查有助于诊断。

对症状较轻、无器质性病变者可用内科疗法进行治疗,包括少量多餐,进食黏稠食物,保持半卧位,应用胃动力药、抗酸剂等。

对症状较重者可采用抗反流手术治疗。

一、手术适应证

(1)内科治疗连续 6～8 周无效者。

（2）胃食管返流引起明显并发症者，如进行性食管炎、食管狭窄、溃疡、出血、反复肺部感染、营养不良、贫血、生长发育障碍。

（3）有解剖异常，如先天性食管裂孔疝、腹段食管过短等。

二、术前准备

（1）术前1～2天进无渣流质饮食，并口服抗生素做肠道准备。

（2）完成各项术前检查，包括X线检查、肝功能、肾功能、电解质、血型、凝血常规等。

（3）有严重贫血、营养不良者，术前应给予纠正。

三、操作步骤

（一）Nissen胃底折叠术

做左上腹腹直肌切口或肋弓下斜切口。游离切断肝左叶三角韧带，暴露贲门，剪开胃食管交界处腹膜返折，钝性分离食管下段并穿一纱带做牵引。显露膈肌角，缝合2～3针，修补食管裂孔，以能通过示指为限。再游离胃底，使之从食管后方拉到食管右侧，然后依次缝合食管左侧胃底壁，食管和右侧胃底壁为一针，自下而上缝合3～4针，使食管下端有3～4 cm的长度被胃底包绕360°，注意包裹不能太紧，以能通过示指为度。有迷走神经损伤者同时做幽门环肌切开或幽门成形术（图7-17～图7-19）。

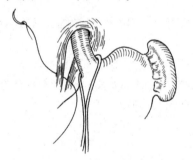

图7-17 缝合膈肌角

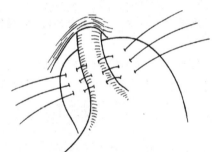

图7-18 胃底包绕食管

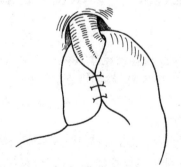

图7-19 包绕食管360°（Nissen手术）

（二）胃底部分折叠术

切口及胃底食管游离同前。先把胃底壁缝合于食管下端左侧壁，长为3～4 cm，然后再把胃底从食管后壁拉向食管右侧，缝合3～4针（Guarner手术）。而Dor手术是先把胃底缝合固定于食管左侧壁，再把胃底从食管前面拉向右侧，并缝合固定于食管右侧壁（图7-20）。

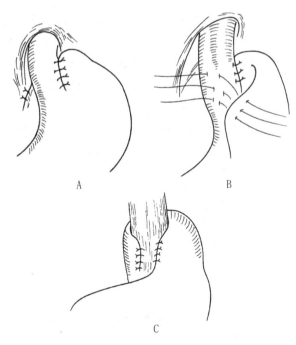

图 7-20　胃底部分折叠术
A.胃底固定于食管左侧壁；B.胃底从食管前面固定
于食管右侧壁；C.缝合完毕(Dor 手术)

（三）胃前壁固定术(Boerema 手术)

切口及暴露食管裂孔同前。向下牵拉胃，在胃小弯边缘内 0.5 cm 处用 4 号丝线贯穿浆肌层缝合，再贯穿腹白线右侧出针，暂不打结。如此缝合 5～6 针，列成一排，第 1 针高低相当于肝左叶下缘水平，然后在腹白线表面打结。此时胃小弯被拉紧，使食管下端向下拖，延长腹内食管段，腹腔食管段与胃小弯在触摸时有紧张的条索状感，此为手术有效，否则固定于腹白线上的缝线要再往下移(图 7-21)。

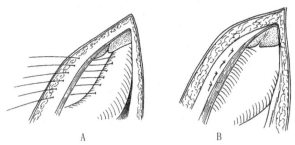

图 7-21　胃前壁固定术(Boerema 手术)
A.胃小弯缝于腹白线上；B.胃前壁固定完毕

四、术中难点及对策

(1)几种抗反流手术中，根据文献报道，以 Nissen 胃折叠术效果最佳，有效率可达 95％。而部分胃底折叠术比胃底全折叠术并发症少，操作更容易。有学者认为后者可首选。

(2)胃底折叠松紧必须适当，过紧可造成进食梗阻，过松起不到抗反流效果。一般要求折叠间隙以能通过示指为度。如果术后出现进食梗阻症状、但无食管扩张表现,可暂观察 6 个月,若出现食管扩张则需再次手术治疗。

(3)为避免发生胃肠胀气,最好不选择胃底全折叠术,而选择胃底部分折叠或其他术式。

(4)食管胃壁损伤:缝合食管和胃壁时,进出针勿穿透黏膜层,发现后应立即退出缝针,拆除缝线或修补。术后易出现食管瘘,感染重者需再次手术修补、引流。

(5)迷走神经损伤:小儿迷走神经及分支较细不易辨认,术中易损伤。游离食管时,操作要精细轻柔,尽量暴露清楚,与食管一起用纱带提起。如有损伤应做幽门成形术。

(6)腹主动脉损伤:缝合膈肌脚进针不宜过深,可采用示指触摸主动脉引导下进针。一旦穿破,应吸尽血液,在出血处压迫止血,必要时用无损伤线缝合止血。

(7)折叠术失败:多为手术操作不当引起,术中准确做好每个环节,如食管游离长度不够,缝合进针过浅,缝合位置错误等,都应注意避免。

(黄德发)

第六节　小儿门静脉高压症

一、概述

小儿门静脉高压症并非少见疾病,其主要表现为脾大、贫血、腹水,严重者可有呕血和(或)便血。临床表现与成人病例相似,但病因有别。成人病例绝大多数属于肝内型,而小儿病例肝内型者约占 50%,其病因除常见的肝炎后肝硬化外,还有先天性肝纤维化、肝窦状核变性(Wilson's病)等;肝外型者所占比例远远多于成人病例,其中,肝前型常见原因有门静脉海绵窦样变性、门静脉发育不良、门静脉栓塞等;肝后型者有 Budd-Chiari 综合征等。一般小儿肝外型者发病早于肝内型者。本病诊断多无困难,治疗主要采用手术治疗,以解除脾功能亢进和防治食管静脉曲张引起的呕血或便血。对肝内型者还须长期保肝治疗。

二、病因

(1)肝外型门静脉高压症中,肝前型常见的原因有新生儿脐炎、脐静脉插管、腹膜炎等,引起门静脉栓塞或先天性门静脉发育不良、海绵样变性等。肝后型主要有 Budd-Chiari 综合征、心源性疾病等。

(2)肝内型主要有肝炎后肝硬化、先天性肝纤维化等。

三、病理

门静脉发生梗阻后因其梗阻部位不同而门脉压及静脉压有不同改变。窦前性高压静脉压上升,肝静脉压正常;窦后性的门静脉压及肝静脉压都升高。门静脉系统长期血流障碍可引起所属的血管床扩张、脏器淤血、脾大、腹水等改变。离肝性侧支开放,形成侧支静脉曲张。其中以食管胃底静脉曲张最明显,是门静脉高压症出血的重要原因。

四、临床表现

小儿门静脉高压症可分为肝外型和肝内型,肝外型患儿发病较早,有的伴有发育及营养障碍。多数患儿以发现脾大为首要症状,脾脏大小各异,但都随病程的进展而增大,有的脾下界可达脐下甚至达髂窝部。由于脾大、脾功能亢进患儿有不同程度的贫血及白细胞计数减少、血小板计数下降等现象,但脾功能亢进与脾的大小并不成正比,血细胞也并非全血细胞减少,有的只有单项或双项血细胞减少。

食管胃底静脉曲张破裂出血是门静脉高压症患儿的又一主要症状,占住院病例的60%左右。患儿表现为呕血或便血,有的以此作为首要症状就诊。有的患儿出血量大,来院时已处于休克状态,甚至来不及抢救而死亡;有的则经常出现黑便,致使患儿处于贫血状态。

腹水是由于门脉压力增高,肝内淋巴液流通受阻,血清清蛋白低,血液的胶体渗透压低而导致的。每出血一次就加重肝脏损害,腹水量也增加。

其他全身症状可有食欲不振、消化不良、体重减轻、乏力,个别患儿有黄疸等。

查体时可发现腹部饱满,有的患儿清晰可见腹壁静脉扩张,甚至以脐部为中心向周围延伸。在左肋缘下可触及不同程度胀大的脾脏,但在急性出血时脾脏可以缩小,甚至肋缘下触不到。肝内型门静脉高压症、结节性肝硬化者其肝脏可缩小,叩诊肝浊音区缩小。有腹水者叩诊可发现移动性浊音。

五、诊断及鉴别诊断

(一)诊断

(1)有脾大、贫血、腹水、呕血或便血等表现。

(2)实验室检查有红细胞、白细胞、血小板全项或单项减少的脾功能亢进表现。

(3)X线食管钡餐造影,有的患儿可以发现不同程度的食管、胃底静脉曲张。食管镜检查可以发现轻度静脉曲张,并可以观察静脉曲张的范围、程度及其表面黏膜有无糜烂和溃疡等改变。但食管镜检查为有创检查,有诱发食管静脉破裂出血的可能,不列为常规检查。

(4)B型超声检查可以发现脾大及肝脏病变情况。有条件者可行彩色多普勒门静脉系统检查,肝前型者可以发现门静脉海绵窦样改变,并可以测定门静脉、脾静脉的直径血流速度、流量等,以协助诊断。

(5)经脾门静脉造影术也可以明确门静脉梗阻部位,了解门体静脉的侧支循环情况,并同时可测定脾髓压力。但此项检查属有创性,有出血并发症,宜慎重选用,不能列为常规。

(6)对原因不明的脾大除全面检查血常规外,有条件者还应做骨髓穿刺涂片检查,以除外其他血液疾病。

(7)术中脾静脉造影除了可以测定门静脉压力外,可以观察门静脉及其侧支情况,为选择手术方法提供依据。

(二)鉴别诊断

(1)血液病脾大多有外周血细胞的成分改变,骨髓检查可以确定诊断。

(2)有消化道出血者应与其他原因所致出血加以鉴别,如消化性溃疡、梅克尔憩室、结直肠息肉等。这些疾病多无脾大、脾功能亢进,且出血性质与门静脉高压症出血有别。再加上钡餐、B超检查的发现可以鉴别。

（三）治疗方案及原则

（1）有严重脾功能亢进影响小儿生长发育但不合并食管静脉曲张者可行脾切除术。

（2）急性出血时应采用输血、维持水与电解质平衡、应用止血药物及降低门脉压的药物，如垂体后叶素、普萘洛尔、奥曲肽等。并密切观察生命体征的变化。

（3）应用上述方法无效时，可安置双囊三腔管压迫止血。

（4）有条件的单位亦可应用食管镜注射硬化剂于出血的曲张静脉团内，以达到暂时止血的目的。

（5）急性出血期间一般不考虑行手术止血。

（6）有出血史或急性出血后病情稳定、肝功能属 Child A 级或 B 级者可选用门体分流术，或门体分流术加断流术的联合手术。

一般情况较差或分流术失败者可行贲门周围血管离断术。

六、预后

小儿门静脉高压症合并出血的患儿虽经各种手术治疗，其再发生出血率仍在 10%～30%，有的因再发出血死亡。肝内型者还可因肝功能衰竭致死。

（黄德发）

第七节　急性阑尾炎

急性阑尾炎是儿童腹痛的常见原因之一，可发生于不同年龄段的小儿，婴幼儿发病率较低，3 岁以下少见，随着年龄增加，发病率逐渐上升，12 岁左右发病率接近成人。儿童阑尾炎的主要临床问题是症状不典型，病情变化迅速，误诊所致的穿孔率高，1 岁以下的婴儿阑尾炎穿孔率接近 100%。近 30 年来，儿童阑尾炎的死亡率已明显下降，但婴幼儿阑尾炎的死亡率仍在 2% 左右。

一、解剖生理概要

阑尾根部附于盲肠后内壁，为一细长盲管，其结构层次与盲肠相同，其交界处有一黏膜皱襞，称为回盲瓣。儿童阑尾位于右下腹，但因盲肠较游离及儿童腹腔相对较小，阑尾位置不恒定，可移位至右上腹、脐区，肠旋转不良的儿童阑尾甚至可位于左上腹部。根据阑尾尖端的指向，阑尾位置可分为盆位、盲肠后位、盲肠下位、回肠前位、回肠后位及壁内位（阑尾位于盲肠浆肌层下）。其中盆位约占 40%，盲肠后位约占 30%。

阑尾畸形较少见，文献报道多为重复阑尾畸形。可分 3 型。Ⅰ型为阑尾部分重复，Ⅱ型为阑尾完全重复，又可分为两个亚型。Ⅱa 型：两阑尾均开口于盲肠，相距 1.5～2 cm。Ⅱb 型：阑尾一根开口于结肠，一根开口于盲肠。Ⅲ型为重复的盲肠和阑尾。阑尾畸形患儿如患阑尾炎，术中要注意有无双阑尾畸形。

阑尾动脉为回结肠动脉的一个分支，自回肠末端进入阑尾系膜，沿游离缘行至阑尾尖端，途中分支进入阑尾壁内。阑尾动脉属终末动脉，与其他盲肠血管无交通支，血液循环障碍时易产生血栓,引起阑尾坏死。阑尾静脉为回结肠静脉终末支的属支,经肠系膜上静脉入门静脉进入肝脏。当阑尾化脓坏疽时,感染可经回结肠静脉和肠系膜静脉扩散到门静脉系统,引起门静脉炎甚至肝脓肿。

阑尾壁内有丰富的淋巴组织,有学者认为阑尾为一个中枢免疫器官,其与回肠末端的 Peyer 淋巴滤泡一起能产生淋巴细胞、产生抗体。但一般阑尾切除对整个机体免疫功能影响不大。

二、病因

急性阑尾炎通常认为是几种致病因素综合作用的结果,但以下因素得到公认。

(一)阑尾腔梗阻

阑尾腔梗阻为急性阑尾炎发病的最常见因素。可因阑尾壁淋巴增生,纤维性增厚或瘢痕致管腔狭窄,约 15％存在粪石。异物、寄生虫等引起的阻塞较少见。阑尾为盲腔,容易引起引流不畅,如位置异常或扭曲则更易发生。婴幼儿的阑尾腔为漏斗状,基底部较宽,阑尾腔的梗阻很少发生,而学龄前的儿童阑尾可呈管状,粪石堵塞管腔不易排出,故较大患儿急性阑尾炎的发病率较高。

(二)细菌感染

因阑尾末端与盲肠相同,所以阑尾腔内菌群的分布与肠道相同,60％以上的致病菌为需氧菌和厌氧菌的混合感染。需氧菌以大肠埃希菌、链球菌等为主,厌氧菌以类杆菌为主,其中脆弱类杆菌多见。儿童的呼吸道感染、麻疹及肠炎致病菌容易通过阑尾动脉进入阑尾,或细菌未被滤过而停留在淋巴组织中。

(三)神经反射作用

神经功能调节失调、胃肠功能紊乱等可导致阑尾血管发生反射性痉挛,造成阑尾腔梗阻和血运障碍。

三、病理

根据炎症的程度,分为以下 3 种病理类型。

(一)单纯性阑尾炎(卡他性阑尾炎)

阑尾充血、肿胀,表面有纤维素性渗出,镜下见黏膜水肿、充血,黏膜下层有中性粒细胞及嗜酸性粒细胞浸润,黏膜部分脱落,可见浅表性溃疡。

(二)化脓性阑尾炎

病变侵犯阑尾壁全层,阑尾明显肿胀,黏膜水肿加重,溃疡扩大,浆膜可见较多的纤维素性渗出,阑尾腔积脓,如阑尾穿孔,脓液流至腹腔内,可引起局限性或弥漫性腹膜炎。镜下可见黏膜及浆肌层炎症细胞浸润、破坏,呈蜂窝织炎改变,肌间神经丛的神经节细胞变性。

(三)坏疽性阑尾炎

阑尾壁全层广泛坏死,累及系膜致明显水肿甚至可见血管栓塞,阑尾呈节段坏死或全段坏死。阑尾表面呈暗紫色,常发生阑尾壁的穿孔,进而引起腹膜炎。

3 种病理类型为阑尾炎发展的 3 个阶段,也可能是不同致病因素导致的不同结果。阑尾炎穿孔后可导致弥漫性腹膜炎,也可能被大网膜包裹局限,而形成阑尾周围脓肿。

四、临床表现

小儿急性阑尾炎的主要症状及体征与成人并无明显区别,但容易被一些非特异性表现掩盖,如发热、呕吐、精神萎靡等,缺乏语言表达能力的婴幼儿更是如此。仔细地询问病史和全面的体格检查是急性阑尾炎早期准确诊断的基础。

(一)儿童阑尾炎

1.症状

(1)腹痛与胃肠道症状:急性阑尾炎的典型症状中,最早出现的是脐周与上腹痛,6~12 小时左右疼痛开始转移至右下腹并逐渐固定。发病早期即出现厌食,伴有一过性的恶心、呕吐。阑尾炎导致的腹痛在整个疾病过程中持续存在,患儿静卧时也不会减轻。炎症扩散至盆腔或盆位阑尾刺激直肠时,患儿有腹泻症状,少数患儿有便秘,便秘本身也是引起腹痛的原因,需要鉴别。

(2)全身症状:患儿精神萎靡不振、嗜睡,体温升高,多数在 38.5 ℃以下,也有一些患儿无明显的发热。阑尾炎患儿很少有高于 39 ℃的体温。如体温过高,需考虑病毒性胃肠炎的可能性。阑尾穿孔导致的弥漫性腹膜炎可出现高热。

2.体征

患儿常因疾病不适及恐惧等因素而哭闹不安,个别患儿惧怕医院而故意隐瞒症状,导致诊断难度加大,甚至诊断思路被导入误区,造成漏诊与误诊。患儿的行为举止往往是很有价值的诊断依据。如患儿通常安静屈膝平卧或侧卧屈膝位,甚至喜蹲位以减轻腹痛。常缓慢行走,避免做突然用力的动作。右下腹麦氏点压痛为典型体征,由于小儿的盲肠移动度大,阑尾位置不固定,压痛点可在右中腹、脐部、下腹部或右侧腹壁。腹部压痛点可伴有反跳痛,周围腹肌可出现肌紧张,如出现上述症状表明阑尾炎症累及壁腹膜。腰大肌刺激征阳性表明阑尾为盲肠后位,闭孔肌试验阳性则表明为盆位。如患儿的腹部体征不明显,可让患儿做跳跃动作,如表情痛苦并诉腹痛,对阑尾炎的诊断有重要的参考价值。阑尾周围脓肿时在右下腹可触及压痛明显的包块。直肠指检可有直肠右侧壁触痛,盆腔脓肿形成后可触及波动性包块。

(二)婴幼儿阑尾炎

婴幼儿一般指 3~5 岁的小儿。其临床表现更不典型,检查不合作,发热、精神不振等全身症状更易被家长与医务人员关注,误诊、漏诊、穿孔率高。

1.症状

(1)腹痛:可诉腹痛,但部位及程度等细节表述不清,或仅以哭闹表示不适。

(2)胃肠道症状:呕吐出现较早,程度也可较重,炎症渗出液刺激直肠而导致腹泻。

(3)全身症状:发病早期可有 38 ℃左右的发热,并伴有嗜睡、精神不振、厌食等,也可表现为烦躁不安。阑尾穿孔后可突然出现严重全身中毒症状。

2.体征

体格检查要耐心和蔼与患儿交谈,争取合作,如仍有困难可予以适量镇静剂或熟睡后检查,必要时要在短时间内重复体格检查。婴幼儿的腹壁肌肉薄弱,检查腹部肌紧张和压痛多不明显,宜采取自身比较检查,是否有腹痛和肌紧张,特别要注意检查时患儿的面部表情和手部动作。腹部听诊对阑尾炎的诊断意义不大,部分患儿可能出现肠鸣音减弱或消失,个别患儿因炎症肠道激惹,肠鸣音亢进,但都不具备特异性。如阑尾已穿孔导致弥漫性腹膜炎可有麻痹性肠梗阻,表现为肠鸣音减弱、腹腔胀气、叩诊鼓音等。直肠指检对该年龄段的患儿有重要意义,表现为直肠右上壁的触痛或炎性包块。腹腔穿刺对于诊断不明的病例有一定价值,近年来,随着 B 超等影像技术的进步,已很少采用。

（三）新生儿阑尾炎

发生率低，但小儿阑尾炎死亡病例大多数位于此年龄段，有统计显示，病死率高达 $50\%\sim$ 80%。新生儿为乳汁喂养，不会发生阑尾腔的食物梗阻，但是一旦发生阑尾炎，由于阑尾壁薄，滤泡增殖不明显，极易穿孔导致腹膜炎。

新生儿阑尾炎的准确病程难以确认，就诊时绝大部分已经穿孔，形成弥漫性腹膜炎，全身感染中毒症状成为突出表现：哭闹、发热、呕吐、拒奶、腹胀；腹部体格检查可以出现腹胀、全腹压痛；腹膜炎时表现为腹壁红肿，可有移动性浊音，肠鸣音减弱甚至消失；腹腔穿刺出脓液或渗出液；部分患儿可有肠穿孔，腹部 X 线平片可见膈下游离气体。有学者认为新生儿阑尾炎为坏死性小肠结肠炎的局部表现，先天性巨结肠也可在新生儿期表现为阑尾穿孔。

五、辅助检查

（一）实验室检查

血常规检查白细胞计数升高可超过 $20\times10^9/L$，中性粒细胞比例升高可至 80% 以上，90% 的患儿白细胞计数在 $(10\sim15)\times10^9/L$，特定情况下，一些患儿的白细胞计数可正常，阑尾穿孔后白细胞计数也可下降，此时血涂片有助于诊断，可见核左移，多形核和杆状核白细胞增多。尿常规出现红细胞或白细胞，应考虑泌尿系统感染的可能，也可能为炎症阑尾靠近输尿管或膀胱。

（二）腹部立位平片

鉴别诊断的价值大于直接诊断本病的意义，大多数阑尾炎腹部 X 线平片无阳性发现。约 15% 的阑尾炎患儿可见右下腹钙化的粪石影。穿孔或腹膜炎时可见双侧腹脂线模糊或消失。新生儿阑尾炎时偶见膈下游离气体。

（三）B 超检查

正常阑尾 B 超下无影像显示。诊断标准：①显示一端为盲端的条状回声影，内有低回声，直径 $>6\ mm$，内如有点片状的强回声提示内有粪石。②可见不对称的阑尾壁增厚可有双重壁，与炎症严重程度成正比。③阑尾周围有不规则的液暗区表明阑尾周围炎。④阑尾脓肿形成：右下腹炎性包块，边界不规则，回声粗糙，阑尾影不清，内可有液暗区。

B 超在鉴别泌尿系统结石、卵巢囊肿或其他生殖系统疾病中有重要意义，且检查方便，应作为腹痛患儿的常规检查。

（四）CT

过去 20 年来，CT 检查被用于阑尾炎的诊断。阑尾增粗（$>6\ mm$）、阑尾壁增厚（$>1\ mm$）、阑尾周围脂肪线和阑尾壁信号增强对诊断有意义。CT 检查的灵敏度高于 90%，特异度高于 80%，降低了可疑阑尾炎患儿的手术探查率。但 CT 检查只应在诊断不明确的疑难病例中应用，以降低费用及减少 X 线辐射对儿童的潜在危险。

六、诊断

大多数患儿，结合病史、体格检查、影像学检查及实验室资料等，可做出急性阑尾炎"是"与"否"的确切诊断，最令人困扰的是诊断不能即刻确定的腹痛患儿。对于婴幼儿或症状不典型的患儿应留院观察，先行抗感染治疗，一般数小时内可明确诊断。

七、鉴别诊断

(一)急性肠系膜淋巴结炎

发病前常有上呼吸道感染,也可有发热,但多表现为先发热后腹痛,右下腹可有位置不固定的轻压痛,无反跳痛及肌紧张,观察期间,腹部症状、体征不加重。腹部B超发现肠系膜淋巴结增大。

(二)梅克尔(Meckel)憩室炎

与阑尾炎难以鉴别,如有无痛性血便史则首先考虑梅克尔憩室。如难以诊断,则应剖腹探查,如阑尾正常,应探查回盲部以内10~15 cm的肠管,明确诊断。

(三)肠痉挛

持续时间较短的阵发性脐周疼痛,腹痛可在短时间内自行缓解。发作间期完全正常。体查腹部无明显压痛,无反跳痛与肌紧张;无发热、白细胞计数增高等感染征象。

(四)过敏性紫癜

在出现皮疹等典型临床表现前需与急性阑尾炎鉴别。腹痛出现较早,位置不固定,无肌紧张,可见出血性皮疹、关节肿胀等,B超发现局限性肠管水肿增粗。

(五)急性胃肠炎

不洁饮食史,先发热后腹痛,以呕吐、腹泻为主要表现。

(六)附件疾病

包括卵巢囊肿蒂扭转、卵巢畸胎瘤、黄体破裂、附件炎甚至宫外孕等。通过B超检查多能鉴别。诊断困难又有手术探查指征时应及时实施手术探查。

(七)原发性腹膜炎

起病急、高热伴呕吐、全腹压痛、肌紧张、全身中毒症状严重、白细胞计数显著升高、腹腔穿刺抽出渗出液、涂片为革兰氏阳性球菌。

(八)其他

肠道蛔虫症、右侧输尿管结石等,B超检查可鉴别。

八、治疗

(一)非手术治疗

1.适应证

急性单纯性阑尾炎、阑尾周围脓肿已局限者。

严格意义上的阑尾炎分型应该依据阑尾手术标本所见。术前所谓"单纯性阑尾炎"一般指发病时间较短,一般情况好,腹部症状体征较轻的患儿。这组患儿中,有一部分尚未确诊,在非手术治疗过程中应注意动态观察,临床症状加重,诊断基本明确后,仍以手术治疗为妥。已明确阑尾穿孔>72小时且脓肿局限张力不高的患儿,可选择非手术治疗,此时手术,因局部炎症水肿明显,肠管粘连,术中寻找分离阑尾困难,易于造成邻近肠管损伤。非手术治疗过程中,要密切观察病情变化,B超复查脓肿,必要时及时中转手术。

2.抗生素的应用

60%的阑尾炎为需氧菌和厌氧菌的混合感染。首选头孢类抗生素与甲硝唑联合应用。同时纠正脱水和电解质紊乱。可每日行B超检查,如腹痛不缓解、高热不退、腹部包块继续扩大,应及时手术治疗。

（二）手术治疗

除张力不高的阑尾周围脓肿及诊断未明确的患儿可选择非手术治疗外，其余各型阑尾炎原则上应该及时手术。

1.术前准备

术前常规禁食禁饮，如有高热则将体温降至 38.5 ℃以下，术前予以抗生素治疗。

2.手术处理原则

右下腹标准麦氏切口或经麦氏点横切口，如有弥漫性腹膜炎或诊断有疑问者宜选经右腹直肌直切口，进腹后沿结肠带寻找阑尾，也可以沿回肠末端寻找阑尾，分离结扎阑尾系膜后处理阑尾根部，残端荷包缝合埋入盲肠。如盲肠水肿严重也可不做荷包缝合。如顺行法切除困难则采用逆行法切除阑尾。

如腹腔渗液较多，要留取标本送培养及药敏。吸尽脓液后可不做腹腔冲洗，特别是麦氏切口较小时，腹腔冲洗不彻底反使感染易扩散。弥漫性腹膜炎可用大量温生理盐水冲洗腹腔。要否放置引流各学者观点不一，一般认为，阑尾根部坏死波及盲肠有肠瘘风险者，或腹腔内渗血较多者，或阑尾周围脓肿形成者，可放置腹腔引流管。

3.术后处理

术后输液、抗感染治疗，肛门排气、排便后可进食，鼓励患儿早期下床活动。

（三）腹腔镜阑尾切除术

国内已有专科儿童医院将腹腔镜作为儿童阑尾炎手术的首选，关于腹腔镜阑尾切除术争议由来已久，其优缺点并存。

1.优点

缩短住院时间、减轻术后疼痛、减少伤口并发症、术中可做大范围探查，有利于疑似病例的确诊。对于肥胖患儿，其优点更突出。

2.缺点

因手术设备的需要及手术时间的延长增加了住院费用，有可能增加不必要的阑尾手术比率，有误伤大血管或其他脏器造成严重并发症的报道。对阑尾穿孔合并腹膜炎且阑尾周围组织粘连严重者，腹腔镜手术操作困难。

九、术后并发症

阑尾炎术后并发症与阑尾病变程度有很大关系，也有少数与手术操作不当有关。总体趋势阑尾炎的并发症在明显减少，以切口感染为例，其发生率已由 20％降至 5％。并发症包括伤口感染、腹腔脓肿、粘连性肠梗阻、肠瘘等。细菌性门静脉炎等严重并发症已经罕见。

（一）切口感染

切口感染是阑尾手术最常见的并发症，近期文献报道的发生率为 5％～10％，表现为术后 3～5 天发热、切口红肿、局部渗出较多等。应在加强抗感染治疗的同时，拆除部分缝线或撑开切口充分引流。注意无菌操作，止血要彻底，联合应用抗生素有助于减少切口感染；切口单层缝合，尽量减少切口内的结扎线头也有助于减少切口感染。

（二）腹腔脓肿

腹腔脓肿可分为肠间隙脓肿、膈下脓肿及盆腔脓肿等。表现为术后 5～7 天体温升高，伴腹痛、腹胀。肠间隙脓肿与腹部可触及包块;盆腔脓肿主要表现为里急后重,直肠指检可触及前壁炎性包块及压痛。膈下脓肿表现为右季肋区压痛。治疗上以抗感染治疗为主,辅以局部理疗促进脓肿吸收。如已形成脓肿且直径>3 cm,可在 B 超引导下放置引流管。弥漫性腹膜炎患儿有效的预防措施为彻底冲洗腹腔,合理放置引流管,术后应用抗生素等。

(三)粘连性肠梗阻

粘连性肠梗阻多发生于阑尾穿孔弥漫性腹膜炎的患儿,炎症造成肠系膜或肠管粘连,手术损伤肠壁浆肌层,引流管放置位置不对,放置时间过长等均可导致肠系膜或肠管粘连。一般术后2 周可发生,采用禁食、抗感染治疗、胃肠减压等大多均能治愈。预防措施为术中仔细操作,避免肠管损伤,减少不必要的引流,早期鼓励患儿下床活动,促进胃肠蠕动。

(四)术后粪瘘

术后粪瘘原因为盲肠水肿,荷包缝合后浆肌层撕裂;阑尾根部处理不当、结扎过紧过松、愈合不良;术中损伤肠管未注意;盲肠本身病变未发现或术后灌肠,残端破裂等。一般术后 1 周内切口内有粪汁流出。治疗措施为保护伤口皮肤、抗感染等支持治疗,保持引流通畅,一般能自愈。如 3~6 个月仍不愈合,需手术治疗。预防措施为合理处理残端,盲肠水肿明显时不做荷包缝合;注意盲肠和升结肠有无病变及术后 2 周避免高压灌肠。

(黄德发)

第八节　慢性阑尾炎

慢性阑尾炎指急性阑尾炎经非手术治疗临床症状消失,仍遗留阑尾慢性炎症病变,并反复发作不规则右下腹疼痛,以年长儿多见,婴幼儿极少见。

一、病因

阑尾急性炎症后阑尾壁形成瘢痕,致管腔狭窄或堵塞;阑尾与周围组织粘连使自身扭曲;阑尾腔内的粪石、异物、寄生虫梗阻等。诸多因素导致阑尾排空障碍,慢性炎症反复发作。

二、病理

阑尾壁有纤维化改变,管腔部分或完全梗阻,黏膜可见陈旧性瘢痕并有炎性细胞浸润。

三、临床症状及体征

多见于 7~12 岁儿童,以往有急性阑尾炎发作史。

临床上表现为无规律右下腹间歇性疼痛,有时为持续隐痛,注意力分散时可"消失"。部分患儿食欲缺乏,恶心,偶有呕吐,可有轻度腹胀、便秘等症状。

体格检查时可发现体温大多正常,少数可轻度升高。右下腹局限性固定轻压痛,无肌紧张及反跳痛。

四、辅助检查

(1)实验室检查：白细胞计数正常或略升高。

(2)腹部立位平片：诊断意义不大，部分患儿可见右下腹粪石影。

(3)B超：对慢性阑尾炎的诊断帮助不大，一般用于鉴别诊断。

(4)腹腔镜检查：有一定的帮助意义。但右下腹粘连时操作困难，有一定风险。

(5)结肠造影：如阑尾显影后数天仍排空不全，提示慢性阑尾炎的可能。

五、诊断与鉴别诊断

有典型急性阑尾炎发作病史，反复右下腹痛、轻压痛，即可诊断为慢性阑尾炎。应与肠痉挛、肠道蛔虫、肠粘连等疾病鉴别诊断，完全排除其他疾病后，方可确诊。

六、治疗

对慢性阑尾炎的治疗存在争议，大多数医师认为面对复发性腹痛时仍应及时行阑尾切除术。但在术前必须做适当的鉴别诊断及检查，以明确诊断。术中若发现阑尾正常，应常规探查回肠末段。

（黄德发）

第八章 儿童泌尿系统疾病

第一节 急性肾小球肾炎

急性肾小球肾炎（acute glomerulo nephritis，AGN）简称急性肾炎，是指一组病因不一，临床表现为急性起病，多有前期感染，以血尿为主，伴不同程度蛋白尿，可有水肿、高血压或肾功能不全等特点的肾小球疾病。它可分为急性链球菌感染后肾小球肾炎（acute poststreptococcal glomerulonephritis，APSGN）和非链球菌感染后肾小球肾炎。本节急性肾炎主要是指 APSGN。

APSGN 可以散发或流行的形式出现，2005 年，发展中国家儿童 APSGN 年发病率为 2.43/10 万，发达国家为 0.6/10 万。本病多见于儿童和青少年，以 5～14 岁多见，小于 2 岁以下少见，男女之比为 2∶1。

一、病因

尽管本病有多种病因，但绝大多数的病例属急性链球菌感染后引起的免疫复合物性肾小球肾炎。溶血性链球菌感染后，肾炎的发病率一般低于 20%。急性咽炎感染后肾炎发生率为 10%～15%，脓皮病与猩红热后发生肾炎者占 1%～2%。

呼吸道及皮肤感染为主要前期感染。国内 105 所医院资料表明，各地区均以上呼吸道感染或扁桃体炎感染最常见，占 51%，脓皮病或皮肤感染次之，占 25.8%。

除乙型溶血性链球菌之外，其他细菌如绿色链球菌、肺炎链球菌、金黄色葡萄球菌、伤寒沙门菌、流感嗜血杆菌等，病毒如柯萨奇病毒 B_4 型、ECHO 病毒 9 型、麻疹病毒、腮腺炎病毒、乙型肝炎病毒、巨细胞病毒、EB 病毒、流感病毒等，还有疟原虫、肺炎支原体、白色念珠菌、丝虫、钩虫、血吸虫、弓形虫、梅毒螺旋体、钩端螺旋体等也可导致急性肾炎。

二、发病机制

目前认为急性肾炎主要与可溶血性链球菌 A 组中的致肾炎菌株感染有关，是通过抗原抗体免疫复合物所引起的一种肾小球毛细血管炎症病变，包括循环免疫复合物和原位免疫复合物形成致病学说。此外，某些链球菌株可通过神经氨酸苷酶的作用或其产物（如某些菌株产生的唾液酸酶）与机体的 IgG 结合，脱出免疫球蛋白上的涎酸，从而改变了 IgG 的化学组成或其免疫原性，经过自家源性免疫复合物而致病。

所有致肾炎菌株均有共同的致肾炎抗原性,过去认为菌体细胞壁上的 M 蛋白是引起肾炎的主要抗原。1976 年后,有学者相继提出由内链球菌素和肾炎菌株协同蛋白(nephritis strain associated protein,NSAP)引起。

另外,在抗原抗体复合物导致组织损伤中,局部炎症介质也起了重要作用。补体具有白细胞趋化作用,通过使肥大细胞释放血管活性胺改变毛细血管通透性,还具有细胞毒直接作用。血管活性物质包括色胺、5-羟色胺、血管紧张素 Ⅱ 和多种花生四烯酸的前列腺素样代谢产物均可因其血管运动效应,在局部炎症中起重要作用。

三、病理

在疾病早期,肾脏病变典型,呈毛细血管内增生性肾小球肾炎改变。在疾病恢复期可见系膜增生性肾炎表现。

四、临床表现

急性肾炎临床表现轻重悬殊,轻者全无临床症状而检查时发现无症状镜下血尿,重者可呈急进性过程,短期内出现肾功能不全。

(一)前期感染

90%的病例有链球菌的前期感染,以呼吸道及皮肤感染为主。在前期感染后经 1～3 周无症状的间歇期而急性起病。咽炎引起者 6～12 天,平均 10 天,多表现有发热、颈淋巴结大及咽部渗出。皮肤感染引起者 14～28 天,平均 20 天。

(二)典型表现

急性期常有全身不适、乏力、食欲缺乏、发热、头痛、头晕、咳嗽、气急、恶心、呕吐、腹痛及鼻出血等。约 70%的病例有水肿,一般仅累及眼睑及颜面部,严重者 2～3 天遍及全身,呈非凹陷性。50%～70%的患者有肉眼血尿,持续 1～2 周即转镜下血尿。蛋白尿程度不等,约 20%的病例可达肾病水平蛋白尿。部分病例有血压增高。尿量减少、肉眼血尿,严重者可伴有排尿困难。

(三)严重表现

少数患儿在疾病早期(指 2 周之内)可出现下列严重症状。

1.严重循环充血

常发生在起病后第一周内,由于水钠潴留,血浆容量增加而出现循环充血。当肾炎患儿出现呼吸急促和肺部湿啰音时,应警惕循环充血的可能性,严重者可出现呼吸困难、端坐呼吸、颈静脉怒张、频咳、咳粉红色泡沫痰、两肺布满湿啰音、心脏扩大等症状,甚至出现奔马律、肝大而硬、水肿加剧。少数可突然发生,病情急剧恶化。

2.高血压脑病

由于脑血管痉挛,导致缺血、缺氧、血管渗透性增高而发生脑水肿。近年来也有人认为是脑血管扩张所致。常发生在疾病早期,血压突然上升之后,血压往往＞21.3/14.7 kPa(160/110 mmHg),年长儿会主诉剧烈头痛、呕吐、复视或一过性失明,严重者突然出现惊厥、昏迷。

3.急性肾功能不全

常发生于疾病初期,出现尿少、无尿等症状,引起暂时性氮质血症、电解质紊乱和代谢性酸中毒,一般持续 3～5 天,不超过 10 天。

（四）非典型表现

1.无症状性急性肾炎

患儿仅有镜下血尿而无其他临床表现。

2.肾外症状性急性肾炎

有的患儿水肿、高血压明显，甚至有严重循环充血及高血压脑病，此时尿改变轻微或尿常规检查正常，但有链球菌前期感染和血 C_3 水平明显降低。

3.以肾病综合征表现的急性肾炎

少数患儿以急性肾炎起病，但水肿和蛋白尿突出，伴轻度高胆固醇血症和低白蛋白血症，临床表现似肾病综合征。

五、辅助检查

尿蛋白可在＋～＋＋＋，且与血尿的程度相平行，尿镜检除多少不等的红细胞外，可有透明管型、颗粒管型或红细胞管型，疾病早期可见较多的白细胞和上皮细胞，并非感染。血白细胞计数一般轻度升高或正常，血沉加快。咽炎的病例抗链球菌溶血素 O（ASO）往往增加，10～14 天开始升高，3～5 周达高峰，3～6 个月恢复正常。另外，咽炎后 APSGN 者抗双磷酸吡啶核苷酸酶滴度升高。皮肤感染的患者 ASO 升高不明显，抗脱氧核糖核酸酶的阳性率高于 ASO，可达 92％。另外，APSGN 者抗透明质酸酶滴度升高。80％～90％的患者血清 C_3 下降，至第 8 周，94％的病例血 C_3 已恢复正常。明显少尿时血尿素氮和肌酐可升高。肾小管功能正常。持续少尿、无尿者，血肌酐升高，内生肌酐清除率降低，尿浓缩功能也受损。

肾穿刺活检指征：①需与急进性肾炎鉴别时；②临床、实验室检查不典型者；③病情迁延者进行肾穿刺活检，以确定诊断。

六、诊断

临床上在前期感染后急性起病，尿常规检查有红细胞、蛋白和管型，或有水肿、尿少、高血压者，均可诊断急性肾炎。

APSGN 诊断依据：①血尿伴（或不伴）蛋白尿伴（或不伴）管型尿。②水肿，一般先累及眼睑及颜面部，继而下行性累及躯干和双下肢，呈非凹陷性。③高血压。④血清 C_3 短暂性降低，到病程第 8 周，94％的患者恢复正常。⑤3 个月内链球菌感染证据（感染部位细菌培养）或链球菌感染后的血清学证据。⑥临床表现不典型的急性肾炎，或检验不典型，或病情迁延者，应考虑肾组织病理检查，典型病理表现为毛细血管内增生性肾小球肾炎。

APSGN 满足上文第①、④、⑤3 条即可诊断，如伴有②、③、⑥的任一条或多条则诊断依据更加充分。

七、鉴别诊断

根据有 1～3 周的前驱感染史，且有血尿、蛋白尿、水肿、少尿、高血压等临床表现，ASO 效价增高，C_3 浓度降低，B 超双肾体积增大，可做出诊断。急性肾炎主要与下列疾病相鉴别。

（一）急进性肾小球肾炎

与急性肾小球肾炎起病过程相似，但多病情发展快，早期迅速出现少尿、无尿、进行性肾功能恶化、贫血等，血清 C_3 正常，血清抗基底膜性肾小球肾炎抗体或抗中性粒细胞胞质抗体阳性。肾脏体积正常或增大,肾活检证实肾小球有大量新月体形成,可明确诊断。按免疫病理学分类可分为3型。

(1)Ⅰ型为抗肾小球基底膜抗体型,肾小球基底膜可见 IgG 呈线状均匀沉积,新月体形成数量多,血清中可检测到抗基底膜性肾小球肾炎抗体,预后很差。

(2)Ⅱ型为免疫复合物型,IgG 及 C_3 呈颗粒状沉积在肾小球基底膜和系膜区,血清免疫复合物阳性,预后较Ⅰ型为好。

(3)Ⅲ型为血管炎型,血清抗中性粒细胞胞质抗体阳性,肾小球有局灶性节段性纤维素样坏死,是急进性肾小球肾炎中最多见的类型,预后较Ⅰ型为好。

治疗上主张积极行糖皮质激素和 CTX 冲击治疗,应用抗凝、抗血小板解聚药,有条件可行血浆置换疗法。应早期进行血液透析治疗,为免疫抑制剂的使用创造条件。

(二)慢性肾小球肾炎

发作时症状同本病,但有慢性肾炎史,诱发因素较多,如感染诱发者临床症状(多在1周内,缺乏间歇期)迅速出现,常有明显贫血、低蛋白血症、肾功能损害等,B超检查有的显示双肾缩小,急性症状控制后,贫血仍存在,肾功能不能恢复正常,对鉴别有困难的除了肾穿刺进行病理分析之外,还可根据病程和症状、体征及化验结果的动态变化来加以判断。

(三)IgA 肾病

好发于青少年,男性多见。典型患者常在呼吸道、消化道或泌尿系统感染后24～72小时出现肉眼血尿,持续数小时至数天。肉眼血尿有反复发作的特点。还有一部分患者起病隐匿,主要表现为无症状镜下血尿,可伴或不伴有轻度蛋白尿。免疫病理学检查:肾小球系膜区或伴毛细血管壁以 IgA 为主的免疫球蛋白呈颗粒样或团块状沉积。临床表现多样化,治疗方案各不一样。

八、治疗

本病无特异治疗。

(一)休息

急性期需卧床2～3周,直到肉眼血尿消失,水肿减退,血压正常,即可下床做轻微活动。血沉正常可上学,但仅限于完成课堂学业。3个月内应避免重体力活动。尿沉渣细胞绝对计数正常后方可恢复体力活动。

(二)饮食

对有水肿高血压者应限盐及水。食盐以 60 mg/(kg·d)为宜。水分一般以不显性失水加尿量计算。有氮质血症者应限蛋白,可给优质动物蛋白 0.5 g/(kg·d)。尿量增多、氮质血症消除后应尽早恢复蛋白质供应,以保证小儿生长发育的需要。

(三)抗感染治疗

有感染灶时应给予青霉素类或其他敏感抗生素治疗10～14天。经常反复发生的慢性感染灶(如扁桃体炎、龋齿等)应予以清除,但须在肾炎基本恢复后进行。本症不同于风湿热,不需要长期使用药物预防链球菌感染。

(四)对症治疗

1.利尿

经控制水盐入量后仍水肿、少尿者可用氢氯噻嗪,1～2 mg/(kg·d),分2～3次口服。尿量增多时可加用螺内酯,2 mg/(kg·d),口服。无效时需用呋塞米,注射剂量每次1～2 mg/kg,每天 1～2 次,静脉注射剂量过大时可有一过性耳聋。

2.降压

凡经休息、控制水盐摄入、利尿而血压仍高者均应给予降压药。可根据病情选择钙通道阻滞剂(如硝苯地平)和血管紧张素转换酶抑制剂等。

3.激素治疗

APSGN 表现为肾病综合征或肾病水平的蛋白尿时,给予糖皮质激素治疗有效。

(五)严重循环充血治疗

(1)矫正水钠潴留,恢复正常血容量,可使用呋塞米注射。

(2)表现有肺水肿者,除一般对症治疗外,可加用硝普钠,5～20 mg 加入 5％葡萄糖液 100 mL 中,以 1 μg/(kg·min)的速度静脉滴注,用药时严密监测血压,随时调节药液滴速,每分钟不宜超过 8 μg/kg,以防发生低血压。滴注时针筒、输液管等须用黑纸覆盖,以免药物遇光分解。

(3)对难治病例可采用腹膜透析或血液滤过治疗。

(六)高血压脑病的治疗原则

高血压脑病的治疗原则为选用降压效力强而迅速的药物。

(1)首选硝普钠,通常用药后 1～5 分钟内可使血压明显下降,抽搐立即停止,并同时静脉推注呋塞米,2 mg/kg。

(2)有惊厥者应及时止痉。持续抽搐者首选地西泮,按每次 0.3 mg/kg,总量不大于 10 mg,缓慢静脉注射。

九、预防

防治感染是预防急性肾炎的根本。减少呼吸道及皮肤感染,对急性扁桃体炎、猩红热及脓疱患儿应尽早地、彻底地用青霉素类或其他敏感抗生素治疗。另外,感染后 1～3 周内应随访尿常规,及时发现和治疗本病。

十、预后

急性肾炎急性期预后好。95％的 APSGN 病例能完全恢复,5％以下的病例可有持续尿异常,死亡病例在 1％以下。目前主要死因是急性肾衰竭。远期预后小儿比成人好,一般认为 80％～95％终将痊愈。转入慢性者多呈自身免疫反应参与的进行性肾损害。

影响预后的可能因素:①与病因有关的一般病毒所致者预后较好。②散发者较流行性者差。③成人比儿童差,老年人更差。④急性期伴有重度蛋白尿且持续时间久,肾功能受累者预后差。⑤组织形态学上呈系膜显著增生者,40％以上肾小球有新月体形成者,"驼峰"不典型(如过大或融合)者预后差。

(王建龙)

第二节　慢性肾小球肾炎

慢性肾小球肾炎是指各种原发性或继发性肾炎病程超过1年,伴有不同程度的肾功能不全和(或)持续性高血压、预后较差的肾小球肾炎。其病理类型复杂,常见有膜性增殖性肾炎、局灶节段性肾小球硬化、膜性肾病等。此病在儿科少见,为慢性肾功能不全最常见的原因。

一、临床表现

慢性肾小球肾炎起病缓慢,病情轻重不一,临床一般可分为普通型、肾病型、高血压型、急性发作型。

（一）共同表现

1.水肿

均有不同程度的水肿。轻者仅见于颜面部、眼睑及组织松弛部位,重者则全身普遍水肿。

2.高血压

部分患者有不同程度的高血压。血压升高为持续性或间歇性,以舒张压中度以上升高为特点。

3.蛋白尿及(或)尿沉渣异常

持续性中等量的蛋白尿及(或)尿沉渣异常,尿量改变,夜尿增多,尿比重偏低或固定在1.010左右。

4.贫血

中、重度贫血,乏力,生长发育迟缓,易合并感染、低蛋白血症或心功能不全。

5.其他

不同程度的肾功能不全、电解质紊乱。

（二）分型

凡具备上述各临床表现均可诊断为慢性肾小球肾炎。

1.普通型

无突出特点者。

2.高血压型

高血压明显且持续升高者。

3.肾病型

突出具备肾病综合征特点者。

4.急性发作型

感染劳累后,短期急性尿改变加重和急剧肾功能恶化,经过一段时期后,恢复至原来的状态者。

二、实验室检查

（一）尿常规

尿蛋白可为＋～＋＋＋＋，镜检有红细胞及各类管型，尿比重低且固定。

（二）血常规

呈正色素、正细胞性贫血。

（三）肾功能检查

肾小球滤过率下降，内生肌酐清除率、酚红排泄试验均降低；尿素氮及肌酐升高，尿浓缩功能减退。

（四）其他

部分患者尿 FDP 升高，血清补体下降，红细胞沉降率增快，肾病型可示低蛋白血症、高胆固醇血症。

三、诊断

肾小球肾炎病程超过 1 年，尿变化包括不同程度的蛋白尿、血尿和管型尿，伴有不同程度的肾功能不全和（或）高血压者，临床诊断为慢性肾炎。尚需排除引起小儿慢性肾功能不全的其他疾病，如泌尿系统先天发育异常或畸形、慢性肾盂肾炎、溶血尿毒综合征、肾结核、遗传性肾病等。

四、治疗

目前尚无特异治疗，治疗原则为去除已知病因，预防诱发因素，对症治疗和中西医结合的综合治疗。有条件的医院，最好根据肾组织病理检查结果制订其具体的治疗方案。

（一）一般措施

加强护理，根据病情合理安排生活制度。

（二）调整饮食

适当限制蛋白的摄入，以减轻氮质血症。蛋白质以每天 1 g/kg 为宜，供给优质的动物蛋白（如牛奶、鸡蛋、鸡、鱼等）。根据水肿及高血压的程度，调整水和盐的摄入。

（三）防治感染

清除体内慢性病灶。

（四）慎重用药

必须严格掌握各种用药的剂量及间隔时间，勿用肾毒性药物。

（五）激素及免疫抑制剂

尚无肯定疗效。常规剂量的激素和免疫抑制剂治疗无效。但大剂量的激素可加重高血压和肾功能不全，应慎用。

有报道说：①甲泼尼龙冲击疗法。②长疗程、大剂量泼尼松治疗，每天 1.5～2 mg/kg，每天晨服，持续 5～23 个月以后减量至 0.4～1 mg/kg，隔天顿服，间断加用免疫抑制剂或双嘧达莫，抗凝治疗，经 3～9 年的长程治疗，部分患儿症状减轻、病情进展缓慢，生命得以延长。

（六）透析治疗

病情发展至尿毒症时，可以进行透析治疗，等待肾移植。

（王建龙）

第三节　急进性肾小球肾炎

急进性肾小球肾炎（RPGN）简称急进性肾炎，是一个综合征，临床呈急性起病，以大量血尿和蛋白尿等肾炎综合征或肾病综合征为临床表现，病情迅速发展到少尿及肾功能衰竭，可在几个月内死亡。主要病理改变是以广泛的肾小球新月体形成为特点。

急进性肾炎可见于多种疾病：①继发于全身性疾病，如系统性红斑狼疮、肺出血肾炎综合征、结节性多动脉炎、过敏性紫癜、溶血尿毒综合征等。②严重链球菌感染后肾炎或其他细菌感染所致者。③原发性急进性肾炎，只限于排除链球菌后肾炎及全身性疾病后才能诊断。发病机制尚不清楚，目前认为主要是由免疫性损害和凝血障碍两方面引起，免疫损害是关键，凝血障碍是病变持续发展和肾功能进行性减退的重要原因。

一、临床表现及诊断

（一）临床表现

（1）本患儿科常见于较大儿童及青春期，年龄最小者5岁，男多于女。

（2）病前2～3周内可有疲乏、无力、发热、关节痛等症状。约一半患者有上呼吸道前驱感染。

（3）起病多与急性肾小球肾炎相似，一般多在起病后数天至2～3个月内发生进行性肾功能不全。

（4）全身水肿，可出现各种水、电解质紊乱。

（5）少数病例也可具有肾病综合征的特征。

（二）实验室检查

（1）尿比重低且恒定，大量蛋白尿，血尿、管型尿。血尿持续是本病重要特点。血红蛋白和红细胞数呈进行性下降，血小板可减少。

（2）肾功能检查有尿素氮上升，肌酐清除率明显降低，血肌酐明显升高。

（3）部分患者约5%血抗基底膜抗体可阳性。血清免疫复合物可阳性。补体C_3多正常，但由于链球菌感染所致者可有一过性补体降低。冷球蛋白可阳性。血纤维蛋白原增高，凝血时间延长，血纤维蛋白裂解产物（FDP）增高。并可出现低钠血症、高钾血症、高镁血症、低氯血症、低钙血症、高磷血症及代谢性酸中毒。血沉增快。

（4）约30%的患者抗中性粒细胞胞浆抗体（ANCA）阳性。

（5）除血纤维蛋白原增高外，尿FDP可持续阳性。

（三）诊断与鉴别诊断

目前较公认的急进性肾炎诊断标准：①发病3个月内肾功能急剧恶化；②少尿或无尿；③肾实质受累表现为大量蛋白尿和血尿；④既往无肾脏病史；⑤肾脏大小正常或轻度大；⑥病理改变为50%以上肾小球呈新月体病变。对诊断有困难者，应做肾活组织检查。

本病主要需与急性链球菌后肾炎及溶血尿毒综合征鉴别。

二、治疗

急进性肾炎治疗原则是保护残余肾功能，针对急性肾功能不全的病理生理改变及其并发症，及时采取对症治疗。并根据急进性肾炎的发病的可能机制采取免疫抑制和抗凝治疗。

（一）肾上腺皮质激素冲击疗法

甲泼尼龙 15～30 mg/kg，溶于 5％葡萄糖溶液 150～250 mL 中，在 1～2 小时内静脉滴入，每天 1 次，连续 3 日为 1 疗程。继以泼尼松 2 mg/(kg·d)，隔天顿服，减量同肾病综合征。

（二）抗凝疗法

1.肝素

1 mg/(kg·d)，静脉点滴，具体剂量可根据凝血时间或部分凝血活酶时间加以调整，使凝血时间保持在正常值的 2～3 倍，或介于 20～30 分钟之间，部分凝血活酶时间比正常对照组高 1.5～3 倍。疗程 5～10 天。如病情好转可改用口服华法林，1～2 mg/d，持续 6 个月。肝素一般在无尿前应用效果较好。

2.双嘧达莫

5～10 mg/(kg·d)，分 3 次饭后服，6 个月为一个疗程。

（三）血浆置换疗法

可降低血浆中免疫活性物质，清除损害之递质，即抗原抗体复合物，抗肾抗体、补体、纤维蛋白原及其他凝血因子等，因此阻止和减少免疫反应，中断或减轻病理变化。

（四）透析疗法

本病临床突出症状为进行性肾衰竭，故主张早期进行透析治疗。一般可先做腹膜透析。不满意时可考虑做血液透析。

（五）四联疗法

采用泼尼松 2 mg/(kg·d)，环磷酰胺 1.5～2.5 mg/(kg·d)，或硫唑嘌呤 2 mg/(kg·d)，肝素或华法林及双嘧达莫等联合治疗，可取得一定疗效。

（六）肾移植

肾移植须等待至血中抗肾抗体阴转后才能进行，否则效果不好。一般需透析治疗维持半年后再行肾移植。

（王建龙）

第四节 肾病综合征

肾病综合征（nephrotic syndrome，NS）是一组由多种原因引起的肾小球基底膜通透性增加，导致血浆内大量蛋白质从尿中丢失的临床综合征。临床有以下四大特点：①大量蛋白尿；②低白蛋白血症；③高脂血症；④明显水肿。以上第①、②两项为必备条件。

NS 在小儿肾脏疾病中发病率仅次于急性肾炎。NS 按病因可分为原发性、继发性和先天遗传性 3 种类型。

本节主要叙述原发性肾病综合征（primary nephritic syndrome，PNS）。PNS 约占小儿时期 NS 总数的 90％，是儿童常见的肾小球疾病。国外报道儿童 NS 年发病率为(2～4)/10 万，患病率为 16/10 万，我国部分省、市医院住院患儿统计资料显示，PNS 占儿科住院泌尿系统疾病患儿的 21％～31％。男女比例约为 3.7∶1。发病年龄多为学龄前儿童，3～5 岁为发病高峰。

一、病因及发病机制

PNS肾脏损害使肾小球通透性增加导致蛋白尿,而低蛋白血症、水肿和高胆固醇血症是继发的病理生理改变。PNS的病因及发病机制目前尚不明确。但近年来的研究已证实下列事实。

(1)肾小球毛细血管壁结构或电化学的改变可导致蛋白尿。实验动物模型及人类肾病的研究看到,微小病变时肾小球滤过膜多阴离子的丢失,致静电屏障破坏,使大量带阴电荷的中分子血浆清蛋白滤出,形成高选择性蛋白尿。分子滤过屏障的损伤,则尿中丢失大中分子量的多种蛋白,而形成低选择性蛋白尿。

(2)非微小病变型肾内常见免疫球蛋白和(或)补体成分沉积,局部免疫病理过程可损伤滤过膜的正常屏障作用而发生蛋白尿。

(3)微小病变型肾小球未见以上沉积,其滤过膜静电屏障损伤原因可能与细胞免疫失调有关。肾病患者外周血淋巴细胞培养上清液经尾静脉注射,可致小鼠发生大量蛋白尿和肾病综合征的病理改变,表明T细胞异常参与本病的发病。

二、病理

PNS可见于各种病理类型。最主要的病理变化是微小病变型,少数为非微小病变型,包括系膜增生性肾小球肾炎、局灶性节段性肾小球硬化、膜增生性肾小球肾炎、膜性肾病等。

疾病发展过程中,微小病变型可进展为系膜增生性肾小球肾炎和局灶性节段性肾小球硬化。

三、临床表现

水肿最常见,开始见于眼睑,以后逐渐遍及全身。未治疗或时间长的病例可有腹水或胸腔积液。一般起病隐匿,常无明显诱因。大约30%有病毒感染或细菌感染发病史,上呼吸道感染也可导致微小病变型NS复发。70%的肾病复发与病毒感染有关。尿量减少,颜色变深,无并发症的患者无肉眼血尿,而短暂的镜下血尿可见于大约15%的患者。大多数血压正常,但轻度高血压也见于约15%的患者,严重的高血压通常不支持微小病变型NS的诊断。由于血容量减少而出现短暂的肌酐清除率下降约占30%,一般肾功能正常,急性肾衰竭少见。部分病例晚期可有肾小管功能障碍,出现低血磷性佝偻病、肾性糖尿、氨基酸尿和酸中毒等。

四、并发症

(一)感染

肾病患儿极易罹患各种感染。常见的感染有呼吸道、皮肤、尿道等处的感染和原发性腹膜炎等,其中尤以上呼吸道感染最多见,占50%以上。呼吸道感染中病毒感染常见。结核杆菌感染亦应引起重视。另外,肾病患儿的医院感染不容忽视,以呼吸道感染和泌尿系统感染最多见,致病菌以条件致病菌为主。

(二)电解质紊乱和低血容量

常见的电解质紊乱有低钠血症、低钾血症、低钙血症。患儿可因不恰当长期禁盐或长期食用不含钠的食盐代用品,过多使用利尿剂,以及感染、呕吐、腹泻等因素均可致低钠血症。在上述诱因下可出现厌食、乏力、懒言、嗜睡、血压下降,甚至出现休克、抽搐等。另外,由于低蛋白血症、血浆胶体渗透压下降、显著水肿而常有血容量不足,尤在各种诱因引起低钠血症时易出现低血容量性休克。

（三）血栓形成和栓塞

NS 高凝状态易致各种动、静脉血栓形成。①肾静脉血栓形成常见，表现为突发腰痛、出现血尿或血尿加重，少尿甚至发生肾功能衰竭。②下肢深静脉血栓形成，两侧肢体水肿程度差别固定，不随体位改变而变化。③皮肤血管血栓形成，表现为皮肤突发紫斑并迅速扩大。④阴囊水肿呈紫色。⑤顽固性腹水。⑥下肢动脉血栓形成，出现下肢疼痛伴足背动脉搏动消失等症状体征。股动脉血栓形成是小儿 NS 并发的急症状态之一，如不及时溶栓治疗可导致肢端坏死而需截肢。⑦肺栓塞时可出现不明原因的咳嗽、咯血或呼吸困难而无明显肺部阳性体征，其半数可无临床症状。⑧脑栓塞时出现突发的偏瘫、面瘫、失语，或神志改变等神经系统症状，在排除高血压脑病、颅内感染性疾病时要考虑颅内血管栓塞。血栓缓慢形成者其临床症状多不明显。

（四）急性肾衰竭

5％的微小病变型肾病可并发急性肾衰竭。当 NS 临床上出现急性肾衰竭时。要考虑以下原因：①急性间质性肾炎，可由使用合成青霉素、呋塞米、非甾体抗炎药引起。②严重肾间质水肿或大量蛋白管型致肾内梗阻。③在原病理基础上并发大量新月体形成。④血容量减少致肾前性氮质血症或合并肾静脉血栓形成。

（五）肾小管功能障碍

NS 时除了原有肾小球的基础病可引起肾小管功能损害外，由于大量尿蛋白的重吸收，可导致肾小管，主要是近曲小管功能损害。临床上可见肾性糖尿或氨基酸尿，严重者可出现 Fanconi 综合征。

（六）生长延迟

肾病患儿的生长延迟多见于频繁复发和接受长期大剂量糖皮质激素治疗的病例。

五、辅助检查

（一）尿液分析

（1）尿常规检查尿蛋白定性多在＋＋＋以上，大约 15％的患儿有短暂的镜下血尿，大多数可见到透明管型、颗粒管型和卵圆脂肪小体。

（2）尿蛋白定量：24 小时尿蛋白定量检查＞50 mg/(kg·d)为肾病范围的蛋白尿。尿蛋白/尿肌酐，正常儿童上限为 0.2，肾病范围的蛋白尿＞3.5 g。

（二）血清蛋白、胆固醇和肾功能测定

血清清蛋白浓度为 25 g/L（或更少）可诊断为 NS 的低白蛋白血症。由于肝脏合成增加，α_2、β 球蛋白浓度增高，IgG 减低，IgM、IgE 增加。胆固醇＞5.7 mmol/L 和甘油三酯升高，LDL 和 VLDL 增高，HDL 多正常。BUN、Cr 可升高，晚期患儿可有肾小管功能损害。

（三）血清补体测定

微小病变型 NS 血清补体水平正常，降低可见于其他病理类型及继发性 NS，以及部分脂肪代谢障碍的患者。

（四）感染依据的检查

对新诊断病例应进行血清学检查，寻找链球菌感染的证据，以及其他病原学的检查，如乙肝病毒感染等。

（五）系统性疾病的血清学检查

对新诊断的肾病患者需检测抗核抗体、抗-dsDNA 抗体、Smith 抗体等。对具有血尿、补体减少并有临床表现的患者尤其重要。

（六）高凝状态和血栓形成的检查

大多数原发性肾病患儿都存在不同程度的高凝状态,血小板增多,血小板聚集率增加,血浆纤维蛋白原增加,D-二聚体增加,尿纤维蛋白裂解产物增高。对疑有血栓形成者可行彩色多普勒 B 型超声检查以明确诊断,有条件者可行数字减影血管造影。

（七）经皮肾穿刺组织病理学检查

大多数的 NS 儿童不需要进行诊断性肾活检。NS 肾活检指征:①对糖皮质激素治疗耐药、频繁复发者;②对临床或实验室证据支持肾炎性肾病、慢性肾小球肾炎者。

六、诊断与鉴别诊断

临床上根据血尿、高血压、氮质血症、低补体血症的有无将原发性肾病综合征分为单纯性和肾炎性。PNS 还需与继发于全身性疾病的肾病综合征鉴别。儿科临床上,部分非典型的链球菌感染后肾炎、系统性红斑狼疮性肾炎、紫癜性肾炎、乙型肝炎病毒相关性肾炎及药源性肾炎等均可有 NS 样表现。临床上须排除继发性 NS 后方可诊断 PNS。

有条件的医疗单位应开展肾活体组织检查以确定病理诊断。

七、治疗

（一）一般治疗

1.休息

水肿显著、大量蛋白尿或严重高血压者均需卧床休息。病情缓解后逐渐增加活动量。在校儿童肾病活动期应休学。

2.饮食

显著水肿和严重高血压时应短期限制水钠摄入,病情缓解后不必继续限盐。患儿在活动期,应摄入盐 1～2 g/d,摄入蛋白质 1.5～2.0 g/(kg·d),且以高生物价的动物蛋白(乳、鱼、蛋、禽、牛肉等)为宜。在应用激素过程中食欲增加者应控制食量,足量使用激素时,每天应给予维生素 D 400 U 及钙 800～1 200 mg。

3.防治感染

原发性肾病综合征患儿在起病前常有上呼吸道感染史,比如感冒、扁桃体炎、急性咽炎等,如果不及时治疗,1～4 周后易患肾病综合征,所以,及时控制感染很重要。

4.利尿

对激素耐药或使用激素之前,水肿较重伴尿少者可配合使用利尿剂,但需密切观察出入量、体重变化及电解质紊乱的情况。

5.对家属的教育

应使父母及患儿很好地了解肾病的有关知识,并且应该教给患儿家属用试纸检验尿蛋白的方法。

6.心理治疗

肾病患儿多具有内向、情绪不稳定性或神经质个性倾向,出现明显的焦急、抑郁、恐惧等心理障碍,应配合相应的心理治疗。

(二)激素敏感型 NS 的治疗

根据中华医学会儿科学分会肾脏病学组制定的激素敏感、复发/依赖肾病综合征诊治循证指南(试行)。

1.初发 NS 的激素治疗分两个阶段

(1)诱导缓解阶段:足量泼尼松 60 mg/(m² · d)或 2 mg/(kg · d)(按身高的标准体重计算),最大剂量 80 mg/d,先分次口服,尿蛋白转阴后改为每晨顿服,疗程 6 周。

(2)巩固维持阶段:隔天晨顿服 1.5 mg 或 40 mg/m²(最大剂量 60 mg/d),共 6 周,然后逐渐减量。这里进入巩固维持阶段是指隔天晨顿服 1.5 mg,泼尼松剂量每 2 天就减少了总量的 5/8,是否对维持缓解有力,尚缺乏临床证据。

2.激素治疗的不良反应

长期大量使用糖皮质激素可出现以下不良反应。

(1)代谢紊乱,可出现明显库欣综合征样貌、肌肉萎缩无力、伤口愈合不良、蛋白质营养不良、高血糖、高尿糖、水钠潴留、高血压、高尿钙、骨质疏松等。

(2)消化性溃疡和精神欣快感、兴奋、失眠,甚至呈精神病,癫痫发作等;还可发生白内障、无菌性股骨头坏死、血液高凝状态、生长停滞等。

(3)易发生感染或诱发结核灶的活动。

(4)急性肾上腺皮质功能不全、戒断综合征。

(三)非频复发 NS 的治疗

1.寻找诱因

积极寻找复发诱因,积极控制感染,少数患儿控制感染后可自发缓解。

2.激素治疗

(1)重新诱导缓解:足量泼尼松每天分次服或每晨顿服,直至尿蛋白连续转阴 3 天后改 40 mg/m²或 1.5 mg/(kg · d),隔天早晨顿服 4 周,然后用 4 周以上的时间逐渐减量。

(2)在感染时增加激素维持量:患儿在巩固维持阶段患上呼吸道感染时,改为隔天口服激素治疗,同剂量,每天口服,可降低复发率。

(四)FRNS/SDNS 的治疗

1.激素的使用

(1)拖尾疗法:同上诱导缓解后,泼尼松每 4 周减量 0.25 mg/kg,给予能维持缓解的最小有效激素量(0.5～0.25 mg/kg),隔天口服,连用 9～18 个月。

(2)在感染时增加激素维持量:患儿在隔天口服泼尼松 0.5 mg/kg 出现上呼吸道感染时,改为隔天口服激素治疗,同剂量,每天口服,连用 7 天,可降低 2 年后的复发率。

(3)改善肾上腺皮质功能:因肾上腺皮质功能减退患儿复发率显著增高,对这部分患儿可用促肾上腺皮质激素静脉滴注来预防复发。对 SDNS 患儿可予以 ACTH 0.4 U/(kg · d)(总量不超过25 U),静脉滴注 3～5 天,然后激素减量。每次激素减量均按上述处理,直至停激素。

(4)更换激素种类:对泼尼松疗效较差的病例,可换用其他糖皮质激素制剂。

2.免疫抑制剂治疗

(1)环磷酰胺剂量:2～3 mg/(kg · d)分次口服 8 周,或 8～12 mg/(kg · d)静脉冲击疗法,每 2 周连用 2 天,总剂量≤200 mg/kg,或每月 1 次静脉推注,每次 500 mg/m²,共 6 次。

不良反应:白细胞减少,脱发,肝功能损害,出血性膀胱炎等,少数可发生肺纤维化。最令人瞩目的是其远期性腺损害。病情需要者可小剂量、短疗程、间断用药,避免青春期前和青春期用药。

(2)其他免疫抑制剂:可根据相关指南分别选用环孢素 A、他克莫司、利妥昔布、长春新碱。

3.免疫调节剂

左旋咪唑:一般作为激素辅助治疗。剂量:2.5 mg/kg,隔天服用,连续使用 12～24 个月。左旋咪唑在治疗期间和治疗后均可降低复发率,减少激素用量,对某些患儿可诱导长期缓解。

不良反应可有胃肠不适、流感样症状、皮疹、中性粒细胞下降,停药即可恢复。

(五)SRNS 的治疗

1.缺乏肾脏病理诊断的治疗

在缺乏肾脏病理检查的情况下,国内外学者将环磷酰胺作为 SRNS 的首选治疗药物。中华医学会儿科学分会肾脏病学组制定的激素耐药肾病综合征诊治循证指南推荐采用激素序贯疗法:泼尼松 2 mg/(kg·d),治疗 4 周后尿蛋白仍阳性时,可考虑以大剂量甲泼尼龙 15～30 mg/(kg·d),每天 1 次,连用 3 天为 1 个疗程,最大剂量不超过 1 g。冲击治疗 1 疗程后如果尿蛋白转阴,泼尼松按激素敏感方案减量;如尿蛋白仍为阳性,应加用免疫抑制剂,同时隔天早晨顿服泼尼松 2 mg/kg,随后每 2～4 周减 5～10 mg,随后以一较小剂量长期隔天顿服维持,少数可停用。

注意事项:建议甲泼尼龙治疗时进行心电监护。下列情况慎用甲泼尼龙治疗:①伴活动性感染;②高血压;③有胃肠道溃疡或活动性出血者;④原有心律失常者。

2.重视辅助治疗

ACEI 和(或)ARB 是重要的辅助治疗药物,不仅可以控制高血压,而且可以降低蛋白尿和维持肾功能;有血液高凝状态或静脉血栓形成的患者应尽早使用抗凝药物(如普通肝素或低分子肝素);有高脂血症者重在调整饮食,10 岁以上儿童可考虑使用降脂药物(如他汀类药物);有肾小管与间质病变的患儿可加用冬虫夏草制剂,其能改善肾功能,减轻毒性物质对肾脏的损害,同时可以降低血液中的胆固醇和甘油三酯,减轻动脉粥样硬化;伴有肾功能不全者可应用大黄制剂。

(六)抗凝及纤溶药物疗法

由于肾病往往存在血液高凝状态和纤溶障碍,易并发血栓形成,需加用抗凝和溶栓治疗。

1.肝素

1 mg/(kg·d),加入 10％葡萄糖液 50～100 mL 中静脉点滴,每天 1 次,2～4 周为一个疗程。亦可选用低分子肝素。病情好转后改口服抗凝药维持治疗。

2.尿激酶

尿激酶有直接激活纤溶酶溶解血栓的作用。一般剂量 3 万～6 万 U/d,加入 10％葡萄糖液 100～200 mL 中,静脉滴注,1～2 周为一个疗程。症状严重者可使用尿激酶冲击治疗。

3.口服抗凝药

双嘧达莫,5～10 mg/(kg·d),分 3 次饭后服,6 个月为一个疗程。

(七)血管紧张素转换酶抑制剂治疗

该类药物对改善肾小球局部血流动力学,减少尿蛋白,延缓肾小球硬化有良好的作用。尤其适用于伴有高血压的 NS。常用制剂有卡托普利、依那普利、福辛普利等。

(八)中医药治疗

NS 属中医"水肿""阴水""虚劳"的范畴。可根据辨证施治原则治疗。

八、预后

肾病综合征的预后、转归与其病理变化关系密切。微小病变型预后最好,灶性肾小球硬化和系膜毛细血管性肾小球肾炎预后最差。微小病变型 90%～95% 的患儿首次应用糖皮质激素有效。其中 85% 可有复发,复发在第一年比以后更常见。如果一个小儿 3～4 年还没有复发,其后有 95% 的机会不复发。微小病变型发展成尿毒症者极少,绝大多数死于感染或激素严重不良反应等。SRNS 经久不愈者应尽可能检查有否相关的基因突变,以避免长期无效的药物治疗。

(王建龙)

第五节　尿　路　感　染

尿路感染(urinary tract infection,UTI)是指病原体直接侵入尿路,在尿液中生长繁殖,并侵犯尿路黏膜或组织而引起损伤。按病原体侵袭的部位不同,一般将其分为肾盂肾炎、膀胱炎、尿道炎。肾盂肾炎又称上尿路感染,膀胱炎和尿道炎合称下尿路感染。由于小儿时期感染局限在尿路某一部位者较少,且临床上又难以准确定位,故常不加区别统称为 UTI。UTI 患者临床上可根据有无症状,分为症状性泌尿系统感染和无症状性菌尿。尿路感染是小儿时期常见疾病之一,尿路感染是继慢性肾炎之后,引起儿童期慢性肾功能不全的主要原因之一。儿童期症状性尿路感染的年发病率男孩为 0.17%～0.38%,女孩为 0.31%～0.71%,发病年龄多在 2～5 岁;无症状性菌尿则多见于学龄期女童。据我国 1982 年全国105 家医院儿童住院患者调查显示,UTI 占泌尿系统疾病的 8.5%;1987 年全国 21 省市儿童尿过筛检查统计,UTI 占儿童泌尿系统疾病的 12.5%。无论在成人或儿童,女性 UTI 的发病率普遍高于男性,但在新生儿或婴幼儿早期,男性的发病率却高于女性。

无症状性菌尿也是儿童 UTI 的一个重要组成部分,它可见于所有年龄、性别的儿童中,甚至包括 3 个月以下的小婴儿,但以学龄女孩更为常见。

一、病因

任何致病菌均可引起 UTI,但绝大多数为革兰氏阴性杆菌,如大肠埃希菌、副大肠埃希菌、变形杆菌、克雷伯杆菌、铜绿假单胞菌,少数为肠球菌和葡萄球菌。大肠埃希菌是 UTI 中最常见的致病菌,占60%～80%。初次患 UTI 的新生儿、所有年龄的女孩和 1 岁以下的男孩,主要的致病菌仍是大肠埃希菌,而在 1 岁以上男孩主要致病菌多是变形杆菌。对于 10～16 岁的女孩,白色葡萄球菌亦常见;至于克雷伯杆菌和肠球菌,则多见于新生儿 UTI。

二、发病机制

细菌引起 UTI 的发病机制是错综复杂的,其发生是个体因素与细菌致病性相互作用的结果。

（一）感染途径

1.血源性感染

现已证实,经血源途径侵袭尿路的致病菌主要是金黄色葡萄球菌。

2.上行性感染

致病菌从尿道口上行并进入膀胱,引起膀胱炎,膀胱内的致病菌再经输尿管移行至肾脏,引起肾盂肾炎,这是 UTI 最主要的途径。引起上行性感染的致病菌主要是大肠埃希菌,其次是变形杆菌或其他肠杆菌。膀胱输尿管反流是细菌上行性感染的重要原因。

3.淋巴感染和直接蔓延

结肠内的细菌和盆腔感染可通过淋巴感染肾脏,肾脏周围邻近器官和组织的感染也可直接蔓延。

（二）个体因素

（1）婴幼儿输尿管长而弯曲,管壁肌肉和弹力纤维发育不良,蠕动力差,容易扩张或受压及扭曲而导致梗阻,易发生尿流不畅或尿潴留而诱发感染。

（2）尿道菌种的改变及尿液性状的变化,为致病菌入侵和繁殖创造了条件。

（3）细菌在尿路上皮细胞黏附是其在泌尿系统增殖引起 UTI 的先决条件。

（4）某些患儿分泌型 IgA 的产生缺陷,尿中的 sIgA 减低。

（5）先天性或获得性尿路畸形,增加尿路感染的危险性。

（6）新生儿和小婴儿易患尿路感染是因为其机体抗菌能力差。婴儿使用尿布,尿道口常受细菌污染,且局部防卫能力差,易致上行感染。

（7）糖尿病、高钙血症、高血压、慢性肾脏疾病、镰刀状贫血及长期使用糖皮质激素或免疫抑制剂的患儿,其 UTI 的发病率可增高。

（8）基因多态性:发生机制与 ACE 活性增高致使血管紧张素 I 向 II 转化增多有关。后者通过引发局部血管收缩、刺激 TGF-β 产生和胶原合成导致间质纤维化和肾小球硬化。

（9）细胞因子:急性肾盂肾炎患儿尿中 IL-1、IL-6 和 IL-8 增高,且 IL-6 水平与肾瘢痕的严重程度呈正相关。

（三）细菌毒力

除了以上个体因素所起的作用外,对没有泌尿系统结构异常的尿路感染儿童,感染细菌的毒力是决定其能否引起 UTI 的主要因素。

三、临床表现

（一）急性 UTI

随着患儿年龄组的不同存在着较大差异。

1.新生儿

新生儿临床症状极不典型,多以全身症状为主,如发热或体温不升、苍白、吃奶差、呕吐、腹泻、黄疸等较多见,部分患儿可有嗜睡、烦躁甚至惊厥等神经系统症状。新生儿 UTI 常伴有败血症,但尿路刺激症状多不明显,30%的患儿血和尿培养出的致病菌一致。

2.婴幼儿

婴幼儿 UTI 的临床症状常不典型,常以发热最突出。此外,拒食、呕吐、腹泻等全身症状也较明显。有时也可出现黄疸和神经系统症状(如精神萎靡、昏睡、激惹甚至惊厥)。3 个月龄以上的儿童可出现尿频、排尿困难、血尿、脓尿、尿液混浊等。细心观察可发现,患儿排尿时哭闹不安,尿布有臭味和顽固性尿布疹等。

3.年长儿

以发热、寒战、腹痛等全身症状突出,常伴有腰痛和肾区叩击痛,肋脊角压痛等。同时尿路刺激症状明显,患儿可出现尿频、尿急、尿痛、尿液浑浊,偶见肉眼血尿。

（二）慢性 UTI

慢性 UTI 是指病程迁延或反复发作持续一年以上。常伴有贫血、消瘦、生长迟缓、高血压或肾功能不全。

（三）无症状性菌尿

在常规的尿过筛检查中,可以发现健康儿童存在着有意义的菌尿,但无任何尿路感染症状。这种现象可见于各年龄组,在儿童中以学龄女孩常见。无症状性菌尿患儿常同时伴有尿路畸形和既往症状尿路感染史。病原体多数是大肠埃希菌。

四、辅助检查

（一）尿常规检查及尿细胞计数

（1）尿常规检查:如清洁中段尿离心沉渣中白细胞＞10/HPF,即可怀疑为尿路感染;血尿也很常见。肾盂肾炎患者有中等蛋白尿、白细胞管型尿及晨尿的比重和渗透压减低。

（2）1 小时尿白细胞排泄率测定,白细胞计数＞30×10^4/h 为阳性,可怀疑尿路感染;白细胞计数＜20×10^4/h 为阴性,可排除尿路感染。

（二）尿培养细菌学检查尿细菌培养及菌落计数

细菌培养及菌落计数是诊断尿路感染的主要依据。通常认为中段尿培养菌落数≥10^5/mL 可确诊。$10^4\sim10^5$/mL 为可疑,＜10^4/mL 为污染。应结合患儿性别、有无症状、细菌种类及繁殖力综合分析评价临床意义。由于粪链球菌一个链含有 32 个细菌,一般认为菌落数在 $10^3\sim10^4$/mL 间即可诊断。通过耻骨上膀胱穿刺获取的尿培养,只要发现有细菌生长,即有诊断意义。至于伴有严重尿路刺激症状的女孩,如果尿中有较多白细胞,中段尿细菌定量培养≥10^2/mL,且致病菌为大肠埃希菌类或腐物寄生球菌等,也可诊断为 UTI,临床高度怀疑 UTI 而尿普通细菌培养阴性的,应做 L-型细菌和厌氧菌培养。

（三）尿液直接涂片法

显微镜下找细菌,如每个视野都能找到一个细菌,表明尿内细菌数＞10^5/mL。

（四）亚硝酸盐试纸条试验和尿白细胞酯酶检测

大肠埃希菌、副大肠埃希菌和克雷伯杆菌试纸条亚硝酸盐试验呈阳性,产气杆菌、变形杆菌、铜绿假单胞菌和葡萄球菌亚硝酸盐试验呈弱阳性,而粪链球菌、结核菌为阴性。

（五）影像学检查

目的在于:①检查泌尿系统有无先天性或获得性畸形;②了解以前由于漏诊或治疗不当所引起的慢性肾损害或瘢痕进展情况;③辅助上尿路感染的诊断。

常用的影像学检查有 B 型超声检查、静脉肾盂造影加断层摄片（检查肾瘢痕形成）、排泄性膀胱尿路造影、动态及静态肾核素造影、CT 扫描等。

1.年龄＜2 岁的患儿

UTI 伴有发热症状者,无论男孩或女孩,在行尿路 B 超检查后无论超声检查是否异常,均建议在感染控制后行尿道回流检查(MCU)。家属对 MCU 有顾虑者,宜尽早行放射性核素肾扫描检查。

2.年龄＞4 岁的患儿

B 超显像泌尿系统异常者需在感染控制后进行 MCU 检查。

3.年龄在 2～4 岁的患儿

可根据病情而定。

五、诊断与鉴别诊断

UTI 的诊断年长儿症状与成人相似,尿路刺激症状明显,常是就诊的主诉。如能结合实验室检查,可立即得以确诊。但对于婴幼儿,特别是新生儿,由于排尿刺激症状不明显或阙如,而常以全身表现较为突出,易致漏诊。故对病因不明的发热患儿都应反复做尿液检查,争取在用抗生素治疗之前进行尿培养、菌落计数和药敏试验;凡具有真性菌尿者,即清洁中段尿定量培养菌落数 $\geqslant 10^5/mL$,或耻骨上膀胱穿刺尿定性培养有细菌生长,即可确立诊断。

完整的 UTI 的诊断除了评定泌尿系统被细菌感染外,还应包括以下内容:①本次感染是初染、复发或再感;②确定致病菌的类型并做药敏试验;③有无尿路畸形如膀胱输尿管反流、尿路梗阻等,如有膀胱输尿管反流,还要进一步了解"反流"的严重程度和有无肾脏瘢痕形成;④感染的定位诊断,即是上尿路感染还是下尿路感染。

UTI 需与肾小球肾炎、肾结核及急性尿道综合征鉴别。急性尿道综合征的临床表现为尿频、尿急、尿痛、排尿困难等尿路刺激症状,但清洁中段尿培养无细菌生长或为无意义性菌尿。

六、治疗

治疗目的是控制症状,根除病原体,去除诱发因素,预测和防止再发。

(一)一般处理

(1)急性期需卧床休息,鼓励患儿多饮水以增加尿量,女孩还应注意外阴部的清洁卫生。

(2)鼓励患儿进食,供给足够的热量、丰富的蛋白质和维生素,以增强机体的抵抗力。

(3)对症治疗,对高热、头痛、腰痛的患儿应给予解热镇痛剂缓解症状。对尿路刺激症状明显者可用阿托品、山莨菪碱等抗胆碱药物治疗,或口服碳酸氢钠碱化尿液,减轻尿路刺激症状。有便秘者改善便秘。

(二)抗菌药物治疗选用抗生素的原则

(1)感染部位:对肾盂肾炎应选择血浓度高的药物,对膀胱炎应选择尿浓度高的药物。

(2)感染途径:对上行性感染,首选磺胺类药物治疗。如发热等全身症状明显或属血源性感染,多选用青霉素类、氨基糖苷类或头孢菌素类单独或联合治疗。

(3)根据尿培养及药敏试验结果,同时结合临床疗效选用抗生素。

(4)药物在肾组织、尿液、血液中都应有较高的浓度。

(5)药物的抗菌能力强,抗菌谱广。

(6)对肾功能损害小的药物。

(三)治疗措施

1.上尿路感染/急性肾盂肾炎的治疗

(1)3 个月以下婴儿:静脉敏感抗生素治疗 10～14 天。

(2)3 个月以上婴儿:口服敏感抗生素 7～14 天(若没有药敏试验结果,推荐使用头孢菌素,氨苄西林/棒酸盐复合物);可先静脉治疗 2～4 天后改用口服抗生素治疗,总疗程 7～14 天。

(3)在抗生素治疗 48 小时后需评估治疗效果,包括临床症状、尿常规指标等。若抗生素治疗 48 小时后未能达到预期的治疗效果,需重新留取尿液进行尿培养细菌学检查。

2.下尿路感染/膀胱炎的治疗

(1)口服抗生素治疗 7～14 天(标准疗程)。

(2)口服抗生素 2～4 天(短疗程);短疗程(2～4 天)口服抗生素治疗和标准疗程(7～14 天)口服抗生素治疗相比,两组在临床症状持续时间、菌尿持续时间、UTI 复发、药物依从性和耐药发生率方面均无明显差别。

(3)在抗生素治疗 48 小时后也需评估治疗效果。

3.无症状菌尿的治疗

单纯无症状菌尿一般无须治疗。但若合并尿路梗阻、膀胱输尿管反流或其他尿路畸形存在,或既往感染使肾脏留有陈旧性瘢痕者,则应积极选用上述抗菌药物治疗。疗程 7～14 天,继之给予小剂量抗菌药物预防,直至尿路畸形被矫治为止。

4.复发性泌尿系统感染的治疗

复发性 UTI 包括:①UTI 发作 2 次及以上且均为急性肾盂肾炎;②1 次急性肾盂肾炎且伴有 1 次及以上的下尿路感染;③3 次及以上的下尿路感染。

复发性 UTI 者在进行尿细菌培养后选用 2 种抗菌药物治疗,疗程 10～14 天为宜,然后需考虑使用预防性抗生素治疗以防复发。预防用药期间,选择敏感抗生素治疗剂量的 1/3 睡前顿服,首选呋喃妥因或磺胺甲基异噁唑。若小婴儿服用呋喃妥因出现消化道不良反应严重者,可选用阿莫西林-克拉维酸钾或头孢克洛类药物口服。如果患儿在接受预防性抗生素治疗期间出现了尿路感染,需换用其他抗生素而非增加原抗生素的剂量。

(四)积极矫治尿路畸形

小儿 UTI 约半数可伴有各种诱因,特别在慢性或反复复发的患儿,多同时伴有尿路畸形。其中以膀胱输尿管反流最常见,其次是尿路梗阻和膀胱憩室。一经证实,应及时予以矫治。否则,UTI 难被控制。

(五)UTI 的局部治疗

常采用膀胱内药液灌注治疗,主要治疗顽固性慢性膀胱炎经全身给药治疗无效者。灌注药液可根据致病菌特性或药敏试验结果选择。

七、预后

急性 UTI 经合理抗菌治疗,多数于数天内症状消失、治愈,但有近 50% 的患者可复发。复发者多伴有尿路畸形,其中以膀胱输尿管反流最常见,而膀胱输尿管反流与肾瘢痕关系密切,肾瘢痕的形成是影响儿童 UTI 预后的最重要因素。由于肾瘢痕在学龄期儿童最易形成,10 岁后进展不明显。一旦肾瘢痕引起高血压,如不能被有效地控制,最终发展至慢性肾衰竭。

八、预防

UTI 是可以预防的,可从以下几个方面入手。

(1)注意个人卫生,勤洗外阴以防止细菌入侵。

(2)及时发现和处理男孩包茎、女孩处女膜伞、蛲虫感染等。

(3)及时矫治尿路畸形,防止尿路梗阻和肾瘢痕形成。

(王建龙)

第九章 儿童神经系统疾病

第一节 先天性脑积水

先天性脑积水是儿科常见疾病,因脑脊液容量过多导致脑室扩大、皮层变薄,颅内压升高。其发病率为(0.9～1.8)/1 000,每年病死率约为1%。

一、CSF 产生、吸收和循环

脑脊液的形成是一个能量依赖性的,而非颅内压力依赖性的过程,每天产生 450～500 mL,或每分钟产生 0.3～0.4 mL。50%～80%的脑脊液由侧脑室、第三脑室和第四脑室里的脉络丛产生,其余 20%～50%的脑脊液由脑室的室管膜和脑实质作为脑的代谢产物而产生。

与脑脊液的形成相反,脑脊液的吸收是非能量依赖性的过程,以大流量的方式进入位于蛛网膜下腔和硬膜内静脉窦之间的蛛网膜颗粒内。脑脊液的吸收依赖于从蛛网膜下腔通过蛛网膜颗粒到硬膜静脉窦之间的压力梯度。当颅内压力正常时[如<7 cmH$_2$O 或 0.7 kPa(5 mmHg)],脑脊液以 0.3 mL/min 的速率产生,此时脑脊液还没有被吸收。颅内压增高,脑脊液吸收开始,其吸收率与颅内压成比例。此外,还有一些其他的可能存在的脑脊液吸收途径,如淋巴系统、鼻黏膜、鼻旁窦,以及颅内和脊神经的神经根梢,当颅内压升高时,它们也可能参与脑脊液的吸收。

脑脊液的流向是从头端向尾端,流经脑室系统,通过正中孔(Luschka 孔)和左右侧孔(Mágendie 孔)流至枕大池、桥小脑池和脑桥,最后,CSF 向上流至小脑蛛网膜下腔,经环池、四叠体池、脚间池和交叉池,至大脑表面的蛛网膜下腔;向下流至脊髓的蛛网膜下腔;最后被大脑表面的蛛网膜颗粒吸收入静脉系统。

二、发病机制

脑脊液的产生与吸收失平衡可造成脑积水,脑积水的产生多数情况下是由于脑脊液吸收功能障碍引起。只有脉络丛乳头状瘤,至少部分原因是脑脊液分泌过多引起。脑脊液容量增加引起继发性脑脊液吸收功能损伤,和(或)脑脊液产生过多,导致脑室进行性扩张。在部分儿童,脑脊液可通过旁路吸收,从而使得脑室不再进行性扩大,形成静止性或代偿性脑积水。

三、病理表现

脑室通路的阻塞或者吸收障碍使得颅内压力增高,梗阻近端以上的脑室进行性扩张。其病理表现为脑室扩张,通常以枕角最先扩张,皮层变薄,室管膜破裂,脑脊液渗入到脑室旁的白质内,白质受损瘢痕增生,颅内压升高,脑疝,昏迷,最终死亡。

四、病因与分类

脑积水的分类是根据阻塞的部位而定。如果阻塞部位是在蛛网膜颗粒以上,则阻塞部位以上的脑室扩大,此时称阻塞性脑积水或非交通性脑积水。例如,导水管阻塞引起侧脑室和第三脑室扩大,第四脑室没有成比例扩大。相反,如果是蛛网膜颗粒水平阻塞,引起脑脊液吸收障碍,侧脑室、第三脑室和第四脑室均扩张,蛛网膜下腔脑脊液容量增多,此时的脑积水称为非阻塞性脑积水或交通性脑积水。

(一)阻塞性或非交通性脑积水阻塞部位及病因

1.侧脑室受阻

见于出生前的室管膜下或脑室内出血;出生前、后的脑室内或侧脑室外肿瘤压迫。

2.孟氏孔受阻

常见原因有先天性的狭窄或闭锁,颅内囊肿如蛛网膜下腔或脑室内的蛛网膜囊肿,邻近脑室的脑内脑穿通畸形囊肿和胶样囊肿,肿瘤如下丘脑胶质瘤、颅咽管瘤和室管膜下巨细胞型星型细胞瘤及血管畸形。

3.导水管受阻

阻塞的原因包括脊髓脊膜膨出相关的 ChiariⅡ畸形引起的小脑向上通过幕切迹疝出压迫导水管、Galen 静脉血管畸形、炎症或出血引起导水管处神经胶质过多、松果体区肿瘤和斜坡胶质瘤。

4.第四脑室及出口受阻

第四脑室在后颅窝流出道梗阻及第四脑室肿瘤,如髓母细胞瘤、室管膜瘤、毛细胞型星形细胞瘤、Dandy-Walker 综合征(即后颅窝有一个大的与扩大的第四脑室相通的囊肿),造成了流出道梗阻(即 Luschka 侧孔和 Magendie 正中孔的梗阻),以及 Chiari 畸形即由于后颅窝狭小,小脑扁桃体或(和)第四脑室疝入到枕骨大孔引起梗阻。

(二)交通性或非阻塞性脑积水阻塞部位及病因

1.基底池水平受阻

梗阻部位可以发生在基底池水平。此时,脑脊液受阻在椎管和脑皮层的蛛网膜下腔,无法到达蛛网膜颗粒从而被吸收。结果侧脑室、第三脑室和第四脑室均扩大。常见原因有先天性的感染,化脓性、结核性和真菌性感染引起的脑膜炎,动脉瘤破裂引起的蛛网膜下腔出血,血管畸形或外伤,脑室内出血,基底蛛网膜炎,软脑脊膜瘤扩散,神经性结节病和使脑脊液蛋白水平升高的肿瘤。

2.蛛网膜颗粒水平受阻

梗阻部位还可以发生在蛛网膜颗粒水平,原因是蛛网膜颗粒的阻塞或闭锁,导致蛛网膜下腔和脑室的扩大。

3.静脉窦受阻

原因为静脉流出梗阻,如软骨发育不全或狭颅症患者合并有颈静脉孔狭窄,先天性心脏病右心房压力增高患者,以及硬膜静脉窦或上腔静脉血栓的患者。静脉流出道梗阻能引起静脉压升高,最终导致脑皮层静脉引流减少,脑血流量增加,颅内压升高,脑脊液吸收减少,脑室扩张。

另外,还有一种水脑畸形是由于两侧大脑前动脉和大脑中动脉供血的脑组织全部或几乎全部缺失,从而颅腔内充满了脑脊液,而非脑组织。颅腔的形态和硬膜仍旧完好,内含有丘脑、脑干和少量的由大脑后动脉供血的枕叶。双侧的颈内动脉梗阻和感染是大脑畸形的最常见原因。脑电图表现为皮层活动消失。这类婴儿过于激惹,停留在原始反射,哭吵、吸吮力弱,语音及微笑落后。脑脊液分流手术有可能控制进行性扩大的头围,但对于神经功能的改善没有帮助。

五、临床表现

婴儿脑积水表现为激惹、昏睡、生长发育落后、呼吸暂停、心动过缓、反射亢进、肌张力增高、头围进行性增大、前囟饱满、骨缝裂开、头皮薄、头皮静脉曲张、前额隆起、上眼睑不能下垂、眼球向上运动障碍(如两眼太阳落山征)、意识减退、视盘水肿、视神经萎缩引起的视弱甚至失明,以及第Ⅲ、第Ⅳ、第Ⅵ对脑神经麻痹,抬头、坐、爬、讲话、对外界的认知及体力和智能发育,均较正常同龄儿落后。在儿童,由于颅缝已经闭合,脑积水可以表现为头痛(尤其在早晨)、恶心、呕吐、昏睡、视盘水肿、视力下降、认知功能和行为能力下降、记忆障碍、注意力减退、学习成绩下降、步态改变、两眼不能上视、复视(特别是第Ⅵ对脑神经麻痹)和抽搐。婴儿和儿童脑积水若有运动障碍可表现为肢体痉挛性瘫,以下肢为主,症状轻者双足跟紧张、足下垂,严重时整个下肢肌张力增高,呈痉挛步态。

六、诊断

根据典型症状体征,不难做出脑积水的临床诊断。病史中需注意母亲孕期情况,小儿胎龄,是否用过产钳或胎头吸引器,有头部外伤史,有无感染性疾病史。应做下列检查,做出全面评估。

(一)头围测量

新生儿测量头围在出生后1个月内应常规进行,不仅应注意头围的绝对值,而且应注意生长速度,疑似病例多能从头围发育曲线异常而发现。

(二)B型超声图像

B型超声图像为一种安全、实用,且可快速取得诊断的方法,对新生儿很有应用价值,特别是对于重危患儿,可在重症监护室操作。通过未闭的前囟,可了解两侧脑室及第三脑室大小,有无颅内出血。因无放射线,操作简单,便于随访。

(三)影像学特征

脑积水的颅骨平片和三维CT常常显示破壶样外观和冠状缝、矢状缝裂开。CT和MRI常可见颞角扩张,脑沟、基底池和大脑半球间裂消失,额角和第三脑室球形扩张,胼胝体上拱和(或)萎缩及脑室周围脑实质水肿。

七、鉴别诊断

(一)婴儿硬膜下血肿或积液

多因产伤或其他因素引起,可单侧或双侧,以额顶颞部多见。慢性者,也可使头颅增大,颅骨变薄。前囟穿刺可以鉴别,从硬膜下腔可抽得血性或淡黄色液体。

(二)佝偻病

由于颅骨不规则增厚,致使额骨和枕骨突出,呈方形颅,貌似头颅增大。但本病无颅内压增高症状,而又有佝偻病的其他表现,故有别于脑积水。

（三）巨脑畸形

巨脑畸形是各种原因引起的脑本身重量和体积的异常增加。有些原发性巨脑儿有家族史，有或无细胞结构异常。本病虽然头颅较大，但无颅内压增高症状，CT扫描显示脑室大小正常。

（四）脑萎缩性脑积水

脑萎缩可以引起脑室扩大，但无颅高压症状，此时的脑积水不是真正的脑积水。

（五）良性脑外积水

良性脑外积水也称婴儿良性轴外积液，这是一个很少需要手术的疾病，其特征为两侧前方蛛网膜下腔（如脑沟和脑池）扩大，脑室正常或轻度扩大，前囟搏动明显，头围扩大，超过正常儿头围的百分线。良性脑外积水的婴儿颅内压可以稍偏高，由于头围大，运动发育可以轻度落后。其发病机制尚不清楚，可能与脑脊液吸收不良有关。通常有明显的大头家族史。在12到18月龄，扩大的头围趋于稳定，从而使得身体的生长能够赶上头围的生长。在2~3岁以后，脑外积水自发吸收，不需要分流手术。虽然这一疾病通常不需要手术，但是有必要密切监测患儿的头围、头部CT或超声，以及患儿的生长发育，一旦出现颅高压症状或（和）生长发育落后，需要及时行分流手术。

八、处理

治疗的目的是获得理想的神经功能，预防或恢复因脑室扩大压迫脑组织引起的神经损伤。治疗方法为脑脊液分流手术，包括有阀门调节的置管脑脊液分流手术及内镜第三脑室造瘘术，目的是预防因颅内压升高而造成的神经损害。脑积水的及时治疗能改善患儿智力，有效延长生命。只要患有脑积水的婴儿在出生后前5个月内做分流手术，就有可能达到较理想的结果。

（一）手术方式的选择

脑积水的治疗方法是手术，手术方式的选择依赖于脑积水的病因。例如，阻塞性脑积水的患者，手术方法是去除阻塞（如肿瘤），交通性脑积水的患者或阻塞性脑积水阻塞部位无法手术去除的患者，需要做脑脊液分流手术，分流管的一端放置在梗阻的近端脑脊液内，另一端放置在远处脑脊液可以吸收的地方。最常用的远端部位是腹腔、右心房、胸膜腔、胆囊、膀胱、输尿管和基底池（如第三脑室造瘘），而腹腔是目前选择最多的部位（如脑室腹腔分流术），除非存在腹腔脓肿或吸收障碍。脑室心房分流术是另外一种可以选择的方法。如果腹腔和心房都不能利用，对于7岁以上的儿童，还可以选择脑室胸腔分流术。

（二）分流管的选择

脑脊液分流系统至少包括3个组成部分：脑室端管，通常放置在侧脑室的枕角或额角；远端管，用来将脑脊液引流到远端可以被吸收的地方；以及阀门。传统的调压管通过打开一个固定的调压装置来调节脑脊液单向流动。这种压力调节取决于阀门的性质，一般分为低压、中压和高压。一旦阀门打开，对脑脊液流动产生一个很小的阻力，结果，当直立位时，由于地心引力的作用，可以产生一个很高的脑脊液流出率，造成很大的颅内负压，此过程称为"虹吸现象"。由于虹吸现象可以造成脑脊液分流过度，因此，某些分流管被设计成能限制脑脊液过分流出，尤其是当直立位时。例如，Delta阀（Medtronic PS Medical，Goleta，CA）就是一种标准的振动膜型的压力调节阀，内有抗虹吸装置，用来减少直立位时脑脊液的过度分流。Orbis-Sigma阀包含一个可变阻力、流量控制系统，当压力进行性升高时，通过不断缩小流出孔达到控制脑脊液过度分流的目的。虽然这一新的阀门被誉为是一种预防过度分流、增进治疗效果的有效装置，然而，最近的随机调查,比较 3 种分流装置(如普通的可调压阀、Delta 阀和 Orbis-Sigma 阀)治疗儿童脑积水的效果,发现这 3 种分流装置在分流手术的失败率方面并没有显著性差异。最近又出来两种可编程的调压管,当此种分流管被埋入体内后,仍可在体外重新设置压力,此种分流管被广泛地应用在小儿脑积水上。虽然有大量的各种类型的分流管用于治疗脑积水,但是,至今还没有前瞻性的、随机的、双盲的、多中心的试验证明哪一种分流管比其他分流管更有效。

(三)脑室腹腔分流术

脑室腹腔分流术是儿童脑积水脑脊液分流术的首选。

1.手术指征

交通性和非交通性脑积水。

2.手术禁忌证

颅内感染不能用抗菌药物控制者;脑脊液蛋白明显增高;脑脊液中有新鲜出血;腹腔内有炎症、粘连,如手术后广泛的腹腔粘连、腹膜炎和早产儿坏死性小肠结肠炎;病理性肥胖。

3.手术步骤

手术是在气管插管全身麻醉下进行,手术前预防性静脉应用抗生素。患者位置放置在手术床头端边缘,靠近手术者,头放在凝胶垫圈上,置管侧朝外,用凝胶卷垫在肩膀下,使头颈和躯干拉直,以利于打皮下隧道置管。皮肤准备前,先用记号笔根据脑室端钻骨孔置管的位置(如额部或枕部)描出头皮切口,在仔细的皮肤准备后,再用笔将皮肤切口重新涂描一遍。腹部切口通常在右上腹或腹中线剑突下 2～3 横指距离。铺消毒巾后,在骨孔周边切开一弧形切口,掀开皮瓣,切开骨膜,颅骨钻孔,电凝后,打开硬脑膜、蛛网膜和软脑膜。

接着,切开腹部切口,打开进入腹腔的通道,轻柔地探查,证实已进入腹腔。用皮下通条在头部与腹部切口之间打一皮下通道,再把分流装置从消毒盒中取出,浸泡在抗生素溶液中,准备安装入人体内。分流管远端装置包括阀门穿过皮下隧道并放置在隧道内,隧道外管道用浸泡过抗生素的纱布包裹,避免与皮肤接触。接着,根据术前 CT 测得的数据,将分流管插入脑室预定位置并有脑脊液流出,再将分流管剪成需要的长度,与阀门连接,用 0 号线打结,固定接口。然后,提起远端分流管,证实有脑脊液流出后,将管毫无阻力地放入到腹腔内。抗生素溶液冲洗伤口后,二层缝合伤口,伤口要求严密缝合,仔细对合,最后用无菌纱布覆盖。有条件的单位还可以在超声或(和)脑室镜的引导下,将分流管精确地插入到脑室内理想的位置。脑室镜还能穿破脑室内的隔膜,使脑脊液互相流通。

4.分流术后并发症的处理

(1)机械故障:近端阻塞(即脑室端管道阻塞)是分流管机械障碍的最常见原因。其他原因包括分流管远端的阻塞或分流装置其他部位的阻塞(如抗虹吸部位的阻塞);腹腔内脑脊液吸收障碍引起的大量腹水,阻止了脑脊液的流出;分流管折断;分流管接口脱落;分流管移位;远端分流管长度不够;近端或远端管道位置放置不妥当。当怀疑有分流障碍时,需做头部 CT 扫描,并与以前正常时的头部 CT 扫描相比较,以判断有否脑室扩大。同时还需行分流管摄片,判断分流管接口是否脱落、断裂,脑室内及整个分流管的位置、远端分流管的长度,以及有否分流管移位。

(2)感染:分流管感染发生率为 2%～8%。感染引起的后果是严重的,包括智力和局部神经功能损伤、大量的医疗花费,甚至死亡。大多数感染发生在分流管埋置术后的前 6 个月,约占90%,其中术后第一个月感染的发生率为 70%。最常见的病原菌为葡萄球菌,其他为棒状杆菌、链球菌、肠球菌、需氧的革兰氏阴性杆菌和真菌。6个月以后的感染就非常少见。由于大多数感染是因为分流管与患者自身皮肤接触污染引起,所以手术中严格操作非常重要。

分流术后感染包括伤口感染并累及分流管、脑室感染、腹腔感染和感染性假性囊肿。感染的危险因素包括年龄小、皮肤条件差、手术时间长、开放性神经管缺陷、术后伤口脑脊液漏或伤口裂开、多次的分流管修复手术及合并其他感染。感染的患儿常有低热,或有分流障碍的征象,还可以有脑膜炎、脑室内炎症、腹膜炎或蜂窝织炎的表现。临床表现为烦躁、头痛、恶心和呕吐、昏睡、食欲缺乏、腹痛、分流管处皮肤红肿、畏光和颈强直。头部 CT 显示脑室大小可以有改变或无变化。

一旦怀疑分流感染,应抽取分流管内的脑脊液化验,做细胞计数和分类检查,蛋白、糖测定,革兰氏染色和培养及药物敏感试验。脑脊液送化验后,开始静脉应用广谱抗生素。患儿还必须接受头部 CT 扫描,它能显示脑室端管子的位置、脑室的大小和内容物,包括在严重的革兰氏阴性菌脑室炎症时出现的局限性化脓性积液。如果患儿主诉腹痛或有腹胀表现,还需要给予腹部 CT 或超声检查,以确定有否腹腔内脑脊液假性囊肿。另外,还有必要行外周血白细胞计数和血培养,因为分流感染的患儿常有血白细胞升高和血培养阳性。

如果脑脊液检查证实感染,需手术拔除分流管,脑室外引流并留置中心静脉,全身合理抗生素应用,直到感染得到控制,新的分流管得到重新安置。

(3)过度分流:多数分流管无论是高压还是低压都会产生过度分流。过度分流能引起硬膜下积血、低颅内压综合征或脑室裂隙综合征。硬膜下积血是由于脑室塌陷,致使脑皮层从硬膜上被牵拉下来,桥静脉撕裂出血引起。虽然硬膜下血肿能自行吸收无须治疗,但是,对于有症状的或进行性增多的硬膜下血肿仍需手术,以利于脑室再膨胀。除了并发硬膜下血肿,过度分流还能引起低颅压综合征,产生头痛、恶心、呕吐、心动过快和昏睡,这些症状在体位改变时尤其容易发生。低颅压综合征的患者,当患者呈现直立位时,会引起过度分流,造成颅内负压,出现剧烈的体位性头痛,必须躺下才能缓解。如果症状持续存在或经常发作并影响正常生活、学习,就需要行分流管修复术,重新埋置一根压力较高的分流管或抗虹吸管。

过度分流也还能引起裂隙样脑室,即在放置了分流管后,脑室变得非常小或呈裂隙样。在以前的回顾性研究中,裂隙脑的发生率占 80%,有趣的是,88.5% 的裂隙脑的患儿可以完全没有症状,而在 11.5% 有症状的患儿中,仅 6.5% 的患儿需要手术干预。裂隙脑综合征的症状偶尔发生,表现为间断性的呕吐、头痛和昏睡。影像学表现为脑室非常小,脑室外脑脊液间隙减少,颅骨增厚,没有颅内脑脊液积聚的空间。此时,脑室壁塌陷,包绕并阻塞脑室内分流管,使之无法引流。最后,脑室内压力升高,脑室略微扩大,分流管恢复工作。由于分流管间断性的阻塞,引起升高的颅内压波动,造成神经功能急性损伤。手术方法包括脑室端分流管的修复,分流阀压力上调以增加阻力,安加抗虹吸或流量控制阀,分流管同侧的颞下去骨瓣减压。

(4)孤立性第四脑室扩张:脑积水侧脑室放置分流管后,有时会出现孤立性第四脑室扩张,这在早产儿脑室内出血引起的出血后脑积水尤其容易发生,感染后脑积水或反复分流感染/室管膜炎也会引起。这是由于第四脑室入口与出口梗阻,闭塞的第四脑室产生的脑脊液使得脑室进行性扩大,出现头痛、吞咽困难、低位颅神经麻痹、共济失调、昏睡和恶心、呕吐。婴儿可有长吸式呼吸和心动过缓。对于有症状的患儿,可以另外行第四脑室腹腔分流术。然而,当脑室随着脑脊液的引流而缩小时,脑干向后方正常位置后移,结果,第四脑室内的分流管可能会碰伤脑干。另外,大约 40% 的患儿术后 1 年内需要再次行分流管修复术。还有一种治疗方法是枕下开颅开放性手术,将第四脑室与蛛网膜下腔和基底池打通,必要时还可以同时再放置一根分流管在第四脑室与脊髓的蛛网膜下腔。近年来,内镜手术又备受推崇,即采用内镜下导水管整形术和放置支撑管的脑室间造瘘术,以建立孤立的第四脑室与幕上脑室系统之间的通路。

(四)内镜第三脑室造瘘术

1.手术指证

某些类型的阻塞性脑积水,如导水管狭窄和松果体区、后颅窝区肿瘤或囊肿引起的阻塞性脑积水。

2.禁忌证

交通性脑积水。另外,1岁以下的婴幼儿成功率很低,手术需慎重。对于存在有病理改变的患者,成功率也很低,如肿瘤、已经做过分流手术、曾有过蛛网膜下腔出血、曾做过全脑放疗及显著的第三脑室底瘢痕增生者,其成功率仅为20%。

3.手术方法

第三脑室造瘘术方法是在冠状缝前中线旁 2.5～3.0 cm 额骨上钻一骨孔,将镜鞘插过孟氏孔并固定,以保护周围组织,防止内镜反复进出时损伤脑组织。硬性或软性内镜插入镜鞘,通过孟氏孔进入第三脑室,在第三脑室底中线处,乳头小体开裂处前方造瘘,再用2号球囊扩张管通过反复充气和放气将造瘘口扩大。造瘘完成后,再将内镜伸入脚间池,观察蛛网膜,确定没有多余的蛛网膜阻碍脑脊液流入蛛网膜下腔。

4.并发症及处理

主要并发症为血管损伤继发出血。其他报道的并发症:心脏暂停、糖尿病发作、抗利尿激素不适当分泌综合征、硬膜下血肿、脑膜炎、脑梗死、短期记忆障碍、感染、周围相邻脑神经损伤(如下丘脑、腺垂体、视交叉),以及动脉损伤引起的术中破裂出血或外伤后动脉瘤形成造成的迟发性出血。动态 MRI 可以通过评价脑脊液在第三脑室造瘘口处的流通情况而判断造瘘口是否通畅。如果造瘘口不够通畅,有必要行内镜探查,尝试再次行造瘘口穿通术,若原造瘘口处瘢痕增生无法再次手术穿通,只得行脑室腹腔分流术。

九、结果和预后

未经治疗的脑积水预后差,50%的患儿在3岁前死去,仅20%～23%能活到成年。活到成年的脑积水患儿中,仅38%有正常智力。脑积水分流术技术的发展使得儿童脑积水的预后有了很大的改善。许多做了分流手术的脑积水儿童可以有正常的智力,参加正常的社会活动。脑积水分流术后的儿童50%～55%智商超过80。癫痫常预示着脑积水分流术的儿童有较差的智力。分流并发症反复出现的脑积水儿童预后差。

(王建龙)

第二节 脑性瘫痪

脑性瘫痪(cerebral palsy,CP)简称脑瘫,亦称 Litter 病,是一组非进行性遗传及后天获得的儿童神经病学疾病,是引起儿童机体运动伤残的主要疾病之一。国外报道,在活产婴儿中脑瘫总体患病率为3.6‰,我国儿童脑瘫患病率为1.5‰~2.0‰。脑瘫患儿中,男孩多于女孩,男女比例为(1.13~1.57)∶1。

一、病因

本病的致病因素较多,主要病因可分为3类。

(一)出生前因素

主要由宫内感染、缺氧、中毒、接触放射线、孕妇营养不良、妊高征及遗传因素等引起的脑发育不良或脑发育畸形。

(二)出生时因素

主要为早产(尤其是<26周的极早产)、过期产、多胎、低出生体重、窒息、产伤、缺血缺氧性脑病等。

(三)出生后因素

各种感染、外伤、颅内出血、胆红素脑病等。但存在这些致病因素的患儿并非全部发生脑瘫,因此,只能将这些因素视为可能发生脑瘫的主要危险因素。

近年来,遗传因素在脑瘫中发病中的作用逐渐被人们所重视。目前,针对脑瘫病因学方面的研究主要是关注胚胎发育生物学领域,重视对受孕前后有关的环境和遗传因素的研究。

二、病理

脑性瘫痪是皮层和皮层下运动神经元网络的障碍,其病理变化与病因有关,可见各种畸形与发育不良。但最常见的还是不同程度的大脑皮质萎缩和脑室扩大,可有神经细胞减少及胶质细胞增生。脑室周围白质软化变性,可由多个坏死或变性区及囊腔形成。胆红素脑病可引起基底节对称性的异常髓鞘形成过多,称为大理石状态。出生时或出生后的损伤以萎缩、软化或脑实质缺损为主。

三、临床表现

(一)基本表现

脑瘫患儿最基本的临床表现是运动发育异常。一般有以下4种表现。

1.运动发育落后和主动运动减少

患儿的粗大运动(竖颈、翻身、坐、爬、站立、行走)及手指的精细动作发育等均落后于同龄正常小儿,瘫痪部位肌力降低,主动运动减少。

2.肌张力异常

肌张力异常是脑瘫患儿的特征之一,多数患儿肌张力升高,为痉挛型。肌张力低下型则肌肉松软。手足徐动型则表现为变异性肌张力不全。

3.姿势异常

姿势异常是脑瘫患儿非常突出的突出表现,其异常姿势多种多样,异常姿势与肌张力不正常和原始反射延迟消失有关。

4.反射异常

可有多种原始反射消失或延迟,痉挛型脑瘫患儿腱反射活跃或亢进,有些可引出踝阵挛及巴宾斯基征阳性。

（二）临床分型

1.根据瘫痪的不同性质

可分为以下不同类型。

（1）痉挛型：最常见的类型，占全部患儿的60%～70%。病变累及锥体束，表现为肌张力增高、肢体活动受限。

（2）手足徐动型：约占脑瘫的20%，主要病变在锥体外系统，表现为难以用意志控制的不自主运动。本型患儿智力障碍一般不严重。

（3）强直型：此型很少见到，病变在锥体外系性，为苍白球或黑质受损害所致。由于全身肌张力显著增高，身体异常僵硬，运动减少。此型常伴有严重智力低下。

（4）共济失调型：病变在小脑，表现为步态不稳，走路时两足间距加宽，四肢动作不协调，上肢常有意向性震颤，肌张力低下，腱反射不亢进。

（5）震颤型：此型很少见。表现为四肢震颤，多为静止震颤。

（6）肌张力低下型：表现为肌张力低下，四肢呈软瘫，自主运动很少，但可引出腱反射。本型常为过渡形式，婴儿期后大多可转为痉挛型或手足徐动型。

（7）混合型：同时存在上述类型中两种或两种以上者称为混合型。其中痉挛型与手足徐动型常同时存在。

2.根据瘫痪受累部位

可分为单瘫（单个上肢或下肢）、偏瘫（一侧肢体）、截瘫（双下肢受累，上肢正常）、双瘫（四肢瘫，下肢重于上肢）、三瘫及双重偏瘫等。

（三）伴随症状或疾病

脑瘫患儿除运动障碍外，常合并其他功能异常。

（1）智力低下：50%～75%的脑瘫患儿合并智力低下，以痉挛型四肢瘫、肌张力低下型、强直型多见，手足徐动型较少见。

（2）10%～40%的脑瘫患儿合并癫痫，以偏瘫、痉挛性四肢瘫患儿多见。

（3）眼部疾病，如斜视、屈光不正、视野缺损、眼球震颤等，发生频率可达20%～50%。

（4）其他还可有听力障碍、语言障碍、精神行为异常等。

此外，胃食管反流、吸入性肺炎等也较常见。痉挛型患儿还可出现关节脱白、脊柱侧弯等。

四、辅助检查

（一）运动评估

粗大运动功能测试量表是目前脑瘫患儿粗大运动评估中使用最广泛的量表。

（二）头颅CT/MRI检查

脑性瘫痪患儿中最为广泛使用的是MRI检查，因为它在区分白色和灰色物质时比CT扫描更清楚。70%～90%的患儿MRI检查出现异常。

（三）脑电图检查

对伴有癫痫发作的患儿可明确发作类型，指导治疗。

（四）遗传学检测

血、尿串联质谱，有条件者可行基因检测。

五、诊断和鉴别诊断

脑瘫的诊断主要依靠病史及全面的神经系统体格检查。全面查体是脑性瘫痪一个重要的诊断。其诊断应符合以下 2 个条件：①婴儿时期就出现的中枢性运动障碍症状；②除外进行性疾病（如各种代谢病或变性疾病）所致的中枢性瘫痪及正常儿童一过性发育落后。诊断时应除外其他进行性疾病（各种代谢病或变性疾病）。

六、治疗

主要目的是促进各系统功能的恢复和发育，纠正异常姿势，减轻其伤残程度。

（一）治疗原则

1.早期发现、早期治疗

婴幼儿运动系统处于快速发育阶段，早期发现运动异常，尽快加以纠正，容易取得较好疗效。

2.促进正常运动发育、抑制异常运动和姿势

按儿童运动发育规律，进行功能训练，循序渐进，促使儿童产生正确运动。

3.综合治疗

利用各种有益的手段对患儿进行全面、多样化的综合治疗，除针对运动障碍进行治疗外，对合并的语言障碍、智力低下、癫痫、行为异常也需进行干预。还要培养患儿对日常生活、社会交往及将来从事某种职业的能力。

4.家庭训练与医师指导相结合

脑瘫的康复是个长期的过程，患儿父母必须树立信心，在医师指导下，学习功能训练手法，坚持长期治疗。

（二）功能训练

1.躯体训练

主要训练粗大运动，特别是下肢的功能，利用机械的、物理的手段，针对脑瘫所致的各种运动障碍及异常姿势进行的一系列训练，目的在于改善残存的运动功能，抑制不正常的姿势反射，诱导正常的运动发育。

2.技能训练

训练上肢和手的功能，提高日常生活能力并为以后的职业培养工作能力。

3.语言训练

包括发音训练、咀嚼吞咽功能训练等。有听力障碍者应尽早配置助听器，有视力障碍者也应及时纠正。

（三）矫形器的应用

在功能训练中，常常需用一些辅助器和支具，矫正患儿异常姿势、抑制异常反射。

（四）手术治疗

主要适用于痉挛型脑瘫患儿，目的在于矫正畸形、改善肌张力、恢复或改善肌力平衡。如跟腱延长术。

（五）药物治疗

目前尚未发现治疗脑瘫的特效药物，但有些对症治疗的药物可以选用，如可试用小剂量苯海索（安坦）缓解手足徐动型患儿的多动症状，改善肌张力。苯二氮䓬类药物对于缓解痉挛有一定

效果。

（六）其他方法

如针灸、电疗、中药等治疗,对脑瘫的康复也有益处。早期的社会和心理服务对家长和孩子至关重要。

（王建龙）

第三节 脑 脓 肿

脑脓肿是指各种病原菌侵入颅内引起感染,并形成脓腔,是颅内一种严重的破坏性疾病。脑脓肿由于其有不同性质的感染,又生长于不同部位,故临床上表现复杂,患者可能是婴幼儿或成人,有时有危重的基础疾病,有时又有复杂的感染状态,因此,对脑脓肿的判断,采用什么方式治疗,以何种药物干扰菌群等,这些问题值得探讨。

一、流行病学趋向

在 21 世纪开始之初,有人将波士顿儿童医院的神经外科资料对比了 20 年前脑脓肿的发病、诊断和疗效等一些问题,研究其倾向性的变化。他们把 1981—2000 年的 54 例脑脓肿和 1945—1980 年的病例特点进行了比较,发现婴儿病例从 7％增加到 22％,并证实以前没有的枸橼酸杆菌和真菌性脑脓肿,前者现在见于新生儿,后者则是免疫抑制患儿脑脓肿的突出菌种。过去的鼻窦或耳源性脑脓肿从 26％下降到现在的 11％,总的病死率则呈平稳下降,从 27％降至 24％。

这些倾向性变化在 2001 年由 Medline 得到证实,过去罕见的诺卡菌脑脓肿、曲霉菌脑脓肿,而免疫缺陷(AIDS)患儿的神经系统弓形虫病则报道更多,其中少数也形成脑脓肿,甚至多发性脑脓肿。这表明一些原属于机会性或条件性致病菌(病原生物)现在变得更为活跃。另一方面,在广谱抗生素和激素的广泛使用中,耐药人群普遍增加,同时,大量消耗病、恶性病患者的免疫功能受损、吸毒人群增加等,脑脓肿的凶险因素在增加,脑脓肿菌群变化的概率也在上升。

二、病原学

（一）脑脓肿病菌的变化

脑脓肿的病原生物虽有细菌、真菌和原虫,但主要病原是细菌。在过去 50 年中,脑脓肿的致病菌有较大的变化,抗生素应用以前,金黄色葡萄球菌占 25％～30％,链球菌占 30％,大肠埃希菌占 12％。20 世纪 70 年代葡萄球菌感染下降,革兰氏阴性杆菌上升,细菌培养阴性率 50％以上。认为此结果与广泛应用抗生素控制较严重的葡萄球菌感染有关。国内的这方面变化也类似。有科研人员调查,从 1980—2000 年的细菌培养阳性率依次为链球菌 32％,葡萄球菌 29％,变形杆菌 28％,与 1952—1979 年的顺序正好相反,主要与耳源性脑脓肿减少有关。

其次,20 世纪 80 年代以来厌氧菌培养技术提高,改变了过去 50％培养阴性的结果。有研究人员曾统计脑脓肿 16 例,其中厌氧菌培养阳性 9 例,未行厌氧菌培养 7 例,一般细菌培养都阴性。厌氧菌培养需及时送检,注意检验方法。目前,实际培养阳性率仍在 48％～81％。

（二）原发灶与脑脓肿菌种的关系

原发灶的病菌是脑脓肿病菌的根源。脑脓肿的菌种繁多,南非最近一组121例脓液培养出细菌33种,50%混合型。但各种原发灶的病菌有常见的范围。耳鼻源性脑脓肿以链球菌和松脆拟杆菌多见;心源性则以草绿色链球菌、厌氧菌、微需氧链球菌较多;肺源性多见的是牙周梭杆菌、诺卡菌和拟杆菌;外伤和开颅术后常是金黄色葡萄球菌、表皮葡萄球菌及链球菌。事实上,混合感染和厌氧感染各占30%~60%。

（三）病原体入颅途径和脑脓肿定位规律

见表9-1。

表 9-1　原发灶、病原体、入颅途径及脑脓肿定位

原发灶、感染途径	主要病菌	脑脓肿主要定位
一、邻近接触为主		
1.中耳、乳突炎;邻近接触;血栓静脉炎逆行感染	需氧或厌氧链球菌;松脆拟杆菌（厌氧）;肠内菌丛	颞叶（多）、小脑（小）（表浅、单发多）;远隔脑叶或对侧
2.筛窦、额窦炎（蝶窦炎）	链球菌;松脆拟杆菌（厌氧）;肠菌、金黄色葡萄球菌、流感嗜血杆菌	额底、额板（垂体、脑干、颞叶）
3.头面部感染（牙、咽、皮窦）（骨髓炎等）	混合性,牙周梭杆菌;松脆拟杆菌（厌氧）;链球菌	额叶多（多位）
二、远途血行感染		
1.先天性心脏病（心内膜炎）	草绿链球菌,厌氧菌;微需氧链球菌（金黄色葡萄球菌、溶血性链球菌）	大脑中动脉分布区（可见各种部位）深部,多发,囊壁薄
2.肺源性感染（支扩、脓胸等）	牙周梭杆菌、放线菌拟杆菌、链球菌星形诺卡菌	同上部位
3.其他盆腔、腹腔脓肿	肠菌、变形杆菌混合	同上部位
三、脑膜开放性感染		
1.外伤性脑脓肿	金黄色葡萄球菌、表皮葡萄球菌	依异物、创道定位
2.手术后脑脓肿	链球菌、肠内菌群、梭状芽孢杆菌	CSF 瘘附近
四、免疫源性脑脓肿		
1.AIDS、恶性病免疫抑制治疗等	诺卡菌、真菌、弓形虫、肠内菌群	似先心病
2.新生儿	枸橼酸菌,变形杆菌	单或双额（大）
五、隐源性脑脓肿	链、葡、初油酸菌	大脑、鞍区、小脑

1.邻近结构接触感染

（1）耳源性脑脓肿:中耳炎经鼓室盖、鼓窦、乳突内侧硬膜板入颅,易形成颞叶中后部、小脑侧叶前上部脓肿。以色列一组报道,15年28例中耳炎的颅内并发症有8种,依次是脑膜炎、脑脓肿、硬膜外脓肿、乙状窦血栓形成、硬膜下脓肿、静脉窦周脓肿、横窦和海绵窦血栓形成。这表明少数患儿可通过逆行性血栓性静脉炎,在顶叶、小脑蚓部或对侧深部白质形成脓肿。

（2）鼻窦性脑脓肿:额窦或筛窦炎易引起硬膜下或硬膜外脓肿,或额极、额底脑脓肿。某医院1例小儿筛窦炎引起双眶骨膜下脓肿,后来在 MRI 检查时才发现,这是局部扩散和逆行性血栓性静脉炎的多途径入颅的实例。蝶窦炎偶尔可引起垂体、脑干、颞叶脓肿。

（3）头面部感染引起：颅骨骨髓炎、先天性皮窦、筛窦骨瘤、鼻咽癌等可直接伴发脑脓肿；牙周脓肿、颌面部蜂窝织炎、腮腺脓肿等可以通过面静脉与颅内的吻合支；板障静脉或血管的逆行感染入颅。有学者报道了1例，患儿换乳牙时自行拔除，导致了脑脓肿。

2.远途血行感染

（1）细菌性心内膜炎：由菌栓经血液循环扩散入颅。

（2）先天性心脏病：感染栓子随静脉血不经肺过滤而直接入左心室转入脑。

（3）发绀型心脏病：易有红细胞增多症，血黏度大，感染栓子入脑后易于繁殖。此类脓肿半数以上为多发、多房，少数呈痛性，常在深部或大脑各叶，脓肿相对壁薄，预后较差。

（4）肺胸性感染：如肺炎、肺脓肿、支气管扩张、脓胸等，其感染栓子扩散至肺部毛细血管网，可随血液循环入颅。

（5）盆腔脓肿：可经脊柱周围的无瓣静脉丛，逆行扩散到椎管内静脉丛再转入颅内。有学者报道了1例肛周脓肿的患儿，术后1周出现多发性脑脓肿，探讨了这一感染途径。

3.脑膜开放性感染

外伤性脑脓肿和开颅术后脑脓肿属于这一类。外伤后遗留异物或脑脊液瘘时，偶尔会并发脑脓肿，常位于异物处、脑脊液瘘附近或在创道的沿线。

4.免疫源性脑脓肿

自从1981年发现艾滋病（AIDS）的病原以来，其普遍流行的程度不断扩大，影响全球。一些AIDS患者继发的机会性感染，特别是细菌、真菌、放线菌及弓形虫感染造成的单发或多发性脑脓肿，日渐增多，已见前述。这不仅限于AIDS，许多恶性病和慢性消耗病的患者（如各种白血病、中晚期恶性肿瘤、重型糖尿病、顽固性结核病等），其机体的免疫力低下，尤其是城市患者的耐药菌种不断增加，炎症早期未能控制，脑脓肿的发病率呈上升趋势。

5.隐源性脑脓肿

临床上找不到原发灶。此型有增加的趋势。一组长期对照研究表明，本型发病率已从过去的10%上升到42%，有学者认为这与抗生素广泛应用和标本送检中采取、保存有误关。一般考虑还是血源性感染，只是表现隐匿。另外，欧美国家都有一些颅内肿瘤伴发脑脓肿的报道，似属于隐源性脑脓肿。

鞍内、鞍旁肿瘤合并脓肿，有学者认为属于窦源性；矢状窦旁脑肿瘤暗示与窦有关；1例颞极脑膜瘤的瘤内、瘤周白质伴发脓肿，术后培养出B型链球菌和冻链球菌，与其牙槽问题有关，可能仍为血行播散；小脑转移癌伴发脓肿，曾有2例病例分别培养出初油酸菌、凝固酶阴性葡萄球菌，其中1例，尸检证实为肺癌。

三、病理学

脑脓肿的形成根据细菌毒力的不同有很大差异。史坦福大学的Britt Enrmann等分别以需氧菌（α-溶血性链球菌）和厌氧混合菌群（松脆拟杆菌和能在厌氧条件下生长的表皮葡萄球菌）做两种实验研究，并以人的脑脓肿结合CT和临床表现进行系统研究。他认为脑肿瘤的分期是自然形成，各期紧密相连而重点有别，但影响因素众多，及早而有效的药物治疗可改变其进程。

（一）需氧菌脑脓肿

1.脑炎早期（1～3天）

化脓性细菌接种后，出现局限性化脓性脑炎，血管出现脓性栓塞，局部炎性浸润，中心坏死，周围水肿,周围有新生血管。第3天CT强化可见部分性坏死。临床表现以急性炎症为主,患儿卧床不起。

2.脑炎晚期(4～9天)

坏死中心继续扩大,炎性浸润以吞噬细胞,第5天出现成纤维细胞,并逐渐成网包绕坏死中心。第7天周围新生血管增生很快,围绕着发展中的脓肿。第5天行CT检查可见强化环,延迟CT,10～15分钟显示强化结节。临床有缓解。

3.包囊早期(10～13天)

10天形成薄囊,脑炎减慢,新生血管达最大程度,周围水肿减轻,反应性星形细胞增生,脓肿孤立。延迟CT的强化环向中心弥散减少。

4.包囊晚期(14天以后)

包囊增厚,囊外胶质增生显著,脓肿分5层。①脓腔。②成纤维细胞包绕中心。③胶原蛋白囊。④周围炎性浸润及新生血管。⑤星形细胞增生,脑水肿。延迟强化CT增强剂不弥散入脓腔。临床突显占位病变。

(二)厌氧性脑脓肿

从专门的厌氧培养技术发现,脑脓肿的脓液中厌氧菌的数量大大超过需氧菌。松脆拟杆菌是最常见的责任性厌氧菌,是一个很容易在人体内形成脓肿并造成组织破坏的细菌。过去从鼻副窦、肺部炎症、胸腔炎症、腹腔炎症所造成的脑脓肿中分离出此细菌,但最多是从耳源性脑脓肿中分离出来的,其毒力很大,显然不同于上述需氧性链球菌。

1.脑炎早期(1～3天)

这一厌氧混合菌组接种实验动物后,16只狗出现致命感染,是一种暴发性软脑膜炎,甚至到晚期都很重。其中25%是广泛性化脓性脑炎,其邻近坏死中心的血管充血及血管周围出血,或血栓形成,周围积存富含蛋白的浆液及脑炎早期的脑坏死和广泛脑水肿。

2.脑炎晚期(4～9天)

脑脓肿破入脑室占25%(4～8天),死亡率达56%(9/16),这在过去链球菌性脑脓肿的模型中未曾见到,表明其危害性和严重性之大。

3.包囊形成(10天以后)

虽然在第5天也出现成纤维细胞,但包囊形成明显延迟,3周仍是不完全性包囊,已被CT检查证实,故研究人员在包囊形成阶段不分早晚期,研究的关键是失控性感染。另外,松脆拟杆菌属内的几个种能产生8-内酰胺酶,可以抗青霉素,应引起临床医师的重视。

四、临床表现

脑脓肿的症状和体征差别很大,与原发病的病情、脑脓肿的病期、脑脓肿的部位及数目、病菌的毒力、宿主的免疫状态均有关。

(一)原发病的变化

脑脓肿都是在常见原发病的基础上产生的,故在耳、鼻、咽、喉、头面部、心、肺及其他部位的感染,或脓肿后出现脑膜刺激症状,就应提高警惕,特别应该引起重视的如原来流脓的中耳炎突然停止流脓,应注意有无脓入颅内的可能性。

(二)急性脑膜脑炎症状

任何脑脓肿都是从脑膜脑炎开始,最早可表现为头痛伴发高热,甚至寒战等全身不适和颈部活动受限。突出的头痛可占70%～95%,常为病侧更痛,局部叩诊时有定位价值,更多的是全头痛,药物难以控制。半数患者可伴颅内压增高,表现为恶心、呕吐,常有嗜睡和卧床不起。

(三)脑脓肿的局灶征

在脑脓肿取代脑膜脑炎的过程中,体温下降,精神好转,不数日,因脓肿的扩大,又再次卧床不起。一方面头痛加重、视盘水肿、烦躁或反应迟钝;另一方面局灶性神经体征突出,50%～80%的患者出现偏瘫、语言障碍、视野缺损、锥体束征或共济失调的小脑病变特征。依脓肿所在部位突出相应额、顶、枕、颞的局灶征,少部分患者出现癫痫,极少数脑干脓肿患者可表现在本侧脑神经麻痹、对侧锥体束征。发生率依次为脑桥、中脑、延脑。近年增多的不典型"瘤型"脑脓肿可达14%,过去起伏两周的病期,可延缓至数月,大部分被误诊为胶质瘤,值得注意。

(四)脑脓肿的危象

1.脑疝综合征

脑疝是脑脓肿危险阶段的临界信号,都是脑脓肿增大到一定体积时脑组织横形或纵形移位,脑干受压使患者突然昏迷或突然呼吸停止。关键是及早处理脑脓肿,识别先兆症状和体征,避免使颅内压增高的动作,避免不适当的操作,特别要严密观察患者的意识状态。必要时应积极锥颅穿刺脓肿或脑室,迅速减压。

2.脑脓肿破裂

脑脓肿的脑室面脓肿壁常较薄,在不适当的穿刺,或穿透对侧脓壁,或自发性破裂(破入脑室或破入蛛网膜下腔),出现头痛、高热、昏迷、角弓反张等急性室管膜炎或脑膜炎表现时,应及时脑室外引流,积极抢救,以求逆转症状。

五、特殊检查

(一)CT和MRI检查

(1)脑炎早晚期(不足9天)。①CT平扫:1～3天就出现低密度区,但可误为正常。重复CT见低密度区扩大。CT增强:3天后即见部分性强化环。②MRI长T_2的高信号较长T_1的低信号水肿更醒目。4～9天CT见显著强化环。延迟CT(30～60秒),强化剂向中心弥散,小的脓肿显示强化结节。

(2)包囊晚期(超过10天):CT平扫,低密度区边缘可见略高密度的囊壁,囊外为水肿带。MRIT_1见等信号囊壁,囊壁内外为不同程度的长T_1;T_2的低信号囊壁介于囊壁内外的长T_2之间,比CT清晰。CT增强,见强化囊壁包绕脓腔;延迟CT(30～60秒),强化环向中央弥散减少,14天以后不向中央弥散。T_1用Gd-DTPA增强时,强化囊壁包囊绕脓腔比CT反差更明显。

(二)DWI及MRS检查

(1)弥散加权磁共振扫描(DWI):脑脓肿的诊断有时与囊性脑瘤混淆。近年来,有多篇报道用DWI来区别。土耳其一组研究人员收集脑脓肿病例19例,其中4例DWI是强化后高信号,由于水分子在脓液和囊液的弥散系数(ADC)明显不同,脓液的ADC是低值,4例平均为(0.76±0.12)mm/s;8例囊性胶质瘤和7例转移瘤的DWI是低信号,ADC是高值,分别为(5.51±2.08)mm/s和(4.58±2.19)mm/s,($P=0.003$)。当脓液被引流后ADC值升高,脓肿复发时ADC值又降低。

(2)磁共振波谱分析(MRS):这是利用磁共振原理测定组织代谢产物的技术。脑脓肿和囊肿都可以检出乳酸,许多氨基酸是脓液中粒细胞释放蛋白水解酶,使蛋白水解成的终产物;而胆碱又是神经脂类的分解产物,因此,MRS检出后两种即标志着脓肿和肿瘤的不同成分。印度一组研究显示:42例脑部环状病变,用DWI、ADC和质子MRS(PMRS)检查其性质。结果,29例脑脓肿的ADC低值为(0.9±1.3)mm/s,PMRS出现乳酸峰和其他氨基酸峰(琥珀酸盐、醋酸盐、丙氨酸等);另外23例囊性肿瘤的ADC高值为(1.7±3.8)mm/s,PMRS出现乳酸峰及胆碱峰,表明脓肿和非脓肿显然不同。

（三）其他辅助检查

（1）周围血常规:白细胞计数、血沉、C-反应蛋白升高,属于炎症。

（2）脑脊液:白细胞计数轻度升高、蛋白升高显著是一特点。有细胞-蛋白分离趋势。

（3）X线CR片:查原发灶。过去应用的脑血管造影、颅脑超声、同位素扫描等现已基本不用。

六、诊断及鉴别诊断

典型的脑脓肿诊断不难,一个感染的病史,近期有脑膜脑炎的过程,发展到颅内压增高征象和局灶性神经体征,加上强化头颅CT和延时CT常可确诊。必要时可做颅脑MRI及Gd-DTPA强化。对"瘤型"脑脓肿,在条件好的单位可追加DWI、MRS检查,以进一步区别囊型脑瘤。条件不足又病情危重者则有赖于直接穿刺或摘除,以达诊治双重目标。脑结核瘤都有脑外结核等病史,可以鉴别。耳源性脑积水、脓性迷路炎都有耳部症状,无脑病征,CT无脑病灶。疱疹性局限性脑炎者有时突然单瘫,CT可有低密度区,但范围较脓肿大,CSF以淋巴增高为主,无中耳炎等病灶,必要时活检。

鉴于病原体的毒力、形成脑脓肿的快慢程度、患者的抵抗力等有很大差异,特别是近年一些流行病学的新动向,简单介绍几种特殊类型的脑脓肿,便于加深对某些特殊情况的考虑和鉴别。

（一）硬脑膜下脓肿

脑膜瘤是脑瘤的一种,硬脑膜下脓肿也应该是脑脓肿的一种,但毕竟脓肿是在硬膜下腔,由于这一解剖特点,脓液可在腔内自由发展,其速度更快,常呈暴发性临床表现,很快恶化,是颅脑外科一种严重的急症。

硬膜下脓肿2/3由鼻窦炎引起,多见于儿童。最近,澳洲一组报道显示10年内颅内脓肿46例,儿童硬膜下脓肿20例(43%),内含同时伴脑脓肿者4例。

典型症状是鼻窦炎、发热、神经体征的三联征。鼻窦炎所致者眶周肿胀($P=0.005$)和畏光($P=0.02$)。意识变化于24~48小时占一半,头痛、恶心、呕吐常见,偏瘫、失语、局限性癫痫突出,易发展到癫痫持续状态,应迅速抗痫,否则患儿很快恶化。诊断基于医师的警觉,CT可能漏诊,MRI冠状位、矢状位能见颅底和突面的新月形T_2高信号灶更为醒目。根据英国学者66例的经验,主张开颅清除,基于:①开颅存活率高,该开颅组91%存活,钻颅组52%存活。②钻颅残留脓多,他们在13例尸检中6例属于鼻窦性,其中双侧3例,在纵裂、枕下、突面、基底池周围4个部位残留脓各1例。另1例耳源性者脓留于颅底、小脑脑桥角和多种部位。③开颅便于彻底冲洗,他们提出,硬膜下脓液易凝固,超50%是厌氧菌和微需氧链球菌混合感染,含氯霉素1 g/50 mL的生理盐水冲洗效果较好。另外,有医师认为症状出现后72小时内手术者,终残率只10%;而72小时以后手术者,70%非残即死。有一种"亚急性术后硬膜下脓肿",常在硬膜下血肿术后伴发感染,相当少见。

（二）儿童脑脓肿

儿童由于其抵抗力弱,一旦发生脑脓肿较成人更危险。一般15岁以下的小儿占脑脓肿总数的 1/3 或小半。据某学者的报道，儿童脑脓肿的均龄在(5.6±4.4)岁；北京一组病例显示：平均为 6.68 岁，小于 10 岁可占 4/5，两组结果类似。以上两组均以链球菌为主。

儿童脑脓肿的表现为发热、呕吐、头痛和癫痫的四联征。北京组查见视盘水肿占 85%，显示儿童的颅内压增高突出，这与小儿病程短(平均约 1 个月)、脓肿发展快、脓肿体积大有关(3～5 cm 占 50%，5 cm 以上占 32%，7 cm 以上占 18%)。另外，小儿脑脓肿多见的是由发绀型先天性心脏病等血行感染引起，可占 37%。加上儿童头面部感染，牙、咽等病灶多从吻合静脉逆行入颅及肺部感染，或败血症就占 23%，故总的血源性脑脓肿超过 50%，因而多发性脑脓肿多达30%～42%，这就比较复杂。总之，由于小儿脑脓肿的自限能力差、脓肿体积大、颅内压高、抵抗力又弱等特点，应强调早诊早治。方法以简单和小儿能承受为主。手术切除在某调查的 30 例中占 6 例，但 5 例死亡。故处理方式应根据经验、技术条件、患者情况等全面考虑。

(三)新生儿脑脓肿

新生儿脑脓肿在 100 年前已有报道，但在 CT 启用后发现率大增。巴黎研究人员一次报道新生儿脑脓肿 30 例，90% 由变形杆菌和枸橼酸菌引起。有人认为此种新生儿脑脓肿是上述两菌所致的白质坏死性血管炎，脑坏死是其特殊表现。另外，此种新生儿脑脓肿的 67%(20/30)伴广泛性脑膜炎，43%(13/30)伴败血症。由于脑膜炎影响广泛，所以较一般儿童脑脓肿(链球菌、肠内菌引起)更为严重。

新生儿脑脓肿在生后 7 天发病占 2/3(20/30)，平均 9 天(1～30 天)。癫痫为首发症状者占43%，感染为首发症状者占 37%，而急性期癫痫者增多达 70%(21/30)，其中呈持续状态占 19%(4/21)，说明其严重性。脑积水达 70.%(14/20)，主要是脑膜炎性交通性脑积水。

处理：单纯用药物治疗 5 例，经前囟穿吸注药 25 例(83%)。经前囟穿吸注药一次治疗 56%(14/25)，平均 2 次(1～6 次)。其中月内穿刺 15 例(60%)，仅 20% 合并脑积水；月后穿刺 10 例，内 70% 合并脑积水。单纯用药 5 例(不穿刺)，其中 4 例发展成脑积水。上述的 30 例中，17 例超过 2 年的随访，只有 4 例智力正常，不伴发抽搐。CT 扫描显示其他患者遗留多种多样的脑出血、梗死和坏死，均属于非穿刺组。从功能上看，早穿刺注药者预后好，不穿刺则差。关于用药，新型头孢菌素+氨基糖苷类抗生素的治疗方案是重要改进，他们先用庆大霉素+头孢氨噻，后来用丁胺卡那+头孢曲松，均有高效。有学者用亚胺培南西司他丁对 1 例多发性脑脓肿的新生儿治疗，多次穿刺及药物治疗，4 周改变了预后。

(四)诺卡菌脑脓肿

诺卡菌脑脓肿原来报道很少，但于近 20 年来，此种机会性致病菌所致的脑脓肿的报道有所增加。诺卡菌可见于正常人的口腔，革兰氏阳性，在厌氧或微需氧条件下生长。它属于放线菌的一种，有较长的菌丝，发展缓慢而容易形成顽固的厚壁脓肿，极似脑瘤，因其导致的病死率在过去高达 75%，或 3 倍于其他细菌性脑脓肿。但由于抗生素的发展，病死率已迅速降低。

诺卡菌有百余种，引起人类疾病的主要有 6 种，但星形诺卡菌最为多见，常由呼吸道开始，半数经血播散至全身器官，但对脑和皮下有特别的偏爱。20 世纪 50 年代，有学者综合 68 例中肺占 64.7%，皮下 32.3%，脑 31.8%(互有并发)，心、肾、肝等则很少，有报道 1 位 13 岁女孩，诊为风湿热，脑血管造影定位，整块切除，脓液见许多枝片状菌丝，术后金、青霉素治愈。

时至今日，CT、MRI 的强化环可精确定位。墨西哥报道 1 例，DWI 呈高信号，PMRS 检出乳酸峰、氨基酸峰，可定位与定性，用磺胺药(TMP/SMZ)可治愈。欧美国家有些报道从分子医学定性，通过 16S rDNA PCR 扩增法及 hsp 65 序列分析，属于诺卡菌基因。

处理：TMP/SMZ可透入CSF，丁胺卡那、亚胺培南西司他丁、头孢曲松、头孢噻肟均有效。由于其为慢性肉芽肿性脑脓肿，切除更为安全。

（五）曲霉菌脑脓肿

曲霉菌是一种广泛存在于蔬菜、水果、粮食中的真菌，其孢子可引起肺部感染，是一种条件致病菌，当机体抵抗力低下时，可经血液循环播散至颅内，造成多发或多房脑脓肿。最多见的有烟曲霉菌和黄曲霉菌，可发生于脑的任何部位。广州于近几年报道了2例肺和脑的多发性烟曲霉菌脑脓肿。纽约报道1例眶尖和脑的多发性烟曲霉菌并诺卡菌脑脓肿。这些患者都先有其他疾病，说明其抵抗力降低在先。广州的病例先有胆管炎、肺炎、伴胸腔积液，后来发现脑部有11个脑脓肿（2～3 cm居多）。纽约的患者先有脊髓发育不良性综合征、贫血和血小板缺乏症，以后眶尖和脑部出现许多强化环（脑脓肿），先后活检，发现不同的致病菌。病程相当复杂，均出现偏瘫，前者曾意识不清，多处自发性出血；后者有失控性眼后痛，发展成海绵窦炎，表现出第Ⅳ～Ⅵ对脑神经麻痹，中途还因坏死性胆管炎手术一次。处理结果尚好，两者都用两性霉素，前者静脉和鞘内并用，脓肿和脑室引流；后者加用米诺环素和亚胺培南西司他丁，分别于4个月和半年病灶全消，但后者于2年后死于肺炎。

曲霉菌脑脓肿的CT、MRI与其他脑脓肿类似。麻省总医院曾研究6例，其DWI为高信号，但ADC均值较一般脑脓肿为低，为(0.33 ± 0.6)mm/s，此脓液反映为高蛋白液。

处理：主张持积极态度。过去在免疫缺陷患者发生曲霉菌脑脓肿的死亡率近乎100%。加州大学对4例白血病伴发本病患者，在无框架立体定向下切除多发脑脓肿及抗真菌治疗，逆转了病情，除1例死于白血病外，3例有完全的神经病学恢复。英国也有1例急性髓性白血病伴发本病，用两性霉素、伊曲康唑几乎无效，而新的伏利康唑对血-脑屏障（BBB）的穿透力好，易达到抗真菌浓度而治疗成功。

（六）垂体脓肿

从发病机制来看，有两种意见，一类是真性脓肿，有人称为"原发性"垂体脓肿，通过邻近结构炎症播散，或远途血行感染，或头面部吻合血管逆行感染，使正常垂体感染形成脓肿，或垂体瘤伴发脓肿；另一类是类脓肿，即"继发性"垂体脓肿，是指在有垂体瘤、鞍内颅咽管瘤等情况下，局部血液循环紊乱，瘤组织坏死、液化，也形成"脓样物质"，向上顶起鞍隔，压迫视路，似垂体脓肿，但不发热，培养也无细菌生长，实际有所不同。

垂体脓肿常先有感染症状，同时有鞍内脓肿膨胀的表现，剧烈头痛和视力骤降是其两大特点。有学者指出视力、视野变化可占75%～100%。印度1例12岁女孩，急性额部头痛，双视力严重"丧失"，强化MRI诊断，单用抗生素治疗。但垂体脓肿大多发展缓慢，一年以上的占多数，突出表现是垂体功能衰减，尤其是较早出现垂体后叶受损的尿崩症多见。协和医院7例中5例有尿崩，天坛医院2例垂体脓肿患者在3个月以内就出现尿崩，其中1例脓液培养有大肠埃希菌。日本有1例56岁男性，垂体脓肿，同时有无痛性甲状腺炎、垂体功能减退和尿崩症，有学者认为漏斗神经垂体炎或淋巴细胞性腺垂体炎，在术前和组织病理检查前鉴别诊断是困难的。这是慢性的真性垂体脓肿。由于垂体瘤的尿崩症只占10%，故常以此鉴别两病。另外，垂体脓肿的垂体功能普遍减退是第三个特点，协和医院一组的性腺、甲状腺、肾上腺等多项内分泌功能检查低值，更为客观，并需用皮质醇来改善症状。

重庆报道了1例月经紊乱，泌乳3个月的病例，PRL 457.44 ng/mL，术中则抽出黏稠脓液，镜检有大量脓细胞，病理见垂体瘤伴慢性炎症，最后诊断是继发于垂体瘤的垂体脓肿。

鉴别垂体瘤囊变或其他囊性肿瘤,MRI 的 DWI 和 ADC 能显示其优越性。处于早期阶段,甲硝唑和第三代头孢菌素就可以应对链球菌、拟杆菌或变形杆菌,若已成大脓肿并顶起视路,则经蝶手术向外引流脓液、电灼囊壁使其皱缩最为合理。

七、处理原则

(一)单纯药物治疗

理想的治疗是在化脓性脑膜炎、脑炎阶段抗感染,防止脑脓肿的形成。最早是 1971 年有报道单纯药物治疗成功。1980 年加州大学(UCSF)的研究,找出成功的因素:①用药早。②脓肿小。③药效好。④CT 观察好。该组 8 例的病程平均 4.7 周。成功的 6 例直径平均 1.7 cm(0.8~2.5 cm),失败的则为 4.2 cm(2~6 cm)($P<0.001$),故主张单纯药物治疗要求脓肿<3 cm。该组细菌以金黄色葡萄球菌、链球菌和变形杆菌为主,大剂量(青霉素、氯霉素、新青霉素)三联治疗[青霉素 1 000 万 U,静脉注射,每天 1 次,小儿 30 万 U/(kg·d);氯霉量 3~4 g,静脉注射,每天 1 次,小儿 50~100 mg/(kg·d),半合成新青Ⅰ、新青Ⅲ12 g,静脉注射,每天 1 次,4~8 周],效果好。CT 观察 1 个月内缩小,异常强化 3 个半月内消退,25 个月未见复发。

指征:①高危患者。②多发脑脓肿,特别是脓肿间距大者。③位于深部或重要功能区。④合并室管膜炎或脑膜炎者。⑤合并脑积水需要 CSF 分流者。方法和原则同上述 4 条成功的因素。

(二)穿刺吸脓治疗

鉴于上述单纯药物治疗的脑脓肿直径<2.5 cm,推荐直径>3 cm 的脑脓肿穿刺引流。根据当时哈佛大学某学者的研究发现,穿透 BBB 和脓壁的抗生素,尽管已超过其最小抑菌浓度,但细菌仍能存活,这是因为抗生素在脓腔内酸性环境下失效。故主张用药的同时,所有脓液应予以吸除,特别在当今立体定向技术下,既符合微创原则,又可直接减压。另外,还可以诊断(包括取材培养),且能治疗(包括吸脓、冲洗、注药或置管引流)。近年报道,经 1~2 次穿吸,治愈率达 80%~90%。也有学者认为几乎所有脑脓肿均可穿刺引流和有效的抗生素治疗。钻颅的简化法——床旁锥颅,解除脑疝最快,更受欢迎。

(三)脑脓肿摘除术

开颅摘除脑脓肿是一种根治术,但代价较大,风险大、负担更重。指征:①厚壁脓肿。②表浅脓肿。③小脑脓肿。④异物脓肿。⑤多房或多发性脓肿(靠近)。⑥诺卡菌或真菌脓肿。⑦穿刺失败的脑脓肿。⑧破溃脓肿。⑨所谓的暴发性脑脓肿。⑩脑疝形成的脓肿。开颅后可先经穿刺减压,摘除脓肿后可依情况内、外减压。创腔用过氧化氢及含抗生素的溶液冲洗,应避免脓肿破裂,若有脓液污染,更应反复冲洗。术后抗生素均应用 4~6 周。定期 CT 复查。

(四)抗生素的联用

脓肿的微生物性质是脑脓肿治疗的基础,脓液外排和有效抗生素的应用是取得疗效的关键。近年来大量广谱抗生素的问世,对脑脓肿的治疗确实卓有成效,病死率大为降低。同时,正因为脑脓肿的混合感染居多,目前采用的三联、四联用药,疗效尤其突出。

早年的青霉素、氯霉素、新青霉素,对革兰氏阴性菌、革兰氏阳性菌、需氧及厌氧菌十分敏感;对从心、肺来的转移性脑脓肿疗效肯定;对耳、鼻、牙源性脑脓肿同样有效。现在常用青霉素、甲硝唑、第三代头孢类抗生素,由于甲硝唑对拟杆菌是专性药,对细菌的穿透力强,不易耐药,价廉,毒副作用少,对强调厌氧菌脑脓肿的今天,此三联用药已成为首选,三代头孢对需氧菌混合感染也是高效。上两组中偶有耐甲氧西林的金黄色葡萄球菌(MRSA),可将青霉素换为万古霉素,这是抗革兰氏阳性球菌中最强者,对外伤术后的脑脓肿有高效。用甲硝唑、三代头孢治疗儿童脑脓肿也有高效。伏利康唑治霉菌性脑脓肿、磺胺(TMP/SMZ)治诺卡菌脑脓肿,都是专性药。头孢曲松及丁胺卡那治枸橼酸菌新生儿脑脓肿也具有特效,已见前述。亚胺培南适用于高龄、幼儿、免疫力低下者,对绝大多数厌氧及需氧菌、革兰氏阴性菌、革兰氏阳性菌和多重耐药菌均具强力杀菌,是目前最广谱的抗生素,也可用于危重患者。脑脓肿破裂或伴有明显脑膜炎时,鞘内注药也是一种方法,其剂量:丁胺卡那每次 10 mg,庆大霉素每次 2 万 U,头孢曲松每次 25～50 mg,万古霉素每次 20 mg,苯唑西林每次 10 mg,氯唑西林每次 10 mg,小儿减半,生理盐水稀释。

(王建龙)

第四节 癫 痫

癫痫是一种以具有持久性的、以产生癫痫发作的倾向为特征的慢性脑部疾病。癫痫不是单一的疾病实体,而是一种有着不同病因基础、临床表现各异、但以反复癫痫发作为共同特征的慢性脑功能障碍性疾病。癫痫发作是指脑神经元异常过度、同步化放电活动所造成的一过性临床症状和(或)体征,其表现取决于同步化放电神经元的放电部位、强度和扩散途径。癫痫发作不能等同于癫痫,前者是一种症状,可见于癫痫患者,也可以见于非癫痫的急性脑功能障碍,例如病毒性脑炎、各种脑病的急性期等;而后者是一种以反复癫痫发作为主要表现的慢性脑功能障碍性疾病。

癫痫是儿童最常见的神经系统疾病,我国癫痫的整体患病率在 7‰左右,其中大多数在儿童时期起病。随着临床与脑电图、病因学诊断水平的不断提高,特别是随着影像学、分子遗传学技术及抗癫痫药物的不断发展,儿童癫痫的诊断和治疗水平不断提高,总体来讲,70%～80%的患儿可获得完全控制,其中大部分甚至在停药后 5 年仍不复发,能正常生活和学习。

一、病因

癫痫根据病因可分为 3 类。①特发性(原发性)癫痫:是指脑部未能找到有关的结构变化和代谢异常的癫痫,而与遗传因素有较密切的关系。②症状性(继发性)癫痫:即具有明确脑部病损或代谢障碍的癫痫。③隐源性癫痫:是指虽怀疑为症状性癫痫,但尚未找到病因者。

国际抗癫痫联盟近期将癫痫的病因重新分为 6 类:遗传性、结构性、代谢性、免疫性、感染性和其他(不明)原因性。其目的是为了更加清晰、便于研究及帮助判断预后等,但是目前尚未得到广泛认可。

根据临床实际,对于引起癫痫的病因详述如下。

(一)遗传因素

癫痫遗传方式较复杂,包括单基因遗传(符合孟德尔遗传方式)、复杂遗传(多基因遗传)、DNA 结构异常/拷贝数变异(copy number variation,CNV)。近年来有关癫痫基因的研究取得了较大进展,已有 30 余个基因被证明是单基因遗传癫痫的致病基因,这些基因多与离子通道有关,相关癫痫表型既可以是预后良好的,如家族性新生儿良性癫痫;也可以是临床预后不好的,如Dravet 综合征。CNV 所致的癫痫表现也是多样的。复杂遗传性癫痫则多表现为发病率较高的常见特发性癫痫综合征,绝大多数预后良好,除了癫痫之外,无其他系统的异常。

（二）脑部病变或代谢异常

先天性或后天性的脑损害,均可能成为症状性癫痫的病因。

（1）脑发育异常:如脑回畸形、胼胝体发育不全、灰质异位症、神经皮肤综合征、先天性脑积水、遗传代谢病或染色体病引起的脑发育障碍等。

（2）脑血管疾病:如颅内出血、血栓、栓塞、血管畸形、血管炎等。

（3）感染:如病毒、细菌、寄生虫引起的颅内感染。

（4）外伤产伤或生后外伤。

（5）中毒、脑缺血缺氧或代谢异常。

（6）颅内占位病变:如肿瘤、囊肿、结核瘤、寄生虫等。

（7）变性疾病:如各种累及脑神经元的遗传变性病等。

二、临床表现

癫痫的临床表现主要是癫痫发作,然而近年来的研究已经充分证明癫痫不仅是临床发作,而且常常伴有各种神经行为共患病,包括认知障碍、精神疾病及社会适应性行为障碍。因此,也有学者提出了癫痫实际上是一种以癫痫发作为主,同时可以伴有各种程度的神经精神共病的谱系疾病。

癫痫发作的临床表现取决于同步化放电的癫痫灶神经元所在脑的部位、放电强度和扩散途径,呈负性肌阵挛、抑制性运动发作等。目前,在国内临床上此新分类尚未被广泛接受、应用。

常见的发作类型如下。

（一）局灶性发作

神经元过度放电起始于一侧大脑的某一部位,临床表现开始仅限于身体的一侧。

1.单纯局灶性发作

（1）运动性发作:多表现为一侧某部位的抽搐,如肢体、口角、眼睑等处;也可表现为旋转性发作、姿势性发作或杰克逊发作等。

（2）感觉性发作:表现为发作性躯体感觉异常或特殊感觉异常。

2.复杂局灶性发作

发作伴有不同程度的意识障碍,可有精神症状,反复刻板的自动症,如吞咽、咀嚼、舔唇、拍手、摸索、自言自语等。

3.局灶性发作演变为全面性发作

由简单局灶性发作或复杂局灶性发作泛化为全面性发作,也可先由单纯局灶性发作发展为复杂局灶性发作,然后继发全面性发作。

（二）全面性发作

发作一开始就有两侧半球同时放电,发作时常伴有意识障碍。

1.失神发作

以意识障碍为主要症状。典型失神发作起病突然,没有先兆,停止正在进行的活动,两眼凝视,持续数秒钟恢复,一般不超过 30 秒,发作后常可继续原来的活动,对发作不能回忆。失神发作常发作频繁,每天数次至数十次,甚至上百次。发作时脑电图示两侧对称、同步、弥漫性 3 Hz 的棘慢复合波,过度换气容易诱发。

2.强直-阵挛发作

发作时意识突然丧失,全身肌肉强直收缩;也可尖叫一声突然跌倒、呼吸暂停、面色发绀、双眼上翻、瞳孔散大、四肢躯干强直,有时呈角弓反张状态;持续数秒至数十秒进入阵挛期,出现全身节律性抽搐,持续 30 秒或更长时间逐渐停止。阵挛停止后患儿可有尿失禁。发作后常表现为头痛、嗜睡、乏力,甚至在完全清醒前可出现自动症,称为发作后状态。脑电图在强直期表现为每秒 10 次或 10 次以上的快活动,频率渐慢,波幅渐高;阵挛期除高幅棘波外,间断出现慢波。发作间期可有棘慢波、多棘慢波或尖慢波。

3.强直性发作

表现为持续(5～20 秒或更长)而强烈的肌肉收缩,使身体固定于某种特殊体位,如头眼偏斜、双臂外旋、呼吸暂停、角弓反张等。发作时脑电图为低波幅(9～10 Hz)的快活动或快节律多棘波。

4.阵挛性发作

肢体、躯干或面部呈节律性抽动。发作时脑电图为 10 Hz 或 10 Hz 以上的快活动和慢波,有时为棘慢波。

5.肌阵挛发作

表现为某部位的肌肉或肌群,甚至全身肌肉突然快速有力地收缩,引起肢体、面部、躯干或全身突然而快速的抽动。可单个发作,也可为连续的发作。发作时脑电图为多棘慢波或棘慢、尖慢综合波。

6.失张力发作

发作时,由于肌张力的突然丧失而引起全身或部分部位出现沿重力作用方向的跌倒发作,可表现为头下垂、双肩下垂、屈髋屈膝或跌坐/跌倒。发作时脑电图为全导多棘慢波或棘慢波。

三、诊断

癫痫的诊断分为 4 个步骤:①判断临床发作是否为癫痫发作,许多非癫痫性的发作在临床上需与癫痫发作相鉴别。②在诊断为癫痫发作的基础上根据临床发作和脑电图表现,对癫痫发作类型进行分类。③根据患儿的临床发作、脑电图特征、神经影像学、年龄、预后等因素,对癫痫的病因进行分析,并对癫痫综合征、癫痫相关疾病等进行诊断。④应对患儿的个体发育及相关脏器功能等进行检查和整体评估。

(一)病史与体格检查

病史包括发育历程、用药史、患儿及家庭惊厥史;惊厥的描述应首先关注发作的起始表现,还需描述整个发作过程,以及发作后的表现、发作的环境及其促发因素等,最好让患儿家长模仿发作或用家庭摄像机、手机记录发作。临床体格检查应包括整个神经系统,心、肺、腹部查体,以及视觉、听觉检查等。

(二)脑电图检查

脑电图检查是癫痫患者最重要的检查,对于癫痫的诊断及发作类型、综合征分型都至关重要。癫痫的脑电图异常分为发作间期和发作期。发作间期主要可见到棘波、尖波、棘慢波、尖慢波、棘波节律等;发作期可以看到一个从开始到结束的具有演变过程的异常发作性脑电图异常事件,可以是弥漫性的(全面性发作)或者局灶性的(局灶性发作)。但应注意 5％～8％的健康儿童中可以出现脑电图癫痫样异常放电,由于没有临床发作,此时不能诊断癫痫,但应密切观察,临床随访。剥夺睡眠、光刺激和过度换气等可以提高癫痫性脑电异常发现率,因而在儿童脑电图检查中经常用到。视频脑电图可以直接观察到发作期的实时脑电活动,对于癫痫的诊断、鉴别诊断具有重要意义。

（三）影像学检查

1.CT 与 MRI 检查

目的是发现脑结构的异常。头颅 MRI 在发现引起癫痫的病灶方面具有更大的优势。皮质发育异常是引起儿童症状性癫痫最常见的原因,对于严重/明显的脑结构发育异常,生后早期行头颅 MRI 检查即可发现,但是对于小的局灶皮层发育不良,常常需要在 1.5 岁后行头颅 MRI 检查才能发现,因此,如果临床高度怀疑存在局灶皮层发育不良,需在 1.5 岁之后复查头颅 MRI。

2.功能性神经影像

主要针对需癫痫手术的患儿,评估不同脑区功能。这一技术因需要良好的技术和患者主动配合,因此,只能用于 7～8 岁以上智力基本正常的患儿。

3.正电子体层扫描

正电子体层扫描是一种非侵入性的脑功能影像学检查方法,在定位癫痫灶中具有较高的特异性和准确度。发作间期的癫痫灶呈葡萄糖低代谢状态。

4.单光子发射计算体层扫描

测定局部脑血流,癫痫起源病灶在发作期显示血流增加而在发作间期显示血流减低。发作期单光子发射计算体层扫描对于癫痫灶的确定具有重要价值。

（四）实验室检查

主要是癫痫的病因学诊断,包括遗传代谢病筛查、染色体检查、基因分析、血生化、脑脊液等,必要时根据病情选择进行。

四、鉴别诊断

儿童癫痫应注意与其他发作性疾病鉴别,包括低血糖症(尤其需要高度重视)、屏气发作、晕厥、睡眠障碍、儿童癔症性发作、偏头痛、抽动障碍等。

五、治疗

（一）治疗原则

癫痫的治疗原则首先应该强调以患者为中心,在控制癫痫发作的同时,尽可能减少不良反应,并且应强调从治疗开始就应该关注患儿远期整体预后,即最佳的有效性和最大的安全性的平衡。理想的目标不仅是完全控制发作,而且是使患儿达到其能够达到的最好的身心健康和智力运动发育水平。因此,癫痫临床处理中既要强调遵循治疗原则,又要充分考虑个体性差异,即有原则的、个体化的治疗。

1.明确诊断

正确诊断是合理治疗的前提,由于癫痫的临床症状纷繁复杂,因此,诊断需要尽可能细化、全面,比如:是否有癫痫、癫痫发作的分类、癫痫综合征的分类、癫痫的病因、癫痫的诱发因素等;而且在治疗过程中还应不断修正完善诊断,积极寻找可治疗的病因。

2.明确治疗的目标

当前癫痫治疗主要还是以控制癫痫发作为首要目标,但应该明确的是,癫痫治疗的最终目标不仅仅是控制发作,更重要的是提高患儿生活质量,保障患儿正常生长发育、降低患儿致残程度,尽可能促进其获得正常的生活。

3.合理选择处理方案

由于癫痫病的病因学异质性很高,因此目前治疗方法多样,包括抗癫痫药物治疗、外科切除性的治疗、外科姑息性治疗、生酮饮食治疗、免疫治疗等。抗癫痫药物治疗仍然是绝大多数癫痫患者的首选治疗。选择治疗方案时,应充分考虑癫痫病(病因、发作/综合征分类等)的特点、共患病情况及患儿的个人、社会因素,进行有原则的、个体化的综合治疗。寻找可治疗的病因,并予以针对性治疗。需要强调的是,癫痫治疗并不一定都是顺利的,因此,初始治疗方案常常需要随着治疗反应,在治疗过程中不断修正,或者进行多种治疗手段的序贯治疗。

4.恰当的长期治疗

癫痫的抗癫痫药物治疗应当坚持长期足疗程的原则,根据不同的癫痫病因、综合征类型与发作类型,以及患儿的实际情况选择合适的抗癫痫药物疗程。

5.保持规律健康的生活方式

与其他慢性疾病的治疗一样,癫痫患儿应保持健康、规律的生活,尤应注意避免睡眠不足、暴饮暴食及过度劳累,如有发作诱因,应尽量祛除或者避免。在条件许可的情况下,尽量鼓励患儿参加正常的学习生活,但是要注意避免意外伤害的发生,比如溺水、交通事故等。

(二)抗癫痫药物治疗

1.抗癫痫药物的使用原则

抗癫痫药物治疗是癫痫的最主要治疗方法,规律合理地应用抗癫痫药物能提高治疗的成功率。药物治疗的基本原则如下。

(1)应该在充分评估患儿本身及其所患癫痫的情况,并且与患儿及其家长充分沟通后,选择合适时机开始抗癫痫药物治疗。

(2)要根据发作类型、癫痫综合征、同时服用的其他药物,以及患儿及其家庭的背景情况来综合考虑,能够诊断癫痫综合征的,先按照综合征选药原则挑选抗癫痫药物,如果不能诊断综合征,再按发作类型选择药物。

(3)首选单药治疗,对于治疗困难的病例可以在合适的时机开始抗癫痫药物联合治疗,应尽量选择不同作用机制的抗癫痫药物进行联合治疗。

(4)遵循抗癫痫药物的药物代谢动力学服药:应规则、不间断,用药剂量个体化。

(5)必要时定期监测血药浓度。

(6)如需替换药物,应逐渐过渡。

(7)疗程要长,一般需要治疗至少连续 2 年不发作,而且脑电图癫痫样放电完全或者基本消失,才能开始逐渐减药,不同的病因学、癫痫综合征分类及治疗过程顺利与否均会影响疗程。

(8)缓慢停药,减停过程一般要求 6 个月以上。

(9)在整个治疗过程中均应定期随访,监测药物各种可能出现的不良反应。

2.常用抗癫痫药物

目前,抗癫痫药物分为传统抗癫痫药物和新抗癫痫药物。传统抗癫痫药物主要包括苯巴比妥、丙戊酸、卡马西平、苯妥英、氯硝西泮;新抗癫痫药物主要是指 20 世纪 90 年代后上市的,目前国内已有的包括拉莫三嗪、左乙拉西坦、奥卡西平、托吡酯、唑尼沙胺及氨己烯酸。

(三)癫痫外科治疗

有明确的癫痫灶(如局灶皮层发育不良等),抗癫痫药物治疗无效或效果不佳、频繁发作影响患儿的日常生活者,应及时到专业的癫痫中心进行癫痫外科治疗评估,如果条件允许,应及时进行外科治疗。癫痫外科主要治疗方法有癫痫灶切除手术(包括病变半球切除术)、姑息性治疗(包括胼胝体部分切开、迷走神经刺激术等神经调控治疗)。局灶性癫痫定位明确,切除癫痫灶不引起主要神经功能缺陷者手术效果较好,可以达到完全控制发作,并停用所有抗癫痫药物,如颞叶内侧癫痫。由于局灶病变导致的癫痫性脑病(包括婴儿痉挛症等),如果能早期确定致痫灶,并及时进行手术治疗,不仅能够完全控制发作,而且能够显著改善患儿的认知功能及发育水平。但是,癫痫手术治疗毕竟是有创治疗,不可滥用,必须在专业的癫痫中心,谨慎评估手术的风险及获益,并与家长反复沟通后再进行。

(四)其他疗法

如生酮饮食、免疫治疗(大剂量丙种球蛋白、糖皮质激素等)。

（王建龙）

第十章 儿童血液系统疾病

第一节 缺铁性贫血

缺铁性贫血是由体内贮铁不足致使血红蛋白合成减少而引起的一种小细胞低色素性贫血，又称为营养性小细胞性贫血。这是小儿时期最常见的一种贫血，多见于 6 个月至 2 岁的婴幼儿。

一、病因及发病机制

(一)铁在体内的代谢

铁是合成血红蛋白的重要原料，也是多种含铁酶(如细胞色素 C、单胺氧化酶、琥珀酸脱氢酶等)中的重要物质。人体所需要的铁来源有两个：①衰老的红细胞破坏后所释放的铁约 80% 被重新利用，20% 贮存备用。②自食物中摄取，肉、鱼、蛋黄、肝、肾、豆类、绿叶菜等含铁较多。食物中的铁以二价铁形式从十二指肠及空肠上部被吸收，进入肠黏膜后被氧化成三价铁，一部分与细胞内的去铁蛋白结合成铁蛋白，另一部分通过肠黏膜细胞入血，与血浆中的转铁蛋白结合，随血液循环运送到各贮铁组织，并与组织中的去铁蛋白结合成铁蛋白，作为贮存铁备用。通过还原酶的作用，铁自铁蛋白中释出，并经氧化酶作用氧化成为三价铁，再与转铁蛋白结合，转运至骨髓造血，在幼红细胞内与原卟啉结合形成血红素，后者再与珠蛋白结合形成血红蛋白。正常小儿每天铁的排泄量极微，不超过 15 μg/kg。小儿由于生长发育，铁的需要量较多，4 个月至 3 岁小儿每天需由食物补充元素铁 0.8～1.5 mg/kg。各年龄小儿每天摄入元素铁总量不宜超过 15 mg。

(二)导致缺铁的原因

1.先天贮铁不足

足月新生儿自母体贮存的铁及生后红细胞破坏释放的铁足够生后 3～4 个月造血之需，如因早产、双胎、胎儿失血(如胎儿向母体输血，或向另一孪生胎儿输血)，以及母亲患严重缺铁性贫血均可使胎儿贮铁减少。出生后延迟结扎脐带，可使新生儿贮铁增多(约增加贮铁 40 mg)。

2.食物中铁摄入量不足

食物中铁摄入量不足为导致缺铁的主要原因。人乳、牛乳中含铁量均低。长期以乳类喂养、不及时添加含铁较多的辅食者，或较大小儿偏食者，易发生缺铁性贫血。

3.铁自肠道吸收不良

食物中铁的吸收率受诸多因素影响,动物性食物中铁10％～25％被吸收,人乳中铁50％、牛乳中铁10％被吸收,植物性食物中铁吸收率仅约1％。维生素C、果糖、氨基酸等有助于铁的吸收。但食物中磷酸、草酸、鞣酸(如浓茶中的酸)等可减少铁的吸收。此外,长期腹泻、呕吐、胃酸过少等均可影响铁的吸收。

4.生长发育过快

婴儿期生长快,早产儿速度更快,随体重增长血容量也增加较快,较易出现铁的不足。

5.铁的丢失过多

如因对牛奶过敏引起少量肠出血(每天可失血约0.7 mL),或因肠息肉、膈疝、肛裂、钩虫病等发生慢性、少量失血,均可使铁的丢失过多而导致缺铁(每失血1 mL损失铁0.5 mg)。

6.铁的利用障碍

长期或反复感染可影响铁在体内的利用,不利于血红蛋白的合成。

(三)缺铁对各系统的影响

1.血液

不是体内一缺铁即很快出现贫血,而是要经过3个阶段。①铁减少期(ID):体内贮铁虽减少,但供红细胞合成血红蛋白的铁尚未减少。②红细胞生成缺铁期(IDE):此期红细胞生成所需铁已不足,但血红蛋白尚不减少。③缺铁性贫血期(IDA):此期出现小细胞低色素性贫血。

2.其他

肌红蛋白合成减少。由于多种含铁酶活力降低,影响生物氧化、组织呼吸、神经介质的分解与合成等,使细胞功能紊乱,引起皮肤黏膜损害、精神神经症状及细胞免疫功能降低等。

二、临床表现

(一)一般表现

起病缓慢。逐渐出现皮肤黏膜苍白,甲床苍白,疲乏无力,不爱活动,年长儿可诉头晕、耳鸣。易患感染性疾病。

(二)髓外造血表现

常见肝、脾、淋巴结轻度肿大。

(三)其他系统症状

食欲缺乏,易有呕吐、腹泻、消化功能不良,可有异嗜癖(如喜食泥土、墙皮等)。易发生口腔炎。常有烦躁不安或萎靡不振,精力不集中,智力多低于同龄儿。明显贫血时呼吸、心率加快,甚至引起贫血性心脏病。

三、实验室检查

(一)血常规

血红蛋白降低比红细胞减少明显,呈小细胞低色素性贫血,血涂片可见红细胞大小不等,以小细胞为主,中心淡染区扩大。网织红细胞、白细胞、血小板大致正常。

(二)骨髓细胞学检查

幼红细胞增生活跃,以中、晚幼红细胞增生为主。各期红细胞均较小,胞浆量少,染色偏蓝。其他系列细胞大致正常。

（三）铁代谢检查

（1）血清铁蛋白（SF）：缺铁的 ID 期即降低（＜12 μmol/L），IDE、IDA 期更明显。

（2）红细胞游离原卟啉（FEP）：IDE 期增高（＞0.9 μmol/L）。

（3）血清铁（SI）、总铁结合力（TIBC）：IDA 时 SI 降低（＜10.7 μmol/L），TIBC 增高（＞62.7 μmol/L）。

（4）骨髓可染铁：骨髓涂片用普鲁蓝染色镜检，细胞外铁颗粒减少、铁粒幼细胞减少（＜15％）。

四、诊断

根据临床表现、血常规特点，结合喂养史，一般可做出诊断。必要时可做骨髓检查。铁代谢的生化检查有确诊意义。铁剂治疗有效可证实诊断。异常血红蛋白病、地中海贫血、铁粒幼红细胞性贫血等也可表现为小细胞低色素性贫血，应注意鉴别。

五、治疗

（一）一般治疗

加强护理，改善喂养，合理安排饮食，纠正不合理的饮食习惯。避免感染，治疗引起慢性失血的疾病。

（二）铁剂治疗

铁剂治疗为特效疗法。口服铁剂宜选用二价铁盐，因其比三价铁易于吸收。常用铁剂有硫酸亚铁（含元素铁 20％）、富马酸亚铁（含元素铁 33％）、葡萄糖酸亚铁（含元素铁 11％）等。每天口服元素铁 4～6 mg/kg，分 3 次于两餐之间口服。同时服用维生素 C 以促进铁的吸收。一般于服药 3～4 天后网织红细胞上升，7～10 天达高峰，其后血红蛋白上升，3～4 周内贫血可望纠正，但仍需继续服药 2 个月左右，以补充贮存铁。

个别重症病例或由于伴有严重胃肠疾病不能口服或口服无效者可应用铁剂（如右旋糖酐铁、山梨醇枸橼酸铁复合物等）肌内注射。总剂量按 2.5 mg 元素铁/kg 可增加血红蛋白 1 g/kg 计算，另加 10 mg/kg 以补足贮铁量。将总量分次深部肌内注射，首次量宜小，以后每次剂量不超过 5 mg/kg，每 1～3 日注射 1 次，于 2～3 周内注射完。

（三）输血治疗

重症贫血并发心功能不全或重症感染者可予以输血。

六、预防

缺铁性贫血主要预防措施如下。

（1）做好喂养指导，提倡母乳喂养，及时添加富含铁的辅助食品，纠正偏食习惯。

（2）对早产儿、低体重儿可自生后 2 个月给予铁剂预防，给予元素铁 0.8～1.5 mg/kg，也可食用铁强化奶粉。

（3）积极防治慢性胃肠病。

（刘　娜）

第二节 再生障碍性贫血

再生障碍性贫血(AA,简称再障)又称全血细胞减少症,是骨髓造血功能衰竭导致的一种全血减少综合征。该病在小儿时期比较多见,主要临床表现是贫血、出血和反复感染;3 种血细胞同时减少,无肝、脾和淋巴结肿大。

一、病因及发病机制

(一)病因

本病分为原发性、继发性两类。再障的病因相当复杂,部分病例是由化学、物理或生物因素对骨髓的毒性作用所引起,称为继发性再障。但在临床上,约半数的病例找不到明显的病因,称为原发性再障。能引起继发性再障的原因包括以下几个方面。

1.药物及化学物质

药物引起的再障近几年逐渐增多,在发病因素中居首位。如抗癌药物、氯霉素、磺胺类药物、保泰松、阿司匹林等。

许多化学物质都有不同程度的骨髓抑制作用,如苯、二甲苯、杀虫剂、化肥、染料等。

2.物理因素

各种放射线(如 X 线、γ 射线)或中子等均能引起骨髓细胞损害。骨髓抑制程度与接触的剂量与时间有关。

3.生物因素

再障可由病毒、细菌、原虫等感染引起,病毒所致者尤为多见。如丙型肝炎病毒、乙型肝炎病毒等。近年来发现,人类矮小病毒可直接感染骨髓,引致再障。此外,CB 病毒、麻疹病毒等均可引起再障。

(二)发病机制

本病的发病机制比较复杂,至今尚未明了。近年来,国内外主要围绕着造血干细胞受损、造血微环境缺陷及免疫因素 3 个方面进行了大量研究。

1.干细胞受损

骨髓中多能干细胞是造血的原始细胞,自 20 世纪 60 年代,Pluznik 和 Bradley 在体外琼脂培养条件下建立了人骨髓祖细胞的集落形成以来,得知造血祖细胞(GM-CFU)产率的正常值为$(164\pm10.4/2)\times10^9$,正常人保持着较为恒定的数量并维持自身的增殖能力,且有一定的贮备能力。当骨髓受到一般性损害时尚不发病,当骨髓受到严重损害时,则 GM-CFU 的产率明显下降,仅为正常值的 10% 或更低,还可有质的改变,导致染色体畸变,故当干细胞衰竭时骨髓移植有效。

2.造血微环境缺陷

骨髓干细胞的增殖与分化需要一个完整无损的骨髓微环境,因血细胞的生成需要细胞周围供应造血原料,如骨髓的血窦受损、骨髓造血干细胞的增殖受抑制,则导致再障。有学者认为再障患者自主神经兴奋性差,骨髓神经兴奋性亦差,致骨髓血流缓慢,小血管收缩,毛细动脉减少,造成造血微环境缺陷。

3.免疫因素

近年来对这方面的研究最多,特别是关于 T 细胞的研究尤多,多数学者认为再障患者辅助性 T 细胞(Th)下降,抑制性 T 细胞(Tb)上升,Th/Ts 比值降低。体外培养再障患者骨髓干细胞产率降低时,加入抗胸腺细胞球蛋白(ATG)后干细胞产率增加,说明 T 细胞起了抑制作用。某学者对 136 例再障患者的免疫功能进行了研究,认为 Ts 细胞不仅能抑制骨髓造血干细胞的增殖与分化,还能抑制 B 细胞向浆细胞方向分化,从而产生全细胞(包括淋巴细胞在内)的严重减少和低丙种球蛋白血症。淋巴细胞绝对数越低,预后越差,除此之外,IgG-y 受体阳性细胞(Tr 细胞)是由抑制性 T 细胞、细胞毒性 T 细胞、抗体依赖性细胞毒 T 细胞等组成的细胞群体,因此,Tr 细胞增多可抑制造血干细胞,导致再障,但 Tr 细胞必须被患者体内某种可溶性因子激活后才能对造血干细胞的增殖与分化起抑制作用。血清抑制因子亦能起到抑制造血干细胞的作用。Ts 细胞还能使 γ-干扰素、白细胞介素 2(IL-2)也增加,这些均可以抑制造血干细胞的正常功能。此外,再障患者铁的利用率不佳,表现为血清铁增高,未饱和铁结合率下降,铁粒幼细胞阳性率增高;血浆红细胞生成素增高,红细胞内游离原卟啉和抗碱血红蛋白较高等异常。再障患者甲状腺功能也降低。可见,再障的发病机制是复杂的,大多数再障的发病往往是多种因素共同参与的结果,例如,造血抑制性增强时,常伴随造血刺激功能下降,T 细胞抑制造血干细胞与造血微环境缺陷可并存,细胞免疫与体液免疫缺陷可并存。

二、先天性再生障碍性贫血

先天性再生障碍性贫血又称范可尼综合征,是一种常染色体隐性遗传性疾病,除全血细胞减少外,还伴有多发性先天畸形。

(一)临床表现及诊断

有多发性畸形,如小头畸形、斜小眼球,约 3/4 的患者有骨骼畸形,以桡骨和拇指缺如或畸形最多见,其次为第一掌骨发育不全、尺骨畸形、并趾等,并常伴有体格矮小、皮肤片状棕色素沉着、外耳畸形、耳聋。部分患儿智力低下,男孩约 50% 伴生殖器发育不全。家族中有同样的患者。

血常规变化平均在 6~8 岁出现,男多于女,贫血为主要表现,红细胞为大细胞正色素性,伴有核细胞和血小板减少。骨髓变化与后天性再生障碍性贫血相似。骨髓显示脂肪增多,增生明显低下,仅见分散的生血岛。血红蛋白 F 增多,占 5%~15%。骨髓培养显示红系与粒系祖细胞增生低下。

本病有多发性畸形,易与获得性再障区别。

有 5%~10% 的患者最后发展为急性白血病,多为粒单型白血病。

(二)治疗

治疗与一般再障相同。皮质激素与睾酮联合应用可使血细胞逐渐恢复正常,但停药后易复发,必须长期小剂量维持用药。严重贫血时可输红细胞悬液。骨髓移植 5 年存活率约为 50%。贫血缓解后,身高、体重、智力发育也明显好转。

三、获得性再生障碍性贫血

获得性再生障碍性贫血是小儿时期较多见的贫血之一,此类贫血可发生于任何年龄,但以儿童和青春期多见,无性别差异。获得性再障又分为原发性与继发性两类。

（一）临床表现及辅助检查

1.临床表现

起病多缓慢。症状的轻重视病情发展的速度和贫血程度而异。常见面色苍白、气促、乏力。患儿常因出现皮下瘀点、瘀斑或鼻出血而被引起注意，出血症状逐渐加重，严重者出现便血和血尿。肝、脾、淋巴结一般不肿大。患儿由于粒细胞减少而反复发生口腔黏膜溃疡、咽峡炎及坏死性口腔炎，甚至并发全身严重感染，应用抗生素也很难控制。起病急者病程短，进展快，出血与感染迅速加重；慢性病例可迁延数年，在缓解期贫血与出血可不明显。

2.实验室检查

（1）全血细胞减少，红细胞和血红蛋白一般成比例减少，因起病缓慢，不易引起注意，诊断时血红蛋白多已降至 $30\sim70$ g/L，呈正细胞正色素性贫血。网织红细胞减低，严重者血涂片中找不到网织红细胞。个别慢性型病例可见网织红细胞轻度增高。红细胞寿命正常。

（2）白细胞总数明显减少，多在 $(1.5\sim4.0)\times10^9/L$，以粒细胞减少为主，淋巴细胞相对升高，血小板明显减少，血块收缩不良，出血时间延长。

（3）骨髓标本中脂肪增多。增生低下，细胞总数明显减少。涂片中非造血细胞增多（组织嗜碱性粒细胞、浆细胞），淋巴细胞百分比增高。部分患儿血红蛋白轻度增高。血清铁增高，运铁蛋白饱和度增高，口服铁吸收减低，与贫血程度不成比例。

（二）诊断及分型

1.再障的诊断标准

（1）全血细胞减少、网织红细胞绝对值减少。

（2）一般无脾大。

（3）骨髓检查显示至少一个部位增生减低或重度减低（如增生活跃，须有巨核细胞明显减少，骨髓小粒成分中应见非造血细胞增多，有条件者应做骨髓活检等检查）。

（4）能除外其他引起全血细胞减少的疾病，如阵发性睡眠性血红蛋白尿、骨髓增生异常综合征中的难治性贫血、急性造血功能停滞、骨髓纤维化、急性白血病、恶性组织细胞病等。

2.再障的分型标准

（1）急性再生障碍性贫血（AAA）：亦称重型再障Ⅰ型（SAA-Ⅰ）。

临床表现：发病急，贫血呈进行性加剧，常伴严重感染、内脏出血。

血常规：除血红蛋白下降较快外，须具备以下 3 项中的 2 项。①网织红细胞$<1\%$，绝对值$<15\times10^9/L$。②白细胞明显减少，中性粒细胞绝对值$<0.5\times10^9/L$。③血小板$<20\times10^9/L$。

骨髓细胞学检查：①多部位增生减低，三系造血细胞明显减少，非造血细胞增多，如增生活跃须有淋巴细胞增多。②骨髓小粒非造血细胞及脂肪细胞增多。

（2）慢性再生障碍性贫血（CAA）有以下特点。

临床表现：发病慢，贫血、感染、出血较轻。

血常规：血红蛋白下降速度较慢，网织红细胞、白细胞、中性粒细胞及血小板值常较急性型为高。

骨髓细胞学检查：①三系或两系减少，至少一个部位增生不良，如增生良好，红系中常有晚幼红（炭核）比例增多，巨核细胞明显减少。②骨髓小粒脂肪细胞及非造血细胞增加。

病程中如病情恶化，临床血常规及骨髓细胞学检查与急性再障相同，称重型再生障碍性贫血Ⅱ型（SAA-Ⅱ）。

（三）预后

因病因而异。高危病例预后较差，有 50％～60％的患儿于发病数月内死于感染。高危的指征：①发病急，贫血进行性加剧，常伴有严重感染，内脏出血。②除血红蛋白下降较快外，血常规必具备以下 3 项中的 2 项：网织红细胞<1％，绝对值<15×10⁹/L；白细胞明显减少，中性粒细胞绝对值<0.5×10⁹/L；血小板<20×10⁹/L。③骨髓细胞学检查：多部位增生减低，三系造血细胞明显减少，非造血细胞增多，脂肪细胞增多。

病情进展缓慢，粒细胞与血小板减少，不严重，骨髓受累较轻，对雄激素有反应者预后较好。

（四）治疗

首先应去除病因，其治疗原则如下：①支持疗法，包括输红细胞、血小板和白细胞维持血液功能，有感染时采用有效的抗生素。②采用雄激素与糖皮质激素等刺激骨髓造血功能的药物。③免疫抑制剂。④骨髓移植。⑤冻存胎肝输注法。

1.支持疗法

大多数再障患儿病程很长，应鼓励其坚持治疗，避免诱发因素。要防止因外伤引起出血。对于粒细胞<0.5×10⁹/L 的要严格隔离。有感染的患儿应根据血培养及鼻咽分泌物、痰或尿培养结果采用相应的抗生素。无明显感染者不可滥用抗生素，以免发生菌群紊乱和真菌感染。

输血只适用于贫血较重（血红蛋白在 60 g/L 以下）且有缺氧症状者，最好输浓缩的红细胞。出血严重可考虑输血小板。多次输血或血小板易产生抗血小板抗体，使效果下降。

2.雄激素

适用于慢性轻、中度贫血的患儿，对儿童疗效优于成人。雄激素有刺激红细胞生成的作用，可通过刺激肾脏产生更多的红细胞生成素，并可直接刺激骨髓干细胞使之对红细胞生成素敏感性增高。

常用丙酸睾酮 1～2 mg/(kg·d)，每天肌内注射 1 次，用药不应少于半年，半合成制剂常用司坦唑醇，每次 1～2 mg，每天 3 次口服；或美雄酮，每次 15 mg，每天 3 次口服。后两种半合成制剂的男性化不良反应轻，但疗效稍差，肝功能损害较大。雄激素可加快骨髓成熟，使骨干和骨髓提前愈合，可使患儿的身高受到影响。治疗有效者，网织红细胞首先增高，随之血红蛋白上升，继之白细胞增加，血小板上升最慢。

3.肾上腺皮质激素

近年来，学者们多认为本病应用大剂量肾上腺皮质激素对刺激骨髓生血并无作用，而有引起免疫抑制、增加感染的危险性。小量应用可以减少软组织出血。故一般用于再障患儿有软组织出血时，泼尼松的剂量一般为每天 0.5 mg/kg。对先天性再生低下性贫血的患儿，则应首选肾上腺皮质激素治疗。泼尼松用量开始为每天 1.0～1.5 mg/kg，分 4 次口服。如果有效，在用药后 1～2 周即可出现好转。如果用药 2 周后仍不见效，还可适当加大剂量至每天 2.0～2.5 mg/L。如用药 1 个月仍无效，则可停用，但以后还可间断试用，因有的患儿后期还会有效，有效病例在用药至血常规接近正常时，即逐渐减至最小量，并隔天 1 次。80％左右的患儿药量可减至 5～15 mg，并隔天 1 次，少数患者还可完全停药。如果小量隔天一次不能维持，而需大量应用激素时，可考虑改用骨髓移植治疗。

4.免疫抑制剂的应用

抗淋巴细胞球蛋白（ALG）及抗胸腺细胞球蛋白（ATG）为近年来治疗急性或严重型再障常用的药物之一。本制品最早应用于同种异体骨髓移植前作为预处理药物使用。曾有学者在应用

ALG 作为骨髓移植预处理治疗 27 例再障患儿中,有 5 例骨髓虽未植活,但自身骨髓获得重建。以后陆续有一些单独应用 ALG 或 ATG 治疗严重再障的报道,其效果不完全一致。有报道统计 1976－1983 年治疗 400 例的结果有效率为 50%,完全缓解率 14%～32%,一年生存率为 16%。1986 年我国医学科学院血液病研究所报道用 ATG 治疗 23 例严重再障总有效率为 30.4%。ALG 的一般剂量为每天 20～40 mg/kg,稀释于 250～500 mL 生理盐水中,加适量激素静脉静脉注射,以每分钟 5～10 滴的速度静脉滴入,10 分钟后如无反应,逐渐加快静脉滴注速度,持续时间一般每天不少于 6 小时,一个疗程 5～7 天。间隔 2 周以上,如病情需要再注射时,应注意有无变态反应。如对一种动物的 ALG 制剂产生变态反应,可改换另一种动物的制剂。近年来,国外有用甲泼尼龙脉冲治疗代替 ALG 者。除了应用 ALG 或 ATG 外,也有应用环磷酰胺、长春新碱及环孢霉素 A 治疗严重再障取得成功的报道。目前多数学者认为 ATG 为急性再障I型(SAA-I)的首选治疗。

5.大剂量丙种球蛋白(HDIG)

HDIG 可清除侵入骨髓干细胞微环境中并造成干细胞抑制的病毒,并可与 r-IFN 等淋巴因子结合,去除其对干细胞生长的抑制作用,剂量为 1 g/(kg·d),静脉滴注,4 周 1 次,显效后适当延长间隔时间,共 6～10 次。

6.造血干细胞移植

造血干细胞的缺乏是导致再障的一个重要原因,对这类患者进行造血干细胞移植是治疗的最佳选择,对急重症的患儿已成为最有效的方法。对于配型相合的骨髓移植,有 50%～80% 的患儿得到长期缓解,但由于髓源不易解决,现胎肝移植、脐血干细胞移植开始应用于临床,终将代替骨髓移植。

7.其他治疗

(1)抗病毒治疗:常用阿昔洛韦(ACV)15 mg/(kg·d),静脉滴注,疗程 10 天。

(2)改善造血微环境:应用神经刺激剂或改善微循环的药物,对造血微环境可能有改善作用。如硝酸士的宁,每周连用 5 天,每天的剂量为 1 mg、2 mg、3 mg、3.4 mg,肌内注射,休息 2 天后重复使用。山莨菪碱(654-2)0.5～2 mg/(kg·d),静脉滴注,于 2～3 小时内静脉滴注完,并于每晚睡前服山莨菪碱(654-2)0.25～1 mg/kg,1 个月为一个疗程,休息 7 天重复使用。

(3)中医药治疗:水牛角、生地、赤芍、丹皮、太子参、麦冬、女贞子、党参为主药加减,治疗效率可达 52.2%。

(刘　娜)

第三节　巨幼细胞贫血

巨幼细胞贫血又称营养性大细胞性贫血,主要是由缺乏维生素 B_{12} 或(和)叶酸所致。多见于喂养不当的婴幼儿。

一、病因及发病机制

(一)发病机制

维生素 B_{12} 和叶酸是 DNA 合成过程中的重要辅酶物质,缺乏时因 DNA 合成不足,使细胞核分裂时间延长(S 期和 G_1 期延长),细胞增殖速度减慢,而胞浆中 RNA 的合成不受影响,红细胞中血红蛋白的合成也正常进行,因而各期红细胞变大,核染色质疏松呈巨幼样变,由于红细胞生成速度减慢,成熟红细胞寿命较短,因而导致贫血。粒细胞、巨核细胞也有类似改变。此外,维生素 B_{12} 缺乏尚可引起神经系统改变,可能与神经髓鞘中脂蛋白合成不足有关。

(二)维生素 B_{12}、叶酸缺乏的原因

1.饮食中供给不足

动物性食物(如肉、蛋、肝脏、肾脏中)含维生素 B_{12} 较多;植物性食物(如绿叶菜、水果、谷类中)含叶酸较多,但加热后被破坏。各种乳类中含维生素 B_{12} 及叶酸均较少,羊乳中含叶酸更少。婴儿每天需要量维生素 B_{12} 为 $0.5\sim1\ \mu g$,叶酸为 $0.1\sim0.2\ mg$。长期母乳喂养不及时添加辅食容易发生维生素 B_{12} 缺乏;长期羊乳、奶粉喂养不加辅食易致叶酸缺乏。

2.吸收障碍

见于慢性腹泻、菌痢、小肠切除等胃肠疾病时。慢性肝病可影响维生素 B_{12}、叶酸在体内的贮存。

3.需要量增加

生长发育过快的婴儿(尤其是早产儿),或患严重感染(如肺炎)时需要量增加,易致缺乏。

二、临床表现

本病约 2/3 见于 6～12 个月龄的患儿,2 岁以上者少见。急性感染常为发病诱因。临床表现特点如下。

(一)贫血及一般表现

面色蜡黄,虚胖,易倦,头发稀黄发干,肝、脾可轻度肿大,重症可出现心脏扩大,甚至心功能不全。

(二)消化系统症状

常有厌食、恶心、呕吐、腹泻、舌炎、舌面光滑。

(三)神经系统症状

见于维生素 B_{12} 缺乏所致者。表现为表情呆滞、嗜睡、反应迟钝、少哭不笑、哭时无泪、少汗、智力体力发育落后,常有倒退现象,不能完成原来已会的动作。可出现唇、舌、肢体震颤,腱反射亢进,踝阵挛阳性。

三、实验室检查

(一)血常规

红细胞数减少比血红蛋白降低明显。红细胞大小不等,以大者为主,中央淡染区不明显。重症白细胞可减少,粒细胞胞体较大,核分叶过多(核右移),血小板亦可减少,体积变大。

(二)骨髓细胞学检查

红系细胞增生活跃,原红及早幼红细胞增多相对明显。各期幼红细胞均有巨幼变,表现如胞

体变大,核染色质疏松,副染色质明显,显示细胞核发育落后于胞浆。粒细胞系及巨核细胞系也可有巨幼变表现。

（三）生化检查

血清维生素 B_{12} 及叶酸测定低于正常含量（维生素 B_{12} <100 ng/L,叶酸<3 μg/L）。

四、诊断

根据贫血表现、血常规特点,结合发病年龄、喂养史,一般不难做出诊断。进一步做骨髓检查有助于确诊。少数情况下须注意与脑发育不全（无贫血及上述血常规、骨髓细胞学检查改变,自生后不久即有智力低下）及少见的非营养性巨幼细胞贫血相鉴别。

五、治疗与预防

（1）加强营养和护理,防治感染。

（2）维生素 B_{12} 及叶酸的应用:维生素 B_{12} 缺乏所致者应用维生素 B_{12} 肌内注射,每次 50～100 μg,每周 2～3 次,连用 2～4 周,或至血常规恢复正常为止。应用维生素 B_{12} 2～3 天后,可见患儿精神好转,网织红细胞增加,6～7 天达高峰,约 2 周后降至正常。骨髓内巨幼红细胞于用药 6～72 小时内即转为正常幼红细胞,精神神经症状恢复较慢。由叶酸缺乏所致者给予叶酸口服,每次 5 mg,每天 3 次,连服数周。维生素 C 能促进叶酸的吸收,宜同时口服。须注意,单纯由缺乏维生素 B_{12} 所致者不宜加用叶酸,以免加重精神神经症状。重症贫血于恢复期应加用铁剂,以免发生铁的相对缺乏。

（3）输血的应用:原则同缺铁性贫血。

（4）预防措施:主要是强调改善乳母营养,婴儿及时添加辅食,避免单纯羊奶喂养,年长儿要注意食物均衡,防止偏食习惯。

（刘　娜）

第四节　溶血性贫血

溶血性贫血是由于红细胞的内在缺陷或外在因素的作用,使红细胞的破坏增加,寿命缩短,而骨髓造血功能代偿不足时所发生的贫血。

一、诊断

（一）病史

（1）遗传性溶血性贫血:要注意询问患者的家族史、发病年龄、双亲是否近亲婚配、祖籍及双亲家系的迁徙情况等。

（2）多种药物都可能引起溶血性贫血,追查药物接触史十分重要。

（二）临床表现

溶血性贫血的临床表现常与溶血的缓急、程度和部位有关。

1.急性溶血性贫血

一般为血管内溶血,表现为急性起病,可有寒战、高热、面色苍白、黄疸,以及腰酸、背痛、少尿、无尿、排酱油色尿(血红蛋白尿),甚至肾功能衰竭。严重时神志淡漠或昏迷,甚至休克。

2.慢性溶血性贫血

一般为血管外溶血,起病缓慢,症状体征常不明显。典型的表现为贫血、黄疸、脾大三大特征。

(三)辅助检查

目的有 3 个:即肯定溶血的证据、确定主要溶血的部位、寻找溶血的病因。

1.红细胞破坏增加的证据

具体如下:①红细胞数和血红蛋白测定常有不同程度的下降。②高胆红素血症。③粪胆原和尿胆原排泄增加。④血清结合珠蛋白减少或消失。⑤血管内溶血的证据为血红蛋白血症和血红蛋白尿;含铁血黄素尿;高铁血红蛋白血症。⑥红细胞寿命缩短。

2.红细胞代偿增生的证据

具体如下:①溶血性贫血时网织红细胞数多在 0.05～0.20,急性溶血时可高达 0.5～0.7,慢性溶血多在 0.1 以下,当发生再生障碍危象时可减低或消失。②血常规检查可出现幼红细胞、多染性、点彩红细胞及红细胞碎片。成熟红细胞形态异常,可见卡波环及豪-周小体。③骨髓增生活跃,中、晚幼红细胞增生尤著。粒红细胞比例降低甚至倒置。

3.红细胞渗透脆性试验和孵育渗透脆性试验

红细胞脆性增高,提示红细胞膜异常性疾病;脆性降低,多提示血红蛋白病;脆性正常,提示红细胞酶缺乏性疾病。

4.自身溶血试验

凡疑为红细胞内有异常者,应考虑做自身溶血试验。

5.抗人球蛋白试验(Coombs 试验)

Coombs 试验是鉴别免疫性与非免疫性溶血的基本试验。

6.其他

用于鉴别溶血性贫血的实验室检查:①酸溶血试验(Hams 试验):主要用于诊断阵发性睡眠性血红蛋白尿症(PNH)。②冷热溶血试验:用于诊断阵发性寒冷性血红蛋白尿症。③变性珠蛋白小体(Heinz 小体)生成试验和高铁血红蛋白还原试验:主要用于葡萄糖-6-磷酸盐脱氢酶缺乏症(G-6-PD 缺乏症)的检测。④红细胞酶活性测定:如 G-6-PD 及丙酮酸激酶活性测定等。⑤血红蛋白电泳:对于血红蛋白病有确定诊断的意义。⑥SDS-聚丙烯酰胺凝胶电泳:进行膜蛋白分析,用于遗传性红细胞膜缺陷的诊断。⑦基因诊断。

溶血性贫血是一大类疾病,诊断应按步骤进行,首先确定有无贫血,再大致估计主要溶血部位,然后根据病因或病种选择有关试验逐一排除或证实。有些溶血病的病因一时不能确定,需要随诊观察,还有些溶血病的确诊有赖于新的检测技术。

二、鉴别诊断

下列情况易与溶血性疾病相混淆,在诊断时应注意鉴别。

(1)有贫血及网织红细胞增多者:如失血性贫血、缺铁性贫血或巨幼细胞贫血的恢复早期。

(2)兼有贫血及无胆色素尿性黄疸者:如无效性红细胞生成及潜在性内脏或组织缺血。

（3）患有无胆色素尿性黄疸而无贫血者：如家族性非溶血性黄疸（Gibert 综合征）。

（4）幼粒-幼红细胞性贫血：成熟红细胞畸形，轻度网织红细胞增多，如骨髓转移性癌等，骨髓活检常有侵袭性病变的证据。

（5）急性黄疸型肝炎：本病以黄疸为主要表现，多有肝、脾大，但本病一般无明显贫血，血清直接和间接胆红素均增高，肝功能异常。

（6）溶血尿毒综合征：本病除有黄疸及贫血等溶血表现外，同时具备血小板减少及急性肾衰竭。

三、治疗

（一）去除病因

G-6-PD 缺乏症患者应避免食用蚕豆或服用氧化性药物。药物所致者应立即停药。如怀疑溶血性输血反应，应立即停止输血，再进一步查明病因。

（二）治疗方法

1.肾上腺皮质激素和免疫抑制药

激素对免疫性溶血性贫血有效。环孢素 A、环磷酰胺等，对少数免疫性溶贫也有效。

2.输血

当发生溶血危象、再生障碍危象或贫血严重时应输血。

3.脾切除术

脾大明显，出现压迫症状，或脾功能亢进，均应考虑脾切除治疗。

4.防治严重并发症

对溶血的并发症（如肾功能衰竭、休克、心力衰竭等）应早期预防和处理。对输血后的血红蛋白尿症应及时采取措施，维持血压，防止休克。

5.造血干细胞移植

可用于某些遗传性溶血性贫血，如重型 β-珠蛋白生成障碍性贫血，这是可能根治本病的方法，如有与 HLA 相合的造血干细胞，应作为首选方法。

（三）其他

1.输血疗法的合理应用

（1）β-珠蛋白生成障碍性贫血主张输血要早期、大量，即所谓"高输血疗法"。

（2）G-6-PD 缺乏症：因溶血为自限性，输血时，只需要 1～2 次即可。

（3）对于某些溶血性贫血，输血反可带来严重反应，因此，应严格掌握输血指征。如自身免疫性溶血性贫血，输血可提供大量补体及红细胞，可使受血者溶血加剧，若非十分必要，不应给予。非输血不可时，应输生理盐水洗涤过的浓缩红细胞加肾上腺皮质激素。

2.脾切除术

脾切除术为溶血性贫血的重要治疗措施，但并非对所有患儿均有效。手术年龄以 5～6 岁为宜，过早切除脾可能影响机体的免疫功能，易患严重感染。但如贫血严重，以致影响患儿的生长发育，或常发生"再生障碍危象"者，则可考虑较早手术。术后用抗生素预防感染，应至少持续至青春期。

（刘　娜）

第十一章 儿童内分泌系统疾病

第一节 生长激素缺乏症

生长激素缺乏症（growth hormone deficiency，GHD）是由腺垂体合成和分泌生长激素（growth hormone，GH）部分或完全缺乏，或由 GH 分子结构异常等所致的生长发育障碍性疾病。患儿身高处于同年龄、同性别正常健康儿童生长曲线第 3 百分位以下，或低于其平均身高减 2 个标准差。

一、病因

（一）原发性

1. 下丘脑-垂体功能障碍

垂体发育异常，如不发育、发育不良或空蝶鞍，其中有些伴有视中隔发育不全、唇裂、腭裂等畸形。

2. 遗传性生长激素缺乏

GH 基因缺陷引起单纯性生长激素缺乏，而垂体 Pit-1 转录因子缺陷导致多种垂体激素缺乏症。此外，还有少数是由于 GH 分子结构异常、GH 受体缺陷（Laron 综合征）或胰岛素样生长因子受体缺陷所致。

（二）继发性

多为器质性，常继发于下丘脑、垂体，或其他颅内肿瘤、感染、细胞浸润、放线性损伤和头颅创伤等。

（三）暂时性

体质性生长及青春期延迟、社会-心理性生长抑制等可造成暂时性 GH 分泌功能低下。

二、诊断

（一）临床表现

新生儿出生时身长、体重正常，一般 2～3 岁后发现生长落后，自幼食欲缺乏，身材矮小、体形匀称，各部位比例正常，头围与身高比例适应，面容显幼稚，呈娃娃脸，皮下脂肪较丰满，特别在躯干部位，声音尖高，即使已达青春期，有的也无明显声调改变，男孩小阴茎、隐睾、小睾丸及阴囊发育不全,青春期明显延迟或无青春期,出牙、换牙延迟,牙齿发育不全,骨龄延迟,比实际年龄落后2～4岁以上。智力常正常,有头晕及出汗等低血糖症状。

（二）实验室检查

1.生长激素刺激试验

GH峰值<5 μg/L即为完全性缺乏,5～10 μg/L为部分性缺乏,>10 μg/L则属正常。必须在两项刺激试验都异常时方能确诊GHD。

2.血清IGF-1、IGFBP-3测定

目前一般作为5岁到青春发育期前儿童GHD筛查项目。

3.血清总T_3、总T_4、促甲状腺激素(TSH)测定

水平一般正常,若伴有重度垂体功能减退时,T_3、T_4水平降低,TSH下降。

4.促性腺激素测定

主要检测促黄体生成激素(LH)、卵泡刺激素(FSH)。到青春期不出现第二性征,尿中促性腺激素很低者,可做黄体生成素释放激素(LHRH)刺激试验。

5.手腕骨X线检查

骨龄延迟。

6.头颅X线、CT、MRI等影像学检查

可了解和证实疾病的相关改变。

7.眼底检查

眼底检查是检查玻璃体、视网膜、脉络膜和视神经疾病的重要方法。许多全身性疾病均会发生眼底病变,检查眼底可提供重要的诊断资料。

（三）诊断标准

根据身高低于同龄儿第3百分位数或低于2个标准差,临床表现特点,2种生长激素激发试验的峰值均<10 μg/L,诊断便可成立。

三、治疗

（一）一般治疗

加强运动、合理的营养和充足的睡眠。

（二）特异性治疗

包括GH的补充治疗,有明显周围腺体功能减退者补充相应的激素治疗。

1.GH补充治疗

(1)适应证:确诊为GHD同时骨干骺端没闭合的,或有部分GH缺乏均可应用GH治疗,开始治疗年龄越小效果越好。

(2)用法:基因重组人生长激素0.10～0.15 U/kg,每晚睡前1小时皮下注射1次,每周6～7次,可持续至骨骺融合为止。

(3)注意:治疗1～3个月应查血T_3、T_4水平,此时T_4向T_3转换增多,血中T_4下降,T_3上升,在T_4一过性下降期间,身高发育进展顺利,不需补充甲状腺素。如治疗前T_4低下,应同时补充甲状腺素。

2.肾上腺皮质激素

当伴有明显肾上腺皮质功能低下时才应用,氢化可的松12.5～25.0 mg/d,口服。

3.性激素

同时伴有性腺功能轴障碍的 GHD 患儿在骨龄达 12 岁时即可开始用性激素治疗,以促使第二性征发育。男孩可用长效庚酸睾酮,每月肌内注射 1 次,25 mg,每 3 个月增加剂量 25 mg,直至每月 100 mg;女孩可用妊马雌酮,剂量自每天 0.3 mg 起,根据情况逐渐增加。

（王义珍）

第二节　糖　尿　病

糖尿病(diabetes mellitus,DM)是由体内胰岛素缺乏或胰岛素功能障碍所致糖、脂肪和蛋白质代谢异常的全身性慢性疾病。儿童期糖尿病是指＜15 岁的儿童发生糖尿病,95％以上为 1 型DM(T1DM),极少数为 2 型 DM(T2DM)。本节主要叙述 T1DM。T1DM 特指因胰岛 β 细胞破坏而导致胰岛素绝对缺乏,具有酮症倾向的糖尿病,患者需终身依赖胰岛素维持生命。

一、病因

1 型糖尿病是在遗传易感性的基础上由免疫功能紊乱引发的自身免疫性疾病。遗传、免疫、环境等因素在 1 型糖尿病的发病过程中都起着重要的作用。

（一）遗传因素

家族集聚性,多基因疾病。

（二）免疫因素

1 型糖尿病发病的前提是针对 β 细胞分子(自身抗原)存在功能正常的 T 细胞,但平时受到免疫调节机制的限制,处于自身耐受状态。当某种免疫调节机制失调时,引起直接针对胰岛 β 细胞的自身反应性 T 细胞活化、增殖,进入炎性/免疫性阶段,导致 β 细胞破坏,发生 1 型糖尿病。

（三）环境因素

较为复杂。包括饮食因素及病毒感染(如柯萨奇病毒、巨细胞病毒、流行性腮腺炎病毒、风疹病毒)等。

二、发病机制

儿童糖尿病各年龄均可发病,但以 5～7 岁和 10～13 岁两组年龄段多见,近年来,婴幼儿糖尿病的发生率逐年增加。患病率男女无性别差异。秋、冬季节相对高发。T1DM 的主要病理变化为胰岛 β 细胞数量明显减少,胰岛细胞破坏 80％左右可出现糖尿病临床症状。T1DM 的发生与遗传易感性、胰岛自身免疫及环境因素密切相关。

三、临床表现

T1DM 起病多数较急骤,可表现突然明显多尿、多饮,每天饮水量和尿量可达几升,易饿多食,但体重下降,称为“三多一少”。部分患儿因感染、饮食不当或情绪波动诱发而起病。

婴幼儿多饮多尿不易发现,有相当多的患者常以急性酮症酸中毒为首发症状,表现为食欲缺乏、恶心、呕吐、腹痛、关节肌肉疼痛、呼吸深快、呼气中带有酮味、神志萎靡、嗜睡、反应迟钝,严重者可出现昏迷。

学龄儿童亦有因夜间遗尿、夜尿增多而就诊者。在病史较长的年长儿中,消瘦、精神不振、倦怠乏力等体质显著下降颇为突出。在长期的病程中,糖尿病可有以下并发症。

（一）急性期并发症

1.糖尿病酮症酸中毒

儿童时期糖尿病有 1/3 以上发生酮症酸中毒,表现为不规则深长呼吸、呼吸有酮味,突然发生恶心、呕吐、厌食或腹痛、腿痛等症状,严重者出现神志改变。常易误诊为肺炎、败血症、急腹症或脑膜炎等。通常血糖甚高,血生化示不同程度的酸中毒,血、尿中酮体增高。

2.低血糖

由胰岛素用量过多或用药后未按时进食而引起。表现心悸、出汗、饥饿感、头晕或震颤等,严重者可致昏迷、惊厥,若不及时抢救可致死亡。反复低血糖发作可引起脑功能障碍。

3.感染

与免疫功能障碍有关。

4.高血糖高渗状态

在儿童中较少见。表现为显著的高血糖,血糖＞33.3 mmol/L,但无酸中毒,血、尿中酮体无明显增高,血浆有效渗透压＞320 mmol/L。

（二）慢性并发症

若血糖长期控制不良,其为不可逆性。

1.生长障碍

表现为生长落后、矮小,性发育延迟。

2.糖尿病视网膜病

这是糖尿病微血管病变最常见的并发症,90％的患儿最终将出现此并发症,造成视力障碍、白内障、甚至失明。

3.糖尿病肾病

其患病率随病程而增加,患儿有明显的肾病,表现为水肿、蛋白尿及高血压等,但少见终末期肾病。肾功能衰竭亦是引起儿童期糖尿病死亡的原因之一。

4.糖尿病周围神经病变及心血管等病变

儿童糖尿病相对少见。

四、实验室检查

（一）血糖和糖化血红蛋白（HbA1c）

(1)血糖增高,空腹血糖≥7.0 mmol/L,随机血糖≥11.1 mmol/L。

(2)HbA1c 是血中葡萄糖与血红蛋白非酶性结合而产生,其寿命周期与红细胞相同,反映过去 2～3 个月的血糖平均水平,正常人 HbA1c＜6.5％。若 HbA1c＜7.5％,为较理想的控制水平;若 HbA1c＞9％,发生糖尿病微血管并发症的危险性明显增加。

（二）血电解质

酮症酸中毒时血电解质紊乱,应测血电解质、血 pH、血浆渗透压。

（三）血脂

代谢紊乱期血清胆固醇、甘油三酯均明显增高。

（四）尿液检测

（1）当糖尿病患儿血糖超过肾阈值（＞8.0 mmol/L）时，尿糖呈现阳性。

（2）糖尿病酮症酸中毒时尿酮体阳性。

（3）尿微量清蛋白排泄率：定量分析尿中清蛋白含量，正常人＜30 mg/24 h。持续的蛋白尿是 T1DM 患者早期糖尿病肾病的主要表现。

（五）葡萄糖耐量试验（OGTT）

空腹或随机血糖能确诊 1 型糖尿病者，则一般不需做 OGTT，仅用于无明显症状、尿糖偶尔阳性而血糖正常或稍增高的患儿。

（六）其他

如甲状腺素、促肾上腺皮质激素、皮质醇及抗体等。

五、诊断和鉴别诊断

世界卫生组织和国际青少年糖尿病联盟对于糖尿病诊断标准如下：① 空腹血糖≥7.0 mmol/L；②随机血糖≥11.1 mmol/L；③OGTT 2 小时血糖≥11.1 mmol/L。凡符合上述任何一条即可诊断为糖尿病。

儿童 T1DM 一旦出现临床症状、尿糖阳性、空腹血糖＞7.0 mmol/L 和随机血糖在 11.1 mmol/L 以上，不需做糖耐量试验就能确诊。一般 1 型糖尿病症状典型，不需 OGTT 即可诊断。需与下列疾病相鉴别。

（一）肾性糖尿病

无糖尿病症状，多在体检或者做尿常规检查时发现，血糖正常，胰岛素分泌正常。

（二）假性高血糖

患儿短期大量食入甜食或者输入葡萄糖液，可使尿糖暂时呈阳性、血糖升高。另外，在应激状态时，血糖也可一过性升高，需注意鉴别。

（三）甲状腺功能亢进症

该病由于甲状腺素释放增多可引起一系列高代谢表现，如多食、多饮、消瘦等，需注意鉴别。

六、治疗

（一）胰岛素治疗

T1DM 必须用胰岛素治疗。

1.胰岛素制剂和作用

从作用时间上分为速效、短效、中效和长效四大类别。各类制剂作用时间见表 11-1。

表 11-1　胰岛素的种类和作用时间

胰岛素种类	起效时间	高峰时间	作用时间
速效	10～20 分钟	30～90 分钟	3 小时
短效	30 分钟～1 小时	2～4 小时	6～10 小时
中效	1～4 小时	4～12 小时	16～24 小时
长效	1～2 小时	无高峰	24 小时

2.新诊患儿

初始胰岛素治疗的剂量为每天 0.5～1.0 U/kg,部分缓解期患儿每天＜0.5 U/kg,青春期者常每天 1.2～1.5 U/kg 或更高剂量才可以使代谢控制满意。胰岛素治疗方案及剂量需要个体化,方案的选择依据年龄、病程、生活方式及既往健康情况和医师的经验等因素决定。胰岛素的治疗方案很多,每天 2 次或每天 3 次皮下注射方案、基础-餐前大剂量方案及胰岛素泵治疗等。胰岛素治疗不可避免会使患儿发生低血糖,应及时加餐或饮含糖饮料。

（二）营养管理

热量需要:应满足儿童生长发育和日常生活的需要。按碳水化合物 50％～55％、蛋白质 10％～15％、脂肪 30％配比。全日热量分三大餐和三次点心分配。

（三）运动治疗

运动可使肌肉对葡萄糖利用增加,血糖的调节得以改善。糖尿病患儿应每天适当地运动,在进行大运动量时应注意进食,防止发生低血糖。

（四）儿童糖尿病酮症酸中毒（DKA）

DKA 是糖尿病最常见的死亡原因,大多是脑水肿的原因。治疗方法如下。

1.纠正脱水、酸中毒及电解质紊乱

补液方法有 48 小时均衡补液和 24 小时传统补液法,中、重度脱水倾向于使用 48 小时均衡补液,此种方法一般不需要考虑额外丢失,所补的液体量一般无须从总量中扣除。补液总量＝累积丢失量＋维持量。24 小时传统补液法应遵循先快后慢、先浓后淡的原则进行。前 8 小时输入累积丢失量的 1/2,余量在后 16 小时输入,维持液体 24 小时均匀输入。继续丢失液体的补充按照丢失多少补多少。对于中、重度脱水的患儿,尤其休克者,最先给予生理盐水 10～20 mL/kg,于 30～60 分钟快速输入,根据外周循环情况可重复使用。但第一小时不超过 30 mL/kg,以后根据血钠决定给 1/2 张或 1/3 张不含糖的液体。见排尿后即加入氯化钾 40 mmol/L。只有当血 pH＜6.9 时才用碱性液纠正酸中毒,可用 5％的碳酸氢钠 1～2 mL/kg,在 1 小时以上时间内输入,必要时可以重复给药。

2.胰岛素应用

胰岛素一般在补液后 1 小时开始使用。采用小剂量胰岛素持续静脉输入,儿童胰岛素用量为 0.05～0.10 U/(kg·h),加入生理盐水中输入。要注意监测血糖,血糖下降速度为 2～5 mmol/h,防止血糖下降过快。

3.监测

每小时监测血糖一次,每 2～4 小时重复一次电解质、血糖、尿糖、血气分析,直至酸中毒纠正。血清渗透压下降过快有脑水肿的危险。

（五）糖尿病的教育和监控

1.分层教育

糖尿病教育应根据不同的知识层次实行分层教育。

2.糖尿病监控及并发症筛查

（1）血糖测定:每天应常规 4 次测量血糖（三餐前及临睡前）,每周测一次凌晨 2～3 时的血糖。根据血糖监测酌情调整胰岛素用量。

（2）HbA1c 测定:应每 2～3 个月检测一次。国际青少年糖尿病联盟指南提示糖尿病患者 HbA1c＜7.5％为控制理想,HbA1c＞9％为控制不当。

（3）尿微量清蛋白排泄率测定：一般有 5 年以上病史者和青春期患儿应每年检测 1～2 次，以防止早期糖尿病肾病的发生。同时严密观察血压，若发生高血压应予以治疗。

（4）视网膜病变筛查：青春期前诊断的患儿病史 5 年以上，或者年龄 11 岁左右，或进入青春期时开始进行视网膜病变的筛查。青春期发病的患儿病史达 2 年开始进行视网膜病变的筛查，应每年进行甲状腺功能的筛查。

（王义珍）

第三节 低血糖症

低血糖症是指某些病理或生理原因使血糖下降至低于正常水平。低血糖症的诊断标准：血糖在婴儿和儿童<2.8 mmol/L、足月新生儿<2.2 mmol/L。当出生婴儿血糖<2.2 mmol/L 就应开始积极治疗。

正常情况下，血糖的来源和去路保持动态平衡，血糖水平在正常范围内波动，当平衡被破坏时可引起高血糖或低血糖。葡萄糖是脑部的主要能量来源，由于脑细胞储存葡萄糖的能力有限，仅能维持数分钟脑部活动对能量的需求，且不能利用循环中的游离脂肪酸作为能量来源，脑细胞所需要的能量几乎全部直接来自血糖。因此，持续时间过长或反复发作的低血糖可造成不可逆性脑损伤，甚至造成死亡。年龄越小，脑损伤越重，出现低血糖状态时需要紧急处理。

一、诊断

（一）病史采集要点

1.起病情况

临床症状与血糖下降速度、持续时间长短、个体反应性及基础疾病有关。通常血糖下降速度越快，持续时间越长，原发病越严重，临床症状越明显。

2.主要临床表现

（1）交感神经过度兴奋症状：恶心、呕吐、饥饿感、软弱无力、紧张、焦虑、心悸、出冷汗等。

（2）急性脑功能障碍症状：轻者仅有烦躁不安、焦虑、淡漠；重者出现头痛、视物不清、反应迟钝、语言和思维障碍、定向力丧失、痉挛、癫痫样小发作，偶可偏瘫。新生儿和小婴儿低血糖的症状不典型，并且无特异性，常被忽略。

（3）小婴儿低血糖可表现为青紫发作、呼吸困难、呼吸暂停、拒乳、突发的短暂性肌阵挛、嗜睡和惊厥，体温常不正常。儿童容易出现行为的异常，如注意力不集中、表情淡漠、贪食等。

（二）体格检查要点

面色苍白、血压偏高、手足震颤，如低血糖严重而持久可出现意识模糊，甚至昏迷，各种反射消失。

（三）门诊资料分析

婴儿和儿童血糖<2.8 mmol/L、足月新生儿血糖<2.2 mmol/L 时说明存在低血糖症。

（四）进一步检查

1.同时测血糖和血胰岛素

当血糖＜2.24 mmol/L(40 mg/dL)时正常人血胰岛素应＜5 mU/L,而不能＞10 mU/L。如果有2次以上血糖低而胰岛素＞10 mU/L即可诊断为高胰岛素血症。

2.血酮体和丙氨酸检测

禁食8～16小时出现低血糖症状,血和尿中酮体水平明显增高,并有血丙氨酸降低时应考虑酮症性低血糖。

3.血促肾上腺皮质激素(ACTH)、皮质醇、甲状腺素和生长激素监测

如检测的水平降低说明相应的激素缺乏。

4.酮体、乳酸、丙酮酸及 pH、尿酮体

除低血糖外,还伴有高乳酸血症、血酮体增多、酸中毒时要考虑是否为糖原累积病。

5.腹部 CT 检查

发现胰岛细胞腺瘤有助诊断。

6.腹部 B 超检查

发现腺瘤回声图有助于诊断。

二、诊断

（一）诊断要点

有上述低血糖发作的临床表现,立即检测血糖。婴儿和儿童血糖＜2.8 mmol/L、足月新生儿血糖＜2.2 mmol/L 应给予葡萄糖,症状消除即可诊断。

（二）病因鉴别诊断要点

低血糖发作确诊后必须进一步查明病因,然后才能针对病因进行治疗和预防低血糖再发。

1.高胰岛素血症

高胰岛素血症可发生于任何年龄,患者血糖低而胰岛素仍＞10 mU/L,可由胰岛 β 细胞增生、胰岛细胞增殖症或胰岛细胞腺瘤所引起。胰岛细胞腺瘤的胰岛素分泌是自主性的,胰岛素呈间断性地释放,与血糖浓度无相关关系。胰岛细胞增生是分泌胰岛素的 β 细胞增生。胰岛细胞增殖症是胰腺管内含有胰岛的 4 种细胞呈分散的单个细胞或是细胞簇存在的腺样组织,为未分化的小胰岛或微腺瘤。腹部 B 超发现腺瘤回声图、腹部 CT 发现胰岛细胞腺瘤有助于诊断,确诊需要依靠病理组织检查。

2.酮症性低血糖

酮症性低血糖为最多见的儿童低血糖,多在晚餐进食过少或未进餐,伴有感染或胃肠炎时发病。次日晨可出现昏迷、惊厥,尿酮体阳性。患儿发育营养较差,不耐饥饿,禁食12～18小时就出现低血糖,空腹血丙氨酸降低,注射丙氨酸 2 mg/kg 可使血葡萄糖、丙酮酸盐及乳酸盐上升。至 7～8 岁时,可能因肌肉发育,其中所含丙氨酸增多可供糖异生之用而自然缓解。

3.各种升糖激素缺乏

生长激素、皮质醇不足及甲状腺激素缺乏均可出现低血糖。由于这些激素有降低周围组织葡萄糖利用,动员脂肪酸和氨基酸以增加肝糖原合成,并拮抗胰岛素的作用,根据症状和体征疑诊为升糖激素缺乏者可测定相应的激素,包括生长激素激发试验、血甲状腺激素、ACTH、皮质醇及胰高血糖素水平检测。

4.糖类代谢障碍

(1)糖原累积病:除低血糖外还有高乳酸血症,血酮体增多和酸中毒。其Ⅰ型、Ⅲ型、Ⅳ型和O型均可发生低血糖,以Ⅰ型较为多见。Ⅰ型为葡萄糖-6-磷酸酶缺乏,该酶是糖原分解和糖异生最后一步产生葡萄糖所需的酶,此酶缺乏使葡萄糖的产生减少而发生严重的低血糖。Ⅲ型为脱羧酶缺乏,使糖原分解产生葡萄糖减少,但糖异生途径正常,因此低血糖症状较轻。Ⅳ型为肝磷酸化酶缺乏,可发生于糖原分解中激活磷酸化酶的任何一步,偶有低血糖发生,肝功能有损害。O型为糖原合成酶缺乏,肝糖原合成减少,易发生空腹低血糖和酮血症,而餐后有高血糖和尿糖。

(2)糖异生的缺陷:糖异生过程中所需要的许多酶可发生缺陷,如果糖-1,6-二磷酸醛缩酶缺乏时可发生空腹低血糖,以磷酸烯醇式丙酮酸羧化酶缺乏时低血糖最为严重,此酶为糖异生的关键酶,脂肪和氨基酸代谢的中间产物都不能转化成葡萄糖,因而发生空腹低血糖。

(3)半乳糖血症:是一种常染色体隐性遗传病,因缺乏 1-磷酸半乳糖尿苷转移酶,使 1-磷酸半乳糖不能转化成 1-磷酸葡萄糖,前者在体内积聚,抑制磷酸葡萄糖变位酶,使糖原分解出现急性阻滞,患儿于食乳后发生低血糖。患儿在食用乳制品或人乳后发生低血糖,同时伴有呕吐、腹泻、营养差、黄疸、肝大、酸中毒、尿糖及尿蛋白阳性、白内障,给予限制半乳糖饮食后尿糖、尿蛋白转阴,肝脏回缩,轻度白内障可消退,酶学检查有助于确诊。

(4)果糖不耐受症:因缺乏 1-磷酸果糖醛缩酶,1-磷酸果糖不能进一步代谢,在体内积聚。本病主要表现在进食含果糖食物后出现低血糖和呕吐。患儿食母乳时无低血糖症状,在添加辅食后由于辅食中含果糖,肝脏不能进行代谢,临床出现低血糖、肝大和黄疸等。血中乳酸、酮体和游离脂肪酸增多,甘油三酯降低。

5.氨基酸代谢障碍

因支链氨基酸代谢中 α-酮酸氧化脱羧酶缺乏,亮氨酸、异亮氨酸和缬氨酸的 α-酮酸不能脱羧,以致这些氨基酸及其 α-酮酸在肝内积聚,引起低血糖和重度低丙氨酸血症。临床多有酸中毒、呕吐、腹泻、尿味异常,查血、尿氨基酸可确诊。

6.脂肪代谢障碍

各种脂肪代谢酶的先天缺乏可引起肉卡尼汀缺乏或脂肪酸代谢缺陷,使脂肪代谢中间停滞而不能生成酮体,发生低血糖、肝大、肌张力低下、心肌肥大。除低血糖外还可合并酸中毒、血浆卡尼汀水平降低、酮体阴性,亦可有惊厥。

7.新生儿暂时性低血糖

新生儿尤其早产儿和低出生体重儿低血糖发生率较高,主要原因是糖原贮备不足,体脂储存量少,脂肪分解成游离脂肪酸和酮体均少,因而容易发生低血糖。母亲是糖尿病患者的婴儿由于存在高胰岛素血症及胰高血糖素分泌不足,内生葡萄糖产生受抑制而易发生低血糖。

8.糖尿病治疗不当

糖尿病患者因胰岛素应用不当而致低血糖是临床最常见的原因,主要是胰岛素过量,其次与注射胰岛素后未能按时进餐、饮食量减少、剧烈活动等因素有关。

9.其他

严重的和慢性的肝脏病变、小肠吸收障碍等亦可引起低血糖。

三、治疗对策

（一）治疗原则

（1）一经确诊低血糖，应立即静脉推注葡萄糖。

（2）针对病因治疗。

（二）治疗计划

1.尽快提高血糖水平

静脉推注 25％（早产儿为 10％）葡萄糖，每次 1～2 mL/kg，继以 10％葡萄糖液滴注，按 5～8 mg/(kg·min)用输液泵持续滴注，严重者可给 15 mg/(kg·min)，注意避免超过 20 mg/(kg·min)或一次静脉推注 25％葡萄糖 4 mL/kg。一般用 10％葡萄糖，输糖量应逐渐减慢，直至胰岛素不再释放，防止骤然停止引起胰岛素分泌再诱发低血糖。

2.升糖激素的应用

如输入葡萄糖不能有效维持血糖正常，可用皮质激素增加糖异生，如氢化可的松 5 mg/(kg·d)，分3 次静脉注射或口服，或泼尼松 1～2 mg/(kg·d)，分 3 次口服。效果不明显时改用胰高血糖素 30 μg/kg，最大 1 mg，促进肝糖原分解，延长血糖升高时间。肾上腺素可阻断葡萄糖的摄取，对抗胰岛素的作用，用 1∶2 000 肾上腺素皮下注射，从小量渐增，每次＜1 mL。二氮嗪 10～15 mg/(kg·d)分 3～4 次口服，对抑制胰岛素的分泌有效。

3.高胰岛素血症的治疗

（1）母亲是糖尿病患者的婴儿由于存在高胰岛素血症，输入葡萄糖后又刺激胰岛素分泌可致继发性低血糖，因此葡萄糖的输入应维持到高胰岛素血症消失才能停止。

（2）母亲不是糖尿病患者的新生儿、婴儿或儿童高胰岛素血症时应进行病因的鉴别，并按以下步骤进行治疗，静脉输入葡萄糖急救后开始服用皮质激素，效果不明显时试用人生长激素每天肌内注射 1 U，或直接改服二氮嗪，连服 5 天。近年报道长效生长抑素治疗能抑制胰岛素的释放和纠正低血糖。药物治疗效果不明显时需剖腹探查，发现胰腺腺瘤则须切除，如无胰腺瘤时则要切除 85％～90％的胰腺组织。

4.酮症性低血糖的治疗

以高蛋白、高糖饮食为主，在低血糖不发作的间期应监测尿酮体，如尿酮体阳性，预示数小时后将有低血糖发生，可及时给予含糖饮料，防止低血糖的发生。

5.激素缺乏者治疗

应补充有关激素。

6.糖原代谢病的治疗

夜间多次喂哺或胃管连续喂食，后者予以每天食物总热量的 1/3，于 8～12 小时连续缓慢滴入，尚可服用生玉米淀粉液，粉量每次 1.75 g/kg，每 6 小时 1 次，于餐间、睡前及夜间服用，可使病情好转。

7.枫糖尿症患者

饮食中应限制亮氨酸、异亮氨酸及缬氨酸含量，加服维生素 B_1，遇感染易出现低血糖时予以输注葡萄糖。

（刘　娜）

第四节　先天性甲状腺功能减退症

先天性甲状腺功能减退症简称先天性甲减，是由先天性甲状腺激素合成不足或其受体缺陷所致的先天性疾病。

一、病因

先天性甲减按病变部位可分为原发性和继发性。

（一）原发性甲减

原发性甲减由甲状腺本身的疾病所致。甲状腺先天性发育异常（甲状腺不发育、发育不全或异位）是最主要病因，约占 90%；其他病因有甲状腺激素合成障碍、甲状腺或靶器官反应低下，前者为甲状腺对垂体促甲状腺激素（TSH）无反应，后者是因甲状腺激素受体功能缺陷所致，均较罕见。

（二）继发性甲减

继发性甲减又称中枢性甲减，较为少见，病变部位在下丘脑和垂体，是由垂体分泌 TSH 障碍所致，常见于特发性垂体功能低下或下丘脑、垂体发育缺陷，其中，由促甲状腺激素释放激素（TRH）不足所致者较为多见。

（三）母亲因素

母亲服用抗甲状腺药物或母亲患自身免疫性疾病，存在抗 TSH 受体抗体，均可通过胎盘而影响胎儿，致使出生时甲状腺激素分泌暂时性缺乏，通常在 3 个月后甲状腺功能可恢复正常，故亦称为暂时性甲减。

（四）地方性先天性甲状腺功能减退症

多因孕妇饮食缺碘，使胎儿在胚胎期因碘缺乏，而导致甲状腺功能减退。

二、诊断

诊断主要依据临床表现和实验室检查。

（一）临床表现

1.新生儿期症状

患儿常为过期产，出生体重超过正常新生儿，生理性黄疸期延长，一般自出生后即有腹胀、便秘，易被误诊为巨结肠。患儿常处于睡眠状态，对外界反应迟钝，喂养困难，哭声低，声音嘶哑。体温低，末梢循环差，皮肤出现斑纹或有硬肿现象。以上症状和体征均无特异性，极易被误诊为其他疾病。

2.典型症

（1）特殊面容和体态：头大、颈短，皮肤苍黄、干燥，毛发稀少，面部黏液性水肿，眼睑水肿，眼距宽，鼻梁宽平，舌大而宽厚、常伸出口外。腹部膨隆，常有脐疝。患儿身材短小，躯干长而四肢短小，上部量/下部量＞1.5。

（2）神经系统：患儿动作发育迟缓，智能发育低下，表情呆板、淡漠，神经反射迟钝。

（3）生理功能低下：精神、食欲差，不善活动，体温低而怕冷，安静少哭，对周围事物反应少，嗜睡，声音低哑。脉搏及呼吸均缓慢，心音低钝，心电图呈低电压、P-R间期延长、T波平坦等改变。全身肌张力较低，肠蠕动减慢，腹胀和便秘多见。

3.地方性甲状腺功能减退症

（1）"神经性"综合征：以共济失调、痉挛性瘫痪、聋哑和智能低下为特征，但身体正常且甲状腺功能正常或仅轻度降低。

（2）"黏液水肿性"综合征：以显著的生长发育和性发育落后、黏液性水肿、智能低下为特征，血清甲状腺素（T_4）降低，TSH升高。约25％的患儿有甲状腺肿大，这两组症状有时会交叉重叠。

4.多种垂体激素缺乏症状

TSH和TRH分泌不足的患儿常保留部分甲状腺激素的分泌功能，因此临床症状较轻，但常有其他垂体激素缺乏的症状，如低血糖（促肾上腺皮质激素缺乏）、小阴茎（促性腺激素缺乏）或尿崩症（精氨酸加压素缺乏）等。

（二）辅助检查

1.新生儿筛查

足月新生儿出生72小时后、7天之内，并充分哺乳，足跟采血，滴于专用滤纸片上测定干血滤纸片TSH值；TSH＞20 mU/L时，再采集血清标本检测T_4和TSH以确诊。

2.血清甲状腺激素和TSH测定

血清游离甲状腺素（FT_4）浓度不受甲状腺结合球蛋白（TBG）水平影响。若血TSH增高、FT_4降低者，诊断为先天性甲减。

3.骨龄测定

可评估骨骺或小骨点出现与骨干愈合的年龄。

4.甲状腺B超

可评估甲状腺的发育情况，但对异位甲状腺判断不如放射性核素显像敏感，甲状腺肿大常提示甲状腺激素合成障碍或缺碘。多数患儿骨龄延迟。

5.放射性核素检查

采用静脉注射^{99m}Tc后，以单光子发射计算机体层摄影术检查患儿甲状腺有无异位、结节及其发育情况等。

（三）诊断标准

根据典型的临床症状和体征，若血TSH增高、FT_4降低，即诊断为先天性甲状腺功能减退症。若TSH正常或降低、FT_4降低，诊断为继发性或者中枢性甲减。若TSH增高、FT_4正常，可诊断为高TSH血症。高TSH血症的临床转归可能为TSH恢复正常、高TSH血症持续，以及TSH进一步升高，FT_4水平下降，发展到甲减状态。

三、治疗

（一）一般治疗

饮食需富含热量、蛋白质、维生素及微量元素，加强训练和健康教育。

（二）特异性治疗

无论是原发性或者继发性先天性甲减，一旦确定诊断应该立即治疗。

（1）对于新生儿筛查初次结果显示干血滤纸片 TSH 值超过 40 mU/L,同时 B 超显示甲状腺缺如或发育不良者,或伴有先天性甲减临床症状与体征者,可不必等静脉血检查结果,可以立即开始左甲状腺素钠(L-T$_4$)治疗。不满足上述筛查条件的阳性新生儿,应等待静脉血检查结果后再决定是否给予治疗。

（2）治疗首选 L-T$_4$,新生儿期先天性甲减初始治疗剂量 $10 \sim 15$ μg/(kg·d),每天 1 次,口服,尽早使 FT$_4$、TSH 恢复正常,FT$_4$ 在治疗 2 周内逐渐恢复,TSH 在治疗后 4 周内达到正常。对于伴有严重先天性心脏病患儿,初始治疗剂量应减少。治疗后 2 周抽血复查,根据血 FT$_4$、TSH 的浓度调整治疗剂量。在血清 FT$_4$、TSH 正常后,可改为每 3 个月 1 次;服药 $1 \sim 2$ 年后可减为每 6 个月 1 次。随访中监测血清 FT$_4$、TSH 变化和发育情况,随时调整剂量。

（3）在随后的随访中,甲状腺激素维持剂量需个体化。血 FT$_4$ 应维持在平均值至正常上限范围之内,TSH 应维持在正常范围内。L-T$_4$ 治疗剂量应随静脉血 FT$_4$、TSH 的浓度调整,婴儿期一般在 $5 \sim 10$ μg/(kg·d),$1 \sim 5$ 岁 $5 \sim 6$ μg/(kg·d),$5 \sim 12$ 岁 $4 \sim 5$ μg/(kg·d)。药物过量患儿可有颅缝早闭和甲状腺功能亢进症的临床表现,如烦躁、多汗等,需及时减量,4 周后再次复查。

（4）对于 TSH>10 mU/L,而 FT$_4$ 正常的高 TSH 血症患儿,复查后 TSH 仍然增高者应予以治疗,L-T$_4$ 起始治疗剂量可酌情减量,4 周后根据 TSH 水平调整。

（5）对于 TSH 始终维持在 $6 \sim 10$ mU/L 的婴儿的处理方案目前仍存在争议,在出生前几个月内 TSH 可有生理性升高。对这种情况的婴儿,需密切监测甲状腺功能。

（6）对于 FT$_4$ 和 TSH 测定结果正常,而总 T$_4$ 降低者,一般不需治疗。多见于 TBG 缺乏、早产儿或者新生儿有感染时。

（7）对于幼儿及年长儿下丘脑-垂体性甲减,L-T$_4$ 治疗需从小剂量开始。

（刘　娜）

第五节　先天性肾上腺皮质增生症

一、概述

先天性肾上腺皮质增生症(congenital adrenal hyperplasia,CAH)是一组以肾上腺皮质细胞类固醇激素合成障碍为主要特征的常染色体隐性遗传性病。总体发病率为 1∶（10 000～20 000）,因地区、人种和性别而异。目前已明确的皮质醇合成通路中酶的缺陷有 6 种类型,同一个酶的缺陷也可因突变基因型不同使酶的缺陷程度不一。以上因素使 CAH 的总体诊断和处理具有复杂性和多元性:包括了产前诊断,新生儿筛查,不同酶缺陷的诊治方式,婴儿期肾上腺危象的预防和处理,儿童期为保证正常线性生长的治疗,青春期为保证正常青春发育和远期生殖能力的处理,远期代谢并发症的预防和监控乃至心理和生活质量的干预。在婴儿早期,因肾上腺危象导致的死亡率可达 4%～10%,新生儿筛查和早期诊治可使死亡率下降。

二、病因

与所有酶缺陷的遗传代谢病一样,不同酶缺陷的 CAH 将发生相应类固醇激素（终产物）的缺乏和所缺陷酶的相应阶段的前体(中间代谢产物)堆积,以及旁路代谢亢进所致的产物增多,从而引起不同的相应症状(图 11-1)。目前较明确的 6 种酶的缺陷,分别发生不同的 CAH。其中最常见的是 21-羟化酶缺陷,占 95%;其次为 11-羟化酶缺陷、17α-羟基脱氢酶、17,20 裂解酶缺陷和3β-羟基脱氢酶缺陷,分别占 1% 左右;此外,还有胆固醇侧链剪切酶、类固醇快速调节蛋白(StAR)缺陷。近年还发现了肾上腺皮质氧化还原酶(POR)缺陷。这些酶所编码的基因均已被克隆,结构和功能的关系大多已明确,对指导临床诊治和遗传咨询有积极的指导意义。

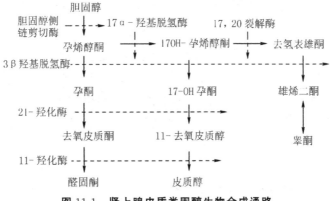

图 11-1 肾上腺皮质类固醇生物合成通路

三、诊断

按肾上腺皮质类固醇合成异常状况,CAH 总体可依据以下三大类临床表现作为诊断线索:婴幼儿期失盐、雄激素合成过多和雄激素合成不足致男性生殖器男性化不全和青春期发育障碍。不同类型 CAH 的酶缺陷的生化特征与临床表现的关系见表 11-2。

表 11-2 不同酶缺陷的 CAH 的类型临床、激素改变与生化异常

酶缺陷	21-OHD 失盐型	21-OHD 单纯性男性化型	11β-羟化酶	17α-羟基脱氢酶	3β-羟基脱氧酶	类脂性 CAH
编码基因	CYP21	CYP21	CYP11	CYP17	HSD3B2	StAR/CYP11A
激素缺陷表现						
皮质醇	↓↓	↓	↓	↓↓	↓	0
醛固酮	↓	N	↓↓↓	↓↓↓	↓↓	0
DHEAS	↑	N/↑	↑	↓↓↓	↑↑↑	0
雄烯二酮	↑↑	↑↑	↑↑↑	↓↓	↓	0
睾酮	↑	↑	↑	↓↓↓	↓	0
堆积底物						
17-OHP	↑↑↑	↑↑	↑	↓↓↓	N/↓	0
肾素活性	↑↑	N/↑	↓↓	↓↓↓	↑	↑↑↑
去氧皮质酮	↓	↓	↑↑	↑↑	↓	0
11-去氧皮质醇	↓	↓	↑↑	↓	↓	0
皮质醇	↓	↓	—	↑	↓	0
孕烯醇酮	—	—	—	—	—	±

续表

酶缺陷	21-OHD 失盐型	21-OHD 单纯性男性化型	11β-羟化酶	17α-羟基脱氢酶	3β-羟基脱氧酶	类脂性 CAH
17-孕烯醇酮	-	-	-	-	↑↑	0
临床表现						
失盐	+	-	-		+	+
高血压	-	-	+	+	-	-
间性外阴	+(F)	+(F)	+(F)	+(B)	+(B)	+(M)
外周性性早熟	+	+	+	-	-	-
青春发育障碍	-	-	-	+	+	+

注：+：y 有；-：无或不作为检测生化标记；F：女性；男性；B：两性；N：正常；0：不能检出

由于 21-羟化酶缺陷(21-OHD)是最常见的类型，以下内容主要介绍 21-OHD 的诊治。诊断需依据临床表现、内分泌激素检查综合判断，必要时进行基因诊断。

（一）临床症状和体征

1.失盐表现

21-OHD 失盐型患儿在生后 2～4 周内或婴儿早期发病，在有或无诱因时表现为急性低血容量性休克的肾上腺危象，未及时诊治可致命。部分患者的危象由应激因素诱发，如轻重不等的感染、外伤、手术甚至预防接种。慢性失盐表现为软弱无力、慢性脱水状态、发育缓慢、恶心、呕吐、腹泻和喂养困难。

2.雄激素合成过多表现

（1）女性患儿(46,XX)出生时有不同程度的外阴男性化。轻者出生时仅轻度阴蒂肥大，随年龄增加而加重。严重者阴蒂似阴茎，外阴酷似完全性阴囊型尿道下裂伴隐睾的男性（但有完全正常的女性内生殖器，如卵巢和子宫、输卵管等结构）。中间状态为阴蒂肥大伴不同程度的大阴唇背侧融合和阴囊化；尿道、阴道分别开口或共同一个开口。迟发型患儿在青春期因多毛、阴毛早生、阴毛浓密和（或）似男性倒三角状分布、嗓音低沉，甚至无女性性征发育或原发性闭经就诊。

（2）男性患儿(46,XY)出生时外阴无明显异常，使新生儿期失盐危象时因这些情况而忽视了对本症的诊断。2 岁后开始（早晚不一）发生阴茎增大伴阴毛早生等外周性性早熟表现。

（3）不论男女，幼儿期都可有体毛增多、阴毛早生和痤疮。

3.其他表现

不同程度的皮肤、黏膜颜色加深，位于齿龈、外阴、乳晕、掌纹和关节皱褶部位；部分患儿可无皮肤、黏膜颜色加深。

4.不同型别的表现

典型的 21-OHD 大多以失盐或伴雄激素过多表现起病，但因基因型复杂使临床表现呈现出轻至典型严重的宽阔谱带。结合诊治需要，一般将 21-OHD 分为 3 个类型。

（1）盐型：呈严重失盐伴不同程度的雄激素增高表现。

（2）单纯男性化型：以不同程度的雄激素增高为主要表现，无明显失盐。应激事件可诱发危象。

（3）非典型或称迟发型：一般无症状，多因阴毛早生、骨龄提前或月经稀发，原发性或继发性闭经等就诊。

（二）辅助检查

1.染色体核型分析

对有失盐危象的新生儿或婴儿,不论有无外阴性别模糊,都需做染色体核型分析。某些伴肾上腺发育缺陷的患儿可以是 46,XY 的性发育障碍(DSD),如 SF-1(NR5A1)基因突变的男性患儿,以失盐起病,外阴可以完全似女性。

2.生化改变

典型的 21-OHD 失盐型患儿未经皮质醇补充治疗或替代不足时有不同程度的低钠血症和高钾血症,可伴有酸中毒和低血糖。血容量不足且有高钾血症时拟似失盐型的 CAH。

3.内分泌激素

(1)血清皮质醇和 ACTH:早上 8 时皮质醇低下、ACTH 升高支持原发性皮质醇合成减少。但酶活性降低程度轻者,两者都可以在正常范围内,尤其在非应激情况下。对 3 个月龄以下,睡眠-觉醒节律未建立的婴儿,不强调早上 8 时抽血,在患儿白天醒觉时抽血为宜。

(2)血清 17-OHP:17-OHP 升高是 21-羟基脱氢酶缺陷重要的激素改变;是诊断和治疗监测的重要指标。17-OHP 基础值因年龄、性别和酶缺陷类型和程度而异,需参照按年龄的正常参照值判断。该激素有昼夜的变化,一般上午较高,故血标本不迟于早上 8 时抽取为宜。

按欧洲内分泌学会临床指导委员会发布的 21-羟化酶缺陷的临床应用诊治指南,17-OHP 对诊断 21-OHD 的参照值如下。

按基础的 17-OHP 值划分为 3 个区段指导诊断和分型:①17-OHP＞300 nmol/L 时考虑为典型的 21-OHD(包括失盐型和单纯男性化型)。②17-OHP 在 6～300 nmol/L 时考虑为非典型。③17-OHP＜6 nmol/L 时不太支持 CAH 或为非典型的。但临床拟诊断时,则将和第 2 种情况一样,均需做 ACTH 激发试验,按激发值判断。对第 2、3 种基础值需做激发试验时,按 ACTH 激发后的 17-OHP 建议判断,临界值为 17-OHP＞300 nmol/L 时考虑为典型的 21-OH 缺陷,在 31～300 nmol/L 时考虑为非典型的 21-OH 缺陷,17-OHP＜50 nmol/L 时不支持 21-OH缺陷的诊断,或考虑为杂合子携带者(需基因诊断确定)。

(3)血清雄激素:雄烯二酮、硫酸去氢表雄酮(DHEAS)和睾酮在测值时需注意年龄变化规律,尤其是男孩宜按照按年龄的正常参照值判断。21-OHD 患儿改变较敏感和显著升高的是雄烯二酮,其次是睾酮。DHEAS 升高的敏感性和特异性不强。

男孩生后 7～10 天内因胎儿睾丸受胎盘 HCG 影响,血清雄激素可达青春期水平。其后下降,至 1 个月后又可因小青春期再度升高,但此时还可伴 LH 和 FSH 的升高。

(4)肾素-血管紧张素和醛固酮:典型失盐型 21-OHD 患者的肾素活性(PRA)升高,但它并非是诊断 21-OHD 的特异性指标。而 PRA 低下时可除外 21-OHD 的诊断。对单纯男性化型的21-OHD 患者,PRA 升高是 9α-氟氢可的松替代的依据。醛固酮低下支持 21-OHD,但至少有1/4 的 21-OHD 患儿的醛固酮在正常范围内。如 PRA 和醛固酮在"正常范围"不能排除 21-OHD的诊断。新生儿和小婴儿有生理性醛固酮抵抗,测得高值时易被误导。

4.影像学检查

对出生时性别模糊者应按性发育障碍(DSD)的诊断流程,在生后 1 周内做 B 超检查有无子宫(女性患儿因受母亲雌激素影响,在生后 2 周内子宫增大,B 超能清晰显示)。这在染色体核型分析结果出来之前对性别判别有参考意义。儿童期起病者,B 超、CT 或 MRI 等可显示双侧增大的肾上腺,可与肾上腺肿瘤或其他肾上腺发育不良、萎缩所致的皮质醇降低鉴别;部分小婴儿和新生儿也可见增大，但也可以是正常大小。如 MRI 显示肾上腺有类脂样密度，可提示类脂增生性 CAH 诊断。

5.基因检测

对临床高度怀疑，但实验室检查结果不典型者，可做相应的基因检测以获确诊。

（三）分型

按照临床和实验室检查结果，综合判断诊断不同 CAH 类型和 21-OHD 的相应分型，以制订治疗方案。不同类型的 CAH 的临床和生化、内分泌激素改变，因酶缺陷不同而异。部分类似21-OHD，但有些可以低雄激素血症为主要就诊原因。

四、鉴别诊断

21-OHD 的鉴别诊断应考虑与其他类型的 CAH 鉴别，并与非 CAH 的皮质醇合成减少的疾病鉴别。

（一）21-OHD 与其他类型的 CAH 的鉴别

有 17-OHP 升高的 CAH 类型的鉴别诊断如下。

1. 11-羟化酶缺陷

11-羟化酶缺陷是首个需鉴别的。它也有高雄激素血症，不但无失盐，反而表现为水钠潴留和高血压、高血钠、低血钾、肾素-血管紧张素低下，类似醛固酮增多症。

2.P450 氧化还原酶缺陷（POR）

该酶缺陷也有 17-OHP 升高。女孩出生时外阴男性化（宫内雄激素代谢异常），但生后不再加重；常有肾上腺危象。POR 患者的雄激素低下是与 21-OHD 的重要鉴别点。

（二）肾上腺皮质肿瘤

儿童肾上腺皮质肿瘤常表现为性激素分泌增多，伴或不伴皮质醇分泌增多。肿瘤患儿皮质醇可正常或升高，但 ACTH 明显低下是鉴别要点。在新生儿或婴儿早期发病者多以高雄激素血症表现起病，并可伴有 17-OHP 升高。因肿瘤细胞内 P450 酶系的表达是无序的，雄激素升高的种类不平衡，如 DHEA 在肿瘤可显著升高而有别于 21-OHD。虽然影像学检查可以发现肿瘤，但因受检查设备分辨的敏感度和特异度，以及肿瘤大小、性质和部位的影响，单次影像学结果可能不会发现肾上腺占位病变。对暂不能除外肿瘤，但雄激素不能被地塞米松抑制，以及高雄激素临床表现呈进展性的患儿需复查和密切随诊。

（三）其他病因的先天性肾上腺发育不良

其他遗传性肾上腺发育缺陷疾病也可在新生儿或婴儿早期以失盐危象发病。导致肾上腺发育不良的遗传性疾病有甾体生成因子-1（steroidogenic factor-1，SF-1，NR5A1）基因突变。46,XY患儿，表型女性或间性，尿生殖窦永存，不同程度的睾丸发育异常，可有异常的米勒管和华氏管结构。另一个在男孩常见的遗传性肾上腺发育缺陷是核受体转录因子-1（nuclear receptor transcription factors，DAX-1/NR0B1）基因突变，呈 X-性连锁遗传。除肾上腺皮质醇减低外，青春期伴低促性腺激素性性腺功能异常，无高雄激素血症。但在小青春期年龄，雄激素可与正常儿类同。

（四）单纯性阴毛早发育

在儿童期呈阴毛早生起病的 21-OHD 需与单纯性阴毛早发育鉴别，尤其是女孩。鉴别意义在于单纯性阴毛早发育不需要治疗，但如果是不典型 21-OHD，则要按需干预。ACTH 激发后的17-OHP测值是主要诊断依据。

五、治疗

21-OHD 和所有类型的 CAH 的主要治疗是补充皮质醇。治疗的目标是防止肾上腺危象及抑制 21-OHD 和 11-OHD 的高雄激素合成,以保证未停止生长的个体有尽可能正常的线性生长和青春发育;对已发育者需最大限度地维护正常生殖功能。对非典型的患儿一般不需治疗,除非症状明显,如骨龄快速进展或明显的高雄激素血症和继发性多囊卵巢综合征等。

（一）长期补充治疗方案

为避免对生长的抑制,对未停止生长的患儿,应该使用氢化可的松,不宜应用长效的制剂(如泼尼松、甲泼尼龙,甚至地塞米松)。按体表面积计算出的一天总量至少应分 3 次给予。对失盐型,除了氢化可的松外,必须联合应用作用强的 9α-氟氢可的松(表 11-3)。氟氢可的松的剂量一般可按表 11-3 给予,但剂量宜个体化,范围为 30～70 μg/d,酌情可用至 150 μg/d,对严重的难以控制的失盐可酌情再增。应用氟氢可的松,尤其用量大时,须严密监测临床和生化改变,防止过量导致的不良反应(如低血钾、血压升高等)。对 2 岁以下患儿还需额外补充氯化钠 1.0～3.0 g/d。有应激事件时需增加氢化可的松的剂量,如发热、感染性疾病、手术麻醉、外伤或严重的心理情绪应激。

表 11-3　未停止生长的 21-OHD 患者的皮质醇治疗建议

药物	总剂量	每天分配
氢化可的松	10～15 mg/(m² · d)	3 次/天
氟氢可的松	0.05～0.20 mg/d	1～2 次/天
氯化钠补充	1～2 g/d(婴儿)	分次于进食时

对已达成年身高的患者可以个体化地应用长效的皮质醇制剂(表 11-4),但需严密监测有无库欣综合征的表现。对失盐型,即使达到成年身高,氟氢可的松也需照旧补充。

表 11-4　已达成年身高 21-OHD 患者的皮质醇治疗建议

皮质醇制剂	建议剂量(mg/d)	每天分次
氢化可的松	15～25	2～3 次
泼尼松	5.0～7.5	2 次
泼尼松龙	4～6	2 次
地塞米松	0.25～0.50	1 次
氟氢可的松	0.05～0.20	1 次

（二）治疗监测

确诊后开始补充治疗,6 个月内及 1 岁以下患儿宜每 3 个月复诊一次。情况稳定后酌情 4～6 个月复诊 1 次。皮质醇剂量按体重和激素控制状态调节。

1.临床体格生长指标

定期检测身高、体重和第二性征的发育。生长速度过快或 6 岁前呈现第二性征提示雄激素控制欠佳,应及时做性腺轴相关检查,了解是否并发中枢性性早熟。2 岁起监测骨龄,6 岁前一般一年一次,但线性生长速度过快和激素控制不佳者需 4～6 个月复查。

2.内分泌激素检测

基础的 17-OHP 是主要的治疗监测指标,需在清晨服用皮质醇前抽血。雄烯二酮最能反映雄激素控制状态,抽血时间对测定值影响不大。总体建议不需将雄激素和 17-OHP 抑制得完全"正常"甚至低下,合适的目标是使各指标稍高于"正常"范围。应用氟氢可的松者应定期监测肾素活性基础值(一般一年 1 次),控制 PRA 在正常范围。ACTH 和皮质醇不是常规监测指标。

3.睾丸和肾上腺的影像学检查

男孩自 4 岁起每年做 B 超检查睾丸,以明确是否有睾丸残余瘤发生。激素指标控制不良者需做肾上腺的 CT 或 MRI 检查,以发现有无肾上腺结节样增生甚或腺瘤形成。

(韩彦霞)

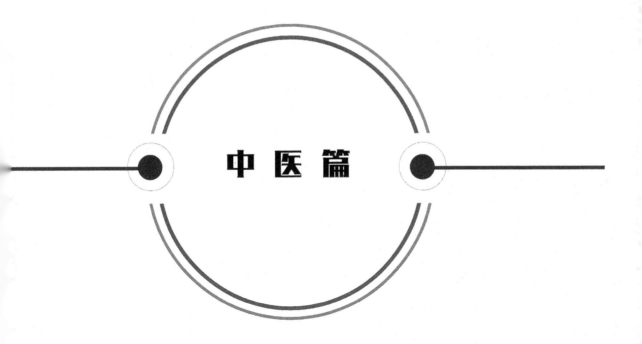

中医篇

第十二章 新生儿疾病

第一节 脐 风

一、概述

脐风在现代医学又称为新生儿破伤风,是由分娩断脐不当、脐部创口感染破伤风杆菌所引起的急性疾病,以阵发性抽搐、牙关紧闭、苦笑面容、角弓反张、舌体强硬、口角外牵为主要特征。本病一般都在感染后的4~7天发病,所以又称为"四六风""七朝风"。本病预后极为不良,死亡率很高。

二、病因病机

本病多由接生时断脐不洁造成。风毒水湿之邪由脐入侵,内窜血脉,流入于心,则心神不安,烦躁多啼,吮乳口松。经脉受阻,营卫壅滞,气血不运,从而肝风内动,故见口角牵引,颈项强直,撮口唇青,角弓反张,四肢抽搐等症。气滞血瘀,痰随内生,阻塞气道,故见面青唇紫,喉头痰阻,呼吸喘促等症。

三、诊查要点

(1)在新生儿出生4~7天发觉吮乳无力、口松,出现进行性吮乳困难、牙关紧闭、开合不利。
(2)颜面肌肉痉挛,呈苦笑面容,甚则四肢抽搐,角弓反张。
(3)接生断脐有污染史(使用未经消毒的器械断脐)。

四、辨证论治

本病病情发展迅速,初期患儿多表现为精神烦躁、啼哭不宁、吮乳口松。上述症状经短时间即进入发作期。全身痉挛,牙关紧闭,唇口撮合不张,舌体强硬,时吐白沫,啼声不出,吞咽困难,口眼面颊收缩牵引,呈苦笑面容。重者面青唇紫,颈项强直,角弓反张,四肢抽搐,喉头痰阻,呼吸喘促,汗出不止而导致死亡。古人认为本病"最为恶候"。因此,发病后,应立即采取中西医结合措施进行抢救。

治法:宣通经络,搜风镇痉。

主方:撮风散、蝉蝎散。

用法:每次 0.5～1.0 g,每日 3～4 次,用竹沥水调服。同时注射破伤风抗毒素。

随证加减:若大便干结,腹胀满者,可加用牵牛子、生大黄等份为末,混合,每次 0.5～1.0 g,每日 2～3 次,以通大便逐秽毒。

五、其他疗法

(一)灯火灸

以草纸一张,卷成条状,蘸麻油点燃,用右手示指和拇指分开于穴位两边,右手将草纸条燃着端向拇指敲击。一般在囟门、眉心、人中、承浆、少商穴各一燋。脐轮周围六燋。脐带未落时,在脐带口一燋;脐带已落,则在脐眼一燋。共十三燋。

(二)蒜灸

蒜灸适用于脐带落后。以蒜 30 g 捣烂,捏成饼子,纳于脐上。以艾火灸 5～6 壮,灸后以艾绒捏成铜钱大一块,纳于脐上,外以布膏药封贴之。

六、预防

(1)普及新的接生方法,断脐时严格执行操作规程,重视脐带残端的清洁护理。

(2)遇有紧急接生,无消毒包时,可将剪刀在火上烧红冷却后使用,并将脐带留长 4～5 cm,以争取进一步处理。

(3)对已经处理而消毒不完善的应尽快(24 小时内)将脐带远端剪去一段,重新结扎处理。

(4)新生儿七天以内,用蝉衣 3 个,薄荷 1 g,灯芯 3 寸,煎汤加红糖冲服,每日 1 剂代茶。

(附方)

(1)撮风散(《证治准绳》):炙蜈蚣 1 条,钩藤 5 g,水飞朱砂 3 g,蝎尾 3 g,麝香 0.3 g,僵蚕 3 g,为末。每次服 0.3～0.6 g,每日 3～4 次,竹沥汁调下。

(2)蝉蝎散:蝉衣、全蝎等份,为末。每次服 0.3～0.6 g,每日 3～4 次。

(邓传超)

第二节 胎 黄

一、概述

胎黄又称"胎疸",亦称"新生儿黄疸",是指新生儿三四天内皮肤、黏膜及巩膜出现黄疸,一般在 10 天左右黄疸自行消退,即通常所谓"生理性黄疸",不需治疗。若黄疸逾期不退、黄色加重,则为病理性黄疸。

二、病因病机

本病因妊娠时母体内蕴湿热,传于胎儿。由于小儿脏腑娇嫩,形气未充,脾运不健,湿热未能输澄,伏于内,郁于肝胆,外溢于肌表发为黄疸。若黄色长期不退,湿热之邪炽盛,其色深如橘黄,则为阳黄;若因脾阳不足,寒湿内阻,堵阻胆道,则肌表多黄而晦暗,而致迁延不愈,或肚大筋青称为阴黄。

三、诊查要点

(1)新生儿出生后皮肤发黄,如10天后黄色不退,反而加深者,属病理性黄疸。

(2)若黄疸持续不退而加深,大便颜色灰白,应考虑先天性胆道畸形及新生儿肝炎之可能。

(3)如肝、脾迅速增大、黄疸逐步加深、有严重贫血,应考虑溶血性黄疸的可能。

(4)必要时进行血清胆红素浓度检查、肝功能检查。

(5)观察黄疸色泽,橘黄为湿热(阳黄),暗黄为寒湿(阴黄)。

四、辨证论治

治则:如属生理性黄疸,一般不予治疗。若面目皮肤发黄逐渐加深,可按胎黄治疗。

(一)湿热黄

面目皮肤发黄,其色鲜明,如橘子皮色,时烦或精神尚可,或伴有发热,腹部有胀满感,大便干结,小便色深黄。舌苔黄而腻。

治法:清热利湿。

主方:茵陈蒿汤加减。

常用药:茵陈10 g、山栀6 g、茯苓10 g、木通2 g、甘草3 g。

随证加减:①大便干结者,加大黄3 g、枳实3 g。②烦躁发热,舌质红绛者,加生地、丹皮、赤芍各6 g。③肝大明显者,加丹参、桃仁各6 g,红花3 g。

(二)寒湿黄

病程较久,面目、皮肤发黄,逐渐加深,其色晦暗,精神委顿,哭声低微,拒乳或吮乳无力,大便不实、色灰白,舌苔白腻。

治法:温中利湿。

主方:茵陈理中汤加减。

常用药:茵陈、党参、白术、茯苓各10 g,干姜2 g,甘草3 g,当归6 g。

随证加减:①恶心泛乳,去党参,加姜半夏3 g、炒麦芽10 g。②四肢欠温,脉细者,加熟附子3 g。③肝大腹胀者,加丹参6 g,木香、大腹皮各5 g。

单方草药:①茵陈10 g,车前草15 g,煎汤代茶。适用于湿热胎黄。②茵陈、蒲公英各10 g,白茅根30 g,水煎服。③柳树枝叶15 g(新鲜),水煎服,连服7～10天。④生地4 g,牛乳炖服。

(附方)

(1)茵陈蒿汤(《伤寒论》):茵陈、山栀、大黄。

(2)茵陈理中汤(《张氏医通》):甘草、人参、白术、干姜、茵陈蒿。

(邓传超)

第三节 脐部疾病

一、概述

婴儿出生后,由于断脐结扎不洁,或脐部护理不当,或啼哭过度等多种原因,可引起脐部各种疾病。临床较常见的有脐疮、脐血、脐突等。1949 年以来,由于新接生法的普遍推广、卫生知识的普及,这类疾病已大大减少。

二、病因病机

(一)脐疮(新生儿脐炎)

断脐之后,护理失当,如尿布浸渍,沐浴湿侵,或为衣被摩擦,或为秽浊不洁之物所染,毒邪留脐,酿成炎症,产生脐部赤肿,甚则脓液流溢。

(二)脐血(新生儿脐出血)

断脐留带过短,干缩线结脱落;或胎热内盛,血络受损,迫血妄行,而致脐部出血。多见于脐带脱落前后,渗血不止。如血出不止,可危及生命。

(三)脐突(新生儿脐疝)

脐突多由断脐后,啼哭过度,或剧烈咳嗽,气冲于脐,而为脐部外突,酿成脐疝。

三、诊查要点

(1)断脐后,脐部有无污染史。

(2)脐部有无红肿灼热,有无圆形膨出。

(3)有无突然高热、烦躁、昏迷、抽风等症。

(4)脐带结扎后或脐带脱落后,脐带有无血性渗出。

四、辨证论治

(一)脐疮

脐孔湿润或有红肿灼热,或有脓液溢出,有秽气。

治法:清热渗湿。

主方:银花甘草汤加味。

常用药:银花 10 g、六一散 10 g、绿豆衣 6 g、蒲公英 12 g。

随证加减:①发热、烦躁加黄连 1 g。②外用 20%黄连油膏,如脓液不多,可用青黛散干撒或麻油调敷脐部。

(二)脐血

脐部渗血,其色鲜红,或身热烦躁,面红唇焦。

治法:凉血止血。

主方:茜根散。

常用药:茜根炭、地榆、鲜生地、当归各 10 g,黄芩 6 g,鲜茅根 15 g。

随证加减:①烦躁不安加山栀 10 g、黄连 1 g。②面色㿠白、口唇舌淡者,去生地、黄芩,加党参、黄芪各 10 g。③外搽龙骨散或白石脂末。

(三)脐突

脐部囊状突出,虚大光浮,大如胡桃,以手按之肿物可以推回腹内,但当抬手又复膨出,啼哭叫闹时更为明显。

治法:行气散结。

主方:导气汤。

常用药:川楝子 6 g、小茴香 6 g、木香 2 g、吴茱萸 1 g、山楂 6 g、枳壳 5 g。

脐突应减少哭闹,脐部可用纱布包压,但不宜太紧,绝大多数可以自愈。如患儿年龄在 2 岁以上,疝环直径在 2 cm 以上者,应考虑手术修补。

(附方)

(1)银花甘草汤(经验方):银花 9 g、甘草 3 g。

(2)青黛散(经验方):青黛 6 g、石膏 12 g、滑石 12 g、黄柏 6 g,研末,和匀使用。

(3)茜根散(《证治准绳》):茜根、地榆、生地黄、当归、栀子、黄芩、黄连、水牛角。

(4)龙骨散(经验方):龙骨、枯矾等份,共研细末。

(5)导气汤(《汤头歌诀》):川楝子、茴香、木香、吴茱萸。

(邓传超)

第四节　尿布皮炎

一、概述

尿布皮炎俗称"红屁股",因尿布潮湿、粗糙或不洁引起,为新生儿常见的皮肤炎症。

二、病因病机

小儿皮肤娇嫩,尿布潮湿浸渍过久,湿毒乘虚袭入,发于臀部肌表,而为焮红、粗糙;重则有丘疹、疱疹甚至脓疱形成。

三、诊断依据

臀部皮肤焮红、粗糙、丘疹,甚则有脓疱出现。

四、检查要点

检查臀部以外皮肤有无发红、出疹的情况,以区别其他皮肤疾病。如有发热,需查血常规,观察有无并发败血症。

五、辩证

尿布皮炎,轻则臀部皮肤焮红,丘疹、疱疹,重则有脓疱形成,擦破后有水液渗出,多见于尿布覆盖的部位。

六、治则

本病内服药以清热解毒为主,结合外敷中药粉,以保持局部皮肤干燥。

七、主方

银花甘草汤加味:银花、绿豆衣各三钱,甘草一钱。煎汤代茶,连服 3～5 天。或用六种丸,每日 2 次,每次 2 丸,开水送下。

八、外用药

以青黛粉或松花粉于换尿布后外扑臀部,对有脓疱渗液者,配以黄连油膏外搽。切勿用肥皂水洗屁股,以免刺激皮肤。

(附方)

(1)银花甘草汤:银花、甘草。

(2)六神丸(经验方):珍珠粉、雄黄、冰片、麝香、牛黄、蟾酥,法制为丸,如芥子大,百草霜为衣。

(3)黄连油膏(经验方):黄连、凡士林。黄连 20 g、凡士林 80 g,黄连水煎 3 次滤出液体,浓缩 20 mL,加入凡士林中拌匀即成。

(邓传超)

第十三章 脾胃系疾病

第一节 泄 泻

一、定义

因外感时邪或内伤饮食而致大便次数增多、粪质稀薄(或如水样)的疾病称为泄泻。如病久不愈,常可导致疳证。

二、辨证

大便次数增多,每日 3～5 次,多则达 10 次以上,呈淡黄色,如蛋花汤样,或色褐而臭,可有少量黏液。或伴有恶心、呕吐、腹痛、发热、口渴等症。重症腹泻及呕吐较严重者,可见小便短少、体温升高、烦渴神萎、皮肤干瘪、囟门凹陷、眼窝下陷、啼哭无泪、口唇樱桃红色、呼吸深长、腹胀等。重症腹泻者有脱水、酸碱平衡失调及电解质紊乱。

(一)常证

1.伤食泻

大便酸臭,状如败卵,腹部胀满,口臭纳呆,泻前腹痛哭闹,多伴恶心呕吐。舌质红,舌苔厚腻,脉滑有力。

2.风寒泻

大便清稀,色淡夹泡沫,臭气不甚,每日 3～5 次或 5～6 次,便前腹痛肠鸣,或兼有恶寒发热,舌苔白腻。

3.湿热泻

泻如水样,每日数次或数十次,色褐而臭,可有黏液,肛门灼热,小便较短,发热口渴,舌质红,苔黄腻,脉数。

4.脾虚泻

大便稀溏,多于食后作泻,色淡不臭,反复发作,时轻时重,面色萎黄,肌肉消瘦,神疲倦怠,舌淡苔白脉细。

5.脾肾阳虚泻

久泻不愈,大便清稀,或完谷不化,每日 3～5 次或更多,或伴脱肛,形寒,肢冷,面色苍白,精神萎靡,睡时露睛,舌淡,苔白,脉沉细。

（二）变证

1.气阴两伤

泻下无度,神萎不振,四肢乏力,眼眶,囟门凹陷,甚则腹凹如舟,皮肤干燥消瘦,心烦不安,啼哭无泪,口渴引饮,小便短赤,甚则无尿,唇红而干,舌红少津,苔少或无苔,脉细数。

2.阴竭阳脱

泻下不止,便稀如水,次频量多,精神萎靡不振,表情淡漠,面色青灰或苍白,四肢厥冷,多汗,气息低微,舌淡,苔薄白,脉沉细欲绝。

三、检查

大便镜检可有脂肪球,少量红细胞、白细胞。大便病原体检查可有致病性大肠埃希菌生长,或分离出轮状病毒等。

四、治疗

（一）辨证用药

1.常证

（1）伤食泻。

治法:消食化积,理气降逆。

代表方剂:保和丸。

（2）风寒泻。

治法:疏风散寒,化湿止泻。

代表方剂:藿香正气散。

（3）湿热泻。

治法:清热利湿止泻。

代表方剂:葛根芩连汤。

（4）脾虚泻。

治法:健脾益气,助运止泻。

代表方剂:参苓白术散。

（5）脾肾阳虚泻。

治法:健脾温肾,固涩止泻。

代表方剂:附子理中汤合四神丸。

2.变证

（1）气阴两伤。

治法:益气养阴。

代表方剂:人参乌梅汤。

（2）阴竭阳脱。

治法:回阳固脱。

代表方剂:参附龙牡救逆汤。

（二）其他疗法

1.中成药

(1)藿香正气水:用于风寒泻。每次 5 mL,每日 3 次。

(2)附子理中丸:用于脾肾阳虚泻。每次 0.3 g,每日 2 次。

2.针灸

主穴取足三里、中脘、天枢、脾俞。配穴取内庭、气海、曲池。

3.推拿

伤食泻,揉外劳宫,清板门,清大肠,摩腹,揉足三里。每穴 5～15 分钟,每日 1 次;风寒泻,揉外劳宫,推三关,摩腹,揉脐,灸龟尾。每穴 5～15 分钟,每日 1 次;湿热泻,推天河水,推上三关,揉小天心,揉内、外劳宫,清大肠。每穴 5～15 分钟,每日 1 次;脾虚泻,补脾经,补大肠,揉足三里,摩腹,推上七节骨。每穴5～15 分钟,每日 1 次。

4.外治法

用吴茱萸、丁香、胡椒研末,用醋或食用油调,外敷于脐部。

(1)外感引起者可伴有发热,查体见颌颐下淋巴结肿大。

(2)血常规检查白细胞及中性粒细胞偏高。

（邓传超）

第二节 口 疮

一、定义

口疮以口腔黏膜、舌、齿龈、口角、两颊及上颚等处出现大小不等的黄白色溃疡为特征,并疼痛流涎,或伴发热。本病可单独发生,也可伴发于其他疾病之中。

二、辨证

口腔黏膜、舌、齿龈、口角、两颊及上颚等处出现黄白色溃疡点,大小不等,甚则满口糜腐,疼痛流涎。

（一）风热乘脾

以口颊、上颚、齿龈、口角溃疡为主,甚则满口糜烂,周围焮红,疼痛拒食,烦躁哭闹,口臭、流涎,小便短赤,大便秘结,或伴发热,舌红,苔薄黄。

（二）心火上炎

舌面、舌边、舌尖溃烂,色赤疼痛,心烦不安,口干欲饮,小便短黄,舌尖红,苔薄黄。

（三）虚火上炎

口腔溃烂,周围色不红或微红,疼痛不甚,反复发作或迁延不愈,神疲颧红,口干不渴,舌红,苔少或花剥。

三、检查

或正常。

四、治疗

(一)辨证用药

1.风热乘脾

治法:疏风清热解毒。

代表方剂:凉膈散。

2.心火上炎

治法:清心泻热。

代表方剂:泻心导赤汤。

3.虚火上炎

治法:滋阴降火,引火归元。

代表方剂:六味地黄丸加肉桂。

(二)其他疗法

1.中成药

(1)瓜霜退热灵:用于实火口疮。每次 1/2～1 片,口服,每日 3 次。

(2)知柏地黄丸:用于虚火口疮。每次 1/3～1 丸,口服,每日 3 次。

2.外治

(1)冰硼散:少许,涂敷患处,每日 2～3 次。用于心火上炎证。

(2)吴茱萸粉 2 g、陈醋 2 mL、蜂蜜 2 g,调成糊状,直接贴敷于两足涌泉穴,外用纱布、胶布固定,每天调换 1 次。3 次为 1 个疗程,用于虚火证。

(邓传超)

第三节 乳 蛾

乳蛾又名喉蛾、喉鹅、双蛾风,是由邪客咽喉、核内血肉腐败所致。临床以咽喉两侧喉核红肿疼痛、吞咽不利为特征。因其红肿,形状似乳头或蚕蛾,故名乳蛾。临床有急性和慢性之别,急性并有脓性分泌物者,称烂喉蛾,慢性者称木蛾或死蛾。

乳蛾的病名,初见于金张从正《儒门事亲·喉舌缓急砭药不同解二十一》的"单乳蛾,双乳蛾……结薄于喉之两旁,近外肿作,因其形似,是为乳蛾。"在其他古籍中尚可见到肉蛾、连珠蛾、乳蛾、喉结、喉风、乳蛾核、蛾子等相关病名。

乳蛾相当于西医学中的扁桃体炎,4 岁以上的小儿发病率较高,一年四季均可发病。小儿症状比成人症状重,常伴有高热。本病如治疗得当,一般预后良好。若病程较长,可迁延不愈或反复发作,容易并发鼻窦炎、中耳炎、颈淋巴结炎等并发症,偶尔可伴发急性肾炎、风湿热或败血症等。

一、病因病机

本病的病因,急乳蛾者主要责之于风热侵袭与脾胃积热,慢乳蛾者主要责之于肺肾阴亏、虚火上炎。风热邪毒从口鼻而入,咽喉首当其冲,风热外侵,肺气不宣,肺经风热循经上犯,结聚于咽喉而发为乳蛾。又因咽喉为胃之系,脾胃有热,胃火炽盛,上冲咽喉,搏结于喉核,致咽喉肿痛发为乳蛾。久病失治,或温热病后,阴液亏损,余邪未清,以及素有肺肾阴亏,虚火上炎,与余邪互结喉核,发为慢乳蛾。

总之,乳蛾因致病因素及病程长短的不同,其病情有虚实之分。急乳蛾多为风热侵袭,肺胃热盛,内外邪热相搏,一派热象,为实证。慢乳蛾多为久病失治或肺肾阴亏,虚火上扰,正虚邪恋,为虚证。

二、临床表现

(一)症状体征

1.发热

体温多在38～39 ℃,一般持续3～5天。扁桃体炎化脓时,体温可高达40 ℃以上,可伴畏寒等症状。

2.咽痛

初起时为一侧咽痛,可发展至对侧,吞咽或咳嗽时咽痛加重。慢性者,咽痛反复发作。

3.其他

常伴有头痛、四肢无力、易疲乏等全身症状。

4.体检

咽部黏膜弥漫性充血,以扁桃体及两腭弓最为显著。扁桃体肿大,在其表面可见黄白色点状脓疱,或隐窝口处有豆腐渣样物渗出。一侧或双侧下颌角淋巴结肿大。

(二)理化检查

(1)细菌性扁桃体炎:外周血白细胞总数升高,中性粒细胞比例升高,甚至可出现核左移现象,咽拭子培养及涂片可获致病菌。

(2)病毒性扁桃体炎:白细胞总数偏低或正常。

三、诊断与鉴别诊断

(一)诊断

《中医病证诊断疗效标准》拟定乳蛾的诊断依据如下。

(1)以咽痛、吞咽困难为主要症状。急乳蛾有发热,慢乳蛾不发热或有低热。

(2)急乳蛾起病较急,病程较短;反复发作则转化为慢乳蛾,病程较长。

(3)咽部检查:①急乳蛾,扁桃体充血呈鲜红或深红色肿大,表面有脓点,严重者有小脓肿。②慢乳蛾,扁桃体肿大,充血呈暗红色,或不充血,表面有脓点,或挤压后有少许脓液溢出。

(4)急乳蛾及部分慢乳蛾患儿白细胞总数及中性粒细胞升高。

(二)鉴别诊断

1.烂喉痧

烂喉痧即猩红热。起病较急,初期即发热,咽喉部红肿疼痛,甚则腐烂,引饮梗痛,发热1天后出现弥漫性猩红色皮疹。全身症状明显,病程中可出现杨梅舌及环口苍白圈。

2.喉关痈

发生在扁桃体周围及其附近部位的脓肿,包括西医学的扁桃体周围脓肿、咽后壁脓肿等疾病,病变范围较乳蛾大。临床以局部疼痛、肿胀、嫩红、化脓,并伴有恶寒发热、言语不清、饮食呛咳等为特征。检查见扁桃体周围红肿隆起,触痛明显。病情发展迅速,往往导致吞咽、呼吸困难。

3.咽白喉

发病较缓,轻度咽痛,扁桃体及咽部见灰白色的假膜,不易擦去,强行擦去容易出血,并很快再生,颈淋巴结肿大明显,咽拭子培养或涂片可检出白喉杆菌。

4.溃疡膜性咽峡炎

多以局限性炎症反应和溃疡形成、轻度发热、全身不适及咽痛为主。溃疡多位于一侧扁桃体上面,覆盖污秽的灰白色假膜,周围黏膜充血肿胀,病变部位取活组织显微镜检查或微生物培养可发现梭形杆菌及螺旋体。

四、辨证论治

(一)辨证思路

(1)本病的辨证首先需辨急慢、虚实之不同。急乳蛾起病急,病程短,属实热证。慢乳蛾病程长,迁延不愈,有伤阴见证,属虚证。慢乳蛾复感外邪者,可出现虚中夹实证。

(2)次需辨病情轻重的不同。病情轻者,为风热上乘,邪热在表。病情重者,邪热由表入里,阳明积热,热毒内蕴在里。

(二)论治原则

本病的治疗关键为解毒利咽,若风热外侵者,伍以疏风清热;胃火炽盛者,伍以清胃泻火;内火炽盛,肠腑不通者,伍以通腑泻火;肺肾阴虚者,伍以滋阴降火。若乳蛾肉腐成脓,可用解毒消痈法治疗。此外,内服药物的同时,可在病灶局部外喷药粉。反复化脓者,可考虑手术摘除扁桃体。

(三)治法应用

1.疏风清热,消肿利咽

(1)适应证及辨析:适用于风热外侵证。症见急乳蛾初起,咽痛,轻度吞咽困难,伴发热、恶寒、咳嗽、咳痰等症,咽黏膜充血,扁桃体红肿,舌苔薄白,脉浮数。

(2)方药:银翘散加减。金银花、连翘清热解毒;薄荷透表;桔梗、牛蒡子、甘草清热宣肺、利咽;木蝴蝶、山豆根解毒利咽、消肿。

(3)加减:热邪重者加黄芩、赤芍;表证重者加葛根、防风;红肿明显者加丹皮、黄菊花;大便干结者加瓜蒌仁、生大黄;扁桃体上出现不易擦去的白色脓性膜,为毒入血分,加生地、绿豆衣。

2.泻热解毒,利咽消肿

(1)适应证及辨析:适用于胃火炽盛证。症见咽痛较甚,吞咽困难,身热,口渴,大便秘结,咽部及扁桃体充血红肿,上有脓点或脓肿,舌红,苔黄,脉滑数。

(2)方药:清咽利膈汤加减。金银花、连翘、黄芩、栀子清热解毒;牛蒡子、薄荷辛凉解表;桔梗、生甘草利咽消肿;大黄、玄明粉通腑泄热。

(3)加减:表热未清者加荆芥、防风;颌下臖核肿痛者加射干、瓜蒌、浙贝以清热化痰散结;高热者加生石膏、天竺黄、黄连以清热泻火。

3.滋阴降火,清利咽喉

(1)适应证及辨析:适用于肺肾阴虚证。症见咽部干燥、灼热,微痛不适,干咳少痰,手足心热,精神疲乏,或午后低热,颧赤,扁桃体暗红、肿大,或有少量脓液附于表面,舌红,苔薄,脉细数。

(2)方药:知柏地黄丸加减。知母、黄柏、丹皮清泻虚火;生地、玄参、麦冬、玉竹滋阴养液;马勃利咽消肿。

(3)加减:乳蛾红色转淡,但肿大不消,加浙贝母、夏枯草、赤芍、虎杖等活血化瘀、消肿。

五、其他疗法

(一)中成药

1.银黄口服液

每次 5～10 mL,每日 3 次。用于风热外侵证。

2.小儿热速清口服液

每次 5～10 mL,每日 3 次。用于风热外侵证。

3.抗病毒口服液

每次 5～10 mL,每日 3 次。用于乳蛾初起。

4.双黄连口服液

每次 5～10 mL,每日 3 次。用于胃火炽盛证。

5.金果饮

每次 5～10 mL,每日 3 次。用于肺肾阴伤证。

6.六神丸

口服:1 岁 1 粒,2 岁 2 粒,3 岁 3～4 粒,4～8 岁 5～6 粒,9～15 岁 8～9 粒,每日 3 次。用于咽喉肿痛甚者。

7.双黄连注射液

60 mg/(kg·d),加入 10％的葡萄糖溶液 100～250 mL,静脉滴注。用于胃火炽盛者。

8.清开灵注射液

10～30 mL,加入 10％的葡萄糖溶液 250 mL,静脉滴注。用于风热外侵或胃火炽盛证。

(二)单方验方

(1)野菊花、白花蛇舌草、地胆草、积雪草、白茅根各 15 g,水煎服,每日 1 次。用于风热外侵证。

(2)山豆根 10 g,锦灯笼 12 g,水煎服。用于胃火炽盛证。

(3)蒲公英、土牛膝根、板蓝根各 15 g,七叶一枝花 12 g,任选其中 1～2 味,水煎服,每日 1 剂。用于胃火炽盛证。

(4)牛蒡子、昆布各 6 g,海藻 9 g,水煎服。用于肺肾阴虚乳蛾。

(三)药物外治

1.冰硼散

外吹病灶。用于咽喉红肿、疼痛较轻者。

2.珠黄散

外吹病灶。用于咽喉红肿较甚,疼痛较剧,或喉核有脓点者。

3.锡类散

外吹病灶。用于乳蛾溃烂。

4.双黄连粉针剂

水溶后超声雾化吸入,每次 1 支,加水 6 mL 溶化,每日 1 次。用于各型乳蛾。

（四）针灸疗法

1.体针

（1）实热乳蛾：主穴选合谷、内庭、少商。配穴选天突、少泽、鱼际、少商，点刺出血。高热配合合谷、曲池。每次选其中 2～3 穴，中强刺激，每日 1 次。

（2）虚火乳蛾：主穴选风门、百劳、身柱、肝俞。配穴选合谷、曲池、足三里、颊车。每次选其中 2～3 穴中强刺激。

2.耳针

取穴：咽喉、扁桃体。先找到两穴的压痛点，毫针刺入，施捻转泻法，强刺激，不留针或留针 20～30 分钟，每日 1 次。

3.穴位注射

主穴：合谷、翳风、足三里。

配穴：曲池、行间、照海、大椎。

先取主穴，效不佳时酌选配穴，每次取 2～3 穴（头面部取患侧，四肢可取一侧或双侧），根据肌肉丰厚情况，每穴注射 0.2～0.5 mL 药液。药液为生理盐水、维生素 B$_1$、鱼腥草注射液等，任选 1 种，每日 1 次。

（五）拔罐疗法

取穴：大椎。快速进针 2～3 mm，不留针，取不易传热之物如橘皮、土豆片置于大椎穴上，上面放一小乙醇棉球，点燃后将火罐扣上即可，留罐 15～20 分钟，反复 2 次。

（六）推拿疗法

主穴：揉小天心 200 次，揉一窝风 200 次，推补肾水 300 次，推清板门 300 次，揉合谷穴 1 分钟。

配穴：推清肺金 300 次，退下六腑 300 次，揉二人上马 200 次，推清天河水 100 次，少商穴针刺放血。一般用主穴，重症患儿用配穴。

（七）烙灼疗法

阴虚火旺之乳蛾肥大者，可施行扁桃体烙灼术。局部麻醉后，用特制的烙铁烧红，待稍凉，灼烙肿大的扁桃体。

（八）饮食疗法

1.白菜根茶

白菜根 1 个、白萝卜 3 片、侧柏叶 1 块（带枝）。加水 750 mL，煎沸 20 分钟，取汁代茶饮用，每日1剂，3～10 日为 1 个疗程。用于急性扁桃体炎。

2.山豆根甘草茶

山豆根、甘草各 12 g，将其共研为末，放在茶杯内，用开水冲泡，加盖闷 20 分钟，代茶饮，每日 1 剂，频频冲泡。用于慢性扁桃体炎。

3.丝瓜冰糖饮

丝瓜 200 g、金银花 15 g、冰糖 30 g。将鲜嫩丝瓜洗净，切成小段，入金银花、冰糖，共放锅内蒸，滤汁饮用，每日 1 次。

（邓传超）

<h1 style="text-align:center">第四节 厌 食</h1>

一、概述

(一)定义

厌食是指小儿较长时期见食不贪、食欲不振,甚则拒食的一种病证。

本病临床特征是以厌食为主证,对所有食物均不感兴趣,甚至厌恶,食量较正常同年龄儿童显著减少,以及必须有较长的病程(一般认为应当在2个月以上)。

(二)命名

古代医籍中无厌食病名,可能与以前本病发病极少有关。厌食为现代病名,中医药著作于《中医儿科学》五版教材(1985年)开始应用。古代与此类似的病名记载如下。

"不思食"见《小儿药证直诀·胃气不和》。思即想念之意,不思食即不想进食。

"不嗜食"见《幼幼新书·乳食不下》。嗜即喜欢、爱好之意,不嗜食即不喜进食,食欲极差。

除了上述这些病证名称之外,古代儿科医籍中还有一些从病因、病机及治疗的角度描述与厌食相关的证候命名。如"恶食"(《证治汇补·附恶食》《张氏医通·恶食》)、"不能食"(《赤水玄珠全集·伤饮伤食门》)等。

(三)范围

本病为一独立病证,非指其他急、慢性疾病出现的食欲不振症状。

西医学曾经使用"神经性厌食"的病名。但是,近年西医著作中也多数认同小儿厌食与饮食喂养关系密切,与以往国外报道的"神经性厌食"病因、发病年龄等均有所不同。

(四)发病情况

1.发病时间

本病起病多较缓慢,病程较长,其发生多无明显的季节差异,但夏季暑湿当令,易于困遏脾气使症状加重。

2.好发人群

各年龄皆可发病,尤多见于1~6岁的儿童,学龄儿童患病者明显减少。城乡儿童均可发生,而城市发病率高于农村,与饮食喂养方法有关。

3.发病特点

本病起病缓慢,多因较长时间的饮食不节,以致脾胃受损而成。若长期不愈可使患儿体重减轻,精神疲惫,抗病力弱,为其他疾病的发生和发展提供了有利条件,可引致疳证,影响正常的生长发育及出现神经精神异常等。

(五)治疗转归

本病一般预后良好。长期不愈者亦可转为疳证。

二、病因病机

本病多由喂养不当、他病伤脾、先天不足、情志失调引起,其病变脏腑主要在脾胃。盖胃司受纳,脾主运化,脾胃调和,则口能知五谷饮食之味,正如《灵枢·脉度》所说:"脾气通于口,脾和,则口能知五谷矣。"若脾胃失健,纳化不和,则造成厌食。

（一）病因

1.饮食不节,喂养不当

小儿脏腑娇嫩,脾常不足,乳食不知自节。家长往往过分溺爱子女,恣意纵儿所好,片面追求高营养的食品、补品,过食甘、肥、粘、腻、香味食品,造成饮食质、量的过度,或贪吃零食,饮食偏嗜,进食不定时,生活无规律,饥饱无度,或是饮食不洁、感染诸虫,皆可致损脾伤胃。亦有因缺乏喂养知识,在婴儿期未及时添加辅食,至断乳之时,食品品种骤然增加,脾胃不能适应,皆可形成厌食。

2.先天不足,他病伤脾

小儿素禀不足、脾胃虚弱,或疾病迁延、损伤脾胃,使受纳运化机能低下,以致饮食减少,或厌于乳食,精神不振,疲倦少力。《赤水玄珠全集·伤饮伤食门》说:"不能食者,由脾胃馁弱,或病后而脾胃之气未复……以故不思食。"

3.情志失调,思虑伤脾

小儿神气怯弱,易为情志所伤。若失于调护,或思念压抑,或环境变更,或所欲不遂,或受到逼迫,或常被打骂等,均可致情志抑郁,肝失调达,气机不畅,乘脾犯胃,形成厌食。

西医认为厌食症的病因主要有不良习惯（如强迫进食、饮食习惯不良、环境影响等）、药物影响、疾病影响,以及其他原因,如劳累、恐惧、心情不愉快、紧张等精神因素和气候过热等。现代研究还表明,小儿厌食部分与微量元素缺乏有关,尤其是与锌元素缺乏有密切关系。

（二）病机

由于病因不一,素质有异,各个患者可以出现不同的病理演变,常见的有以下几种情况。

1.脾运失健

小儿脾常不足,运化力弱。嗜食甘肥厚味,或湿困脾土,或病后脾气未复,皆致运化失健,不能为其受纳、转输之功。这类患儿一般病程未久或病情未重,生化虽然不足,却未至全身虚羸,以脾阳失于舒展、运化功能失常为主。临床表现虚象不著,若迫食、多食之后,则易于出现脾胃升降异常,泛恶、呕吐、脘胀等证。

2.脾胃气虚

厌食日久,或久病耗伤,或先天不足,脾胃之气受损,运纳失职,亦成厌食。脾胃气虚者虚象已显,腐熟转输无力,故见饮食不化,生化之源不足,又见全身体虚气弱证象。

3.胃阴不足

胃阴指胃之清津。脾喜刚燥,胃喜柔润。如素体阴分不足,或热病伤耗阴津,或过食香燥食物,胃津受灼,皆致胃阴不足,失于濡润,不能行其受纳腐熟之职,导致厌食。

小儿厌食以运化功能失健者居多,只要注意饮食调养,配合药物治疗,多可逐渐好转。临床上一般不会发生变证。少数患儿迁延日久不愈,气血生化之源不敷,也可发展为疳证,但仍以轻症之疳气证为多。

三、临床诊断

（一）诊断要点

(1)有喂养不当、病后失调、先天不足或情志失调病史。

(2)长期食欲不振,厌恶进食,食量明显少于同龄正常儿童。

(3)面色少华,形体偏瘦,但精神尚好,活动如常。

(4)除外其他外感、内伤慢性疾病。

(二)病证鉴别

厌食应与积滞、疳证、疰夏相鉴别。

1.积滞

积滞指乳食停聚中脘,积而不消,气滞不行,而有脘腹胀满疼痛,嗳气酸馊,大便腐臭,烦躁多啼等证。积滞所见之不思乳食是由乳食停积不行产生;厌食患儿不思进食,所进甚少,其腹坦然无苦,一般无食积证象。

2.疳证

疳证患儿在饮食方面的表现为食欲不振,亦有食欲亢进或嗜食异物者;形体明显消瘦;可病涉五脏,出现烦躁不宁或萎靡不振,及舌疳、眼疳、疳肿胀等兼证。厌食者虽食欲颇差,进食甚少,但形体正常或略瘦,未至赢瘦程度,为脾之本脏轻症,一般不涉及他脏。

3.疰夏

疰夏亦有食欲不振,同时可见全身倦怠,大便不调,或有身热,其特点为发病有严格的季节性,"春夏剧,秋冬瘥",秋凉后会自行好转。厌食虽可起病于夏,但秋后不会恢复正常,而持久胃纳不开,且一般无便溏,身热等见证。

四、辨证论治

(一)辨证思路

厌食一般症状不多,辨证时首先要与其他疾病所出现的食欲不振症状相区别。在辨证分型时,本病应以脏腑辨证为纲,主要从脾胃辨证而区别是以运化功能失健为主,还是以脾胃气阴亏虚为主。凡病程短,仅表现纳呆食少,食而乏味,饮食稍多即感腹胀,形体尚可,舌质正常,舌苔薄腻者为脾失健运;病程长,食而不化,大便溏薄,并伴面色少华,乏力多汗,形体偏瘦,舌质淡,苔薄白者为脾胃气虚;若食少饮多,口舌干燥,大便秘结,舌红少津,苔少或花剥者为脾胃阴虚。

(二)治疗原则

厌食的治疗宗"脾健不在补贵在运"的原则,以运脾开胃为基本法则。宜以轻清之剂解脾胃之困,拨清灵脏气以恢复转运之机,俟脾胃调和,脾运复健,则胃纳自开。脾运失健者,当以运脾和胃为主;脾胃气虚者,治以健脾益气为先;若属脾胃阴虚,则施以养胃育阴之法。此外,理气宽中、消食开胃、化湿醒脾之品也可随证选用。需要注意:消导不宜过峻、燥湿不宜过寒、补益不宜呆滞、养阴不宜滋腻,以防损脾碍胃,影响纳化。在药物治疗的同时,应注意饮食调养,纠正不良的饮食习惯,方能取效。

(三)证治分类

1.脾运失健

证候:面色少华,不思纳食,或食而无味,拒进饮食,或伴嗳气泛恶,大便不调,偶尔多食后则脘腹饱胀,形体尚可,精神正常,舌苔白或薄腻,脉尚有力。

辨证:不思纳食,或食而无味,拒进饮食——脾气通于口,脾不和则口不知味。运化失职,胃不能纳,以至拒食。

嗳气泛恶,大便不调,偶尔多食后则脘腹饱胀——脾失健运则运化乏力,多食则脘腹作胀。

胃失和降则嗳气泛恶;脾胃不和则大便不调。

形体尚可,精神正常——疾病初期,虚象不著,全身症状表现轻微。

舌苔白或薄腻——为脾运失健,水湿、水谷难化之征。

治法:调和脾胃,运脾开胃。

此证脾气不和,运化失健,胃纳不开,故治以调和脾胃,扶助运化。脾运复健,则胃纳自开,食欲、食量可增。

方药:不换金正气散加减。

方解:"凡欲补脾,则用白术;凡欲运脾,则用苍术;欲补运相兼,则相兼而用。"(张隐庵《本草崇原·本经上品》)白术、苍术两者均有健脾之功,白术偏于补气渗湿,苍术偏于助运燥湿,可根据证情选用或合用。本证为厌食初期,不换金正气散选苍术燥湿运脾;陈皮、枳壳、藿香理气醒脾和中;焦神曲、炒麦芽、焦山楂消食开胃。

加减:脘腹胀满加木香、厚朴、莱菔子理气宽中;舌苔白腻加半夏、佩兰燥湿醒脾;暑湿困阻加荷叶、扁豆花消暑化湿;嗳气泛恶加半夏、竹茹和胃降逆;大便偏干加枳实、莱菔子导滞通便;大便偏稀加山药、薏苡仁健脾祛湿。

2.脾胃气虚

证候:不思进食,食而不化,大便偏稀、夹杂未消化的食物,面色少华,形体偏瘦,肢倦乏力,舌质淡,苔薄白,脉缓无力。

辨证:不思进食,食而不化——脾胃虚弱,运化失司。

大便偏稀,夹不消化食物——脾虚失运,饮食不化。

面色少华,形体偏瘦,肢倦乏力,舌质淡,苔薄白,脉缓无力——脾胃气虚,气血生化乏源。

治法:健脾益气,佐以助运。

脾虚当补,脾健则运。然本已运化维艰,益气之中须佐以理气助运,勿施壅补,以免碍滞,补而不受。

方药:异功散加味。

方解:方中党参、茯苓、白术、甘草益气健脾;陈皮、砂仁理气助运;怀山药、薏苡仁、扁豆健脾利湿;炒谷芽、炒麦芽健脾开胃。

加减:舌苔腻者,白术易为苍术,运脾燥湿;饮食不化,加焦山楂、焦神曲和胃消食;大便稀溏,口泛清涎,加煨姜、益智仁、肉豆蔻以温运脾阳;汗多易感加黄芪、防风益气固表;情志抑郁加柴胡、佛手解郁疏肝。

3.脾胃阴虚

证候:不思进食,食少饮多,皮肤失润,大便偏干,小便短黄,甚或烦躁少寐,手足心热,舌红少津,苔少或花剥,脉细数。

辨证:不喜进食——胃失柔润,受纳失职。

口干多饮,舌红少津,苔少或光剥——胃阴不足,津不上承。

大便偏干,小便短黄——阴液不足,津伤燥结。

皮肤失润——胃不游溢精气,脾气无由散精。

手足心热,烦躁少寐,脉细数——阴虚内热。

"太阴湿土,得阳始运;阳明燥土,得阴自安。"(叶天士《临证指南医案》)胃阴不足、失于柔润,故见胃纳失职、体失濡润之象。

治法:滋脾养胃,佐以助运。

此证因脾胃阴虚,治宜润养,但不应过于滋腻,即养胃而不碍脾之意。宜取酸甘化阴法,清而不滋,养胃生津。

方药:养胃增液汤加减。

方解:养胃增液汤中乌梅、白芍、生甘草酸甘化阴;石斛、北沙参、玉竹养胃生津;香橼皮、麦芽开胃助运。

加减:饮食不化,加谷芽、神曲生发胃气;口渴引饮,加芦根、天花粉、梨汁生津止渴;大便秘结,加郁李仁、火麻仁润肠通便;夜寐不宁,口干舌红,加胡黄连、牡丹皮、酸枣仁清热养阴,宁心安神。

(四)其他疗法

1.中药成药

(1)小儿香橘丸:每服 1 丸,每日 2～3 次。用于脾失健运证。

(2)小儿健脾丸:每服 1 丸,每日 2 次。用于脾胃气虚证。

2.推拿疗法

(1)补脾土,运内八卦,清胃经,掐揉掌横纹,摩腹,揉足三里。用于脾失健运证。

(2)补脾土,运内八卦,揉足三里,摩腹,捏脊。用于脾胃气虚证。

(3)揉板门,补胃经,运八卦,分手阴阳,揉二马,揉中脘。用于脾胃阴虚证。

3.单方验方

脾运失健轻症患儿,可用山楂膏(片)每服 1～3 块;或鸡内金粉每服 1～2 g,每日 3 次,有启脾开胃作用。

五、西医疗法

现代研究表明,部分厌食患儿与体内微量元素锌缺乏有关。常用的补锌制剂有葡萄糖酸锌口服液,每次服 5～10 mL,每日服 1～2 次,周岁以内小儿酌减。

六、预防与调护

(一)预防

(1)要教育家长"爱子之意不可无,纵儿之心不可有",令其掌握正确的喂养方法。要让孩子饮食起居按时、有度,勿多食甘、肥、黏腻食品,夏季勿贪凉饮冷。根据不同年龄给予富含营养、易于消化、品种多样的食品。母乳喂养的婴儿 4 个月后应逐步添加辅食。注意饮食卫生。

(2)出现食欲不振症状时,要及时查明原因,采取有针对性的治疗措施。对病后胃气刚刚恢复者,要逐渐增加饮食,切勿暴饮暴食而致脾胃复伤。

(3)注意精神调护,培养良好的性格,教育孩子要循循善诱,切勿训斥打骂,变换生活环境要逐步适应,防止惊恐恼怒损伤。

(二)调护

(1)纠正不良饮食习惯,做到"乳贵有时,食贵有节",不偏食、不挑食、不强迫进食,饮食定时适量,荤素搭配,少食肥甘厚味、生冷坚硬等不易消化的食物,鼓励多食蔬菜及粗粮。

(2)遵照"胃以喜为补"的原则,先从小儿喜欢的食物着手,来诱导开胃,暂时不要考虑营养价值,待其食欲增进后,再按营养的需要供给食物。

(3)注意生活起居,加强精神调护,保持良好情绪,饭菜多样化,讲究色香味,以促进食欲。

七、结语

小儿厌食是小儿较长时期见食不贪、食欲不振、厌恶进食的病证。古代医学文献中无小儿厌食病名,其记载的"恶食""不能食""不嗜食"等病的主要临床表现与本病相同,1980年以后,国内陆续有辨证治疗的报道,高等医学院校教材《中医儿科学》(1985年版)正式确立其病名。

厌食是目前儿科临床常见病之一,一般预后良好,但长期不愈者会气血不充,易于感受外邪,合并贫血,或缓慢消瘦,逐渐转为疳证。

小儿厌食病因复杂多样,但饮食不节、喂养不当是最常见的原因,脾运胃纳功能失健是其基本病机。对于小儿厌食的发病机制和病理变化,目前尚缺乏深入、细致的研究。一般认为,该病的发生主要是局部或全身疾病影响消化系统的功能,使胃肠平滑肌张力低下,消化液的分泌减少,酶的活性减低和中枢神经系统受人体内外环境的影响,其免疫功能低于正常儿,同时有微循环不良、胰腺外分泌功能降低、非消化期胃节律紊乱、餐后排空缓慢等表现。锌缺乏时,体内多种酶、蛋白质、核酸、激素等的合成代谢,唾液的分泌均受影响,且胸腺萎缩、免疫力下降、舌乳头萎缩、味觉减退,从而使胃肠消化力降低,食欲下降。关于小儿厌食的病理变化尚待进一步观察研究。

对于小儿厌食的治疗,现代医学目前除了补锌以外,尚缺乏有效的治疗药物。中医药辨证治疗厌食,较西医药有明显的优势。治疗原则以和为贵,以运为健,关键在运脾而不在补脾。宜以轻清之剂解脾气之困,拨清灵脏气以恢复转运之机,使脾胃调和,脾运复健,则胃纳自开。对于厌食症,除了用中医药治疗外,还强调调节饮食,方能收到良效。必须纠正患儿不良的饮食习惯,采取正确的喂养方法,否则,单纯依赖药物不能收到好的效果。

（邓传超）

第五节 积 滞

积滞之名,首见于《婴童百问》。它是因乳食内伤、脾胃受损而致食停中焦、积而不化、气滞不行所形成的一种脾胃疾病。临床以不思乳食、腹部胀满、食而不化、嗳腐呕吐、大便酸臭或便秘为特征。本病一年四季皆可发生,夏秋季节发病率略高。各年龄组小儿皆可发病,以婴幼儿较多见。一般预后良好,但少数患儿积久不化,迁延失治,脾胃功能严重受损,影响小儿营养吸收及生长发育,导致形体日渐羸瘦,可转化为疳证。

本病相当于西医学之消化不良症。

一、诊断

(1)婴幼儿多见,有乳食不节或恣食肥甘生冷等病史。

(2)临床表现为不思乳食,腹部胀满拒按,食而不化,嗳腐呕吐,腹泻或便秘,甚则困倦无力,面色无华,烦躁不安,夜间哭闹等。

(3)大便检查可有不消化的食物残渣或脂肪球。

二、鉴别诊断

(一)厌食

以长期不思乳食为主,一般情况尚好,无腹部胀满、呕吐、腹泻等症状。

(二)疳证

可由厌食或积滞发展而成,以面黄肌瘦,毛发稀疏,肚腹膨胀,青筋暴露或腹凹如舟等为特征,病程较长,影响生长发育,且易并发其他疾病。

三、辨证要点

(一)辨乳滞、食滞

小儿乳滞,见于乳哺婴儿,呕吐乳片,腹部胀满,不思乳食,大便酸臭,并有乳食不节病史;小儿食滞,呕吐酸腐及不消化物,脘腹胀满,纳呆厌食,大便臭秽,并有伤食病史。

(二)辨虚实

如患儿肚腹胀满,拒按,按之疼痛,夜烦口渴,食入即吐,吐物酸腐,大便臭秽或秘结,便后胀减,舌质红苔黄厚腻,脉数有力,指纹紫滞者为积滞实证;腹胀而不痛,喜按,面色苍白或萎黄,神疲乏力,不思乳食,朝食暮吐,或暮食朝吐,呕吐物酸腥,大便溏薄或完谷不化,气味腥酸,小便清长,舌淡胖苔白腻,脉细弱或指纹淡,为积滞脾虚重而积轻证。

(三)辨轻重

轻证仅表现不思乳食,呕吐乳片或酸馊食物,大便中夹不消化乳块及食物残渣等。重证则多见有脘腹胀满,胸胁苦闷,面黄恶食,手足心及腹部有灼热感,或午后发热,或心烦易怒,夜寐不安,口干口苦,大便臭秽,时干时稀,或下利赤白等证。

四、治疗

(一)辨证治疗

1.乳食内积证

证候:伤乳者则呕吐乳片,口中有乳酸味,不欲吮乳,腹满胀痛,大便酸臭,或便秘;伤食者则呕吐酸馊食物残渣,腹部胀痛拒按,面黄肌瘦,烦躁多啼,夜卧不安,食欲不振,小便短黄或如米泔,或伴低热,舌质红苔腻,脉弦滑,指纹紫滞。

治法:消乳化食,导滞和中。

方药:乳积者宜用消乳丸。麦芽、神曲、香附各 10 g,陈皮、炙甘草各 6 g,砂仁(后下)2 g。

食积者宜用保和丸。山楂、神曲、莱菔子、茯苓、连翘各 10 g,陈皮、半夏各 6 g。

加减:乳积见腹痛夜啼者,加广木香 6 g;热盛泄泻、肛周红肿者,加黄连 2 g、蚕砂 3 g、薏苡仁 10 g;湿盛腹胀、苔腻者,加苍术、厚朴、藿香各 10 g;大便秘结者,加枳实、莱菔子、冬瓜子各 10 g;食积见腹痛甚者,加槟榔 10 g、广木香 6 g;腹胀满甚者,加厚朴、枳实各 6 g;大便溏薄加炒白术 10 g;积久化热加黄连 3 g;便秘者加玄明粉(兑入)、大黄(后下)各 10 g。

2.食积化热证

证候:脘腹胀痛,胸胁苦闷,面黄恶食,扪手足心及腹部有灼热感,或午后发热,或时寒时热,面部时而潮红,或心烦易怒,夜不安寐,自汗盗汗,口苦口干,大便臭秽,或时溏时结,或皮肤出现疮疹瘙痒,舌红苔黄腻,脉滑数,指纹紫滞。

治法:消积导滞,清热化湿。

方药:枳实导滞丸。枳实、大黄(后下)、神曲、茯苓、白术、泽泻各 10 g。

加减:热偏盛者,加黄芩 6 g、黄连 3 g;脾胃湿盛者,加苍术、槟榔各 10 g,厚朴、陈皮、炙甘草各 6 g;肝胆湿热者,龙胆泻肝汤加茵陈 15 g、麦芽 10 g;皮肤疮痒者,加苍术、黄柏、土茯苓、白鲜皮、地肤子各 10 g,第 1~2 煎内服,第 3 煎加冰片、雄黄各 1 g,搽患处;夜寐不安、头汗蒸蒸者,加栀子 6 g,连翘、莲子心、夜交藤各 10 g,生石膏 20 g。

3.脾虚夹积证

证候:面色萎黄无华,形体瘦弱,困倦乏力,夜寐不安,不思乳食,食则饱胀,腹满喜按,呕吐酸馊乳食,大便溏薄酸臭,唇舌色淡,舌苔白腻,脉沉细而滑,指纹淡红。

治法:健脾助运,消补兼施。

方药:偏虚者用健脾丸。党参、炒白术、麦芽、山楂、神曲、茯苓、怀山药各 10 g,陈皮、枳实各 6 g。偏虚者用大安丸。神曲、茯苓、连翘、莱菔子、白术、麦芽各 10 g,半夏、陈皮各 6 g。

加减:兼见呕吐者,加半夏、丁香各 6 g,生姜 3 片;寒凝气滞腹痛者,加干姜 3 g,桂枝、木香各 6 g,白芍 10 g。

(二)其他疗法

1.中成药

(1)保和丸:每次 2~3 g,每日 2~3 次。用于伤食所致积滞。

(2)枳实导滞丸:每次 3 g,每日 2~3 次。用于积滞较重化热者。

(3)香砂六君子丸:每次 3 g,每日 2~3 次。用于脾虚积滞。

(4)化积口服液:每次 5~10 mL,每日 3 次。用于脾虚积滞。

(5)理中丸:每次 3 g,每日 2~3 次。用于积滞兼虚寒证者。

2.简易方药

(1)鸡内金 30 g,放瓦片上焙黄,研为细末,每日 1~2 g,开水冲服。用于乳食内积。

(2)炒麦芽 10 g,炒神曲、焦山楂各 6 g,或炒槟榔 9 g,水煎服。用于乳食内积。

(3)牵牛子、鸡内金(炒)各等份,共研细末,每次服 0.5~1.0 g,每日 2 次。用于乳食内积之较重者。

(4)牵牛子、大黄各等份,共研细末。6 个月以内每次 0.3~0.4 g,1 岁以内每次 0.5~0.7 g,1~3 岁每次 1 g,4~7 岁每次 2 g,7~12 岁每次 3 g,每日 3 次,糖开水送服。用于积滞化热者。中病即止。

(5)消食散:川朴、陈皮、广木香各 6 g,茯苓、槟榔、神曲、麦芽、谷芽、石斛各 10 g,灯心草 3 g。水煎服,每日 1 剂。用于小儿乳食内积者。

(6)萝卜子、苏梗、葛根各 2 g,陈皮 1.5 g,白术、枳壳、甘草各 1.5 g,水煎服。用于小儿积滞腹胀。

(7)胡椒 30 g,蝎尾(去毒)15 g,上为细末,糊丸粟米大,每服 5~20 丸,陈米饮下。适用于伤冷寒积者。

(8)五珍丸:青皮、炮干姜、五灵脂、莪术各 30 g,巴豆霜 3 g,共为细末,捣米饭为丸如麻子大,每次服3~5 丸,米汤送下。适用于小儿食积各证。

3.外治疗法

(1)桃仁、杏仁、栀子各等份,研末,加冰片、樟脑少许混匀。每次 15~20 g,以鸡蛋清调拌成糊状,干湿适宜,敷双侧内关穴,用纱布包扎,不宜太紧,24 小时解去。每 3 天可用 1 次。用于积滞较轻者。

（2）玄明粉 3 g,胡椒粉 0.5 g,研细末,放于脐中,外盖油布,胶布固定,每日换药 1 次,病愈大半则停用。用于积滞较重者。

（3）神曲、麦芽、山楂各 30 g,槟榔、生大黄各 10 g,芒硝 20 g。以麻油调上药敷于中脘、神阙,先热敷 5 分钟,后继续保持 24 小时,隔日 1 次,3 次为 1 个疗程。用于食积腹胀痛者。

（4）生姜、紫苏各适量,捣烂,炒热,布包熨胸腹部,如冷再炒再熨。适用于伤冷寒积者。

（5）生栀子 9 g,飞面、鸡蛋清各适量。将栀子研成粉,入飞面拌匀,加适量鸡蛋清和匀做成饼状 3 个,分别敷于患儿脐部及两足心,每日换药 1 次,连续敷 3～5 日。适用于小儿积滞化热证。

（6）良姜 3 g,槟榔 9 g,共捣烂,填于患儿脐上,每日换药 2 次,连续 3～5 天。适用于小儿食积不消。

（7）黄花蒿(鲜全草)适量,洗净捣烂,入食盐少许拌匀,炒热,取出乘热敷患儿脐部,每日换药 2～3 次。用于小儿积滞腹胀。

4.食疗方药

（1）鸡内金 30 g,白糖适量。研细粉,每服 1～2 g,每日 2 次。

（2）粟米 60 g,红糖适量。将粟米饭焦巴焙干,研极细粉,用红糖水冲服,每次 2 g,每日 2 次。

（3）莲子肉、怀山药、芡实、神曲、炒麦芽、扁豆、焦山楂各 15 g,粳米 200 g,白糖适量。前 7 味药煮 30 分钟,去渣,再放粳米熬煮成粥,服食时加白糖适量即可。

5.针灸治疗

（1）体针:中脘、足三里、脾俞、大肠俞、气海。每日针刺 1 次。积滞化热配内庭;呕吐者配内关、建里;大便秘结者配天枢、下巨虚;腹胀者配腹结。

（2）针刺四缝穴:在常规消毒下,用小三棱针或毫针在四缝穴处快速刺入 2～3 cm,出针后轻轻挤出黄色黏液或血液数滴。每日 1 次,5 次为 1 个疗程。适用于各证积滞。

（3）耳针:取脾、胃、小肠、下脚端。每次选 2～3 穴,局部消毒,用毫针刺入,中等强度,不留针。也可用王不留行籽贴压穴位,每穴每次按压 2 分钟左右,每日 3～4 次,隔天治疗 1 次,双耳轮换,10 次为 1 个疗程,适用于各型积滞。

（4）皮肤针:取脾俞、胃俞、华佗夹脊穴(7～17 椎),足三里,轻刺激,隔日 1 次。适用于各证积滞。

（5）穴位注射:取胃俞、足三里,用维生素 B_{12} 0.1 g 加注射用水 2 mL,将药液分别注入同侧胃俞、足三里穴,两侧交替使用,隔日 1 次,5 次为 1 个疗程。

（6）拔罐:取中脘、天枢、足三里,用闪火法在上述穴位拔 5 分钟。或用走罐法,让患儿俯卧,在其背部皮肤涂以润滑液,用中号或小号玻璃罐,罐口涂润滑液,用闪火法将罐扣在大椎穴处,握紧罐体向下轻拉,使其移动,行至尾骨处,再向上走行至大椎,往返 5～10 次。然后用罐吸拔在风门穴处,向下行走至肾俞穴附近,走罐时争取将一个侧膀胱经的两条经脉均能吸拔住。治毕一侧再治另一侧,每侧上下行走 5～10 次。操作完毕皮肤呈潮红。初治时应注意罐体吸拔力量要轻,以防力量过强,次日肌肉疼痛而拒绝治疗。每日或隔日 1 次。

6.推拿疗法

（1）乳食内积者,推板门、清大肠、揉板门、按揉中脘、揉脐、按揉足三里各 50 次,下推七节 50 次,配合捏脊。

（2）脾虚夹积者,补脾土、运水入土、下推七节、揉板门、揉中脘、揉外劳宫、揉足三里各 50 次,配合捏脊。

(邓传超)

第十四章 肾系疾病

第一节 尿血性水肿

小儿水肿可由多种病症引起,有尿血性水肿、尿浊性水肿和混合性水肿三大类,本文所阐述的是尿血性水肿,主要指西医学的急性肾小球肾炎。尿血是指小便颜色发红,尿常规检查可见红细胞、排尿无疼痛和(或)伴随有肾脏病的其他临床表现为特征的一种病症。尿血由于出血量多少不同,小便可呈淡红色、鲜红色、茶褐色或伴血块夹杂而下,若同时伴有水肿者,称为"尿血性水肿",为肾系疾病常见的症状之一。"尿血性水肿"好发于 3～12 岁小儿,一年四季均可发病。经过及时治疗,多数预后良好。

一、病因病机

(一)本病的外因

本病的外因主要责之于感受风热湿邪,水湿或疮毒入侵;内因为小儿先天禀赋不足或肺、脾、肾虚损,加之饮食调护失宜,脏腑功能尚不完善,不能抗邪外达,以致邪伏于内而发病。

(二)本病的病位

本病的病位主要在肺、脾、肾。

(三)本病的基本病机

本病的基本病机为络伤水泛。

(四)尿血性水肿的形成

小儿为少阳之体,易于感受外邪导致肺的通调、脾的转输和肾的开合及三焦、膀胱的气化反常,不能输布水津等有关。或是感受风邪,风邪外袭,客于肺卫,肺失宣降,通调失职,风遏水阻,不能下输膀胱,导致风水相搏、横溢肌肤、水液泛滥,发为水肿。或湿热疮毒由皮毛肌肤而入,或痧毒疫疠之邪入侵肺卫,深伏营血,流注于内,发为水肿。一般风毒内归于肺,湿热则内归于脾。或肺虚则气不化精而化水,脾虚则土不制水而反克,水不归经,渗于脉络,横溢皮肤,从而产生周身浮肿;后期气虚不能统摄血液,血溢脉外则导致尿血缠绵不愈,不易恢复。或疾病后期,迁延不愈,或湿热耗伤阴液,肾阴不足,阴虚火旺则出现潮热、面红、头晕、舌红等症;若灼伤脉络则尿血持续,日久不愈。

尿血性水肿如果治疗恰当,调护适宜,绝大多数患儿可以康复。若在疾病的发展过程中,由于水气内盛,逆射于肺,而致气急暴喘;或水气上凌心肝,而致猝然昏迷、惊厥等危象;或水毒内闭,弥漫三焦则尿少尿闭。失治误治则可危及生命。

二、临床表现

本病临床表现轻重不同,病程长短不一。典型的患儿可有上呼吸道感染或皮肤疮毒、湿疹病史。起病时可有低热、倦怠、乏力、食欲缺乏等一般症状。然后晨起双眼睑浮肿,逐渐波及下肢和全身,同时伴有尿量减少,亦可见到不同程度的血尿和高血压等症状。

三、诊断

本证多属于阳水,但疾病后期亦可有阴水的临床表现。

(一)阳水

(1)病程较短,发病前1～4周常有乳蛾、脓疱疮、丹痧等病史。

(2)水肿多由眼睑开始,渐及全身,皮肤光亮,按之随手而起,尿量减少,甚至尿闭。部分患儿出现肉眼血尿,常伴血压升高。

(3)严重患儿可出现头痛、呕吐、抽风、昏迷或面色青灰、烦躁、呼吸急促等症。

(4)实验室检查:尿常规镜检有大量红细胞,并可见颗粒管型和红细胞管型,并可见到尿蛋白。

(二)阴水

(1)病程较长,容易反复,缠绵难愈。

(2)全身水肿明显或不甚,呈凹陷性,腰以下水肿明显,皮肤苍白,严重者出现腹水、胸腔积液,脉沉无力。

(3)实验室检查:尿常规镜检有不同程度的红细胞,并可见颗粒管型和红细胞管型,或伴蛋白尿,以轻到中度为主。

四、鉴别诊断

(一)IgA 肾病

多于急性上呼吸道感染后1～2天即发生血尿,有时伴蛋白尿,但多不伴水肿及高血压。其病情常反复发作。部分病例鉴别困难时,需行肾活检。

(二)紫癜性肾炎

过敏性紫癜肾炎也可以急性肾病综合征起病。但其多伴有对称性皮肤紫癜、关节肿痛、腹痛、便血等全身及其他系统的典型症状和(或)前驱病史。

(三)急性泌尿系统感染

约10%的患儿可有肉眼血尿,但多无水肿及血压升高,有明显发热及全身感染症状,尿常规检查有大量的白细胞及尿细菌培养阳性为确诊的条件。

五、辨证治疗

(一)辨证要点

1.辨阴阳虚实

(1)阳水:凡起病急、病程短、水肿部位以头面为主,皮肤发亮,按后随手而起者多为阳水,属实。

(2)起病缓慢,病程长,水肿部位以腰以下为主,皮肤色暗,按后凹陷难起者多为阴水,属虚或虚中夹实。

2.辨常证与变证

(1)常证:凡仅见水肿,尿少,精神、食欲尚可者,为常证。

(2)变证:水肿伴有尿少、腹大、胸满、咳喘、心悸等为水气凌心射肺的变证;伴有神昏谵语,抽风惊厥,呼吸急促为邪陷心包,内闭厥阴的险证;见有尿闭,恶心、呕吐,口有秽气,便溏,衄血为脾肾败绝的危证。

(二)治疗原则

1.基本治则

利水止血。

2.具体治法

阳水属实,应以祛邪为主,治以发汗利尿,清热解毒等;阴水属虚,治以扶正祛邪,健脾宣肺,温阳利水。如阳水由实转虚,应配合培本扶正之法;阴水复感外邪,则应注意急则治标,邪去方治其本。出现重危变证,当审因立法,积极采用中西医结合疗法抢救。

(三)分证论治

1.常证

(1)风水相搏。

主要证候:水肿大都先从眼睑开始,继而四肢,甚则全身浮肿,来势迅速,颜面为甚,皮肤光亮,按之凹陷,随手而起,小便少,或有尿血,伴有发热、恶风、咳嗽、肢体酸痛、苔薄白、脉浮。

治法:疏风解毒,利水止血。

常用中成药:感冒清热颗粒、板蓝根颗粒。

简易药方:玄参板蓝根汤合麻黄连翘赤小豆汤加减。基本方:玄参 10 g,板蓝根 10 g,辛夷 10 g,苍耳子 10 g,麻黄 4 g,连翘 10 g,赤小豆 10 g。加减:若有表寒者,加羌活,防风祛风解表;见有咳喘者,加葶苈子、桑白皮等以泻肺利水;见烦躁,口渴,有里热者,加石膏清肺胃之热;尿血明显者加小蓟、川木通、白茅根清热止血。

(2)湿热内侵。

主要证候:稍有浮肿,或肿不明显,小便黄赤短少,甚至血尿,舌苔黄或黄腻,舌质偏红,脉滑数。

治法:清热利湿,利水止血。

常用中成药:感冒清热颗粒、双黄连颗粒。

简易药方:五味消毒饮合小蓟饮子加减。基本方:金银花 20 g、野菊花 15 g、冬葵子 10 g、紫花地丁 10 g、蒲公英 30 g、小蓟 10 g、藕节 10 g、蒲黄 10 g、滑石 10 g、栀子 10 g、竹叶 10 g、甘草 10 g、当归 10 g、生地黄 10 g。加减:头痛眩晕加钩藤、菊花;皮肤疮毒、湿疹加苦参、白鲜皮、地肤子,燥湿解毒、除风止痒;口苦口黏,加茵陈、龙胆草,燥湿清热;大便秘结加生大黄,泻火降浊。诸药合作全方共奏清热止血、解毒、利湿消肿之功。

(3)肺脾气虚。

主要证候:本证常在恢复期或病程长者出现,以镜下血尿为主,水肿不显著,或无水肿,面色少华而苍白,身重倦息,气短乏力,自汗出,易感冒,或有上气喘息,咳嗽,舌淡胖,舌苔白,脉缓弱。

治法:健脾益气,利水止血。

简易药方:参苓白术散合玉屏风散加减。基本方:人参 10 g、白术 10 g、山药 10 g、莲子 10 g、薏苡仁 15 g、茯苓 15 g、砂仁 3 g、黄芪 10 g、防风 10 g、白术 12 g。加减:食少便溏,加苍术、焦山楂,运脾止泻;镜下血尿明显者,重用黄芪,加益母草、茜草、三七粉等益气补血、活血止血。

(4)阴虚火旺。

主要证候:本证常在恢复期或病程长者出现,以镜下血尿为主,伴心烦、头晕、手、足、心热,腰酸盗汗,或有反复咽红、舌红苔少、脉细数。

治法:滋阴降火,利水止血。

简易药方:知柏地黄丸合二至丸加减。基本方:知母 10 g、黄柏 10 g、生地黄 10 g、山茱萸 10 g、山药 10 g、牡丹皮 10 g、泽泻 10 g、茯苓 10 g、女贞子 10 g、墨旱莲 10 g。加减:若血尿日久不愈,加仙鹤草、茜草,凉血止血;舌质暗红,加参三七、琥珀,化瘀止血;反复咽红,加玄参、山豆根、板蓝根,清热利咽。

2.变证

(1)水气上凌心肺。

主要证候:肢体水肿,尿少或尿闭,咳嗽气急,心悸胸闷,烦躁,夜间尤甚,喘息不能平卧,口唇青紫,指甲发绀,苔白或白腻,脉细数无力。

治法:温阳宁心,泻肺消肿,利水止血。

简易药方:己椒苈黄丸(《金匮要略》)合参附汤(《正体类要》)加减。基本方:葶苈子 10 g、大黄 10 g、椒目 10 g、防己 10 g、人参 10 g、附子 3 g。加减:水肿、喘息较甚,二便不利,体质尚好者,可短期应用峻下逐水药物,如商陆、牵牛子、桑白皮,以泻肺逐水;胸闷心悸甚、唇甲青紫,加桃仁、红花、丹参、赤芍,活血祛瘀、宁心安神;痰浊内闭、神志不清者,加苏合香丸,芳香开窍。

(2)邪陷心肝。

主要证候:头痛眩晕,视物模糊,烦躁,甚则抽搐、昏迷,舌红,苔黄糙,脉弦。

治法:泻火息风,利水止血。

简易药方:龙胆泻肝汤(《医方集解》)合羚角钩藤汤(《通俗伤寒论》)加减。基本方:龙胆草 6 g、栀子 10 g、黄芩 10 g、泽泻 10 g、川木通 10 g、车前子 10 g、羚羊角(代)10 g、钩藤 10 g、菊花 10 g、生地黄 10 g、当归 10 g、白芍 10 g、甘草 10 g。加减:大便秘结,加大黄,泻火通腑;呕恶,加藿香、神曲、半夏、胆南星,化痰降逆;神昏、抽搐者,选用牛黄清心丸或紫雪丹,清心开窍、息风止痉。

(3)水毒内闭。

主要证候:全身水肿,尿少或尿闭,头晕,头痛,恶心、呕吐,口中气秽,腹胀,甚或昏迷,苔腻,脉弦。

治法:辟秽解毒,利水止血。

简易药方:温胆汤(《备急千金要方》)合附子泻心汤(《伤寒论》)加减。基本方:大黄 10 g、黄连 10 g、黄芩 10 g、陈皮 10 g、半夏 10 g、竹茹 10 g、枳实 10 g、甘草 10 g、附子 10 g、干姜 10 g。加减:恶心、呕吐频繁,先服玉枢丹辟秽解毒;尿少尿闭,加车前子、泽泻、茯苓,通利小便;抽搐加羚羊角粉(代)、紫雪丹,止痉开窍。

六、临证心得

临证诊断尿血性水肿时,重点应注意抓主证,即抓主要矛盾。首先要关注患儿最主要和最痛苦的症状;同时找出患儿最主要的临床体征和诊断本病最主要的实验室检查。根据最痛苦的症状和最主要的临床体征进行分析、判断,找出主要矛盾。而后围绕主要矛盾展开分析,确定治法、方剂。然后开放用药,进行调治。主要矛盾解决了,其他次要矛盾也就迎刃而解了。常见的主要矛盾有如下几点。

（一）水肿

水肿是本病最主要的体征和症状,根据水肿的程度可以分为轻、中、重型水肿。有一些水肿仅仅影响患儿的双眼并不影响全身,为轻度水肿,治以祛风解毒除湿为法;如果临床表现为全身性水肿,影响双下肢及全身,全身乏力,少气懒言,治疗以健脾益气祛湿为法;如果水肿为全身性水肿,腰部以下为重,合并有腹水、胸闷、憋气等临床表现,治疗以温补脾肾为法。

（二）血尿

本病患儿大多合并有血尿。血尿的出现也是本病加重的主要临床表现,血尿的辨证应当按照虚实的辨证,实证多因为热入血分,治疗应用凉血止血、清解湿热;虚证多因为脾虚不能统摄血液,血溢脉外所致,治疗应用补肾健脾统血。

（三）从肺论治

本病的发病与感受外邪有密切关系,本病早期往往伴有发热、流涕、咳嗽、咽喉不利等肺系症状,采用清肺利咽、清肺通窍等方法,清除肺中之邪气,截断邪气下传脾肾的通道,使脾肾不受邪侵,保持水液代谢功能的正常。在本病恢复期,肺脾气虚、阴虚火旺证候明显时,则以调理脾肾为主,以期恢复肺、脾、肾三脏调节体内水液代谢和统摄血液的功能,促进患儿的早日康复。

（刘靖靖）

第二节 尿浊性水肿

尿浊性水肿在临床上较为常见,以小便浑浊、多泡沫为特点,小便镜检则以蛋白为主。本病轻者无其他临床表现,重者往往伴有水肿,称为"尿浊性水肿"。即肾脏虚损,失于封藏,精微下泄,形成尿浊。精微下泄发展到一定程度,肾主水无权,水津运化失常,水液潴留,泛滥于肌肤,则发水肿。轻则面目浮水,重则四肢及全身水肿,甚则小便短少,伴有胸腔积液、腹水。尿浊性水肿好发于 2～7 岁的小儿,一年四季均可发病。本病相当于西医诊断的单纯性肾病综合征,儿童肾病综合征是常见的儿童泌尿系统疾病之一,根据中华儿科学会统计,儿童肾病综合征占住院数第二位。

一、病因病机

尿浊性水肿与多种因素有关:体质稚弱,外邪侵袭,肺的通调、脾的转输、肾的开合、三焦和膀胱的气化失常导致的水津输布失常等。其病因不外乎内、外二因。外因多为感受风热湿邪,水湿或疮毒,内因多为饮食失调引发,加之小儿先天禀赋不足,脏腑功能尚不完善,不能抗邪外达,以致外邪深入而发病。外因常在内因的基础上引发。

本病的病位主要在肺、脾、肾。其基本病机为精泄水泛。

风邪从口鼻而入，常先犯肺。肺肾通过经络相连，外邪由肺袭肾，肺肾失职，通调失司，引发水肿；肾主封藏，肾失封藏，精微下泄，故见尿液浑浊，水肿加重。若湿热疮毒由皮毛毛肌肤而入，湿热熏蒸，内归肺脾，使得肺失通调、脾失运化，水液输布失常而见水肿。肺为水之上源，水由气化，气行则水行。脾主运化水谷精微，既可传化水气，又为水之堤防。或见先天脏腑不足，肺脾气虚，易于发病。肺虚则气不化精而化水，脾虚则土不制水而反侮，导致水不归经，渗于脉络，横溢皮肤，而见周身水肿。再由脾肾阳虚，命门火衰，膀胱气化不利，水湿内停，泛于肌肤，发为水肿，即所谓关门不利为聚水而肿。水肿久病，迁延不已，脾气已损，肾阴不足，则可见脾肾气阴两虚证候，如潮热、面红、头晕、舌红等。

尿浊性水肿的严重程度通常与预后无关。如果治疗得当，调护适宜，绝大多数患儿可以康复。失治误治引发变证。若在疾病的发展过程中，由于水气内盛，逆射于肺，而致气急暴喘；或水气上凌心肝，而致猝然昏迷、惊厥等危象；或水毒内闭，弥漫三焦则尿少尿闭，均可危及生命。

二、临床表现

起病时可有低热、倦怠、乏力、食欲缺乏等一般症状，然后出现水肿。在肾病综合征高度水肿、高脂血症、大量蛋白尿及低蛋白血症的四大征象中，水肿为儿童肾病综合征早期临床表现，往往成为首先引起家长及临床工作者注意的临床症状。

三、诊断

本病多属于阴水，但疾病早期亦可有阳水的临床表现。

（一）阳水

（1）病程短，病前有脓疱疮、疖痈等病史。

（2）水肿多由眼睑开始，逐渐遍及全身，皮肤光亮，按之随手而起，尿液浑浊，尿量减少，甚至尿闭。

（3）严重病例可出现头痛、呕吐、恶心、抽风、昏迷，或面色青灰、烦躁、呼吸急促等变证。

（二）阴水

（1）病程较长，常反复发作，缠绵难愈。

（2）尿液浑浊、水肿明显是最常见的临床表现，始自眼睑、颜面，渐及四肢全身。水肿为凹陷性，腰以下肿甚，甚则出现腹水、胸腔积液，水肿的同时常有尿量减少。

（3）患儿可出现由于蛋白质缺乏导致的营养不良，表现为面色苍白、皮肤干燥、疲倦乏力、食欲不振，严重者发育落后等。

（三）实验室检查

尿少，尿蛋白多为＋＋＋～＋＋＋＋，24小时尿蛋白定量＞50 mg/kg，或晨尿中尿蛋白/尿肌酐比值（mg/mg）＞3.5。尿镜检偶有少量红细胞，可见颗粒管型。血浆总蛋白低于正常，白蛋白降低更为明显，常小于30 g/L，血清蛋白电泳示白蛋白比例减少，球蛋白比例增高，可见白蛋白、球蛋白比例倒置，γ-球蛋白降低。血胆固醇明显增高（大于5.7 mmol/L），血清补体正常。其他脂类如甘油三酯、磷脂也可增高。肾功能一般正常，水肿期明显少尿时，可有暂时性轻度氮质血症。

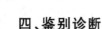

四、鉴别诊断

(一)营养不良性水肿

严重的营养不良与肾病均可见可凹性水肿、小便短少、低蛋白血症,但肾病有大量蛋白尿,而营养不良性水肿无尿常规检查异常,且有喂养不当、形体逐渐消瘦等营养不良的病史。

(二)心源性水肿

严重的心脏病也可出现水肿,且以下垂部位明显,呈上行性加重,有心脏病史及心力衰竭症状和体征,而无大量蛋白尿。

(三)肝性水肿

肝性水肿以腹部胀满有水,腹壁静脉曲张暴露为特征,有肝病史而无大量蛋白尿。

五、辨证治疗

(一)辨证要点

1.辨阴阳虚实

凡起病急、病程短,水肿以头面为重,皮肤光亮,按之即起者多为阳水,属实。起病缓慢,病程长,水肿以腰以下为重,皮肤色暗,按之凹陷难起者多为阴水,属虚或虚中夹实。

2.辨常证、变证

(1)常证:凡见水肿,尿少,病情单纯,精神、食欲尚可者,为常证。

(2)变证:病情复杂,除水肿外,常见胸满、咳喘、心悸,或见神昏谵语、抽风惊厥,甚则见有尿闭、恶心、呕吐、口有秽气、衄血等症,均为危重变证。

(二)治疗原则

1.基本治则

固精利水。

2.具体治法

阳水属实,应以祛邪为主,治以发汗利尿,清热解毒等;阴水属虚,治以扶正祛邪,健脾宣肺,温阳固精利水。如阳水由实转虚,应配合培本扶正之法;阴水复感外邪,则应注意急则治标,邪去方治其本。出现重危变证,当审因立法,积极采用中西医结合疗法抢救。

(三)分证论治

1.风水相搏

主要证候:水肿大多先从眼睑开始,继而四肢,甚则全身水肿。来势迅速,颜面为甚,皮肤光亮,按之凹陷即起,尿液浑浊,伴发热恶风,咽痛身痛,舌苔薄,脉浮。

治法:清肺固精,利水消肿。

常用中成药:黄葵胶囊、雷公藤多苷片。

简易药方:玄参板蓝根汤合五草汤(刘弼臣经验方)加减。基本方:玄参20 g、板蓝根15 g、茜草10 g、鱼腥草30 g、马鞭草30 g、灯心草2 g、通草30 g、小蓟10 g、紫草10 g、六月雪10 g。加减:表寒重,加羌活、防风、荆芥,祛风散寒;表热重,加金银花、浮萍,辛凉解表;尿少、水肿甚者,加泽泻、茯苓、猪苓、川牛膝,利水消肿;咽痛甚、咳嗽,加射干、浙贝母、牛蒡子、蝉蜕,清热利咽、宣肺止咳。

2.温热内侵

主要证候：浮肿或轻或重，小便浑浊、黄赤短少，常伴脓疱疮、疖肿、丹毒等，发热、口渴、烦躁。头晕、头痛、大便干结、舌红，苔黄腻、脉滑数。

治法：清热解毒，固精利水。

常用中成药：肾炎清热片。

简易药方：五味消毒饮合五皮饮加减。基本方：金银花9g、野菊花15g、蒲公英15g、紫花地丁15g、紫贝天葵15g、桑白皮15g、生姜皮9g、茯苓皮15g、大腹皮12g、陈皮15g。加减：皮肤疮毒，加土茯苓、白鲜皮，清热解毒；高热口渴，加生石膏、知母、芦根，清热生津；大便干结，加大黄，泄热通腑；小便灼热短黄，加黄柏、车前子，清下焦湿热以利尿。

3.肺脾气虚

主要证候：水肿不著，或仅见面目水肿，面色少华，倦怠乏力，纳少便溏，小便略少，汗自出，易感冒，舌质淡，苔薄白，脉缓弱。

治法：健脾固精，利水消肿。

常用中成药：雷公藤多苷片。

简易药方：参苓白术散合玉屏风散加减。基本方：党参15g、黄芪15g、白术15g、山药15g、莲子15g、薏苡仁30g、茯苓30g、砂仁3g、防风15g、甘草10g。加减：若水肿明显，加用五皮饮，利水行气；伴上气喘息、咳嗽者，加麻黄、杏仁、桔梗，宣肺止咳；食少便溏，加苍术、焦山楂，运脾止泻；镜下血尿，加白茅根、益母草、牡丹皮，活血止血；有蛋白尿，重用黄芪，加玉米须、芡实，益气涩精。

4.脾肾阳虚

主要证候：全身水肿，以腰腹、下肢为甚，按之深陷难起，畏寒肢冷，面白无华，神倦乏力，小便量少甚或无尿，大便溏，舌淡胖，苔白滑，脉沉细。

治法：温肾健脾，固精利水。

常用中成药：雷公藤多苷片。

简易药方：真武汤加减。基本方：附子3g、补骨脂15g、白术15g、茯苓15g、白芍15g、生姜15g。加减：偏于脾阳虚者，用实脾饮加减，以温健脾阳、利水消肿；偏于肾阳虚者，加用淫羊藿、仙茅、巴戟天、杜仲等，温补肾阳；若兼有咳嗽、胸闷气促、不能平卧者，加用己椒苈黄丸，药用防己、椒目、葶苈子等，泻肺利水；兼有腹水者，加牵牛子、槟榔，行气逐水；久病有瘀者，加丹参、水蛭，活血化瘀以利水。

5.气阴两虚

主要证候：面色无华，腰膝酸软，或有水肿，耳鸣目眩，咽干口燥，舌稍红，苔少，脉细弱。

治法：益气养阴，固精利水。

常用中成药：六味地黄丸。

简易药方：六味地黄丸加黄芪。基本方：熟地黄10g、山茱萸10g、牡丹皮10g、山药20g、茯苓10g、泽泻12g、黄芪20g。加减：气虚明显者，重用黄芪，加白术，健脾益气；阴虚偏重者，加枸杞子、女贞子、墨旱莲，滋阴补肾；阴阳两虚者，加淫羊藿、菟丝子、巴戟天等，阴阳双补。

六、临证心得

小儿肾病综合征与感受外邪有密切的关系。为外邪因肺、肺气不利，不能正常通调水道而致水液泛滥所发病。中医学认为水有三源：肺为水之上源，脾为水之中源，肾为水之下源；并认为水肿病其本在肾，其志在脾，其标在肺。小儿肾病综合征与成人有明显的区别。小儿为稚阴稚阳之体，脏腑娇嫩，形气未充，藩篱不固，卫外功能差，易受外邪侵袭。肺为五脏之华盖，其位最高，主皮毛而司呼吸，开窍于鼻。外邪无论由口鼻而入，还是由皮毛而入，必先侵犯于肺。因此，小儿肺脏受外邪侵袭的机会远比成人要高得多。而肾病综合征的发病也比成人高。同时，已患肾病综合征的患儿肌体更加虚弱，抵抗力极低。一旦天气稍有变化，或调护稍有不当即被外邪所侵。正所谓"邪之所凑，其气必虚"。感受外邪后往往导致肾病综合征的复发。所以，肺脏在小儿肾病综合征中所占的比重比脾、肾要大得多。这一点与成人肾病综合征有很大的区别。

从肺论治小儿肾病综合征，并不是单强调肺，而置脾、肾于不顾。物兼顾之。尤其到了疾病后期或病程较久的病例，脾、肾二脏虚象明显，则多用健脾补肾之法以治之。因此，从肺论治小儿肾病综合征是以治肺主，兼顾脾、肾。维护肺、脾、肾三脏调节体内水液代谢的功能，促进小儿肾病综合征的早日康复。

（刘靖靖）

第三节 尿 频

尿频是以尿频、尿急、小便频数、淋漓不断为特征的疾病，是小儿常见的一种泌尿系统疾病。尿频所涉及的疾病较多，西医学所论之泌尿系统感染、结石、肿瘤与白天尿频综合征等疾病均可出现尿频，但儿科以尿路感染和尿频综合征最为常见。而本证所论述的则以泌尿系统中常见的尿路感染所致的尿频为主。本病婴幼儿发病率较高，女孩多于男孩。本病经过及时治疗，一般预后良好。

一、病因病机

本病的外因主要责之于体质羸弱，肾气不固，膀胱约束无能，气化不利所致。病位在肾与膀胱。尿频的发生多由湿热之邪蕴结下焦，使膀胱气化功能失常所致；或因脾肾本虚，湿浊蕴结下注膀胱；亦有因禀赋不足，肾气未充；或后天失养，脾气虚损而引发；或因小儿神气未发，易为惊恐所伤。或由于学习紧张等因素引发尿频。有因内伏湿热，蕴于肾与膀胱，肾与膀胱互为表里，湿阻热郁，气化失司，膀胱失约，以致尿出不畅，则为尿少而频；有因小儿不懂卫生，坐潮湿之地嬉戏，感受湿热邪毒，熏蒸于下焦，影响膀胱气化，引起尿频。肾与膀胱相表里，肾虚则下元不固，气化不利，导致膀胱不藏而尿频；脾虚日久，累及于肾，肾气不固，膀胱不藏而尿频。"恐则气下"，由于惊恐与精神紧张等伤小儿尿频如果治疗及时，得当，调护适宜，绝大多数患儿可以康复。若体肾，肾气不向，膀胱封藏失职而引起尿频。质较差，则容易形成慢性。则导致病情迁延。失治误治则可导致肾功能衰竭，而影响生命。本病的基本病机为膀胱不藏。

二、临床表现

本病以尿频、尿急、尿痛为主要临床表现，大多表现为起病急，小便频数，淋漓涩痛，或伴有发热、腰痛的症状。但小婴儿尿频的局部症状不突出，仅表现为高热、精神萎靡等全身症状。白天症状明显,小便次数增多,甚至难计其数,每次尿量少,或仅有数滴,但总量正常。若专注于某事或入睡后尿频减轻或消失,但精神紧张时尿频明显加重。

三、诊断

(1)多有外阴不洁或坐地嬉戏病史。

(2)起病急,以尿频、尿急、尿痛为主要临床表现。小便频数,淋漓涩痛,或伴发热、腰痛等全身症状。白天症状明显,专注于某事或入睡后尿频减轻或消失。小婴儿尿频的局部症状不突出,仅表现为高热、精神萎靡等全身症状。白天症状明显,小便次数增多,甚至难计其数,每次尿量少,或仅有数滴,但总量正常。

(3)精神紧张时尿频明显加重。

(4)实验室检查:①尿常规,见白细胞增多或见脓细胞,尿蛋白较少或无蛋白。②血常规,细菌性白细胞总数和中性粒细胞增多。③病原学,细菌培养等可获得相应的病原学诊断。中段尿培养阳性。神经性尿频则尿常规、尿培养均无阳性发现。④B超或CT检查,泌尿系统结石和肿瘤也能引起尿频,应该结合B超、CT及泌尿系统造影等影像学检查进行鉴别。

四、鉴别诊断

(一)肾小球肾炎

本病早期也可有轻微的尿路刺激症状,临床上多有水肿和高血压,尿常规检查红细胞明显增多,多可见到管型,但也有少数患儿白细胞增多。尿细菌培养阴性。

(二)肾结核

多见于年长儿,患儿常有尿路刺激症状,易误诊为尿路感染。肾结核患儿多有既往结核病史,起病缓慢,临床上常见低热、盗汗等结核中毒症状,结核菌素试验阳性。病史较长者静脉肾盂造影显示肾盏、肾盂结构破坏明显。随着病变向下侵入膀胱,尿路刺激症状呈进行性加重,尿沉渣中找到结核杆菌,普通细菌培养阴性。

五、辨证治疗

(一)辨证要点

辨实证、虚证急性起病,病程较短,小便频数短赤,尿道灼热疼痛,常伴畏寒发热。慢性多由体质素亏或治疗不当,病情迁延,小便浑浊,淋漓不尽,神倦面黄,眼睑微肿;有些患儿症状虽不甚明显,但常易反复发作,缠绵不已。

(二)治疗原则

1.基本治则

缩泉固藏。

2.具体治法

实证宜清利湿热,虚证宜温补脾肾或滋肾清热;病程日久或反复发作者,多为本虚标实、虚实夹杂之候,治疗要标本兼顾,攻补兼施。

(三)分证论治

1.湿热下注

主要证候:起病较急,小便频数短赤,尿道灼热疼痛,尿液淋漓浑浊,小腹坠胀,腰部酸痛,婴儿则时时啼哭不安,常伴有发热,烦躁口渴,头痛、身痛,恶心、呕吐,舌质红,苔黄腻,脉数有力或滑数。

治法:泻火通淋,固脬止遗。

常用中成药:八正胶囊、银花泌炎灵片。

简易药方:八正散加减。基本方:川木通(禁用关木通)15 g、萹蓄 15 g、车前子 15 g、瞿麦 15 g、滑石 15 g、大黄 9 g、栀子 10 g、甘草 10 g。水煎煮 2～3 次,煎液混合后分 2～3 次服用。连服 3 日后复诊。加减:若兼有咳嗽、喘息者,合用麻杏石甘汤以宣上焦肺热,同时利下焦水湿;若小便带血,尿道刺痛,排尿突然中断者,常为沙石阻滞所致,可加用金钱草、大蓟、小蓟、白茅根等,以清热止血、排石;若小便赤涩,溲时尿道灼热刺痛,口渴烦躁,舌红少苔者,此为心经火盛、移热于小肠所致,可用导赤散清心火、利小便;如肝气郁滞,而致少腹作胀、小便不利者,可加用柴胡、川楝子、延胡索,以疏通肝经之郁。

2.脾肾气虚

主要证候:病程日久,小便频数,淋漓不尽,尿液不清,精神倦怠,面色萎黄,饮食不振,甚则畏寒怕冷,手足不温,眼睑微浮,大便稀薄,舌质淡或有齿痕,苔薄腻,脉细少力。

治法:益气补肾,固脬止遗。

常用中成药:补中益气九。

简易药方:补中益气汤和缩泉丸加减。基本方:生黄芪 30 g、党参 15 g、炒白术 15 g、当归 15 g、柴胡 15 g、升麻 10 g、陈皮 12 g、山药 15 g、益智仁 10 g、乌药 10 g、甘草 10 g。水煎煮 2～3 次,煎液混合后分 2～3 次服用。连服 3 日后复诊。加减:若湿浊未化,可加用茯苓、车前子,利水渗湿,共奏益气补肾、健脾利水之功效。若以脾气虚为主者,症见面色萎黄,大便稀薄,小便频数,尿液浑浊,苔白,脉软,可用参苓白术散健脾益气、和胃渗湿。若以肾阳虚为主者,可用济生肾气丸温阳补肾、利水消肿。疾病日久,湿热留恋,肾阴偏伤者,亦可用知柏地黄丸主治,以滋肾清热。

3.惊恐紧张

主要证候:面色青黄,睡眠不稳,多梦少寐,一惊一乍,小便频数,大便色有多溏,舌红苔白,脉象弦细。

治法:温胆宁神,固脬止遗。

常用中成药:温胆丸。

简易药方:温胆汤加减。基本方:清半夏 15 g、茯苓 15 g、炒枳实 6 g、竹茹 15 g、陈皮 12 g、甘草 10 g。水煎煮 2～3 次,煎液混合后分 2～3 次服用。连服 3 日后复诊。加减:睡眠较差者,加酸枣仁、远志;惊乍明显者,加钩藤;心情郁闷者,加合欢皮、郁金。

六、临证心得

临床诊治小儿尿频时,重点是辨证、辨病、辨症相结合,并且要注意精神因素的作用。

(一)从肺论治

肺主通调水道,为水之上源,小儿尿频其病虽在于肾和膀胱,然其源在肺。故此,对于小便频数,兼有肺气不宣而咳喘之患儿,遣方用药常选用麻杏石甘汤加减,麻黄具有宣肺和利水两大功能,应用麻杏石甘汤化裁可宣上焦肺热,利下焦水湿,属下病治上之法。

(二)从肝胆论治

小儿少阳之体,少阳主肾,主惊恐,因为小儿的生长速度快,肾气相对不盛,会出现一些惊恐的现象,恐则气下,出现尿频的症状。在小儿的尿频治疗中,应用温胆汤调整情绪、温寒壮胆,也是一种临床常用的方法。

（三）从脾肾论治

肾与膀胱相表里,肾主水,肾气不足,则不能化气行水,固摄无权,膀胱开合失度,则出现尿频。脾主运化而制水,脾气虚弱则中气下陷,运化失常,水失制约,而出现尿频。故治疗应以补肾健脾为主,补肾宜地黄丸,健脾气以补中益气丸为主。

（四）泻脾利湿

其湿热源于中焦脾胃。因素体脾虚,或由饮食不节,多食肥甘,或久服苦寒渗利之药,重伤脾胃,致水湿失运,内郁化热,下注膀胱,气化不利而起病,常伴见纳差,口臭,腹胀,大便干结,外阴部红,分泌物较多。若一味清利下焦,不仅更伤脾胃,还会出现湿热暂去,中焦失运而邪又复来的局面,致病情反复。宜泻脾运脾,常用泻黄散加减,使土实则湿无所生,湿热去而不复返。

（邓传超）

第十五章　感染性疾病

第一节　幼儿急疹

幼儿急疹是一种急性出疹性传染病，以急性起病，发热，持续 3～4 天后体温骤降，全身出现玫瑰红色小丘疹，疹退后无脱屑及色素沉着为临床特征。因形似麻疹，发病于哺乳之婴幼儿，称为"奶麻"。本病预后良好，患病后可获持久性免疫。

全年均可发病，以冬春二季多见。传染源多为带病毒的成人，经呼吸道飞沫传播，传染性不强，多为散发。患儿发病年龄以 6～12 个月多见，由于胎儿从母体可获得抗体，6 个月以内基本不发病。

一、源流

奶麻的记载可追溯至明代《万氏家传痘疹心法·疹毒症治歌括》。其曰："凡小儿……遍身红点，俗呼奶麻子是也。此由胎中受热，故生下发见于皮肤，不可作时行疹子论妄用汤剂，盖脏腑娇脆，气血怯弱，不能胜汤丸也。"

《幼科准绳·幼科》中有"小儿有出一二次麻，出轻而日数少，名奶疹子。出稍重而日数多，名正疹子。又出于痘前，名奶疹子。出于痘后，名正疹子。"的记载，详述了麻疹与奶疹的区别。

《医宗金鉴·痘疹心法要诀》云："瘙疹，儿在胎中，受母血热之气所蒸已久，及生后外遇风凉，以致遍身红点，如粟米之状。满月内见名为烂衣疮，百日内见又名百日疮。未出痘疹之前见，即名为瘙疹，调摄谨慎，不治自愈。"由此可见其预后良好。

二、病因病机

外感风热时邪，从口鼻而入，侵犯肺脾，正气抗邪，时邪出于肺卫，疹透于肌肤，邪毒外泄。

邪郁于肺卫，正邪交争则发热，因邪轻正气充沛，故患儿高热而精神良好。邪毒内传于脾胃，郁而化热，肺胃气分热盛，胃失和降、脾失健运，故可见呕吐、食少、便秘或泄泻等。风热时邪与气血相搏，正气亢盛，托毒外泄而发于肌肤，邪热得以外泄，故疹出热退。部分患儿疹出后气阴耗损，调养后多能康复。

三、诊断

（一）临床表现

起病急骤，无前驱症状。突起高热，数小时内即高达 39～41 ℃，且多持续 3～5 天。大部分患儿虽然体温高，但精神较好，能被逗笑，部分患儿伴有眼睑浮肿、偶咳、流涕、呕吐、腹泻、食欲缺乏等症状，枕部、颈部及耳后淋巴结轻度肿大。高热持续 3～5 天，多数患儿体温骤降，少数为渐退，热退后 9～12 小时出现玫瑰红色的皮疹，最初见于颈部与躯干，24 小时波及全身。疹点为不规则玫瑰色的斑点，直径为 2～3 mm，周围有浅色红晕，压之退色，散在分布，可融合成片，疹点以躯干、腰部、臀部为主，面部及肘关节、膝关节等处少见。皮疹出现 1～2 天后即消退，疹退后无脱屑及色素沉着。

（二）诊断要点

（1）多发于 6 个月至 1 岁婴儿。

（2）起病急骤，体温可达 39～41 ℃，持续 3～5 天骤降，热退后出现玫瑰红色的皮疹。皮疹 1～2 天内消退，无色素沉着及脱屑，不留瘢痕。

（3）血常规示白细胞总数明显下降，淋巴细胞计数相对增高。

四、临证思路

（一）病机辨识

风热时邪自肺卫而入蕴于肺胃，卫分证偏重，表现为发热目赤、咳嗽流涕、纳呆呕吐、腹泻、精神良好。

继则邪郁化热，邪热蕴郁肺胃，肺胃气分热盛，而见高热烦渴、尿少便结。

热蕴肺胃数日，与气血相搏而发于肌肤，邪热得以外泄，故热退疹出。

（二）症状识辨

1.发热

发热起病急骤，多为高热，伴鼻塞、流涕，患儿精神无明显烦躁或萎靡，为邪犯肺卫，病情不重；起病急骤，高热不退，伴纳差、腹泻，精神无明显萎靡，为邪入肺脾，脾失健运，水湿下注；高热持续，里热炽盛，尿赤便干，为肺脾郁热；高热不退，入夜尤甚，夜卧不安，咳嗽夜甚，口渴而不欲饮，舌质红绛，甚或起刺，脉细数涩，为热入营血。

2.皮疹

出疹淡红稀疏，热退后 5～10 小时出现，24 小时后不再出现新鲜皮疹，皮疹在 2 天左右消退，表明邪气轻浅；皮疹出现过早或出疹时间过长，出疹稠密，融合成片，表明邪热亢盛；皮疹密集，斑疹色红为热、色紫为夹毒、色黑为热极、紫黑为兼夹瘀血；疹出及消退较快，皮损瘙痒明显为有风。

3.精神

精神烦躁明显，口渴，尿量少，大便干，为邪热盛；精神尚可，无明显口渴，尿量正常，大便正常，为热邪不著。

（三）治法与处方原则

本病治疗以清热解毒为主。邪热在表治宜疏风清热，热退疹出治宜凉血透疹。

邪热在卫，治宜辛凉透解，疏风清热；邪在气分，治宜发汗解肌，益胃生津；热郁脾胃致胃失和降,治宜和胃降逆;邪热不得从外解,必致里结,须用下法,治宜通腑泄热;病邪渐入营分,营分受伤则血瘀受劫,急急透疹为要。

热退疹出,以皮疹为主症,宜凉血透疹,佐以清热养阴,内清外达,除邪务尽,但不能扰动气血,因辛散之品有劫汗、动血、动气、助热之弊,疏透宣泄不宜太过。热退疹出之后,机体阴津耗伤,脾之气阴亦不足,健运失常,佐以健脾止泻、润肠通便。

（四）用药式

伴鼻塞流涕,治宜疏风清热,用桑叶、菊花、金银花、苏叶、荆芥、薄荷等;伴咽喉不利,治宜解毒利咽,用牛蒡子、射干、桔梗、玄参、蝉蜕等。

伴壮热口渴,治宜清热解毒生津,用生石膏、知母、芦根等;伴发热,病见长夏,汗出热不解,治宜芳香化湿,用香薷、藿香、佩兰、白豆蔻等;伴高热口渴,呕吐泄泻,治宜芳香化浊、开泄气机,用茵陈、藿香、白豆蔻等;伴夜卧不安,治宜滋养心阴,用生地、沙参、丹皮等;伴有躁扰不宁,治宜清心平肝,用白芍、羚羊角、水牛角。

出疹期见稀疏玫瑰色皮疹,治宜清热透疹,用荆芥、升麻、牛蒡子、紫草等;出疹伴有纳少懒言,治宜健脾益气,用黄芪、白术、山药等;伴纳少便溏,面白肢冷,治宜健运脾土,用苍术、白术等。

五、证治条辨

（一）风热袭表,卫气不宣

症见骤然发热,鼻塞浊涕,稍烦轻咳,咽红,舌质偏红,舌苔薄黄,指纹浮紫。

治宜辛凉解表,疏风清热。桑菊饮（《温病条辨》）加减,药用桑叶、菊花、炒杏仁、连翘、薄荷、桔梗、芦根、葛根、甘草。

高热恶风,口不渴,加荆芥、紫苏;惊惕夜卧不安,加钩藤;纳差,加砂仁、神曲、焦山楂。

（二）风热郁表,肺失清肃

症见发热,鼻塞,偶咳,咽红,尿黄,舌质偏红、舌苔薄黄,指纹浮紫。

治宜疏风解表,清热解毒。银翘散（《温病条辨》）加减,药用金银花、连翘、桔梗、薄荷、竹叶、荆芥穗、淡豆豉、牛蒡子、生甘草。

呕吐,加竹茹、姜汁;口渴甚,加天花粉;高热唇红,尿短赤,加生石膏、知母;淋巴结肿大加浙贝母;大便泄泻加葛根、白扁豆;咳嗽加炒杏仁、前胡。

（三）热盛伤津,邪郁肺胃

症见高热烦渴,口舌干燥,汗多,尿少便干,舌红,苔少,指纹浮紫。

治宜清热解毒,益胃生津。白虎加人参汤（《伤寒论》）加减,药用知母、石膏、炙甘草、粳米、人参。

咳嗽,加前胡、炒杏仁、紫菀、蜜百部;咽喉红肿疼痛,加白僵蚕、木蝴蝶、板蓝根;口渴重,加生地、麦冬;尿少,加芦根、栀子、麦冬;抽搐,加钩藤、蝉蜕、白僵蚕。

（四）气营两燔,热毒炽盛

症见壮热,口渴,烦躁,甚至神昏谵妄,两目昏瞀,皮疹色紫。苔黄燥或焦黑,舌质深绛或紫绛。

治宜气营双解,清热凉血。清瘟败毒饮（《疫疹一得》）加减,药用生石膏、生地、水牛角粉、生栀子、桔梗、黄芩、知母、赤芍、玄参、连翘、竹叶、丹皮、黄连、甘草。

神昏谵妄,加安宫牛黄丸,或至宝丹、紫雪丹;疹色紫暗,加大青叶、升麻;大便不通,加生大黄;口渴甚,加生石膏、天花粉。

(五)正胜邪退,疹透肌肤

症见热退,肌肤出现稀疏玫瑰红色小丘疹,始见于躯干,渐及全身,纳佳溲清,舌红苔薄黄,指纹紫滞。

治宜清热解毒,利咽透疹。解毒防风汤(《痘麻绀珠》)加减,药用金银花、川木通、防风、荆芥、连翘、牛蒡子、甘草。

烦躁,加蝉蜕、钩藤、栀子;咽红,加青黛、马勃、玄参;口渴,加芦根、天花粉。

(六)邪热壅盛,毒透肌肤

症见身热乍退,烦躁口渴,肌肤出现玫瑰红色小丘疹,始见躯干。舌红苔黄,指纹紫滞。

治宜解毒泄热,凉血生津。化斑解毒汤(《外科正宗》)加减,药用知母、生石膏、黄连、升麻、连翘、牛蒡子、甘草。

食欲不振,加鸡内金、炒麦芽;大便干硬,加火麻仁、瓜蒌仁;咽痛,加玄参、大青叶;皮疹红赤,加丹皮、赤芍;口渴,加芦根。

(七)邪透肌肤,热毒未尽

症见身热骤退,全身有玫瑰色较小皮疹,无痒感,纳差便干。舌红苔黄,指纹紫滞。

治宜解毒凉血,兼清余热。消毒饮(《痘疹仁端录》)加减,药用蜜麻黄、黄连、黄芩、黄柏、栀子、蝉蜕、红花、大黄。

口渴唇干,加天花粉、鲜芦根;胃纳欠佳,加白术、山药;小便黄少,加车前子、滑石;便秘,加麻子仁、全瓜蒌;无舌苔,去大黄。

(八)毒透肌肤,邪去正虚

症见身热已退,肌肤出现玫瑰红色小丘疹,无脱屑,无痒感,口干纳少。舌红苔薄少津,指纹淡紫。

治宜清热透疹,养阴生津。养阴清肺汤(《重楼玉钥》)加减,药用生地、麦冬、生甘草、玄参、浙贝、丹皮、薄荷、炒白芍。

食欲不振,加鸡内金、谷麦芽;大便秘结,加生大黄、玄明粉;大便干结如羊屎,加火麻仁、瓜蒌仁、蜂蜜;口渴明显,加天花粉。

六、其他疗法

(一)中成药

羚羊角颗粒,功能清热解毒,祛风镇惊。用于幼儿急疹高热烦躁。每次1包,周岁以内减半,每天3次。

(二)单方验方

(1)金银花、连翘各10 g,夏枯草15 g,蝉蜕6 g,加水煎煮,去渣取液,以汤代茶饮。用于热蕴肺胃、高热口渴。

(2)丹皮、紫草各6 g,红花、蝉蜕各3 g,加水煎煮,去渣取液,以汤代茶饮。用于幼儿急疹疹出稠密。

(3)蝉蜕10 g、僵蚕10 g、地龙6 g、升麻10 g、紫草10 g、桑叶6 g、野菊花10 g、薄荷3 g。上药共研细面,6~12个月患儿每服0.3~0.5 g,1~2岁患儿每服0.5~1 g,日服2~3次,用于幼儿急疹出疹期。

（三）外治疗法

（1）桑叶、板蓝根各 15 g，连翘 10 g，加水煎煮，去渣取液，以药液熏洗，每次 15～20 分钟，每天 1～2 次，连用 1～2 天。用于热蕴肺胃。

（2）浮萍 30 g，白鲜皮 10 g，加水煎煮，去渣取液，洗浴，每次 15～20 分钟，每天 1 次，连用 1～2 天。用于热透肌肤。

（四）针灸疗法

（1）大椎、曲池、合谷、足三里，强刺激泻法，持续捻针 3～5 分钟，不留针，用于幼儿急疹高热不退。

（2）针刺合谷、外关、曲池、大椎。夹惊针刺十宣、人中、印堂，夹滞针刺四缝，用强刺激泻法，快速点刺小留针，根据病情，连续针刺 3～5 次，每天 1 次，至热退。

（刘靖靖）

第二节　麻　疹

一、定义

麻疹是由感受麻毒时邪引起的急性出疹性时行疾病。临床以发热、咳嗽、流涕、目赤胞肿、眼泪汪汪、口腔黏膜出现麻疹黏膜斑、周身布发红色斑丘疹为主要特征。

二、辨证

典型麻疹临床分三期。初热期：有发热及肺卫表证，结膜充血，畏光及口腔颊黏膜麻疹黏膜斑，是早期确诊的主要依据。出疹期：发热加重，按顺序出疹。恢复期：发热和全身症状迅速减轻，皮疹按出疹顺序的先后消退，疹退后有色素沉着和糠麸细小脱屑。

（一）顺证

1.邪犯肺卫（初热期）

发热，微恶风寒，鼻塞流涕，喷嚏，咳嗽，目赤胞肿，畏光羞明，泪水汪汪，倦怠思睡，饮食不振，或大便稀溏。发热第 2～3 天，口腔两颊黏膜红赤，出现麻疹黏膜斑，舌苔薄白或微黄，脉浮数，指纹浮紫。

2.肺胃热炽（见形期）

持续发热，起伏如潮，阵阵微汗，每潮 1 次，疹随外出。烦躁或嗜睡，口渴引饮，咳嗽加剧，目赤眵多。疹点先见耳后、发际，渐及额、面、颈部，继而躯干、四肢，最后手掌、足底见疹，疹子出齐。疹点初起稀疏，逐渐稠密，颜色先红后变暗红，突出皮面，触之碍手，压之褪色，小便短赤，大便多稀溏，舌质红，舌苔黄，脉数，指纹紫滞。

3.肺胃阴伤（恢复期）

发热渐退，咳嗽减轻，胃纳增加，精神转佳，疹点按出疹顺序逐渐恢复，皮肤出现糠麸脱屑，并有棕褐色素沉着，口干少津，舌红苔少，脉细数。

（二）逆证

1.麻毒闭肺

高热不退,咳嗽气促,喉中痰鸣,鼻翼翕动,甚则摇肩撷肚、面唇青紫、烦躁不安,疹出不畅,或疹稠紫暗,舌质红,舌苔黄,脉数,指纹紫滞。

2.麻毒攻喉

身热不退,咽喉肿痛,咳如犬吠,声音嘶哑,喉间痰鸣,甚则吸气困难、胸高胁陷、烦躁不安、面唇青紫,疹点稠密紫暗,舌质红,舌苔黄,脉数,指纹紫滞。

3.邪陷心肝

高热不退,烦躁谵语,神昏抽搐,喉间痰鸣,疹点密集紫暗,舌质红绛,舌苔黄糙,脉数,指纹紫滞。

三、检查

血常规可见白细胞总数减少、淋巴细胞相对增多。疾病早期取鼻、咽、眼分泌物涂片,可查见多核巨细胞,有助于早期诊断。

四、治疗

（一）辨证用药

1.顺证

(1)邪犯肺卫。

治法:辛凉发表,宣肺透疹。

代表方剂:宣毒发表汤。

(2)肺胃热炽。

治法:清热解毒,佐以透疹。

代表方剂:清解透表汤。

(3)肺胃阴伤。

治法:滋养肺胃,清解余邪。

代表方剂:沙参麦冬汤。

2.逆证

(1)麻毒闭肺。

治法:清热解毒,开肺化痰。

代表方剂:麻杏石甘汤。

(2)麻毒攻喉。

治法:清热解毒,利咽消肿。

代表方剂:牛蒡甘桔汤。

(3)邪陷心肝。

治法:清热凉营,熄风开窍。

代表方剂:清营汤合羚角钩藤汤。

(二)其他疗法

1.小儿紫草丸

小儿紫草丸有透疹解毒、清热活血的功效,适用于见形期。口服,每次 1 丸,每日 2 次,周岁内减半量。

2.银翘解毒丸

银翘解毒丸有疏风清热解毒的功效,适用于初热期、见形早期。口服,每次 3～6 g,每日 2 次,芦根煎汤或温开水送服。

(刘靖靖)

第三节 风 疹

风疹是由感受风疹病毒所引起的急性出疹性传染病。临床以发热、咳嗽、全身皮肤出现细沙样玫瑰色斑丘疹、耳后及枕部淋巴结肿大为特征。本病属温病范畴,又称"风痧""风疹""瘾疹""野痧子"。一年四季都可发病,多发于冬春季节,可造成流行,1～5 岁小儿多见,病后可获持久性免疫。本病一般证情较轻,恢复较快,少见并发症,故称之为"皮肤小疾"。

一、源流

《素问·四时刺逆从论》中有"瘾疹"的记载,《金匮要略》《诸病源候论》提出了"风瘾"的病名,可能包括本病在内。宋代陈文中的《小儿痘疹方论》提出"疹子",已记载伴有发热、咳嗽等症状,较接近本病,但尚未将风疹、麻疹等出疹性疾病区分开来,统称"疹子"。清代叶天士的《临证指南医案·幼科要略》指出:"疫疠秽邪从口鼻吸入,分布三焦,气血相搏,发于肌肤而为痧疹。"其始根据其出疹形态犹如细小沙子而名为"痧",并认识到其为时行疾病。谢玉琼的《麻科活人全书》云:"风瘾,亦有似麻疹……时值天气炎热,感风热而作,此不由于胎毒,乃皮肤小疾,感风热客于肺脾二家所致,不在正麻之列……倘身热不退,只需用疏风清热之剂,一服即愈。"其指出了风疹当与麻疹相鉴别,治疗用疏风清热之剂。

二、病因病机

风热时邪从口鼻而入,郁于肺卫,蕴于肌腠,与气血相搏,邪毒外泄,发于肌肤而为风疹。邪轻病浅,一般只伤及肺卫,见微恶风、发热、咳嗽;皮肤发出皮疹,色泽浅红,分布均匀,邪泄之后迅速康复;邪毒重则可见高热烦渴,疹点红艳紫赤、密集等热毒内传营血、气营两燔证候;邪毒与气血相搏,阻滞于少阳经络则发为耳后及枕部淋巴结肿大。多数病患随邪毒外泄、疹点透发后,随之热退病解;发病重,或病涉营血,一般不会出现邪陷心肝、内闭外脱等严重变证。

三、诊断

(一)临床表现

1.潜伏期

平均 18 天(14～21 天)。

2.前驱期

1～2天。可见发热、头痛、食欲缺乏、疲倦、乏力及咳嗽、喷嚏、流涕、咽痛、眼结膜充血等症状。

3.出疹期

发热1～2天后出现皮疹。皮疹多先见于面、颈部,迅速向下蔓延,1天内布满躯干和四肢;初起呈细点状淡红色斑疹、斑丘疹或丘疹,直径2～3 mm。面部、四肢远端皮疹较稀疏;躯干,尤其背部皮疹密集,甚可融合成片,疹间有正常皮肤;一般持续3天(1～4天)消退。常伴低热、轻度咳嗽、流涕、喷嚏、鼻塞等症状,脾大及全身浅表淋巴结肿大,尤以耳后、枕部、颈后淋巴结肿大最为明显。

4.恢复期

皮疹消退后一般不会留色素沉着,或可有少许皮屑。

(二)诊断要点

(1)有风疹病毒接触史。

(2)病初类似感冒,发热1～2天后,皮肤出现淡红色斑丘疹,1天后布满全身。疹出1～2天后,发热渐退,疹点逐渐隐退。疹退后或可有少许皮屑,无色素沉着。

(3)耳后、枕部及颈后淋巴结肿大。

(4)实验室检查,血清学检测风疹病毒抗体,患儿恢复期较病初期血清抗体增加4倍以上可确诊。

(三)鉴别诊断

1.麻疹

初起发热、流涕、咳嗽、两目畏光多泪,口腔颊黏膜可见麻疹黏膜斑。典型皮疹自耳后发际及颈部开始,自上而下,蔓延全身,最后达于手足心。疹退后有糠麸样脱屑和棕褐色色素沉着。

2.猩红热

出疹前多有高热等全身症状,咽喉肿痛溃烂及草莓舌是其主要特征,皮疹为全身性弥漫性猩红色粟粒样皮疹,消退后有显著脱屑。

3.幼儿急疹

发生于婴幼儿,多突然高热,3～4天后,体温降至正常,全身出现玫瑰色斑疹,1～2天后,皮疹消退,疹后无皮肤脱屑及色素沉着。

三、临证思路

本病以温病卫气营血辨证。如轻微发热、精神安宁、疹色淡红、分布均匀,病程在3～4天之内为轻证,病在肺卫;壮热烦渴、疹色鲜红或紫暗、分布密集、出疹持续,病程较长为重证,病在气营。

(一)病机辨识

1.邪袭肺卫

病初,风热时邪由口鼻而入,首先犯肺,卫外失司,正邪交争,见发热、恶风;肺气失宣则见咳嗽、鼻塞、喷嚏、流涕;与气血相搏,发于皮肤,见肌肤透布皮疹;邪毒郁阻少阳,经脉气血壅滞,见耳后、枕部淋巴结肿大。

2.气营两燔

表邪不解或气分郁热皆可波及营络。邪热炽盛,内传入里,燔灼气分,肺胃热盛,消烁津液,见高热、口渴、便干、尿黄;邪热迫伤营分,则见心烦不宁、疹色鲜红密集。

(二)症状识辨

1.皮疹

通过观察疹的色泽、形态、分布疏密及相兼的脉症,判断病情、预后,确定治疗原则。如疹色淡红,分布均匀,为邪在肺卫,病情轻浅;疹色鲜红或紫暗,分布密集,为邪在气营,病情较重。

2.发热

观察热势,结合精神状态,判断疾病轻重。低热、精神较好,为邪毒不甚,病情轻;壮热持续、烦躁,为邪毒炽盛,病情较重。

(三)治法与处方原则

以疏风清热为治则,以"透"为主,注重因势利导、驱邪外出。邪在肺卫,治以疏风清热透疹;邪在气营,治以清气凉营解毒。

(四)用药式

风热袭表,见发热、微恶风、疹色浅红等卫外失司表证,宜用疏风解表、辛散透邪之荆芥、薄荷、豆豉、牛蒡子、蝉蜕、浮萍等,配清热解毒之银花、连翘、蒲公英等;伴咽喉不利,用清利咽喉之牛蒡子、桔梗、玄参、木蝴蝶、僵蚕、板蓝根等;无热或微热,宜选疏风清热之桑叶、菊花、薄荷、连翘、芦根;咳嗽宜选宣肺止咳之杏仁、桔梗、前胡、甘草;如肺热渐盛,见咳嗽痰多色黄,加清肺化痰之黄芩、浙母、鱼腥草;皮肤瘙痒重,加疏风之蝉蜕、荆芥。

肺经郁热,波及营络,见身热、疹色鲜红、咳嗽胸闷,宜以辛凉清解、宣肺透邪之银花、连翘、薄荷、牛蒡子、桔梗、荆芥、芦根等,疹色鲜红,用凉营泄热解毒之生地、丹皮、大青叶、玄参。

邪热炽盛,气营两燔,见壮热口渴烦躁、疹色鲜红或紫暗、疹点较密甚则融合成片。清热解毒,用连翘、黄连、紫花地丁;凉营活血,用赤芍、丹皮、红花、紫草等;疏风清热、透邪外出,用桑叶、菊花、薄荷、牛蒡子、蝉蜕等。

毒陷厥阴,热盛动风,见高热神昏痉厥、皮疹稠密、疹色紫暗。清热凉血,息风止痉宜用羚羊角、钩藤、桑叶、菊花、丹皮、紫草;滋阴增液、柔肝舒筋用生地、白芍、甘草;痰壅气粗,加清热化痰之贝母、竹茹;烦躁,清心安神用淡竹叶、栀子、豆豉,宁心安神宜茯神。

(四)证治条辨

1.风热袭表,卫外失司

症见发热,微恶风,伴轻咳,疹色浅红,先起于头面、躯干,随即遍及四肢,分布均匀,稀疏细小,2~3天消退,有瘙痒感,耳后及枕部淋巴结肿大,或有精神倦怠,胃纳欠佳。舌边尖红,苔薄黄,脉浮数。

治以疏风解表、清热透疹。银翘散(《温病条辨》)加减,药用金银花、连翘、竹叶、牛蒡子、荆芥、薄荷、豆豉、桔梗、甘草。

耳后、枕部淋巴结肿大疼痛,加蒲公英、夏枯草、玄参;咽喉肿痛,加僵蚕、木蝴蝶、板蓝根;皮肤瘙痒,加蝉蜕、浮萍。

身热重,微恶风寒或不恶寒,疹色鲜红,伴咳嗽、胸闷,舌红苔薄黄,脉数,加黄芩、生石膏;胸闷,加枳壳、瓜蒌皮;咳嗽痰多,加杏仁、浙贝、瓜蒌、竹茹;纳呆食少,加神曲、谷芽。

2.风热袭表,肺失宣降

症见咳嗽为主,无热或微热,微渴,喷嚏流涕,疹色浅红,先起于头面、躯干,随即遍及四肢,分布均匀,稀疏细小,2～3天消退,有瘙痒感,耳后及枕部淋巴结肿大。舌边尖红,苔薄黄,脉浮数。

治以疏风清热、宣肺透疹。桑菊饮(《温病条辨》)加减,药用桑叶、菊花、桔梗、杏仁、薄荷、芦根、甘草。发热,加金银花、连翘;热盛,加生石膏;咳嗽痰多色黄,加黄芩、浙贝母;目赤,加木贼草、防风;皮肤瘙痒,加蝉蜕、荆芥。

3.邪热炽盛,气营两燔

症见壮热口渴,烦躁哭闹,疹色鲜红或紫暗,疹点较密,甚则融合成片,小便黄少,大便秘结。舌质红,苔黄糙,脉洪数。

治以清热解毒、凉营透疹。透疹凉解汤加减,药用桑叶、薄荷、牛蒡子、蝉蜕、连翘、黄芩、蒲公英、紫花地丁、赤芍、红花、甘草。

口渴甚,加天花粉、鲜芦根;大便干结,加大黄、火麻仁;疹色紫暗而密,加生地、丹皮、紫草。

4.毒陷厥阴,热盛动风

症见高热神昏痉厥,皮疹稠密,疹色紫暗,大便干结,小便短赤。舌红绛,苔黄糙,脉数有力。

治以清热凉血、息风开窍。羚角钩藤汤(《通俗伤寒论》)加减,药用羚羊角粉(冲服)、钩藤、桑叶、浙贝母、竹茹、茯神、菊花、丹皮、紫草、生地、白芍、甘草。

壮热神昏,加服安宫牛黄丸。

四、其他疗法

(一)中成药

1.银翘解毒片

口服,每次1～2片,每天3次。用于风疹邪郁肺卫。

2.清开灵冲剂

每服1包,每天2～3次。用于风疹气营两燔。

3.犀角化毒丸

每次1丸,每天2次。用于风疹邪毒内盛。

4.神犀丹

每次1/2～1丸,每天2次。用于风疹邪毒内盛。

(二)单方验方

(1)银花10 g、板蓝根30 g、僵蚕10 g、甘草3 g。煎水代茶饮。用于风疹轻证。

(2)芦根30 g、竹叶30 g。煎水代茶饮。用于风疹轻证。

(3)金银花3 g、蝉蜕3 g、甘草1 g、竹叶1 g。为散,用沸水冲泡10分钟,不拘时饮服。用于风疹皮疹作痒,烦躁不宁。

(三)外治疗法

(1)浮萍、地肤子、荆芥穗各30 g,将诸药用纱布袋装好,加水煎煮,取药液倒入盆内,用毛巾蘸药水温洗患处,每天1次,每次15～20分钟。用于风疹轻证。

(2)地肤子、晚蚕沙、花椒叶、蒴藋叶各50 g,将上药加水煎煮,去渣取药液,用毛巾蘸取药液洗患处,每天早晚各1次,每次20～30分钟,连续2～3天。用于皮疹透发,肌肤瘙痒。

（四）针灸疗法

取穴：肺俞、合谷、少商、曲池、大椎、列缺。适用于小儿风疹。壮热不退加十宣、耳尖；咳嗽痰多加尺泽、丰隆；呕吐加内关、中脘；惊厥加百会、印堂；神疲倦怠加关元、足三里。一般取2～4个穴位，壮热不退用强刺激法，持续捻针2～3分钟，不留针。根据病情每天1～2次，连续1～2天。

（五）推拿方法

1.一般推拿

揉小天心、一窝风各200次，推补肾水、清板门各300次，揉合谷1～2分钟，推清肺金300次，退下六腑300次，揉二人上马200次，推清天河水100次。少商穴针刺放血，新建穴先用三棱针刺，用捏挤法至皮肤色紫红。每天1～2次，连用2～3天。用于小儿风疹高热烦躁，疹密色暗。

2.三字经推拿

（1）清肺、平肝、清天河水三穴配合，功能清热解毒透疹。

（2）高热、疹色鲜红稠密，去清天河水，改用退六腑以加强清热解毒之力；呕吐加清胃；发惊加捣小天心；腹泻加揉外劳宫。

（刘靖靖）

第四节　水　　痘

一、定义

水痘是由感受时行邪毒引起的急性出疹性时行疾病。临床以发热，皮肤及黏膜分批出现斑丘疹、疱疹、结痂，各类疹形同时存在为主要特征。

二、辨证

典型水痘可分为疹前期和出疹期。疹前期：时间较短，一般不超过24小时，可有肺卫表证；出疹期：发热当天或第2天透发皮疹，首见于躯干和头部，以后延及面部和四肢。皮疹初为红色斑丘疹，很快变为疱疹，呈椭圆形，大小不一，内含透明浆液，周围红晕，壁薄易破，有痒感，继而干燥结痂，然后痂盖脱落，不留瘢痕。起病后皮疹分批出现，此起彼落，参差不齐，同一时期，斑丘疹、疱疹、结痂同时存在。皮疹呈向心性分布，主要位于躯干，次为头面部，四肢远端较少。口腔、咽喉、眼结膜、外阴黏膜亦可见疹，且疱疹易破，形成溃疡。

（一）邪郁肺卫

轻度发热，鼻塞流涕，喷嚏，咳嗽，痘疹稀疏，疹色红润，疱浆清亮，根脚红晕不著，舌苔薄白微腻，脉浮数，指纹浮紫。

（二）邪犯气营

壮热不解，烦躁不安，口渴欲饮，面红唇赤，痘疹稠密，颜色紫暗，疱浆混浊，根脚红晕显著，大便干结，小便黄赤，舌质红绛，舌苔黄厚，脉洪数有力，指纹紫滞。

三、检查

(1)血常规示白细胞总数大部分正常,偶有轻度增多,淋巴细胞相对增多。

(2)新鲜疱疹底部刮取物检查,可找到多核巨细胞和核内包涵体,可供快速诊断。

四、治疗

(一)辨证用药

1.邪郁肺卫

治法:疏风清热解毒,佐以利湿。

代表方剂:银翘散。

2.邪透肌肤

治法:清热凉营解毒,佐以利湿。

代表方剂:清胃解毒汤。

(二)其他疗法

1.中成药

(1)板蓝根冲剂:有清热解毒、凉血利咽的功效,适用于邪郁肺卫轻证。口服,每次 0.5～1.0 包,每日 2～3 次。

(2)银翘解毒丸:有疏风清热解毒的功效,适用于邪郁肺卫轻证。口服,每次 3～6 g,每日 2 次。

2.外治

(1)苦参 30 g、芒硝 30 g、浮萍 15 g,煎水外洗,每日 2 次。用于皮疹稠密、瘙痒明显者。

(2)青黛散麻油调后外敷,每日 1～2 次。用于疱疹破溃化脓者。

(3)锡类散、冰硼散、珠黄散,任选一种吹口,每日 2～3 次。用于口腔黏膜水疱破溃成溃疡者。

(刘靖靖)

第五节 痄　腮

一、定义

痄腮是由感受风温时毒引起的急性时行疫病。临床以发热、耳下及腮部漫肿疼痛为主要特征。相当于"流行性腮腺炎"。

二、辨证

初起常有发热、头痛、咽痛等,1～2 天后,热度增高,耳下腮部肿胀,通常先见一侧,继而另一侧,也有两侧同时肿大或始终限于一侧者。腮部肿大是以耳垂为中心的漫肿,边缘不清楚,表皮不红,触之微热并有轻压痛及弹性感。肿胀部位疼痛,咀嚼、吃酸性食物时疼痛加重。腮腺管口红肿,挤压腺体时无脓液溢出。腮腺肿大 3～4 天达高峰,热度最高,以后逐渐消退,若无并发症,整个病程为 1～2 周。

(一)常证

1.温毒在表

发热,微恶风寒,或头痛、咽痛,一侧或两侧耳下腮部漫肿疼痛,张口不利,咀嚼不便,舌红,苔薄白或薄黄,脉浮数。

2.热毒蕴结

高热不退,烦躁口渴,咽红肿痛,或头痛、呕吐,两侧腮部显著肿胀疼痛,坚硬拒按,张口、咀嚼困难,舌红,苔黄,脉洪数。

(二)变证

1.邪窜睾腹

腮肿渐消,发热,一侧或两侧睾丸肿痛,或见少腹疼痛,舌红,苔黄,脉弦数。

2.邪陷心肝

多在腮肿的同时,高热不退,烦躁不安,头痛项强,呕吐,嗜睡神昏,四肢抽搐,舌红,苔黄,脉弦数。

三、检查

(1)血常规示白细胞总数正常或增多,淋巴细胞相对增多。

(2)血、尿淀粉酶增高。

(3)从早期患儿的唾液、血液、脑脊液和尿中,可分离出流行性腮腺炎病毒。

四、治疗

(一)辨证用药

1.常证

(1)温毒在表。

治法:疏风清热,消肿散结。

代表方剂:柴胡葛根汤。

(2)热毒蕴结。

治法:清热解毒,软坚散结。

代表方剂:普济消毒饮。

2.逆证

(1)邪窜睾腹。

治法:清肝泻火,活血消肿。

代表方剂:龙胆泻肝汤。

(2)邪陷心肝。

治法:清热凉营,熄风开窍。

代表方剂:清营汤合羚角钩藤汤。

(二)其他疗法

1.中成药

(1)赛金化毒散:有清热化毒、凉血消肿的功效,适用于温毒入里证。口服,每次 0.3～0.6 g,每日 1～2 次。

(2)龙胆泻肝丸:有清肝泻火的功效,适用于邪窜睾腹证。口服,每次 2～3 g,每日 2 次。

2.外治法

(1)青黛散、紫金锭、如意金黄散,任选一种,以食醋或清水调匀,外敷患处,每日 1～2 次。

(2)鲜蒲公英、鲜马齿苋、鲜芙蓉叶或花、鲜仙人掌,任选一种,捣烂外敷患处,每日 1～2 次。

(刘靖靖)

参 考 文 献

[1] 赵静.现代儿科疾病治疗与预防[M].开封:河南大学出版社,2020.

[2] 李斌.儿科疾病临床诊疗实践[M].开封:河南大学出版社,2020.

[3] 王燕.临床用药与儿科疾病诊疗[M].长春:吉林科学技术出版社,2020.

[4] 凌春雨.儿科疾病应用与进展[M].天津:天津科学技术出版社,2020.

[5] 于欣.实用儿科疾病诊治基础与进展[M].天津:天津科学技术出版社,2019.

[6] 谢晓平.实用儿科疾病诊治方法及要点[M].天津:天津科学技术出版社,2019.

[7] 郝菊美.现代儿科疾病诊疗[M].沈阳:沈阳出版社,2020.

[8] 戚晓红.实用儿科疾病诊治[M].上海:上海交通大学出版社,2020.

[9] 周春清.儿科疾病救治与保健[M].南昌:江西科学技术出版社,2020.

[10] 王艳霞.儿科疾病诊断要点[M].长春:吉林科学技术出版社,2020.

[11] 齐玉敏.儿科疾病救治关键[M].哈尔滨:黑龙江科学技术出版社,2020.

[12] 王显鹤.现代儿科疾病诊治与急症急救[M].长春:吉林科学技术出版社,2019.

[13] 杨红新,邓亚宁.儿科常见病临证经验[M].郑州:河南科学技术出版社,2019.

[14] 张淼.儿科疾病治疗与保健[M].南昌:江西科学技术出版社,2020.

[15] 董玉珍.常见儿科疾病治疗精粹[M].哈尔滨:黑龙江科学技术出版社,2020.

[16] 孙广斐.临床儿科疾病诊断与治疗[M].沈阳:沈阳出版社,2020.

[17] 郭润国.现代儿科疾病治疗进展[M].哈尔滨:黑龙江科学技术出版社,2020.

[18] 宁君.儿科疾病诊断与治疗策略[M].北京:科学技术文献出版社,2020.

[19] 王惠萍.临床儿科疾病治疗学[M].北京:中国纺织出版社,2020.

[20] 王亚林.儿科疾病诊治新进展[M].天津:天津科学技术出版社,2020.

[21] 周嘉云.实用儿科疾病诊断与治疗[M].北京:科学出版社,2020.

[22] 孙荣荣.临床儿科诊疗进展[M].青岛:中国海洋大学出版社,2019.

[23] 王艳霞.精编儿科疾病诊断与治疗[M].长春:吉林科学技术出版社,2020.

[24] 张学会.临床儿科疾病诊疗实践[M].北京:科学技术文献出版社,2020.

[25] 杨卫.儿科常见病诊治[M].长春:吉林科学技术出版社,2019.

[26] 郝德华.儿科常见病诊疗[M].长春:吉林科学技术出版社,2019.

[27] 董洪贞.实用临床儿科疾病诊疗思维与实践[M].长春:吉林科学技术出版社,2020.

[28] 张成红.实用临床儿科疾病诊疗常规[M].哈尔滨:黑龙江科学技术出版社,2020.

［29］许铖.现代临床儿科疾病诊疗学［M］.天津：天津科学技术出版社,2020.

［30］王晓昆.儿科疾病治疗与急危重症监护［M］.哈尔滨：黑龙江科学技术出版社,2020.

［31］徐明.儿科疾病基础与临床诊疗学［M］.天津：天津科学技术出版社,2020.

［32］赵华锋.儿科疾病临床诊治与病例解析［M］.北京：科学技术文献出版社,2019.

［33］马燕杰.新编儿科疾病临床诊治方法［M］.北京：科学技术文献出版社,2019.

［34］田静.实用常见儿科疾病诊治学［M］.天津：天津科学技术出版社,2020.

［35］粟顺概.小儿热性惊厥的诊治进展［J］.中外医疗,2021,40(2):193-195.

［36］黄娟,王桂兰,刘翔腾.学龄前儿童反复呼吸道感染的基础疾病谱及危险因素［J］.广西医学,2021,43(1):84-88.

［37］库尔班江·阿布都西库尔,王建设.关注儿童肝脏疾病［J］.中华肝脏病杂志,2021,29(1):5-8.

［38］沈茜.儿童泌尿道感染诊治规范［J］.中华实用儿科临床杂志,2021,36(5):337-341.

［39］李丽,杨波,高翔羽.晚期新生儿中性粒细胞减少症的危险因素分析［J］.中国当代儿科杂志,2021,23(4):375-380.

［40］宫红梅,丁鹏,马兵超.不同强度蓝光治疗新生儿高胆红素血症的疗效分析［J］.罕少疾病杂志,2021,28(2):105-106.